Barbara Messer

Tägliche Pflegeplanung
in der stationären Altenpflege

Barbara Messer

Tägliche Pflegeplanung
in der stationären Altenpflege

Handbuch für eine fähigkeitsorientierte Pflegeplanung

3., aktualisierte Auflage

schlütersche

Bibliografische Information der Deutschen Nationalbibliothek

Die Deutsche Nationalbibliothek verzeichnet diese Publikation in der Deutschen Nationalbibliografie; detaillierte bibliografische Daten sind im Internet über http://dnb.ddb.de abrufbar.

ISBN 978-3-89993-198-3

Anschrift der Autorin:

Barbara Messer
Hirtenstraße 20
30974 Wennigsen

Barbara Messer ist Bachelor of Business Administration und examinierte Altenpflegerin mit 15 Jahren Berufserfahrung in der ambulanten und stationären Altenpflege. Mit den Weiterbildungen Validationsworker® und Pflegedienstleitung, Gerontopsychiatrie, NLP-Master und Trainer sowie in systemischen Strukturaufstellungen hält sie ihr Wissen aktuell. Freiberuflich arbeitet sie seit 1999 in den Bereichen Organisationsberatung, Training und Unternehmenstheater sowie an der Entwicklung von Konzepten rund um den Pflegeprozess.

Mehr wissen – besser pflegen!

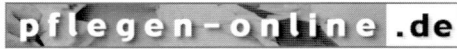

Besuchen Sie unser Pflegeportal im Internet.

© 2008 Schlütersche Verlagsgesellschaft mbH & Co. KG,
         Hans-Böckler-Allee 7, 30173 Hannover

Gestaltung: Schlütersche Verlagsgesellschaft mbH & Co. KG, Hannover
Satz: PER Medien+Marketing GmbH, Braunschweig
Druck und Bindung: Druckhaus »Thomas Müntzer« GmbH, Bad Langensalza

Dieses Buch ist
Thea Margarete Messer
gewidmet

Inhalt

Vorwort zur 3., aktualisierten Auflage

Mittlerweile ist das Buch »Pflegeplanung in der stationären Pflege« fünf Jahre alt. Seit 1999 führe ich Trainings rund um die Pflegeplanung durch. Ich bin also in ständigem Kontakt mit dem Thema, diskutiere viel mit Teilnehmerinnen, begleite ambulante und stationäre Einrichtungen bei der Umsetzung und lerne dabei immer weiter.

Seit Jahren arbeite ich bei diesen Trainings mit meiner Partnerin Sandra Masemann zusammen. Gemeinsam arbeiten wir daran, die Pflegeplanung praktikabler zu machen und unser Wissen weiterzugeben. Ohne ihr Gedankengut und ihre Diskussionsfreude, ihre Fachkompetenz aus Bereichen, die denen der Pflege so nah sind, möchte ich nicht mehr arbeiten. Von daher haben sich viele meiner Gedanken, speziell zum Modell der FEDL sowie zum »Problem-Ressource-Dilemma«, mehr und mehr gefestigt und fließen in dieses Buch mit ein. Sandra Masemann gilt an dieser Stelle ein sehr großer Dank!

Insofern war es höchste Zeit für eine Neuauflage dieses Buches. Neu sind:
- Klare Aussagen zum Problem-Ressource-Dilemma
- Neuerungen am Modell der FEDL
- Ein erweiterter Schatz an Formulierungen
- Neue, lebendige Beispiele aus dem Trainingsalltag und von »Training on the job«-Veranstaltungen

Sehen Sie dieses Buch aber bitte als **eine** von vielen Möglichkeiten an, mit der Pflegeplanung umzugehen. Es ist einfach nicht möglich, eine allgemeingültige Vorgabe für die Pflegeplanung in Deutschland aufzustellen. Dazu sind die Berufs- und Alltagsfelder der Pflege zu unterschiedlich. Genießen Sie vielmehr die Vielfalt und entdecken Sie Gedanken und Haltungen, die Ihnen bisher vielleicht unbekannt waren. Wie heißt es so schön: *»Unser Kopf ist rund, damit das Denken die Richtung wechseln kann«.*[1]

Vielleicht liegt es an unserer deutschen Kultur, dass wir vieles auf eine trockene, langweilige und formale Art ausführen. Doch die Pflegeplanung ist keine trockene und langweilige Sache. Ganz im Gegenteil! Es ist höchst spannend, einem Menschen mittels der Pflegeplanung näher zu kommen, seine Situation zu analysieren und ihm die besten Voraussetzungen für seinen individuellen Pflegebedarf und seine Person schaffen.

Das hat nicht immer etwas mit Geld und Zeit zu tun. Es hat sehr viel mehr mit unserer inneren Haltung zu tun. Pflegekräfte sind diejenigen, die mal tatkräftig und dann wieder

---

[1] 1922 formulierte der kubanische Maler und Schriftsteller Francis Picabia (1879 – 1953) diesen Gedanken, dem er Zeit seines Lebens folgte.

»mit der Hand in der Hosentasche«[2] den Alltag gestalten. Das ist eine kostbare und einmalige Aufgabe.

Wir sollten uns also nicht länger von engen Vorgaben wie z. B. Pflegeplanungen für jede AEDL, Ressource und Ziel für jedes Problem, Vermeidung ärztlicher Diagnosen usw. in unserer Kreativität bremsen lassen. Es ist an der Zeit, eine andere Haltung einzunehmen. Um diese andere, leichte Haltung zu bekommen, gebe ich Ihnen mit diesem Buch einen wahren Schatz an Anregungen und Impulsen.

Wennigsen, im Februar 2008   Barbara Messer

---

[2]   Erwin Böhm (österreichischer Pflegeforscher) *»schlägt … eine neue Pflegephilosophie vor, die er als »Pflege mit der Hand in der Hosentasche« bezeichnet – ein Begriff, der ihm nicht nur Freunde eingebracht hat und zu vielen Missverständnissen führt. Böhm meint aber damit nicht, daß wir die Hände in den Hosentaschen lassen sollen um nichts zu tun (im Sinne eines Nicht-Helfens), sondern daß wir tatsächlich nichts tun, was der Patient noch selbst für sich tun kann«* (vgl. www.geronto.at)

1   Einleitung

Das große Problem, das viele Pflegekräfte bei der Pflegeplanung haben, ist die Formulierung von Pflegeproblemen, Ressourcen, Maßnahmen und Zielen. Schreibtischarbeit steht in der Altenpflege häufig an letzter Stelle und wird als Gegenteil von Pflege empfunden. Deshalb habe ich Ihnen hier Vorschläge für die tägliche Pflegeplanungspraxis zusammengestellt. Ich zeige Ihnen, wie Sie mit der Pflegeplanung effektiver umgehen können. Kurzum: Ich gebe Ihnen ein Handbuch für die tägliche Praxis, nach dessen Lektüre Sie vielleicht sogar etwas von meiner Begeisterung für die Pflegeplanung spüren können.

Die Grundlage ist dabei mein konzeptionelles Pflegemodell der **Fähigkeiten und existenziellen Erfahrungen des Lebens (FEDL),** das ich Ihnen ausführlich vorstellen werde.

Dieses Buch hat die Pflegeplanung im Titel, denn das ist die konkrete Arbeit, die jede Pflegekraft zu leisten hat. Doch über allem steht der »Pflegeprozess«. Was immer in der Pflege getan wird, ist kein statisches Geschehen, keine einzelne Handlung, sondern Teil eines lebendigen Prozesses.

2   Der Pflegeprozess

»*Der Pflegeprozess spiegelt die Entwicklung der Pflege am Patienten wider. Die Pflege steht also nicht schon vorher fest, sondern muss erst noch erarbeitet werden, und zwar in jedem Fall gemeinsam mit dem Pflegebedürftigen. Der Pflegeprozess ist ein dynamischer Verlauf zwischen Gesundheit und Krankheit und bildet die Grundlage für eine individuelle ganzheitliche (personenorientierte) Pflege. Er bezieht sich jedoch ebenso auf die gesunden Kräfte des Menschen (Ressourcen). So ist der Patient nicht nur leidender, sondern immer auch ein Mensch mit gesunden Anteilen.*«[3]

Die Methode des Pflegeprozesses stammt aus den USA. In den 1960er Jahren hielt man die sechs Schritte des Pflegeprozesses für die beste Möglichkeit, um die Krankenpflege systematisch zu planen. *(vgl. Yura* und *Walsh* 1978)[4] »*Der Pflegeprozess mit seinem schrittweisen Ablauf und seiner hohen Standardisierung schreibt ein zweckrationales Handeln vor. Ein Handeln, das durch objektivierte Wahrnehmung, Festlegung von Zielen, systematischer Planung mit anschließender Umsetzung in vorgeschriebener Schrittfolge bestimmt wird.*

Die abschließende Kontrolle überprüft, ob »**alles nach Plan gelaufen**« *ist. Das damit mechanisierte Vorgehen* **erfordert ein logisch-deduktives Denken**, *das fast zwangsläufig zu einer* **sachlich-objektiven Beziehung zum** »**Arbeitsgegenstand**« **Mensch** *führt. Diese systembedingte Auswirkung des Pflegeprozesses ist als Paradoxon zu bezeichnen, wurde er doch mit der Hoffnung geschaffen, die Beziehung zum hilfebedürftigen Menschen individuell und umfassend gestalten zu können.*«[5]

Wo aber bleibt hier die Intuition und Kompetenz der Pflegekraft? Ich stimme mit *Liliane Juchli* überein, die sagt: »*Aber Theorien, so einleuchtend sie sein mögen, bewirken in uns, in unserem Alltag noch gar nichts. Ich als Mensch bin es, der etwas verändern kann: Es ist meine Art zu leben, die etwas bewirken kann, die Art und Weise, in der ich da bin, mich bewege, in der ich arbeite, pflege, in der ich, um mit Florence Nightingale zu sprechen, Pflege als Kunst ausübe. Dies alles bedeutet, dass ich es bin, der diesen kreativen Prozess lebendig machen kann ...*«[6]

Ein Prozess eignet sich hervorragend für die systematische Planung, einzelne Schritte sorgen dafür, dass man den Überblick behält, und: Kompetente und erfahrene Pflegekräfte benutzen ihre Intuition, ihr Wissen, ihre Beobachtung und ihren gesunden Menschenverstand, um schnell und gut im Sinne des Klienten zu handeln.

---

[3]   Kappelmüller, I.: Der Pflegeprozess. Facultas-Universitätsverlag, Wien 1993.
[4]   Schöninger, U.; Zegelin-Abt, A.: »Hat der Pflegeprozess ausgedient?« In: : Die Schwester/der Pfleger 37 (1998), S. 305–310.
[5]   ebd.
[6]   Juchli, L.: Heilen durch Wiederentdeckung der Ganzheit. Kreuz Verlag, Stuttgart 1993.

So gibt es den Prozess, die Kompetenz der Pflegekraft **und** den Klienten. Er ist es, um den sich alles dreht, von dem her sich alles bestimmt. Das wird leider oft vergessen und taucht auch im ursprünglichen Verständnis des Pflegeprozess nicht auf.

2.1 Der Pflegeprozess in der Altenpflege

Die Bewohner eines Altenheims sind eine **Einheit** aus Körper, Geist und Seele. Sie können nicht – wie das bei Pflegeplanungen im Krankenhaus geschieht – allein auf bestimmte Krankheitsbilder oder Symptome reduziert werden. Assessments bei Bewohnern eines Altenheims zeigen eine Mischung aus Altsein, Altersgebrechlichkeit und Symptomen einzelner Krankheiten sowie individueller Lebensprägung. Die Pflegeplanung kann hier nicht nur Symptome herausgreifen. Der Mensch und seine gesamte Lebenssituation (in diesem Fall das Alter) stehen im Vordergrund der Pflege – nicht nur sein Krankheitsbild.

2.2 Das Pflegeverständnis in der Altenpflege

Jeder Austausch zwischen Pflegekraft und Klient geschieht durch die Beziehung zwischen zwei Persönlichkeiten. Geprägt ist diese Beziehung durch das individuelle Schicksal und die möglicherweise eingeschränkten Fähigkeiten des Klienten. Klient und Pflegekraft sind Partner in der Pflege.

Zwischen diesen beiden Partnern gibt es während des Pflegeprozesses einen Austausch von Erfahrungen und Informationen. Die Pflegekraft sorgt dafür, dass der Klient sich als Gestalter seines Lebens erleben kann. Sie unterstützt, berät und fördert den Klienten, um Lösungen zu verwirklichen.

Es ist die Aufgabe der Pflegekraft, die individuellen Fähigkeiten und Ressourcen des Klienten richtig zu erfassen. Sie muss davon ausgehen, dass dem Klienten alle Fähigkeiten und Ressourcen innewohnen, die er für die Gestaltung oder Veränderung seines Lebens braucht. Pflegekräfte geben dem Klienten dort Unterstützung, wo er sie braucht, um seine Fähigkeiten und Ressourcen wiederzuerlangen.[7]

Pflegekräfte müssen aber nicht nur den Klienten, sondern auch sich selbst beobachten. Wenn sie merken, dass sie den Klienten und seine Umgebung nicht mehr unvoreingenommen annehmen können, müssen sie für Klärung sorgen oder gar die Pflege an eine Kollegin weitergeben.

---

[7]   vgl. Messer, B.: Tägliche Pflegeplanung in der ambulanten Altenpflege. Schlütersche Verlagsgesellschaft, Hannover 2003.

Für das Pflegeverständnis in der Altenpflege heißt das:
Der Pflegeprozess ist ein bewegliches, offenes System, in dessen Mittelpunkt der Klient und seine Lebenswelt stehen. Der Klient erteilt den Auftrag, er äußert Bedürfnisse. Pflegekräfte handeln erst dann, wenn sie einen klaren Auftrag des Klienten bzw. seiner primären Bezugsperson erhalten haben.

Mit der Einschätzung des Klienten durch die Pflegekraft bekommt der Pflegeprozess ein Ziel. Es wird festgelegt, an was und an wem er sich orientiert: an den Fähigkeiten des Klienten, an seiner Selbstständigkeit, der individuellen Lebenqualität, oder der Bewältigung seines Alltags. an der Umwelt oder an den Problemen des Klienten. Die Professionalität der Pflegekraft lässt sie bei jedem Schritt des Pflegeprozesses zwischen aktueller Fachlichkeit und Lebenssituation sowie Lebenszufriedenheit des Klienten abwägen.

Pflege innerhalb des Pflegeprozesses muss sich feinfühlig an immer wieder verändernde Bedingungen, Situationen, Bedürfnisse und Ereignisse anpassen. Deshalb ist die Struktur des Pflegeprozess so wichtig.

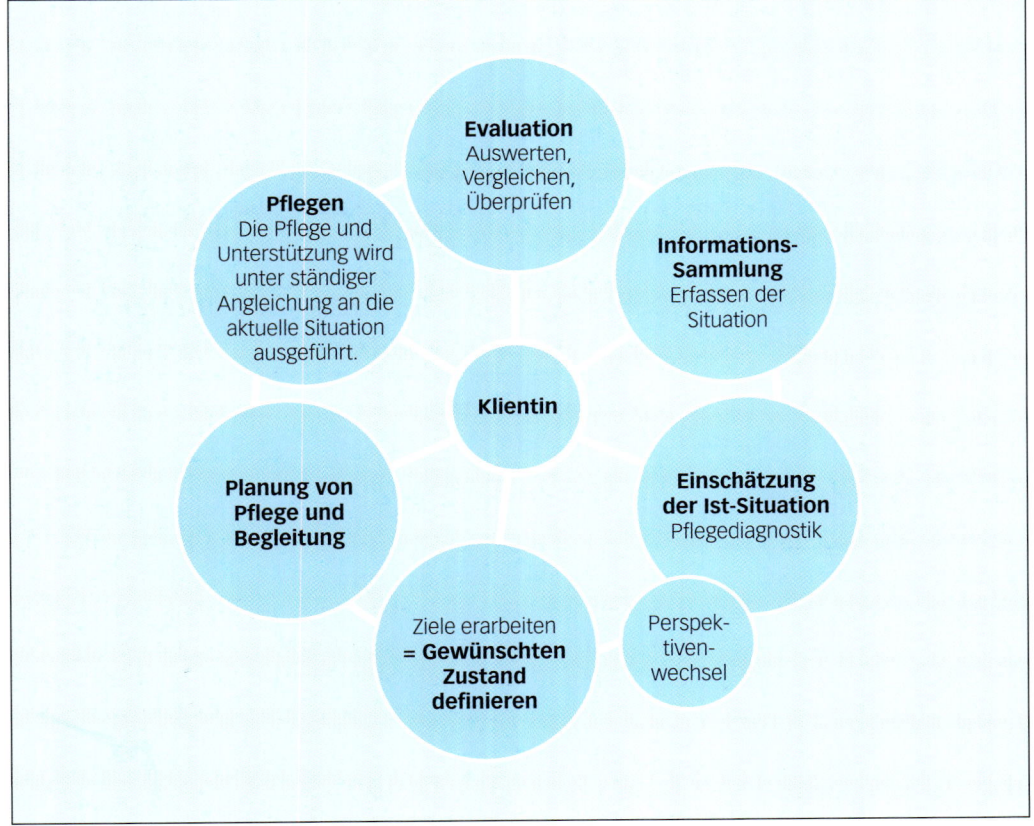

Abb. 1: Pflege als Prozess. (s. 2. Auflage, S. 19)

2.3   Die Pflegeplanung

Die Pflegeplanung ist ein Instrument zur konkreten Umsetzung des Pflegeprozesses. Sie wird für jeden Klienten individuell erstellt. Die Pflege-/-maßnahmen werden geplant und schriftlich festgehalten. Es wird also im Vorhinein genau beschrieben, was gemacht werden soll. Am Ende der Pflegeplanung steht eine Beschreibung jener Pflegeinterventionen, die die größtmögliche Pflege und Lebensqualität unter Beachtung hoher Fachlichkeit und weitgehender Selbstbestimmung des Klienten anschaulich und durchführbar darstellt.

2.4   Die Pflegedokumentation

Die Pflegedokumentation umfasst alle Informationen und Planungen über und für einen Klienten. Die für die Pflege und Versorgung relevanten Dinge werden so angeordnet, dass sie schnell und übersichtlich erfasst werden können.

Pflegekräfte dokumentieren hier Veränderungen, Beobachtungen und Ergebnisse der Pflege. Innerhalb der Pflegedokumentation finden Informationssammlung, Pflegeanamnese, Leistungsnachweise, Biografie etc. ihren Platz. Das sichert den notwendigen Informationsfluss der Pflegekräfte untereinander und den Austausch mit anderen Disziplinen wie Ärzten und Therapeuten.

> Die Pflegedokumentation ist der zentrale Informationsträger für alle am Pflegeprozess beteiligten Mitarbeiter. Die schriftliche Pflegedokumentation macht eine mündliche Informationsweitergabe nicht überflüssig; diese ist die Basis für die alltägliche Kommunikation zwischen den Pflegekräften.
> Die Pflegedokumentation bildet aber die Grundlage für die Kooperation von Arbeitsabläufen und organisatorischen Belangen des Klienten.

2.5   Die Grundlagen des dokumentierten Pflegeprozesses

Zu den Grundlagen des Pflegeprozesses gehören Pflegemodelle und Pflegetheorien. Eine sensible, lebendige Pflege anhand des Pflegeprozesses ist nur dann möglich, wenn sie in ein Pflegemodell/eine Pflegetheorie und damit in ein Verständnis des Menschen, seines sozialen System, seiner Biografie und seines Krankheits- und Gesundheitserleben eingebettet ist.

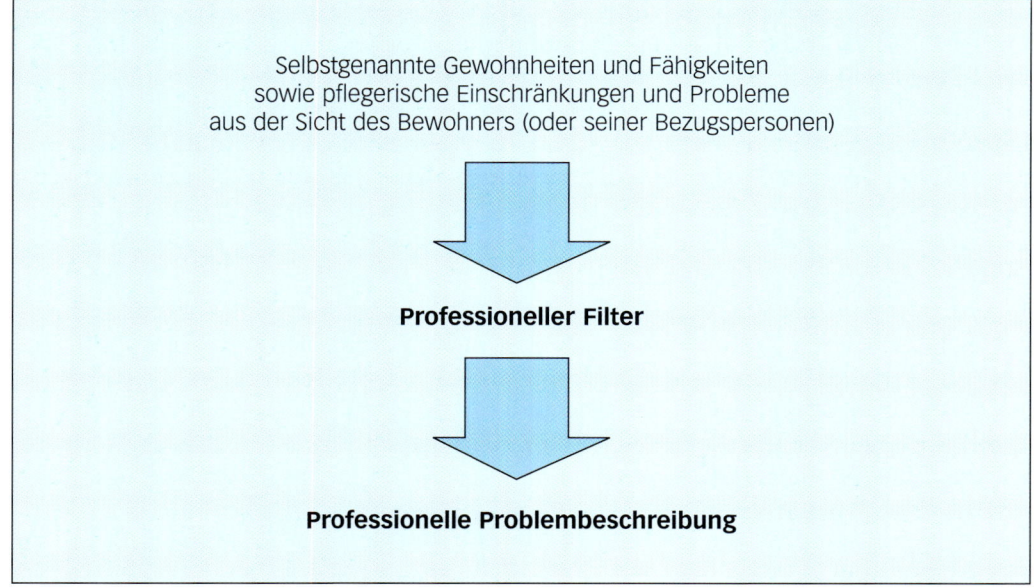

Abb. 2: Von der Bewohnersicht zur professionellen Sicht.

Um Pflege effektiv und sinnvoll zu gestalten, müssen Pflegemaßnahmen überlegt geplant werden. Dass das nicht immer geht, weiß jede Pflegekraft. Es gibt im Alltag immer wieder Situationen, in denen schnelles, **nicht** geplantes Handeln erforderlich ist. Gerade dieses intuitive Handeln ist eine »spezielle Gabe« von Pflegekräften. Daneben aber gibt es auch die Momente der Reflexion, wenn die Pflegekraft über die Situation des Klienten nachdenkt, diese also analysiert.

Die Wirklichkeit der Pflege wird durch Pflegemodelle/-theorien aus den unterschiedlichsten Blickwinkeln betrachtet. Jeder Blickwinkel wird wiederum durch verschiedene Pflegemodelle/-theorien bestimmt. Es gibt diverse Sichtweisen und je nach Theorie/Modell werden unterschiedliche Elemente und Beziehungen innerhalb der Pflege betont.

> Sinn und Zweck von Pflegetheorien/-modellen ist die Erfassung der Wirklichkeit, um daraus Ziele zu entwickeln, Schwerpunkte in der Pflege zu setzen, Konzepte und Ansprüche umzusetzen.

Pflege soll aber nicht nur auf die körperlichen Belange von Menschen eingehen, sondern auch auf geistig-seelische und soziale Elemente. Diese Bereiche des Menschen werden in der ganzheitlichen Sichtweise betrachtet. Das schlägt sich in der täglichen Pflegepraxis nieder, weil Pflegehandlungen nur selten isoliert betrachtet werden können: Eine Bewohnerin erhält nicht nur Unterstützung bei der Körperpflege. Gleichzeitig kommunizieren die Pflegekräfte verbal und nonverbal mit ihr. Sie helfen ihr, einen Teil ihrer Persönlichkeit auszudrücken, indem sie ihr z. B. beim Auftragen von dekorativer Kosmetik helfen. In der Nacht lagern und bewegen Pflegekräfte einen pflegebedürftigen Menschen nicht nur; gleichzeitig findet liebevolle Ansprache, Inkontinenzversorgung und evtl. das Anreichen von Getränken statt.

Der Pflegeprozess ist eine nützliche Struktur, weil er die Pflegekraft dazu bewegt, schrittweise vorzugehen, nach vorn und zurück zu blicken, innezuhalten und sich wieder neu zu orientieren.

Die sechs Schritte des Pflegeprozesses:
1. Schritt: Informationssammlung
2. Schritt: Pflegediagnostik: Bewerten der gesammelten Informationen hinsichtlich eines pflegerelevanten Zustandes im Sinne einer Risiko-Potenzial-Analyse
3. Schritt: Planen von Zielen
4. Schritt: Planen von Maßnahmen und Interventionen
5. Schritt: Durchführen der Pflege
6. Schritt: Evaluieren bzw. Auswerten und Reflektieren

Diese Struktur bietet eine gute Möglichkeit zur Analyse. Durch genaues Nachfragen und Beobachten eröffnen sich neue Sichtweisen. Ein Gespräch für die Pflegeplanung kann einer Pflegekraft durchaus die Augen öffnen!

Beispiel:
Eine alte Dame (Pflegekundin) wurde so vorgestellt: »Sie ist manchmal desorientiert.« Somit begann die Pflegeplanung mit den Worten: »Desorientierung, zeitweise, bedingt durch XY.«
Im Verlauf des Pflegeplanungsgesprächs kam dann eine sehr erschreckende Situation heraus: Während des Gesprächs gab der Ehemann der Klientin an, dass er sie über viele Stunden am Tag fixierte, wogegen sie sich nach Kräften wehrte. Bei den Pflegekräften, die diesen Hintergrund nicht kannten, hatte sich durch die »zeitweise Desorientierung« der Klientin eine Abwehr herausgebildet. Viele Pflegekräfte betraten die Wohnung mit einem unguten Gefühl, das sie nicht näher beschreiben konnten. Der Ehemann versicherte immer, er meine es »gut mit seiner Frau«. Auf Nachfrage beim Gespräch erklärte er dann, sie sei problematisch und deshalb würde er sie fixieren, wenn die Pflegekräfte nicht anwesend seien.

In der FEDL »Existenzielle Erfahrungen des Lebens« stellt sich die Situation folgendermaßen da:

24.01.08	Pflegebedarfssituation	Lösungen / Ziele	Maßnahmen
1.	Abwehrverhalten Vermutlich aus Angst Klientin signalisiert massive Abwehr + Angst bei Leistungen von Körperpflege und bei jeglicher Berührung. Klientin bringt Ablehnung durch Kratzen, Beißen, Schlagen zum Ausdruck. Die aktuelle Betreuungssituation derzeit ist unklar. Ehemann gibt an, Klientin derzeit im Sitzen mit Bauchgurt zu fixieren und ihr Psychopharmaka zu verabreichen. (Vor ein paar Jahren stimmt die Klientin aus Sicherheitsgründen einer kurzzeitigen Bauchgurtfixierung im Sitzen zu). Heute: Verdacht auf Freiheitsberaubung	• Klientin fühlt sich in ihren Wünschen respektiert • Sie erfährt Sicherheit • Rechtsfrage ist geklärt • Geeignete Lebensform ist gefunden	Pflegedienstleitung wendet sich an Amtsgericht zwecks Klärung der Rechtssituation »Fixierung« bis zum 30.01.07 PDL wendet sich an sozialpsychiatrischen Dienst zwecks Beratung über Lebensform und Beratung des Ehemannes. Bis dahin bei täglichem Einsatz eigenes Verhalten und Verhalten / Reaktion von Klientin dokumentieren. Körperpflege auf ein Mindestmaß reduzieren (siehe »Sich pflegen und kleiden«

2.6   Die Informationssammlung

Die Informationssammlung über viele Lebensbereiche des Bewohners soll selbstverständlich nicht dazu führen, dass er zum »gläsernen Menschen« wird. Es bleibt ihm und seinen Angehörigen vorbehalten, welche Informationen er geben möchte. Bestimmte Informationen und Angaben kommen erst im weiteren Verlauf der Pflegebeziehung zum Vorschein, wenn der Klient sich wohl, ernst genommen und sicher fühlt.

Zur Informationssammlungen gehören u. a. Stammblatt, Risikoassessment, Biografie und Pflegeanamnese.

2.6.1 Stammblatt

- Stammdaten wie Name, Familienstand, Geburtsdatum, Geburtsort und -land, Staatsangehörigkeit, Konfession
- Angaben zu Angehörigen
- Angaben zu behandelnden Ärzten

- Telefonnummern: Angaben dazu, wer wann informiert werden möchte, wenn bsp. eine Veränderung beim Bewohner eingetreten ist
- Soziale Versorgungssituation (Bezugsperson, Vollmachten, ggf. gesetzliche Betreuerin mit Wirkungskreis, ggf. Seelsorger)
- Datum des Einzugs bzw. Umzugs innerhalb der Einrichtung
- Medizinische Diagnosen
- Information zu Allergien
- Information zu Kostformen
- Angaben zu Krankenkasse, Pflegestufe
- Angaben zur Betreuung, Hilfsmittel, Prothesen, Besonderheiten etc.
- Subjektive und objektive Beobachtungen der aufnehmenden Pflegekraft
- Aussagen des Bewohners über seine Wünsche und Bedürfnisse sowie seine subjektive Befindlichkeit
- Angaben aus dem Erstgespräch
- Angaben zur Motivation des Bewohners in der Einrichtung zu leben: ist er bspw. aus eigenem Willen in der Einrichtung?
- Vitalzeichen, Gewicht, Größe (messbare Daten)
- Ärztliche Diagnosen, Arzt- und Krankenhausberichte, Ergebnisse von Visiten, Laborergebnisse. Es ist im Hinblick auf Begutachtungssituationen sinnvoll, die ärztlichen Diagnosen in pflegebegründende und nicht pflegebegründende zu trennen
- Angaben zu Wundversorgung, Behandlungspflege

Insbesondere sollten im Erstgespräch erhoben werden:
- Besonderheiten im Bereich aller Lebensaktivitäten, d. h. der direkt erkennbare Hilfebedarf, auch der bisherige Umgang mit einem möglichem Hilfe- oder Pflegebedarf
- Erwartungen, besondere Vorbehalte oder Ängste bezogen auf den Umzug
- Diagnosen (wenn nicht bereits in der Anamnese festgehalten)
- Grund des Umzugs in die Einrichtung[8]

Die Daten im Stammblatt können sich ändern und ergänzt werden. Sie werden also weitergeführt! Wenn diese Ergänzungen direkte Auswirkungen auf die Pflege haben (z. B. eine veränderte Pflegestufe, an- oder abgesetzte Fixierung, Bestellung einer Betreuerin etc.), werden sie mit Datum und Handzeichen dokumentiert.

Es kann notwendig sein, dass bei einer mit der Zeit unübersichtlichen Stammblattversion ein neues Formular angelegt wird, und die Daten übertragen werden.

---

[8] vgl. Niedersächsisches Ministerium für Soziales, Frauen, Familie und Gesundheit: Empfehlungen des Landespflegeausschusses gemäß § 92 Abs. 1 Satz 2 SGB XI vom 28.10.2004

2.6.2 Pflegeanamnese / Informationssammlung

Nach dem Stammblatt ist die Pflegeanamnese oder Informationssammlung ein weiterer wichtiger Schritt. Sie ist das Kernstück der Pflegeplanung, ein bedeutendes Einschätzungsinstrument innerhalb des Pflegeprozesses und ein wichtiges Element im Assessment. Zur Pflegeanamnese gehören die Einschätzung des Potenzials (Fähigkeiten, Ausmaß der Selbstpflegemöglichkeiten, Bedürfnisse und Gewohnheiten) des Klienten.

An diesem Punkt im Pflegeprozess besteht die Möglichkeit, den Klienten in seiner Gesamtheit einzuschätzen. Anhand einer Checkliste (als Struktur für die Wahrnehmung und Beobachtung) findet eine möglichst umfassende Betrachtung statt. Der Klient hat zugleich die Möglichkeit, seine Sicht der Situation zu schildern.

Laut MDK-Prüfanleitung sollte eine Pflegeanamnese Folgendes enthalten:
- Information über Biografie, Gewohnheiten, soziale Beziehungen, Kontakte, Befinden, Emotionalität, Wohn- und Lebensbereich, hauswirtschaftliche Versorgung, Bezugspersonen des Klienten
- Wünsche, Bedürfnisse, Sorgen des Klienten
- Informationen über den Grad der Selbstständigkeit bei Aktivitäten des täglichen Lebens
- Informationen über Gedächtnis und Konzentration
- Informationen über Vitalfunktionen und pflegerelevante Probleme in Bezug auf Herz-Kreislauf, Atmung, Stoffwechsel, Schmerzen
- Eintragungen von anderen an der Versorgung Beteiligten, wie Ärzte oder Therapeuten
- Gesundheitsgeschichte
- Persönliche Pflegegewohnheiten
- Gesamtbeschreibung der aktuellen Situation (Ist-Zustand)[9]

Die Pflegeanamnese hat aber vor allem die Aufgabe, die Pflegediagnostik voranzutreiben. Denn hier werden die Fähigkeiten des Klienten beobachtet, erfragt und beurteilt. Erst daraus ergibt sich der individuelle Pflegebedarf und die Formulierung einer Pflegediagnose.

»Die Pflegeanamnese umfasst ein systematisches und zielgerichtetes Gespräch, in dem die Pflegende in aktiver Zusammenarbeit mit dem Patienten alle für die individuelle Pflege wichtigen Fakten sammelt.«[10]

---

[9] MDS: MDK-Anleitung zur Prüfung der Qualität nach den §§ 112, 114 SGB XI in der stationären Pflege vom 10. November 2005.

[10] Arets, J. et al.: Professionelle Pflege. Eicanos im Verlag Hans Huber. Bern 1999.

In dieser Definition wird noch keine Aussage dazu gemacht, dass es sich um ein dokumentiertes Gespräch handelt, obwohl dies im Alltag häufig der Fall ist. Die Pflegeanamnese ist eine Sammlung verschiedener Aspekte und Tätigkeiten an. Und: Die Pflegeanamnese oder »*die Informationssammlung beginnt bereits beim ersten Kontakt mit dem Pflegebedürftigen und seinen Bezugspersonen; sie wird zügig vervollständigt, wobei sie niemals »vollständig« sein kann.*«[11]

Es empfiehlt sich folgendes Vorgehen:
- Eine intensive Erhebung in den ersten Tagen – erste Fertigstellung nach max. 5 bis 7 Tagen.
- Anschließend kommt eine Ergänzungsphase, in der neue Informationen mit einem weiteren Handzeichen und Datum dokumentiert werden.
- Die Pflegeanamnese wird dann neu geschrieben, wenn der aktuell erkennbare Zustand nicht mehr mit der tatsächlichen Situation des Klienten übereinstimmt. Dies ist oft nach einem Krankenhausaufenthalt der Fall.

Merke:
Die Pflegeanamnese / Informationssammlung ist ein umfassender Akt, innerhalb dessen beobachtet, erfragt, gedeutet, eingeschätzt und informiert wird. Die Pflegeanamnese besteht aus einer guten Gesprächsführung, einer beginnenden Beziehung zum Klienten und seinen Bezugspersonen, der Erhebung von Gewohnheiten, Fähigkeiten und Bedürfnissen, Einschränkungen, Erwartungen und Wünschen sowie einer Betrachtung der Gesamtsituation. Dabei werden Aspekte aus der Vergangenheit sowie der Gegenwart eingeschätzt. Die Pflegeanamnese wird auf einem Formular dokumentiert.

Die Pflegeanamnese erleichtert die anschließende Pflegeplanung, denn die Pflegekraft beschreibt in der Anamnese die aktuelle Pflege-Istsituation und damit die Basis des täglichen Pflegealltags. In den letzten Jahren stellte ich bei diversen Besuchen in Pflegeeinrichtungen fest, dass in Pflegeanamnesen große Lücken bei den Eintragungen klaffen. Maßnahmen und/oder unklare Beschreibungen wie z. B. »Körperpflege – muss komplett übernommen werden«, tauchen häufig auf. Bei solch einem Eintrag weiß keiner genau, wie die tatsächliche Pflegesituation ist. Unreflektierte Äußerungen wie »Fühlt sich als Frau« werden nicht weiter erläutert. Dies zeigt, wie sehr hier eine reflektierte Haltung fehlt. Woran stelle ich bspw. fest, dass sich eine Frau als Frau fühlt, vor allem wenn sie keine verbalen Äußerungen dazu abgegeben hat?

---

[11] MDS Medizinischer Dienst der Spitzenverbände der Krankenkassen e.V.; Grundsatzstellungnahme Pflegeprozess und Dokumentation. Essen 2005.

Tipps:

- Beschreiben Sie, was Sie tatsächlich wahrnehmen.
- Geben Sie Informationen, die direkt vom Klienten oder seiner primären Bezugsperson kommen, auch als solche an. Schreiben Sie: »Laut Aussage von Frau XY.«.
- Wenn Sie sich bei ihrer Einschätzung unsicher sind, besprechen Sie sich mit einer Kollegin, um Ihre Beurteilung zu überprüfen.
- Nutzen Sie die Pflegeanamnese als Überleitung zur Pflegeplanung. Mit der Bearbeitung der Pflegeanamnese haben Sie sich bereits intensiv in die Pflegesituation hineingedacht.
- Informationen und Pflegesituationen, die Sie kurz und präzise in der Pflegeanamnese abhandeln können, sollten Sie auch dort belassen. Sie müssen nicht für jeden Punkt eine Pflegeplanung erstellen. Dass z. B. ein Klient mit einem abendlichen Baldriantee gut durchschläft, erfordert in der heutigen Zeit keine große Planung mehr.

Beispiel: Einträge in der Pflegeanamnese

Frau D.
Morbus Parkinson, Osteoporose, Demenz
Später: Femurfraktur

Kommunikation
Sie versteht laut Gesagtes. Sieht mit Brille auch kleine Dinge. Spricht leise und monoton, unterhält sich gern, spricht von sich aus.
Führt Gespräche nicht zu Ende, macht »Inhaltssprünge«. Drückt ihre Bedürfnisse oder Wünsche nicht konkret aus, macht Umwege beim berichten

Orientierung
Inhaltssprünge. Ist zur Person orientiert, findet sich im Zimmer zurecht, guckt zur Uhr, fragt nach der Zeit, weitere zeitliche Orientierung scheint für sie nicht mehr wichtig zu sein, keine Hinweise darauf zu erkennen.
Handelt zu ca. 50 % situationsgerecht, verwendet Utensilien zu ca. 50 % sinngemäß

Bewegung
Morgens »Anlaufschwierigkeiten«, Sturzangst, bewegt alle Gliedmaßen, fuchtelt schnell mit Armen und Händen (unkoordiniert), greift manchmal zielgerichtet. Kaum Eigenbewegungen im Liegen.
Gibt Hinweise auf »Lieblingslagen«. Sitzt Ø 2 x 2 Std. im Rollstuhl, fährt mit Rollstuhl im Zimmer, stürzt leicht, rutscht aus dem Rollstuhl heraus. Geht 2 bis 3 Schritte mit Begleitung einer PK. Dekubitusgefährdet.

Vitale Funktionen

Zum Teil leichte Bewusstseinseinschränkungen durch Nebenwirkungen von Medikamenten. Schwindelgefühle z. B. beim Hinsetzen. RR-Werte im Normbereich. Nimmt Temperaturschwankungen wahr, äußert dazu Wünsche. Nachts starkes Schwitzen

Pflegen und Kleiden

Wäscht sich u. A. unkoordiniert Gesicht und Oberkörper vorn (wäscht immer gleiche Stelle), nimmt gern Hilfestellung an. Verwendet Utensilien nicht sinngemäß, auch mit Anleitung nicht.

Da sie Schneiderin ist, »schneidert« sie an ihrer Kleidung, war früher diesbezüglich sehr wählerisch.

Impuls, sich zu auszuziehen, beginnt damit bei Bedarf. An- und Auskleiden nicht möglich, da sie Vorgänge nicht koordinieren kann. Äußert Wünsche, weiß, was sie an Kleidung hat. Hat sich in der Vergangenheit »geschmückt«.

Essen und Trinken

Trinkt schluckweise u. A. aus bereitgestelltem Glas / Schnabelbecher. Isst bei guter Tagesform mundgerecht vorbereitete Nahrung selber, häufig kann sie selber nicht essen, da sie unkoordinierte Bewegungen hat. Schluckbeschwerden. BMI liegt bei 16,5, untergewichtig!

Ausscheidung

Neigt zu Stuhlverstopfung, nachts immer inkontinent, tagsüber leichte Inkontinenz bei regelmäßigen Toilettengängen, gibt Ausscheidungsbedarf an. Wechselnd (Tagesformabhängig) abhängig kompensierte und nicht kompensierte Inkontinenz.

Ruhen, Schlafen, Wachsein

Tagsüber wach, kleines Mittagsschläfchen, nachts seit langer Zeit Schlaftabletten. Schläft nach nächtlichen Störungen wieder ein. Möchte nachts leise Radiomusik und kleines Licht an.

Aktivieren – Anregen

Frau D. reagiert mit Wachheit auf Augenkontakt und das Thema Nähen. Sie reagiert mit erhöhter Aufmerksamkeit auf Gesang und Dinge, die sie sehen kann.

Beschäftigung

Beschäftigt sich mit ihrer Kleidung, »schneidert« damit. Sieht gern fern am Tage, guckt in Atlas, Fotos, etc. Beschäftigt sich selber. Nimmt selten an Aktivitäten des Hauses teil.

Zufriedenheit und Emotionalität

Bevorzugt weibliche Pflegekräfte, drückt Gefühle verbal und nonverbal aus, diese werden verstanden, wenn man sie länger kennt. Wirkt zufrieden, innere Zufriedenheit, erkennbar durch entspannte Mimik im Gesicht.

Sicherheit
Nutzt Klingel. Schätzt Risiken nicht adäquat ein (z. B. Sturzgefahr).

Soziale Bereiche und Beziehungen
Beziehung zum Sohn hat hohen Stellenwert, freut sich auf dessen Besuche, er ist zuständig für kleine Aufgaben. Hat Kontakt zu Enkeln, hier im Hause eher Einzelgänger, ist gern für sich.

Existenzielle Erfahrungen des Lebens
Scheint Pflegebedürftigkeit zu akzeptieren, spricht wenig über persönliche Dinge. Auch nicht über den Tod. Wirkt an manchen Tagen unglücklich, wenn sie ihre Wunscherfüllung nicht selber ausführen kann.

2.6.2.1 Mitwirkung des Klienten und seiner primären Bezugsperson

Eine Pflegeanamnese ist ohne die Mitwirkung des Klienten bzw. seiner primären Bezugspersonen nur schwer möglich. Der Klient ist Dreh- und Angelpunkt der Einschätzung und des Handelns. Es hängt allerdings vom Alter, von den Einschränkungen, der Krankheit und der allgemeinen Ist-Situation ab, inwieweit verbale Kommunikation und Einschätzung auf beide – Klient und Pflegekraft – verteilt sind. Es gibt Situationen, in denen der Klient nicht mehr vollkommen orientiert ist. Dann wird von der Pflegekraft empathisches Beobachten, Deuten und Fragen verlangt. Dies umso mehr, je weniger der Klient spricht. Auch wenn der Klient Äußerungen macht, die nicht der Wahrnehmung der Pflegekraft entsprechen, ist sensible Deutung und Beobachtung gefragt.

Beispiel:
Eine 88-jährige Klientin wurde im Zuge des Erstgespräches in ihrer Wohnung aufgesucht. Dort wurden die ersten Daten und Informationen gesammelt. Der Pflegekraft fiel sofort auf, dass die Klientin ein Flüssigkeitsdefizit aufwies. Sie nahm Merkmale wahr (Mundtrockenheit beim Sprechen, trockene Haut und Zunge, sie sah keinerlei Gläser oder andere Trinkgefäße). Die Klientin beantwortete die Frage nach den Trinkgewohnheiten mit dem lapidaren Satz: »Ich trinke genug.« Hier bestand offensichtlich ein Widerspruch zur Wahrnehmung der Pflegekraft.

Beobachtet werden können Gesichtsausdruck, Mimik, Gestik, Körperhaltung, Körper-
lage, Haut/Hautfärbung, Gang, Gemütsstimmung, Körpergröße, Ernährungszustand,
sprachliche Äußerungen und Gesprächsverhalten sowie die Umgebung.

Gesichtsausdrücke lassen sich gut differenzieren: ängstlich, verwirrt, abwesend, erschro-
cken, verzweifelt, erwartungsvoll, hoffend, traurig, gelöst, verschlossen, schmerzverzerrt,
ausgetrocknet, müde, verlebt, abgekämpft, heiter, teilnahmslos, leuchtend, vertrauensvoll,
ernst, seriös, verkrampft, aggressiv u. a.[12]

Bei der Informationssammlung sind oft die primären Bezugspersonen anwesend. Oft sind
sie es, die vorher einen großen Teil der Pflege geleistet haben. Sie sind wesentliche, wenn
nicht sogar die zentralen Bezugspunkte oder gar das »Lebenselixier« des Klienten.

Und sie sind häufig:
* liebend und sorgend,
* fürsorglich und verängstigt,
* erschöpft und ausgebrannt,
* mit schlechtem Gewissen unterwegs, da sie ihren Angehörigen nun »abgeben«,
* kontrollierend, »ob alles richtig gemacht wird«,
* unglaublich traurig, dass ihre Kompetenz oder Kraft nicht mehr reicht,
* allein und
* überfordert.

Damit sind sie kaum in der Lage, objektiv zu sein. Wenn der langjährige Lebenspartner
in eine Pflegeeinrichtung einzieht, kann das ebenso als Amputation wie auch als Erleichterung empfunden werden. Auch wenn es eine Verstandesentscheidung war, dass die
geliebte Person nun in ein Altenheim einzieht, so muss das Herz noch lange nicht Ja
sagen.

Kurzum: Primäre Bezugspersonen handeln und fühlen gegenüber dem Klienten stark
subjektiv. Und sie geben Informationen über die Pflegesituation nicht in der fachlichen
Form wie eine Pflegefachkraft dies tun kann. Das hat neben vielem anderen zur Folge,
dass man im Bereich des Pflegeassessments die Schilderungen, Daten, Angaben und
Informationen von Angehörigen/Bezugspersonen auch als solche benennen muss. Dazu
gibt es mehrere Möglichkeiten:
1. Die Äußerungen werden auf ihre Wahrheit, Bedeutung oder Relevanz hin (über-)prüft.
2. Die Bezugspersonen werden als Quelle der Informationen benannt.

---

[12] Gültekin, J.; Liebchen, A.: Pflegevisite und Pflegeprozess. Kohlhammer Verlag, Stuttgart 2003.

> **Merke:**
> Die Pflegeanamnese ist die Basis des gesamten Vorgehens in der pflegerischen Situation und im Pflegeprozess. Sie ist also keine Einmalbewertung, die für immer in den Tiefen der Dokumentationsmappe verschwindet.

Die erhobenen Daten und Informationen machen die Situation auch für Außenstehende transparent. Dies kann angesichts von Personalengpässen, aber auch bei einem Besuch von Begutachtern des MDK wichtig sein. »*Die Pflegedokumentation muss so beschaffen sein, dass eine fremde Pflegefachkraft, die nicht aus der Einrichtung kommt (z. B. eine Pflegefachkraft des Medizinischen Dienstes), sich ein zutreffendes Bild über die Situation eines Menschen machen kann und danach pflegen könnte – ohne das ein Schaden für den Betroffenen entsteht.*«[13]

Es ist wichtig, dass Pflegeanamnese und -planung eng miteinander korrespondieren. Sie erleichtern die Einschätzung des Pflegebedarfs und der Pflegediagnosen.

2.6.3 Erhebung der Biografie

Die Erhebung biografischer Daten und Informationen ist gesetzlich gefordert und sie ist die Basis vieler Pflegekonzepte, so auch der FEDL.

Zur Biografie gehören folgende Angaben:
- Angaben des Klienten und/oder seiner Angehörigen zu bisherigen Interessen, Problemlösungsstrategien und Gewohnheiten
- Biografische Daten
- Aussagen von Therapeuten
- Angaben zur familiären und sozialen Einbindung
- Angaben zu jetzigen Interessen, Hobbys, Beschäftigungsmöglichkeiten, religiöse oder kulturelle Prägung, Gewohnheiten
- Berichte und Angaben aus dem interdisziplinären Team (auch Reinigungskräfte oder Zivildienstleistende wissen manchmal sehr viel über einen Bewohner; sie sollten also auch zu bestimmten Schritten des Pflegeprozesses hinzugezogen werden).

Biografisch zu arbeiten bedeutet, gegenüber der Fülle von Erinnerungen, Erlebnissen, Prägungen und Lebenserfahrungen eines Klienten aufmerksam zu sein.

---

[13] Sowinski et al. (Hrsg.): Organisation und Stellenbeschreibung in der Altenpflege. kda, Köln 2000.

Ein Schritt dazu ist die Verschriftlichung der Biografie in Form eines Biografiebogens. Die erhobenen Daten, Informationen, Erfahrungen und Erinnerungen können dann die professionelle Pflege und den Umgang miteinander beeinflussen. *»Nur wer sich erinnern kann, weiß wer er ist. In unserer Lebensgeschichte und in den Geschichten unseres Lebens finden wir die Wurzeln für Selbstvertrauen und Individualität. Lässt das Gedächtnis alter Menschen so nach, dass sie ihren Alltag nur noch mit fremder Hilfe bewältigen können, brauchen sie auch Unterstützung bei ihrem Bemühen, sich ihrer Identität zu vergewissern.«*[14]

Die Erhebung der biografisch relevanten Informationen muss und kann nicht nur abgefragt werden. Vieles lässt sich nur aus dem genauen Beobachten des Klienten ablesen. Es sollte dann nachgetragen werden, sodass dieses Wissen auch für andere Kolleginnen zur Verfügung steht.

Wenn ein Klient nach Ansicht der Pflegekraft keine ausreichenden Angaben zur Biografie machen kann, wird der Biografiebogen oft von den Kindern ausgefüllt. Das aber kann ein Fehler sein:
- Die Kinder kennen ihre Eltern »nur« als Eltern, sie kennen nicht die Prägezeit der ganzen ersten Jahre.
- Sie sind »blind« für die heiklen Themen in der Familie, sie werden auf jeden Fall Familiengeheimnisse wie z. B. eine Fehlgeburt, ein gestorbenes Geschwisterkind, eine Vergewaltigung, eine Armutsphase oder heimliche Liebschaft nicht preisgeben.
- Sie tragen zum Teil noch ungeklärte Konflikte mit ihren Eltern mit sich herum.

Merke:
- Halten Sie nicht nur negative, sondern auch angenehme Erinnerungen und Ereignisse fest.
- Geben Sie dem Klienten niemals das Gefühl, dass er ausgefragt wird.
- Wahren Sie die Verschwiegenheit gegenüber Dritten.
- Beobachten Sie.
- Nehmen Sie wahr, was Sie sehen.
- Seien Sie respektvoll und achtsam gegenüber dem Gehörten und den Erinnerungen des Klienten.
- Geben Sie selber etwas von sich preis.

---

[14] Osborn et al: Erinnern. Lambertus-Verlag, Freiburg 1997.

Beispiel für einen Biografieerhebungsbogen

Kurzerhebung der Biografie

Name: _____

Geburtsort: _____ Region: _____

Eltern – Beruf des Vaters: _____

Beruf / Aufgabenfeld der Mutter: _____

Kindheit:

Stellung in der Geschwisterreihe: _____

Gab es Geschwister mit zu versorgen? _____

Besondere Persönlichkeitseigenschaften / Eigenarten:

_____

_____

Begabungen:
praktisch / hauswirtschaftlich / handwerklich / theoretisch / sozial / pädagogisch / politisch:

_____

_____

Vorlieben als Kind: _____

_____

Essen / Naschen / Trinken: _____

_____

Gerüche / Düfte (Erinnerungen daran!): _____

_____

Akustisch / Musik / Gesang: _____

_____

Visuell: _____

_____

Tastsinn: z. B. Streicheln von Tieren, bes. Vorlieben, z. B. Handwerk, »matschen« etc.:

_____

▶▶

Pflichten:

Zu Hause: _____

_____

Schule: _____

_____

Lehrzeit: _____

_____

Sonstiges: _____

_____

Freiheiten: _____

Was war erlaubt: _____

_____

Was war verboten: _____

_____

Erziehung:

allgemein: _____

_____

religiös: _____

_____

Hobbys / Engagement: _____

_____

Leben die Geschwister noch / gibt es Kontakte: _____

_____

Wann sind die Eltern gestorben: _____

Angenehme Erinnerungen: _____

_____

Unangenehme Erinnerungen: _____

_____

Jugend:

Berufswahl: _____

Freie Entscheidung? _____

Freiheiten: _____

_____

Pflichten / Aufgaben: _____

_____

Idole / Schwärmereien: _____

_____

Kirchliches / politisches / sportliches / soziales Engagement

_____

Schulabschluss: _____

Gab es Freude am Beruf: _____

Erste Liebe: _____

Erwachsenenalter:

Tätigkeit / Aufgabe / Beruf: _____

_____

Heirat / Lebensgemeinschaft: _____

_____

Kinder: _____

_____

Fehlgeburten: _____

Gestorbene Kinder: _____

Beziehung zu anderen: _____

_____

Gesundheitliche Einschränkungen: _____

_____

Freizeit: _____

_____

Abneigungen: _____

_____

Glauben/Politik/Sport/Soziales: _____

_____

Alter:

Wegfall/Aufgabe folgender Rollen und Aufgaben: _____

_____

Neue Aufgaben: _____

_____

Neue Rollen: _____

_____

Lebensbilanz: _____

_____

Besonderheiten im Alter/in der jetzigen Lebenssituation:

_____

_____

Was war Ihre glücklichste Zeit:

_____

Was war besonders schlimm:

_____

Was gibt es noch?

_____

_____

_____

_____   _____
Unterschrift der aufnehmenden Person: Datum:

In den folgenden Spalten können Bestandteile aus der Lebensgeschichte eingetragen werden. Gerade die immer wieder auftauchenden »Geschichten, Erlebnisse« stehen im Vordergrund, sie sind immer noch lebendig!

4. Alter/derzeitige Lebenssituation	3. Erwachsenenalter	2. Jugend/ junges Erwachsenenalter	1. Kindheit

2.6.4 Risikoassessment

Für die Erfassung potenzieller Risiken bieten sich diverse Assessmentinstrumente an:
- Einschätzung der Bewegungsfähigkeit bzw. des Risikos von Kontrakturen
- Einschätzung des Dekubitusrisikos, z. B. mit der Bradenskala
- Einschätzung des Sturzrisikos mittels Bearbeitung der intrinsischen und extrinsischen Risikofaktoren
- Einschätzung der Risikofaktoren für eine Harninkontinenz
- Einschätzung von Schmerzen mittels Schmerzskalen
- Einschätzung des Ernährungsstatus (des Risikos einer Mangelernährung und/oder Dehydration)
- Erhebungsinstrumente zur Unterscheidung einer Depression von einer Demenz
- und andere

Bei der Risikoeinschätzung wird festgelegt, welche Zusatzelemente eingesetzt werden.

2.6.5 Einschätzung der Ist-Situation

»Der zweite Schritt des Pflegeprozesses bündelt die während der Informationssammlung gewonnenen Informationen und analysiert die Bedürfnisse, die Probleme und die Fähigkeiten des Pflegebedürftigen. Bei diesem Arbeitsschritt geht es darum, aus den erhaltenen Einzelinformationen Themenbereiche zu erkennen und die dazugehörigen Informationen zu gruppieren und zu interpretieren, also Pflegeprobleme zu formulieren. Eine Problembeschreibung ist eine Aussage über »Zustände« die Pflege erfordern.«[15]

Ob eine Situation ein Problem, eine Ressource oder eine Fähigkeit ist, liegt oftmals in der Sichtweise der Pflege(-fach)kraft. Es ist also entscheidend, welche der vielen Informationen ausgewählt wird: »Aus welcher Mücke machen wir einen Elefanten?« Es gibt dabei mittlerweile ein echtes Dilemma, das **Problem-Ressource-Dilemma.**

Die Problemsicht und ihre Folgen

Menschen mit Pflegebedarf müssen individuell wahrgenommen und gepflegt werden. Dabei ist es nachteilig, wenn Pflegende die »Problembrille« aufhaben, also zunächst das Problem und dann die entsprechende Ressource dazu suchen.

Beispiel aus einer Pflegebedarfserhebung:[16]

Problem, Bedürfnis	Fähigkeiten / Hilfen
Zeitweise urininkontinent	Kann klingeln und Urinflasche verlangen
Kann komplexen Situationen nicht folgen	Kann Sätze verstehen und sich mitteilen

---

[15] MDS e.V.: Grundsatzstellungnahme Pflegeprozess und Dokumentation. Essen, 2005
[16] vgl. *Krohwinkel* 2007

Beispiel eines Pflegeplans

Problem, Bedürfnis / Ursachen	Fähigkeiten
Kann Essen nicht allein anrichten	Nahrungsaufnahme selbstständig
Kann aufgrund der Lähmung Körperpflege nicht selbst durchführen	Führt Mundpflege selbst durch. Rasiert sich selbst. Wäscht sich Oberkörper ohne Hilfe

Als Konsequenz ergibt sich, dass der Klient primär auf Probleme hin »besichtigt« wird. Die Suche nach Ressourcen fällt so naturgemäß schwerer.

Es ist eine der Hauptaufgaben von Pflege- und Pflegefachkräften, ein Umfeld zu schaffen, in dem der Klient seine »kleinen, mittleren oder auch großen Probleme« alleine und/oder mit Unterstützung lösen kann.

Wenn die Lösung von Problemen in den Kompetenz- und Lösungsbereich der Pflegekraft fällt, verschafft dies schnell ein gutes Gefühl. Anzuzweifeln ist aber, was ein Problem ist. Bei »Problemen« wie Fieber, Durchfall, leichten bis mittelschweren Schmerzen oder Bewegungseinschränkungen ist oft eine Lösung möglich. Im somatischen Bereich fällt es eben häufig leichter, »Probleme« zu lösen.

Im geistig-seelischen Bereich können Pflegekräfte höchstens unterstützend tätig werden, damit der Klient eigene Lösungen entwickelt.

Wer als Pflegekraft meint, ein seelisches Problem (welches sich z. B. aus der Biografie heraus ergibt) eines Klienten lösen zu wollen, überfordert sich. Damit wird die Pflegesituation überfrachtet und die Pflegeplanung zum puren Stress. Wer den Pflegekräften die Verantwortung zur Problemlösung schon in der Ausbildung eintrichtert, fördert eine Selbstüberschätzung, die auf Dauer Folgen für die Pflegekraft und die Klienten haben. Dazu gehören nicht selten das Burn-out-Syndrom und/oder starke Übertragungen in Pflegebeziehungen.

Ressourcen

Wenn wir Lebenssituationen meistern, aus Erfahrung lernen, unsere Fähigkeiten nutzen oder Vorhandenes alternativ anwenden – dann greifen wir auf unsere Ressourcen zurück.

Ressourcen sind Potenziale, die wir nutzen; Quellen, aus denen wir schöpfen können. Ressourcen können materieller, geistiger oder spiritueller Natur sein. Ressourcen sind geprägt durch die Herkunft des Einzelnen, durch das, was er erlebte, was ihm wichtig ist.

Merke:
Eine Pflegekraft hat die Chance, selbst die kleinsten Fähigkeiten und Ressourcen wahrzunehmen. Es besteht aber immer die Gefahr, dass sie diese falsch einschätzt.

Die grundlegende Frage ist, für wen ein Problem tatsächlich ein Problem ist. Und für wen ist die genannte Ressource eine Ressource? Wird die Antwort von einer Pflegekraft bestimmt, ist dies eine Wertung.

Beispiel:
Eine ältere Klientin lehnt die tägliche Ganzkörperpflege ab. Da sie in ihrer Sprach- und Orientierungsfähigkeit eingeschränkt ist, sagt sie nicht: *»Nein, ich möchte das nicht«*, sondern bewegt sich entsprechend ablehnend. Wenn sie von einer Pflegekraft ins Bad begleitet wird und dort die Waschutensilien gerichtet werden, zeigt die Klientin körperliche Unruhe an. Beginnt die Pflegekraft mit dem Ausziehen der Klientin und will ihr Gesicht oder Oberkörper waschen, schiebt die Klientin den Arm der Pflegekraft vehement weg.

Nun könnte daraus Folgendes formuliert werden:
Problem: »Verweigerung« der Körperpflege.
Gleichzeitig ist das aber genau die Ressource, denn die Klientin kann ihrem Wunsch, die Körperpflege selbst zu übernehmen, Ausdruck verleihen.

Der Ausweg aus dem »Problem-Ressource-Dilemma«
Ähnlich wie beim Titel einer Pflegediagnose kann die jeweilige Situation der Pflegeplanung eine Überschrift bekommen. Taufen Sie »Probleme« um in »Pflegebedarfssituationen« und ändern Sie so Ihre Sichtweise. Es kann in einem einzelnen Bereich viele Pflegebedarfssituationen geben. Gibt es auch eine Überschrift, so weiß jede Pflegekraft sofort, worum es geht.

Beispiel: »Kommunikation«

Mögliche Pflegebedarfssituationen:
- Gesichtsfeldausfall
- Konfabulation
- Eingeschränkte verbale Kommunikation
- Sing-Sang-Sprache
- Schwerhörigkeit
- Ablehnung eines Hörgerätes
- Schmerzen beim Sehen

Mögliche Pflegediagnosen:
- Kommunizieren verbal beeinträchtigt
- Wahrnehmungsstörung visuell
- Wahrnehmungsstörung auditiv

Für die Erhebung des Pflegebedarfs können Sie auch das PESR-Format nutzen. Es entstammt der »*Grundsatzstellungnahme Pflegeprozess und Dokumentation*« des MDS und bedeutet im Detail:

P = Problem

E = Einflussfaktoren

S = Symptome

R = Ressource

Eine vollständige Pflegebedarfsbeschreibung besteht aus vier Elementen:

1. Was ist das Problem? (P-Teil)
2. Was sind die Einflussfaktoren dieses Problems (Ursache), womit hängt es zusammen? (E-Teil)
3. Wie zeigt/äußert sich das Problem (Symptom) konkret, Beobachtungen oder Aussagen des Pflegebedürftigen? (S-Teil)
4. Welche Ressourcen sind beim Pflegebedürftigen und seiner sozialen Umgebung vorhanden? (R-Teil)[17]

»*Der hier vorgeschlagene Aufbau ... ermöglicht sehr präzise Beschreibungen von Zuständen. Mit der ihr innewohnenden Systematik zieht sie sich durch den gesamten Pflegeprozess. Sie beschreibt nicht nur spezifische Merkmale, sondern auch begründet daraus individuelle Pflegemaßnahmen:*

- *Sie strukturiert die Informationssammlung und liefert Vollständigkeitskriterien dafür,*
- *Sie gibt die Kategorie und inhaltliche Grundlage für die Bestimmung der Pflegeziele und Pflegemaßnahmen;*
- *Sie strukturiert die Auswahl der Pflegemaßnahmen, denn durch die Angabe ausgewählter ätiologischer (ursächlicher) Faktoren werden zulässige Maßnahmen eingegrenzt;*
- *Sie legt die Inhalte der Erfolgskontrolle (Evaluation) fest und entscheidet damit über die Neuanpassung pflegerischer Maßnahmen.*«[18]

Darüber hinaus sollte die Pflegebedarfssituation:

- klar, knapp und kurz;
- exakt, genau und spezifisch
- wertneutral und objektiv,
- nachvollziehbar

beschrieben werden

Wenn Sie bei der Pflegeplanung und bei der Beschreibung der Pflegebedarfssituation die Frage stellen: »Warum ist das so?«, wird klar, inwiefern der Klient in seiner Selbstpflege eingeschränkt ist.

---

[17] vgl. MDS 2005.

[18] Ebd.

> **Beispiel:**
> Flüssigkeitsdefizit
> Mögliche Ursache: Bewegungseinschränkung, mangelnde Motivation, situative Ver-
> kennung, Schluckstörung usw.
> Bei der Auswahl der entsprechenden Maßnahme ist wichtig, auf was sich die Indi-
> kation beruft.

Als weitere Alternative zur »Probleme-Ressource«-Sicht bietet sich die Beschreibung von **Merkmalen** an. Lautet die Überschrift in der Pflegeplanung z. B. »Flüssigkeitsdefizit«, dann ist jetzt die Frage zu stellen: »Woran genau merkt man das?« Dann ist es leicht, den Zustand anhand von Merkmalen zu beschreiben und nicht mehr anhand von »Proble-men« oder »Ressourcen«.

Merkmale sind präzise Angaben wie:
- Messbare Daten
- Aussagen der Klienten
- Eindeutig beobachtbare Tatsachen
- Darstellung von scheinbar Widersprüchlichem

Um genaue Angaben, Daten und Informationen zu erhalten, können Sie den Klienten, seine Bezugspersonen oder sich selbst fragen:
- Was genau kann der Klient?
- Welche Fähigkeiten hat er in diesem oder jenem Bereich?
- Wodurch ist er eingeschränkt?
- Was macht er, wenn … (Er reagiert zum Beispiel mit Abwehr auf »die Durchführung der Intimpflege«)
- Warum macht er das? (Also: Warum zeigt er dieses Verhalten?)
- Woran genau merke ich das?

Sie müssen einen Klienten nicht erst einige Wochen kennen, um eine Pflegeplanung zu schreiben. Durch Ihre Beobachtungsgabe und Analysefähigkeit erhalten Sie die Informa-tionen viel früher.

> **Beispiel:**
> Flüssigkeitsdefizit
> Ursache: Beeinträchtigte Orientierung
> Merkmale: Trinkmenge liegt lt. Einfuhrbilanz bei • 600 ml, trockene Haut und Schleimhäute, konzentrierter Uringeruch.
> Fr. M. äußert auf Nachfragen, dass sie mindestens drei Wasserflaschen täglich trinkt. Mineralwasserkiste reicht aber momentan länger als zwei Wochen. Fr. M. ist in der Lage, aus vorbereitetem Glas selbst zu trinken.

> **Merke:**
> Eine Struktur für die Pflegeplanung
> 1. **Überschrift** oder **Titel**
> 2. **Ursache: Warum ist das so? Wodurch wird dieser Zustand bedingt?**
> 3. **Merkmale festhalten:** Woran ist das genau festzustellen? Wie kommt die Pflegefachkraft zu diesem Urteil?
> 4. Evtl. ergänzende **Beschreibung,** indem Fähigkeiten eingeschätzt werden, nachfolgend evtl. ein Bedürfnis wahrgenommen wird, das wegen einer eingeschränkten Fähigkeit nicht ausgedrückt werden kann. Sowie evtl. eine klare Beschreibung der problematischen Situation, eine weitere Ressource.

Die Beschreibung findet auf dem Pflegeplanungsbogen statt, auf dem die individuelle Pflegeplanung strukturiert niedergeschrieben. Empfehlenswert ist ein vierspaltiges Blatt (siehe Tabelle 1).

Tabelle 1: Pflegeplanung – Zuordnung des Blattes/Überschrift.

Datum und Nr.:	Pflegerische Ist-Situation oder Pflegediagnose	Lösungs- oder Zielzustand	Planung der Maßnahmen	Evaluation
	Hier wird die Pflegebedarfs-situation nach dem TUM-Schema beschrieben*	Hier werden realistische Lösungen und Ziele festgehalten	Dokumentation der geplanten Maßnahmen	Hier ist Platz für die regelmäßige Auswertung

* T = Titel, U = Ursache, M = Merkmal

2.6.6 Planung von Zielen

Der dritte Schritt in der Pflegeplanung ist die Suche nach Zielen. In Schulungen wird mir immer wieder bestätigt, dass dies eine recht schwierige Suche ist. Das liegt auch daran, dass durch die Einführung der Pflegeversicherung der Wunsch und die Forderung nach weitgehend aktivierender Pflege Gesetz geworden ist. Daraus leiten viele Pflegefachkräfte ab, sie müssten nun besonders hohe Ziele formulieren.

Spricht man aber statt von »Ziel« von einer »Lösung«, so ist das wesentlich realitätsnäher. Der gewünschte Zustand ist kein punktuelles Ereignis, sondern eine Wirklichkeit gewordene Vision. Wenn also in der Pflegeplanung nach Zielen gefragt wird, geht es darum, eine Lösung zu finden und diese verständlich und überprüfbar zu formulieren. Das bedeutet für die Pflegekraft: Sie muss sich die Situation klar vor Augen halten, realistisch sein, sich auf den Klienten einlassen und dessen Verständnis von Lebensqualität zulassen. Seine Einstellungen, Erwartungen und Wünsche sowie Ziele sollen mit einfließen.

Bei der Formulierung und der Festsetzung von Zielen ist Folgendes zu beachten:
- Sie sollen sinnvoll, realistisch sein.
- Sie müssen, soweit möglich, mess- und überprüfbar sein. (Es werden also Kriterien aufgeführt, an denen die Ziele überprüft werden kann: Äußerungen, Messgrößen, Merkmale, etc.)
- Sie werden (weitgehend) aus der Sicht des Klienten formuliert.
- Sie werden positiv formuliert (so schwer das im Einzelfall sein mag). Die positive Formulierung ist wichtig, weil sie den richtigen Fokus setzt. Ein Beispiel: Bei einer Brandschutzübung sagt die Feuerwehr: »Bitte laufen Sie im Ernstfall alle durch die rechte Tür nach draußen«. Sie könnte auch sagen: »Bitte nicht nach links laufen«. Das hat aber eine andere Wirkung in unserer Wahrnehmung, es bleibt nämlich das Wort links hängen, obwohl rechts gemeint war. Das gilt natürlich auch für pflegerische Situationen. Die Beschreibung der Lösung muss eindeutig formuliert sein.
- Es wird der gewünschte, mögliche Zustand beschrieben.
- Die Formulierungen sollen verständlich und nachvollziehbar sein.
- Die Formulierungen orientieren sich am Klienten und seiner individuellen Situation. Keine Pauschalformulierungen!
- Es kann eine Unterscheidung in Nah- und Fernlösungen geben. Ebenso gut kann es auch mehrere Lösungen für eine Situation geben, da Pflege und Menschen facettenreich sind.

Die Qualität von Zielen liegt auf drei Ebenen:
1. Einer **Verbesserung** des Zustandes, der Selbstpflegefähigkeit.
2. Ein **Erhalten** der jetzigen Situation, der jetzigen Selbstpflegefähigkeit.
3. Eine Linderung der jetzigen Situation, eine Linderung der jetzigen Selbstpflegeeinschränkung.

Merke:
Je genauer die Ziele formuliert sind, desto klarer und individueller können Maßnahmen zugeordnet werden. Das heißt auch, dass Ziele nicht als Maßnahmen formuliert werden sollten.

Tabelle 2: Zielformulierungen.

Ungeschickte Formulierung von Zielen	Günstigere Formulierungen
Feinmotorik fördern	Feinmotorik ist vorhanden (Bew. greift z. B. sicher einen Becher, knöpft Jacke zu)
Sicherheit vermitteln	
Wohlbefinden erhalten	Bew. sagt, dass er sich sicher fühlt
Normale Körpertemperatur herstellen	Bew. sagt, dass er sich wohl fühlt
	Körpertemperatur 36,9° rektal
Anmerkung: Hier steht die Handlung im Vordergrund. Es soll etwas gefördert, vermittelt, erhalten oder hergestellt werden.	*Anmerkung: Hier steht der Zustand, der erreicht werden soll, im Vordergrund.*

2.6.7   Planung der Maßnahmen

Im vierten Schritt des Pflegeprozess wird beschrieben, wie die Pflege durchgeführt werden soll. Die Maßnahmen geben also konkret an, was zu tun ist. Eine Seminarteilnehmerin verglich die Maßnahmen einmal mit einem Kochrezept. Dort wird ganz genau angegeben, wovon man wie viel nimmt, in welcher Reihenfolge etc. So sollte es auch mit den Maßnahmen innerhalb der Pflegeplanung sein.

> **Merke:**
> Die Auswahl der Maßnahmen bestimmt die Pflegequalität. Die Maßnahmen müssen sich an den neuesten pflegewissenschaftlichen Erkenntnissen orientieren.

Die von einer Pflegefachkraft ausgewählten Maßnahmen sollen den Klienten so unterstützen, dass er die bestmöglichen Voraussetzungen für die Ausübung seiner Selbstpflege hat.

Sichten Sie alle Informationen sowie Gewohnheiten des Klienten. Beziehen Sie den Klienten und seine soziale Situation unbedingt mit ein! Selbstverständlich sollte jede Maßnahme mit dem Klienten und seinen primären Bezugspersonen abgesprochen sowie auf ihre realistische Umsetzung hin evaluiert werden – soweit möglich und sinnvoll!

»Wichtig ist bei diesem Schritt, dass in der praktischen Durchführung die Wünsche, Bedürfnisse und Fähigkeiten des Pflegebedürftigen und der Bezugsperson berücksichtigt werden; sie werden dementsprechend in die Pflegeplanung einbezogen. Des Weiteren müssen auch die vorgefundenen Umgebungsverhältnisse bei der Planung der Pflegemaßnahmen berücksichtigt werden.«[19]

Beschreiben Sie die gewählten Maßnahmen so genau wie möglich: Wer macht was, wann, wie oft, wo und wie?

Beachten Sie auch Folgendes:
- Genaue Lokalisation
- Spezielle Mittel
- Ggf. Anzahl der Personen, die daran beteiligt sind
- Benötigte Hilfsmittel
- Art, Vorgangsweise und zeitliche Abstände (Wann? Wie oft? Welche Seite? Wo genau auf dieser Seite? Wie viel? Wie lange?)
- Wer (Klient, Pflegekräfte, Angehörige) führt welche Maßnahmen aus?

[19] ebd.

Wenn Sie Maßnahmen beschreiben, dann müssen Sie auch die Art der Maßnahmen unterscheiden. Alle Pflegemaßnahmen sind Hilfeleistungen und werden entsprechend unterteilt:

- **»Unterstützung:** *Eine Unterstützung liegt dann vor, wenn der Pflegebedürftige grundsätzlich zur selbstständigen Erledigung einer Verrichtung in der Lage ist, jedoch zur Vorbereitung, Durchführung oder Nachbereitung ergänzende Hilfeleistungen der Pflegeperson benötigt. Die Unterstützung kann Teil der aktivierenden Pflege sein (Bereitstellen von Waschwasser, Waschlappen reichen, Auswahl geeigneter Kleidungsstücke etc.)*
- **Teilweise Übernahme:** *Eine teilweise Übernahme der Verrichtung liegt dann vor, wenn eine Hilfe zur Vollendung einer teilweise selbständig erledigten Verrichtung benötigt wird. Eine teilweise Übernahme des Waschens liegt z. B. dann vor, wenn Gesicht und Körper selbstständig gewaschen werden, für das Waschen der Füße und Beine aber die Hilfe einer Pflegeperson benötigt wird. Auch wenn eine Verrichtung begonnen, aber z. B. wegen Erschöpfung abgebrochen wird, kann eine teilweise Übernahme der Verrichtung notwendig werden. Die teilweise Übernahme kann Bestandteil der aktivierenden Pflege sein. Sie ist dann darauf gerichtet, verlorengegangene Fähigkeiten wiederzuerlernen oder nicht vorhandene Fähigkeiten zu entwickeln.*
- **Vollständige Übernahme:** *Eine vollständige Übernahme liegt dann vor, wenn die Pflegeperson die Verrichtung selbst ausführt und der Pflegebedürftige sich dabei passiv verhält, ohne einen eigenen Beitrag zur Verrichtung zu leisten.*
- **Anleitung:** *Eine Anleitung ist dann erforderlich, wenn die Pflegeperson bei einer korrekten Verrichtung den Ablauf der einzelnen Handlungsschritte oder den ganzen Handlungsablauf lenken oder demonstrieren muss. Dies kann insbesondere dann der Fall sein, wenn der Pflegebedürftige trotz vorhandener motorischer Fähigkeiten eine konkrete Verrichtung nicht in einem sinnvollen Ablauf durchführen kann. Zur Anleitung gehört auch die Motivierung des Antragstellers bzw. Pflegebedürftigen zur selbständigen Übernahme der regelmäßig wiederkehrenden Verrichtungen des täglichen Lebens.«* [20]

Vielfach finden sich in Pflegeplanungen die erstaunlichsten Umschreibungen für die Bezeichnung von Selbstständigkeit bzw. eingeschränkter Selbstständigkeit. Machen Sie damit Schluss und verwenden Sie die Begriffe klar und eindeutig.

- **Selbstständig**: *»Fähigkeit zur selbstständigen Versorgung/durchführung von Verrichtungen in einem Bereich, keine Hilfsperson und keine Hilfsmittel erforderlich.«*
- **Bedingt selbstständig**: *»Fähigkeit zur selbstständigen bzw. unabhängigen Versorgung mit einer oder mehreren Einschränkungen in einem Bereich; Hilfsmittel/Vorrichtungen sind vorhanden und werden genutzt; der Pat. benötigt mehr Zeit als üblich für die Verrichtung; bewältigt sie aber mit Mühe. Ggf. bestehen Sicherheitsbedenken im Zusammenhang mit den einzelnen Verrichtungen; in der Regel ist eine Hilfsperson erforderlich.«*
- **Teilweise selbstständig**: *»Fähigkeit zur selbstständigen Versorgung/Verrichtung ist eingeschränkt; Einzelverrichtungen werden unvollständig ausgeführt. Eine Hilfsperson ist zur*

---

[20] vgl. König, J.: Der MDK – Mit dem Gutachter eine Sprache sprechen. Schlütersche Verlagsgesellschaft, Hannover 2007.

Anleitung bei der Vorbereitung und Durchführung von Verrichtungen bzw. zu ihrer zeitweisen Übernahme erforderlich.«

- **Unselbstständig**: *»Fähigkeit zur selbstständigen Versorgung / Verrichtung ist nicht vorhanden. Hilfestellung ist in allen Phasen der Versorgung / Verrichtung erforderlich.«*[21]

2.6.8 Auswertungsspalte / Evaluation

Ein Pflegeplanungsbogen sollte auf jeden Fall eine Möglichkeit zur Evaluation haben. Hier wird dokumentiert (als sechsten Schritt innerhalb des Pflegeprozesses), ob die Pflegemaßnahmen zum gewünschten Erfolg geführt haben oder ob der gewünschte Zustand erreicht worden ist.

Ist das gewünschte Ziel nicht erreicht, muss sofort reflektiert werden, woran das liegt. Die Reflexions- oder Auswertungsphase dient der Erfolgskontrolle. Damit wird der Weg des Pflegeprozesses wieder ein Stück weitergegangen.

Mit einer konsequenten Auswertung verbunden ist die Möglichkeit zur Qualitätssicherung. Eine Möglichkeit der Reflexion findet häufig schon vorher im Alltag statt: Während der Pflege und Begleitung wird die Situation beobachtet und Wichtiges im Pflegebericht niedergeschrieben. Zum Zeitpunkt der Pflegeplanung ist es innerhalb der Evaluation sinnvoll, sich folgende Fragen zu stellen:

- Ist der gewünschte Zustand erreicht oder nicht? Warum?
- Waren ausreichend Informationen vorhanden? Fehlt noch ein wichtiger Hinweis?
- Wie reagiert der Klient auf die verschiedenen Maßnahmen?
- Welche Wirkung hatte die Pflege?
- Wie fühlen sich Klient und Angehörige derzeit?
- Sind Veränderungen in den Fähigkeiten, Bedürfnissen, Ressourcen, Problemen des Klienten und Angehörigen aufgetreten?
- Wie hat sich die Beziehung zwischen Klient, Pflegekräften und Angehörigen entwickelt?

Merke:
- Setzen Sie sich regelmäßige Termine zur Auswertung.
- Halten Sie kurz fest, dass Sie auswerten, aber dass noch keine Maßnahmen verändert werden! (Beispiel: *»12.5.02: Fr. M. wäscht jetzt das Gesicht unter Anleitung, Maßnahmen weiter so wie bisher. B. M.«*)
- Wenn Sie auf Grund der Auswertung eine neue Pflegeplanung schreiben, geben Sie einen Hinweis (Beispiel: *»Flüssigkeitsdefizit immer noch groß, siehe unter Punkt 3, FEDL »Essen und Trinken«*).

[21] ebd.

- Setzen Sie Ihr Handzeichen hinter die Auswertung und bemühen Sie sich um regelmäßige Einträge.
- Bestimmte Ziele oder Lösungen können schneller evaluiert werden als andere. Beachten Sie dies bei der Evaluation!

2.7 Aufbau und Struktur der Pflegeplanung

Jede Pflegeplanung braucht eine Struktur. Damit die Pflegeplanung gerade in längeren Pflegebeziehungen übersichtlich bleibt, sollte für jeden Bereich (z. B. jede ATL, ABEDL® oder FEDL) ein eigener Bogen angelegt werden. So werden Pflegesituationen, die zusammen gehören, auch zusammen beschrieben.

Beispiel:

Ein Mensch mit Schlaganfall (Pflegestufe III) verbringt einen großen Teil des Tages im Bett oder im Rollstuhl, hat ein Selbstpflegedefizit etc. Greifen wir den Bereich »FEDL Bewegung« heraus, so hat dieser Mensch mehrere Einschränkungen oder Situationen mit Pflegebedarf:
- Sicherlich ein Dekubital-Ulcusrisiko,
- Unterstützungsbedarf beim Bewegen, Stehen, Transfer etc. sowie
- ein Kontraktur- und Thromboserisiko etc.

Benennen Sie jetzt die jeweiligen Pflegediagnosen oder Pflegebedarfssituationen und beschreiben Sie sie in der Pflegeplanung unter einer FEDL. So sind sie klar zugeordnet.

2.7.1 Auswahl eines geeigneten Formulars für die Pflegeplanung

Die Auswahl des Formulars ist ganz entscheidend für den Umgang damit.

Fragestellungen zur Auswahl sollten sein:
- Ist auf den Formularen genug Platz zum Schreiben?
- Passen mehrere Blätter übereinander, sodass ein guter Aufbau der Pflegeplanung gewährleistet ist?
- Gibt es eine Spalte für die Auswertung, sodass der Pflegeprozess kontinuierlich weiter dokumentiert werden kann?

2.7.2 Umfang einer Pflegeplanung

Wie umfangreich soll/muss eine Pflegeplanung sein? Diese Frage ist nicht mit einem Satz zu beantworten, denn der Umfang ist abhängig vom Pflegeauftrag und dessen Ausmaß.

Die Pflegeplanung erfüllt verschiedene Funktionen. Eine davon ist die Planung der Pflege, ihre individuelle Ausrichtung an der Situation des Klienten; eine andere ist es, den Pflegebedarf immer wieder deutlich zu machen.

Den folgenden roten Faden für den Aufbau innerhalb der Pflegeplanung halte ich aufgrund eigener Erfahrungen für sinnvoll:
1. Einschätzung über Pflegeanamnese
2. Pflegeplanung für die Bereiche
   - Die FEDL, aus der die Haupteinschränkung kommt
   - Pflegen und Kleiden
   - Essen und Trinken
   - Ausscheiden
   - Bewegung
   - Bei Bedarf mehr

Wer glaubt, dass magere Einträge auf einem Pflegeplanungsblatt wenig Arbeit bedeuten, irrt sich. Viele Pflegekräfte fühlen sich unwohl, wenn sie vor dem leeren Pflegeplanungsblatt sitzen und schreiben daher nur wenig. Das führt häufig zu Unklarheiten, weil die Kolleginnen die mageren Eintragungen nicht nachvollziehen können.

Bei der Beschreibung von Situationen geht es um eine eindeutige Darstellung, damit eine andere Pflegekraft sofort ausreichend informiert ist. Die Maßnahmen müssen wohlüberlegt ausgewählt werden und für eine Verbesserung der Situation sorgen. Deshalb ist Genauigkeit sehr wichtig.

Beispiel:
Problembeschreibung »*Kreislaufprobleme*« (steht original so in einer Pflegeplanung zur Fähigkeit »Vitale Funktionen« und wurde vom MDK als richtig und gut bewertet.)

Es fehlt jedoch einiges:
- Wie genau sehen die Kreislaufprobleme denn aus?
- Was genau ist die Situation?
- Gibt es bedrohliche Situationen?
- Gibt es durchschnittliche Werte?
- Wodurch werden die Kreislaufprobleme begründet?
- Wie erlebt der Klient diese Situation? usw.

Immer häufiger höre ich von Seminarteilnehmerinnen, dass der MDK vor Ort gefordert hat, für jede einzelne AEDL oder FEDL eine Pflegeplanung zu schreiben. Das ist unsinnig. Einige Menschen meistern Einschränkungen oder Krankheiten mit Bravour. Warum sollte man für diese Menschen in bestimmten Bereichen wie z. B. im Bereich *Ruhen, Schlafen, Wachsein* eine Pflegeplanung anlegen, wenn sie doch »problemfrei« leben?

Ist es nicht geradezu eine Anmaßung seitens der Pflegekraft, wenn sie überall etwas verbessern, verändern will oder gar Probleme sieht?

2.8   Bestandteile der Pflegedokumentation

Vielfach wird die Dokumentationsarbeit als »nervig« empfunden. Die einen stöhnen über den vielen Schreibkram, über unsinnige Doppelungen oder schlicht darüber, dass sie nicht wissen, wo sie was dokumentieren sollen.

Dieses »Chaos« entsteht oft deshalb, weil die Pflegedokumentationsmappe nicht richtig strukturiert ist. Das kann viele Gründe haben:
* Falsche Beratung durch Trainer oder Dozentinnen
* Hohes Interesse der Dokumentationsformularherstellerfirmen, ihre Formulare zu verkaufen
* Unsicherheiten in den Einrichtungen und/oder beim Management, »wie es denn nun richtig sei!«
* Verwirrung durch falsch verstandene »Entbürokratisierungsaktionen und -veröffentlichungen«

Klar ist auf jeden Fall Folgendes:
»Jede Pflegedokumentation setzt sich aus Basis- und Zusatzelementen zusammen. Je nach Anbieter und Einrichtung variieren Art, Umfang und Anzahl der Basis- und Zusatzelemente erheblich.
Unter Basiselementen versteht man grundsätzlich solche, die in jede Pflegedokumentation gehören. Zusatzelemente sind solche, die je nach Bewohnersituation der Pflegedokumentation beigefügt werden und zu führen sind.«[22]

Es liegt also in den Händen der Einrichtung, wie sie ihre Dokumentationsmappen sortiert. Vielleicht benutzen Sie den roten Faden, den ich oben genannt habe.

---

[22]   Bundesministerium für Familie, Senioren, Frauen und Jugend: Pflegedokumentation stationär. Berlin 2007.

Tipp:
Die Zahl der Anbieter solcher Dokumentationssysteme wächst kontinuierlich. Es gibt die unterschiedlichsten Formen und Ausführungen. Jede Einrichtung sollte sich einen Überblick über die möglichen Pflegedokumentationsformen verschaffen und sich dann für geeignete Mappen und Formulare entscheiden. Natürlich besteht auch die Möglichkeit der EDV-unterstützten Pflegedokumentation.

Die zurzeit gültige MDK-Anleitung zur Prüfung der Qualität nach §§112, 114 SGB XI nennt unter Punkt 4.1 die folgenden Formblätter, die mindestens vorhanden bzw. vorgehalten werden sollen:
- Stammdaten
- Pflegeanamnese
- Biografie
- Probleme und Fähigkeiten, Ziele und geplante Maßnahmen sowie Evaluation der Ergebnisse
- Verordnete medizinische Behandlungspflege (nur stationär)
- Gabe der verordneten Medikamente (nur stationär)
- Durchführungsnachweis / Leistungsnachweis
- Pflegebericht
- Lagerungsplan
- Trink- und Bilanzierungsbogen
- Überleitungsbogen[23]

1. Stammblatt
Siehe Kapitel 2.6.1.

2. Pflegeanamnese
Siehe Kapitel 2.6.2.

3. Biografiebogen
Siehe Kapitel 2.6.3.

4. Risikoassessment
Siehe Kapitel 2.6.4.

5. Dokumentation von Vitalzeichen
Dokumentationsblatt, um Parameter festzuhalten: Vitalwerte, z. T. auch ärztliche Diagnosen, Allergien, Infektionen, Diäten. Je nach Dokumentationssystem unterschiedlich gestaltet.

---

[23] Niedersächsisches Ministerium für Soziales, Frauen, Familie und Gesundheit: Empfehlungen des Landespflegeausschusses gemäß § 92 Abs. 1 Satz 2 SGB XI vom 28.10.2004.

6. Medikamentenblatt

Dokumentation ärztlich verordneter Medikamente, mit genauer Dosierung und zeitlicher Festlegung. Bedarfsmedikation mit genauer Beschreibung von Indikation und Maximaldosis in 24 Stunden, bestätigt mit Handzeichen.

7. Ärztliches Dokumentationsblatt

Ärztliche Diagnosen der behandelnden Ärzte, angeordnete Therapien, evtl. Untersuchungsergebnisse, Eintragungen und Handzeichen des Arztes.
Medizinische Besonderheiten. Teilweise können diese Bögen auch zur Vorbereitung von Visiten genutzt werden, sämtliche behandlungspflegerischen Maßnahmen wie z. B. spezielle Einreibungen müssen vom Arzt schriftlich angeordnet werden.

8. Ausscheidungsüberwachungsblatt

Stuhlgänge, Beschaffenheit, Häufigkeit, Erbrechen etc. Zum Teil werden diese Bögen auch zur Dokumentation der Versorgung von Dauerkatheterträgern verwendet, sodass DK-Wechsel, evtl. Blasenspülungen etc. eingetragen werden können.

Miktionsprotokoll

Dieses Formular wird genutzt, um das Ausscheidungsmuster von Klienten zu erfassen.
In einem Miktionsprotokoll sollten folgende Informationen erhoben werden:
- Anzahl und Volumen der Miktionen
- Häufigkeit des ungewollten Urinverlustes
- Situative Bedingungen, die zu unwillkürlichem Urinverlust führen
- Ersuchen um Unterstützung beim Toilettengang bzw. bei der Nutzung mobiler Toilettenhilfen
- Trinkgewohnheiten

9. Bericht der externen Therapie

Relevante Beobachtungen aus den verschiedenen Fachdisziplinen, z. B. Ergotherapie, Sozialtherapie, Krankengymnastik, Logopädie.

10. Bericht des Sozialen Dienstes

»Die Mitarbeiter/-innen des Sozialen Dienstes weisen nicht nur die Teilnahme der Bewohner/-innen an Angeboten oder die Durchführung von Einzelbetreuung nach, sondern sie beschreiben und dokumentieren auch das Verhalten der Bewohner/-innen und weitere Besonderheiten.
Anhand dieser Berichte kann nachvollzogen werden, ob die Angebote den Bedürfnissen des Bewohners/der Bewohnerin entsprechen und wie der/die Bewohner/-in sich während der Teilnahme an Angeboten reagiert. Damit wird auch eine Basis für eine Evaluation geschaffen.«[24]

---

[24] Bundesministerium für Familie, Senioren, Frauen und Jugend: Pflegedokumentation stationär. Berlin 2007

Die Mitarbeiter des Sozialen Dienstes sind sowohl bei der Erstellung einer Pflegeplanung beteiligt als auch beim Führen der Pflegedokumentation. Sie weisen ihre Leistungen in einem separaten Leistungsnachweis nach, der der Pflegedokumentation beigefügt ist.

11. Wunddokumentation

In der Wunddokumentation werden Informationen zu bestehenden Wunden (von der Entstehung bis zur Heilung) festgehalten. Die Wunddokumentation wird bei allen Wunden, für deren Behandlung eine ärztliche Verordnung vorliegt, geführt. Sobald dieses Element benutzt wird, werden alle die Wunde betreffenden Informationen ausschließlich in der Wunddokumentation festgehalten.[25]

12. Schmerzprotokoll/Schmerzeinschätzung

Bei Klienten, die mit Schmerzen leben, werden mindestens zwei Formulare geführt: das Schmerzassessment, z. B. in Form einer Numerischen Rating Skala; das Schmerzprotokoll, auf dem die Schmerztherapie überwacht wird.

13. Lagerungsprotokoll/Bewegungsnachweis

»Ein Lagerungsprotokoll dient dem Nachweis der Durchführung der in der Pflegeplanung geplanten Lagerungen (Positionsunterstützungen, Positionen, Bewegungen. Anmerkung der Autorin) und weist in der Regel neben dem eingesetzten Lagerungsmaterial die geplante Lagerungshäufigkeit und die Lagerungsart aus. Jede Lagerung (Positionsunterstützungen, Positionen, Bewegungen. Anm. d. Verf.) *wird mit dem Handzeichen der durchführenden Pflegeperson dokumentiert. Das Datum und die Uhrzeit der Lagerung werden ausgewiesen.*

Ein Bewegungsnachweis wird geführt, wenn ein Positionswechsel erfolgt, der nicht zwangsläufig eine Lagerung sein muss. Ziel ist ein Druckausgleich und ein solcher kann bereits durch die Bewegung des Bewohners/der Bewohnerin im Zusammenhang mit dem Wechsel von Inkontinenzmaterial erreicht werden.

Es werden Maßnahmen zur Förderung der Bewegung und pflegerische Tätigkeiten, die eine Druckentlastung zur Folge haben (auch Toilettenbesuch, Transfer vom Bett in den Rollstuhl oder umgekehrt etc.) in die Dekubitusprophylaxe einbezogen.«[26]

14. Trinkprotokoll

Ein Trinkprotokoll wird dann geführt, wenn erfasst werden soll, wie viel ein Klient über 24 Stunden trinkt. Es sollte dabei Folgendes erfasst werden:

- Art und Menge des Getränks
- Vergabezeitpunkt
- Jeweils verabreichte oder getrunkene Menge
- Trinkverhalten (z. B. nach 2 Schlucken hat Bew. abgelehnt)

---

[25]   ebd.
[26]   ebd.

- Erfassung über 24 Stunden, Berechnung und Auswertung. (Anmerkung: Diese Aufgabe wird häufig den Nachtwachen überlassen, die dann mit müden Augen im Halbdunkel rechnen, irgendwann gegen 1.30 Uhr nachts. Wer das schon einmal gemacht hat, weiß, wie schwer das ist.)
- Handzeichen der Person, die die Flüssigkeit gegeben hat.

15. Ernährungsprotokoll

Ein Ernährungsprotokoll dient der Dokumentation der vom Klienten aufgenommenen Nahrungsmenge und -art. Die Pflegekraft, die Nahrung bereitgestellt oder angereicht hat, dokumentiert dieses mit ihrem Handzeichen.

16. Leistungsnachweis, pflegerisches Durchführungsblatt

Aus rechtlichen Gründen ist es unbedingt nötig, alle Pflegemaßnahmen mit Datum, Uhrzeit und Unterschrift der Person, die die Maßnahme durchgeführt hat, zu dokumentieren. Empfehlenswert ist es, für jede Schicht (Früh-, Spät- und Nachtdienst) solch einen Bogen anzulegen; ebenso für die »behandlungspflegerischen / Leistungen«.

»Hinweis: In der stationären Pflege können Routinetätigkeiten an den Schichtenden mit der tageszeitlichen Zuordnung (z. B. Frühdienst) dokumentiert werden, wohingegen besondere Pflegemaßnahmen und Vorkommnisse zeitnah mit der konkreten tageszeitlichen Zuordnung (Uhrzeit) dokumentiert werden).
Die Handzeichen der unterzeichnenden Mitarbeiter sind eindeutig anhand einer Namensliste der Mitarbeiter mit Qualifikationen und ausgewiesenen Handzeichen zuzuordnen. …
Das Abzeichnen von Einzelleistungen ist nicht erforderlich. Beim Vorliegen der organisatorischen Voraussetzungen können Leistungen als Komplex gebündelt bestätigt werden (vgl. Leistungskomplexe in der ambulanten Pflege). Wird bei Leistungskomplexen eine Einzelmaßnahme nicht durchgeführt (weil der Kunde diese ablehnte oder die Durchführung aufgrund einer Akutsituation nicht möglich war), wird diese nicht abgezeichnet, bzw. mit einer entsprechenden Kennzeichnung versehen und im Pflegebericht erläutert.«[27]

17. Pflegeverlegungsbericht / Überleitungsbogen

Ein Kurzbericht, der alle wichtigen Stammdaten zum Verlegenden enthält, aber auch einen Überblick über die pflegerische Ist-Situation, Besonderheiten, Medikamente, Abneigungen, Vorlieben etc. Teilweise können auch mitgegebene Dinge wie Chipkarte, Ausweis, Zahnprothesen, Brillen, Kleidung, Hilfsmittel etc. aufgeführt werden.
Auf jeden Fall sollten aktuelle Risiken des Klienten, wie eine Sturzgefahr, mitgeteilt werden. Am besten auch noch mit einer Kurzauflistung der für eine Durchführung empfohlenen Maßnahmen. So kann eine Kontinuität der Maßnahmen gewährleistet werden.

---

[27] Niedersächsisches Ministerium für Soziales, Frauen, Familie und Gesundheit. Grundprinzipien und Leitlinien der Pflegedokumentation. Hannover 2004

18. Nachweis freiheitsentziehender Maßnahmen

Wenn bei einem Klienten freiheitsentziehende Maßnahmen durchgeführt werden, können sie wie folgt dokumentiert werden:

- Art der freiheitsentziehenden Maßnahme
- Jeweiliger Anlass
- Zeitpunkt und Dauer der jeweiligen Maßnahme
- Handzeichen
- Sonstige Bemerkungen

19. Sonstige Formulare

Pflegebedarfsermittlung, Bögen zur Einschätzung von Demenz und Depression, Formulare für Validationsanwender, Aktivitätenübersicht etc.

20. Pflegebericht

Der Pflegebericht ist jenes Formular, das im Laufe eines Tages am häufigsten in die Hand genommen wird, hier finden die meisten Eintragungen statt. Es ist das Blatt, aus dem die Pflegekräfte sehr viele Informationen über die Pflegesituation erhalten.

Funktion und Aufgabe

Tabelle 3 zeigt die Aufgaben und Funktionen des Pflegeberichts, die im Folgenden erläutert werden.

Tabelle 3: Aufgaben und Funktionen des Pflegeberichts.

Informationsträger	Informationsempfänger:
• Informationen können schnell erfasst werden. • Informationen können schnell weitergeben werden.	• Andere Pflegekräfte der Einrichtung • Angehörige im Pflegeprozess • Therapeuten, mit denen ggf. zusammen gearbeitet wird • MDK und / oder Pflegekasse oder andere Instanzen • Haus- und Fachärzte • Mitarbeiter begleitender Dienste
Nachweis Der Pflegebericht dient als Nachweis, die aktuelle Versorgungs- und Pflegesituation kann anhand des Pflegeberichtes gut dargestellt werden.	**Indikation für Nachweis:** • Haftungsrecht; eine Pflegeeinrichtung oder eine Pflegekraft kann anhand der Situationsbeschreibung im Pflegebericht nachweisen, wie bei bestimmten, meist problembelastenden Ereignissen gehandelt worden ist. • Der Pflegebericht wird als Beweismittel in Streitfällen herangezogen. • Mehr- oder Minderleistungen werden dargestellt. So wird z.B. dokumentiert, dass ein Klient die morgendliche Ganzkörperwaschung abgelehnt hat, so wurde nur eine Teilwaschung durchgeführt. Dies macht deutlich, wie umfangreich bestimmte Pflegesituationen im Alltag sind.
Ursachenforschung Im Pflegebericht wird auch eine Ursachenforschung beschrieben, bzw. dazu angeregt.	**Herausfinden von Ursachen** • In der täglichen oder regelmäßigen Pflege geschehen Ereignisse, die notiert werden. Dabei sollte hinterfragt werden, wodurch sie ausgelöst wurden, was der Auslöser war / ist. Dies ist wichtig, wenn Phänomene das erste Mal auftreten: Beispiel:

- Eine 86-jährige Dame lehnt sozusagen von heute auf morgen die Medikamenteneinnahme ab. Jetzt muss genau dokumentiert werden, was passiert ist; hat sie z. B. gesagt: »Ich nehme das nicht, ich will nicht vergiftet werden« oder sind ihr die Tabletten evtl. zu dick und somit schwer zu schlucken? Oder erkennt sie die Tabletten nicht und wundert sich, was das ist? Die Pflegekraft, die den Eintrag macht, sollte, sofern sie etwas beobachtet hat, das in Zusammenhang mit dem Ereignis steht, dieses dokumentieren. Handelt es sich um einen Verdacht oder eine Vermutung, so sollte sie entsprechend gekennzeichnet sein.

Transparenz der Pflege- und Versorgungssituation
Durch das Festhalten von Minder- oder Mehrleistungen sowie der Beschreibung der aktuellen Situation findet eine Darstellung der momentanen Situation statt.

- Pflegebedarf: Der Pflegebedarf, die aktuell notwendig gewordenen Maßnahmen und/oder Leistungen werden dargestellt, natürlich eng in Verbindung mit der Durchführungskontrolle oder dem Leistungsnachweis.
- Tritt ein akutes Problem, wie z. B. Durchfall oder Erbrechen auf, so wird das daraus resultierende evtl. sogar mehrfach stattfindende Wechseln von Bettwäscheteilen auch im Pflegebericht notiert.
- Problematische oder unbefriedigende Situationen werden klar dargestellt, evtl. Handlungsbedarf wird dadurch deutlich.

Auswirkung der Pflegewirkung
Innerhalb des Pflegeprozesses findet ein kontinuierliches Beobachten und Wahrnehmen der Pflegewirkung statt.

- Tritt in der Pflege des Klienten oder in der Beziehung zu ihm oder seines sozialen Umfeldes eine Veränderung im Sinne von Wirkung der Pflege statt, dann wird dieses dokumentiert.
- Beispiel: »Tag XY, 8.10 Uhr. Fr. M. war heute in der Lage, nach gezeigter Handlung und Anreichen des Waschlappens, ihr Gesicht unter Anleitung zu waschen. B.M.«
- Dieses ist eine Auswertung für den Wunsch: »Klientin wäscht ihr Gesicht, Oberkörper vorne und Hände unter Anleitung selber.« So kann in kleinen alltäglichen Schritten festgestellt werden, ob die Gestaltung der Pflege einen sinnvollen Weg geht.

Entwicklung von Kreativer Pflege
Eine Pflegekraft entwickelt in einer evtl. Krisensituation bei einem Klienten eine Möglichkeit, mit der Situation positiv umzugehen. Über die Dokumentation ihrer Maßnahme kann sie dieses an andere weitergeben, die anschließend von diesen Möglichkeiten profitieren kann

Beispiel:
Ein Klient reagiert bei der abendlichen pflegerischen Versorgung durch eine Pflegekraft mit Desorientiertheit. Er erkennt die Pflegekraft nicht als eine solche, sondern spricht sie mit dem Namen seiner Frau an, die nicht mehr lebt.
Er lässt sich nicht an die Realität heranführen, denn er reagiert bei dem Beginn einer Korrektur seiner Aussage mit körperlicher Verspannung und dem wiederholen des Namens seiner Frau.
Er sucht die Hand der Pflegekraft und möchte diese halten.
Da diese Situation bisher neu ist, versucht die Pflegekraft verschiedene Maßnahmen.
So kann sie z. B. das Beschreiben, was sie in ihrer Validation ausgeführt hat. Die genaue Fragen, oder das Schlüsselwort oder Lied, ein Foto o. ä.
Die nachfolgenden Pflegekräfte profitieren von dieser Angabe, sie können diese Maßnahme das nächste Mal selber anwenden.

Dokumentation im Pflegebericht

Bei Überprüfungen von Pflegeberichten stellte ich in der Vergangenheit häufig fest, dass in unzusammenhängenden Einzelsätzen dokumentiert wurde. Es gab Lücken und unlogische Schilderungen. Durch ein einfaches Schema lässt sich das beheben.

Zunächst gibt es ein Grundschema für die Reihenfolge der Eintragungen im Pflegebericht:

1. Ereignis oder Situationsbeschreibung

Ein Problem tritt auf: »*Tag XY 7.20 Uhr: Frau XY liegend vor der Heizung vorgefunden. B. M.*«

2. Aktion / Intervention, Maßnahme oder Handlung der Pflegekraft

Nach Wahrnehmen des Problems oder der Situation handelt die Pflegekraft und dokumentiert: »*Tag XY 7.20 Uhr: Frau XY am Körper abgetastet, keine sichtbaren Verletzungen, ist ansprechbar und äußert keine Schmerzen, Vitalwerte stabil, Hausarzt und Tochter telefonisch informiert. Frau XY mit Schwester Bärbel aufs Bett gelegt. Hausarzt kommt gegen 13.30 Uhr B. M.*«

3. Ergebnis:

Wie ist die Situation jetzt, nach der Durchführung von verschiedenen Maßnahmen? Das Ergebnis wird beschrieben: »*Tag Y, 13.45 Uhr:*« Besuch von Hausarzt, er sagt, dass bei Frau XY alles o. k. das Neurocil wurde reduziert, siehe Med.blatt., Frau XY darf wieder aufstehen, das möchte sie auch.« B. M.

Diese Reihenfolge macht ein prozesshaftes Wahrnehmen und Berichten möglich. Wobei der letzte Schritt, also die Ergebnisbeschreibung, nicht unbedingt positiv sein muss. Hier kann es sich auch um einen Krankenhausaufenthalt handeln. Wichtig ist, dass problematische Situationen so lange mit Maßnahmen versehen und dokumentiert werden, bis die Situation sich wieder zum Guten gewendet hat.

Was und wie wird dokumentiert?

- Benennung von ungewöhnlichen Situationen, Andeutung von Problemen mit Nennung der durchgeführten Reaktion bzw. Maßnahme der Pflegekraft mit Wirkungsbeschreibung.
- Beschreibung von Verlauf und Wirkung der Pflege.
- Eintragung nach jedem Einsatz. Dies ist vor allem deshalb wichtig, weil die nachfolgende Kollegin über die Situation informiert sein möchte und diese Informationen aus dem Pflegebericht erhält.
- Bei Eintragungen ist zu überlegen, ob sie Anlass eines neuen Pflegeziels sein sollten. D. h. ein direkter Transfer der Situationsbeschreibung auf den Pflegeplanungsbogen, einer evtl. jetzt gestellten Pflegediagnose, ist hier angezeigt.
- Gleichwertige Berücksichtigung von körperlichen, psychischen und sozialen Fakten. Im Pflegebericht spiegelt sich das Pflegeverständnis der Pflegekräfte wider. Versteht man einen Menschen ganzheitlich, dann sind Einträge zu den Bereichen **Körper, Geist**

und Seele zu berücksichtigen. Die Anhäufung von Einträgen um allseits »beliebte« Themen und Ereignisse wie z. B. Abführen, Schmerzen, Kontakt zu Hausärzten etc. sind Ausdruck eines körper- und defizitorientierten Verständnisses.

- Eintragung von Mehr- oder Minderleistungen (auch nicht erbrachte Leistungen mit Nennung des Grundes).
- Tägliche Einträge sind anzustreben.

Anforderungen an die Eintragungen

- Eintragungen sollten kurz und präzise sein.
- Einträge geschehen täglich
- Eintragungen sollten nur aus Fakten, nicht aus Interpretationen bestehen.
- Eintragungen sollten möglichst Eigenaussagen der Klienten enthalten.
- Eintragungen sollten leserlich und mit Kugelschreiber eingetragen sein.
- Eintragungen sollten für die nachfolgenden Kollegen verständlich sein?

Merke:

Nummerieren Sie alle Blätter.

- Wenn jeden Tag Einträge gemacht werden und dadurch berechtigterweise mehr Text zusammenkommt, ist es gut, sehr wichtige Hinweise zu kennzeichnen.
- Dazu bietet es sich an:
- Mit Textmarker bestimmte Textabschnitte zu kennzeichnen.
- In eine Extraspalte neben dem Geschriebenen ein Ausrufezeichen, evtl. noch verstärkend ein kleines Symbol zu setzen.
- Einigen Sie Sich im Team auf Abkürzungen und hinterlegen Sie diese schriftlich, das spart Zeit.

Die Dokumentation muss möglichst unmittelbar nach dem Ereignis – oder juristisch ausgedrückt: »*ohne schuldhaftes Zögern*« stattfinden. Eintragungen, die verspätet vorgenommen werden, sind problematisch. Es wächst die Gefahr, dass Werte vergessen oder fingiert/ erfunden werden.[28]

MDK-Anforderungen an einen Pflegebericht

Allgemeinen möchten die MDK-Mitarbeiter anhand der ihnen von der Pflegeeinrichtung zur Verfügung gestellten Elemente das Pflegedokumentationssystem überprüfen.

Der Pflegebericht sollte daher Folgendes enthalten:

- Wichtige Geschehnisse
- Beobachtungen
- Informationen
- Aktuelle Probleme

---

[28]   Henke, F.: Pflegeplanung. Kohlhammer Verlag, Stuttgart 2000.

- Verlauf
- Ursachen und Begründung für Veränderungen der Ziel- und/oder Maßnahmenplanung
- Besondere Hinweise

Es wird u. a. folgender Frage nachgegangen: »*Enthält der Pflegebericht Angaben zu Veränderungen, Befindlichkeiten des Pflegebedürftigen, Reaktionen auf pflegerische Maßnahmen, Abweichungen von den geplanten Maßnahmen?*«[29] Beispiele hierzu sind Pflegeerfolge, aktuelle Ereignisse wie Stürze, physische und psychische Befindlichkeiten wie Schmerzen, Freude, Angst.

Die Frage kann bejaht werden, wenn:
- eine kontinuierliche Pflegeberichtserstattung erfolgt, in der die oben genannten Aspekte berücksichtigt werden und
- der Pflegebericht den Langzeitverlauf und die aktuelle Befindlichkeit widerspiegelt.

Eine weitere Frage des MDK: »*Kann dem Pflegebericht situationsgerechtes Handeln der Mitarbeiter der Pflegeeinrichtung bei akuten Ereignissen entnommen werden? Z. B. bei Stürzen oder akuten gesundheitlichen Veränderungen des Pflegebedürftigen Information des Arztes?*«[30]

Formulierungsvorschläge

Es gibt viele Situationen, in denen vielen Pflegekräften in der Eile des Alltags lange nach der richtigen Formulierung suchen. Dann kann es passieren, dass der Eintrag weggelassen wird. Das sollte nicht sein und deshalb finden Sie im Folgenden einige hilfreiche Formulierungsvorschläge.

»Es war nichts«

Diese Situation tritt häufiger auf als angenommen. Dahinter steckt die Tradition, innerhalb der täglichen Dokumentation eher nach negativen oder problematischen Ereignissen zu bewerten, als etwas Positives oder ganz Normales zu dokumentieren. Tatsächlich ist aber kein Tag wie der andere.

Eine Pflegekraft ist mit dem Klienten und evtl. sogar seinem engem Umfeld in Kontakt, es wird innerhalb der Pflege, kommuniziert, aktiviert, der Tag wird strukturiert, es wird auf emotionale Belange und Situationen eingegangen, validiert, getröstet, geschlichtet, es wird gestritten, vertragen, getröstet, gelacht, geweint, die Ereignisse aus der Vergangenheit tauchen auf, der Klient stellt Fragen, es wird beobachtet, angeregt, stimuliert und bei allem die Frage: War wirklich nichts?

---

[29] MDS: MDK-Anleitung zur Prüfung der Qualität nach den §§ 112, 114 SGB XI in der stationären Pflege. 10. November 2005.

[30] ebd.

Achten Sie einmal auf Folgendes:
- Auf die pflegerische Situation, z. B. bei der Durchführung der Körperpflege
- Auf Gesprächsthemen oder Inhalte
- Auf Reaktionen des Klienten (ganz besonders wichtig dort, wo häufig geringe oder wenig Reaktion wahrzunehmen ist)

Beispiel:

Tag XY, 12.15 Uhr: »Auf mein Nachfragen sagte Frau M., dass es ihr gut gehe.«

Tag XY, 8.30 Uhr: »Während der Körperpflege verfolgte mich Herr M. mit den Augen, er wirkte wach.«

Tag XY, 21.15 Uhr: »Auf meinen »Gute-Nacht-Wunsch«, antwortete Frau G. heute das erste Mal seit einer Woche mit »Hallo«. Anschließendes Nachfragen ergab keine Antwort, sie drückte mir zum Abschied die Hand.«

»Herausforderndes Verhalten«

Vielen Pflegekräften fällt es schwer, eine unangenehme Situation, in der z. B. ein herausforderndes Verhalten oder eine Aggression stattgefunden hat, zu beschreiben. Möglicherweise fürchtet die Pflegekraft, sie würde den Klienten mit einem entsprechenden Eintrag schlecht da stehen lassen. Primär gilt es, die Situation neutral und sachlich zu beschreiben.

Um die Ursachen von herausforderndem Verhalten zu klären, können Sie fragen und dokumentieren, bei welcher Gelegenheit das Verhalten aufgetreten ist.

Beispiele:

Tag XY, 6.45 Uhr: »Als ich Frau Mustermann den Waschlappen reichte, sagte sie. »Hau ab, ich will nicht« und schlug nach meinem rechten Arm. Daraufhin versuchte ich die Unterstützung bei der Körperpflege erst 10 Minuten später, nachdem sie einen Kaffee im Bett getrunken hatte. Mit Erfolg. B. M.«

Tag XY, 21.30 Uhr: »Als ich Herrn M. bat sich hinzulegen, trat er nach meinem Bein. Eine verbale Erklärung von mir half auch nicht, ihn zum Hinlegen zu bewegen. Auf meine Nachfragen, wo er denn die Nacht verbringen möchte, sagte er: »Ich schlafe im Sessel, lass mich in Ruhe, Du alte …«

21. Pflegeplanungsblatt

Das Pflegeplanungsblatt ist in die Spalten »Probleme / Ressourcen«, »Maßnahmen«, »Pflegeziele« und Auswertung aufgeteilt und wird regelmäßig überarbeitet. Aus Gründen der Übersichtlichkeit empfiehlt es sich, für jede ATL / AEDL / FEDL ein eigenes Blatt zu verwenden.

Innerhalb dieser Struktur gibt es viele Pflegebedarfssituationen, die einzeln erfasst und beschrieben werden sollten. Auf dem einzelnen Pflegeplanungsbogen wird dann noch einmal genau zwischen den Pflegebedarfssituationen getrennt. In einer FEDL sind bspw. wesentlich mehr Pflegebedarfssituationen anzusiedeln, als man auf den ersten Blick annehmen könnte. Deshalb ist es sinnvoll, die einzelnen Situationen genau zu beschreiben.

Essen und Trinken: Flüssigkeitsdefizit, Fehlernährung,
Ausscheidung: beginnende Urininkontinenz, Inkontinenzvorlagen werden aus dem Fenster geworfen. Stuhlverstopfung
Existenzielle Erfahrungen: Angst vor einer Krankenhauseinweisung, Misstrauen, starkes Weinen.

Jede einzelne Situation erfordert andere Maßnahmen. In der Praxis, z. B. bei Pflegedokumentationsanalysen, stelle ich sehr häufig fest, dass Pflegeplanungen für die einzelnen FEDL, AEDL oder ATL als Ganzes geschrieben werden. Das ist unlogisch, denn gerade bei einer Pflegeplanung nach den AEDL wird von »Lebensaktivitäten« gesprochen. Und eine Lebensaktivität ist weit mehr als eine Pflegebedarfssituation wie z. B. ein Flüssigkeitsdefizit.

2.9 Der Umgang mit der Pflegedokumentation

In vielen Einrichtungen wurde die Pflegedokumentation gezwungenermaßen eingeführt, die Mitarbeiter sind nicht motiviert, die Schulungen sind unzureichend. Eine wirkliche Pflegeplanung erfordert aber vieles: Beobachtung, Einschätzung, Gespräche mit Klienten, Ressourcen-, Fähigkeit-, Ziel- und Maßnahmenformulierung etc. Bei der Formulierung bestehen die meisten Unsicherheiten, denn sie werden nur in ganz wenigen Ausbildungen vermittelt. Zwei Beispiele dazu habe ich Ihnen vorgestellt. Doch es gibt noch mehr Fehler, die bei einer Pflegedokumentation auftauchen können:

Pflegebedarf nicht ersichtlich
Oft sind weder die Befindlichkeit/der Pflege-Ist-Zustand des Klienten noch der Pflegeverlauf nachvollziehbar. D. h. der tatsächliche Pflegebedarf ist nicht erkennbar. Mögliche potenzielle Pflegeprobleme (z. B. Mangelernährung, Dekubital-Ulcusgefahr, Bewegungsdefizite, Gefahr der Austrocknung etc.) werden nicht erkannt bzw. nicht erfasst.

Hinweise zum pflegerischen Ist-Zustand sollten sich auf jeden Fall in der Pflegeanamnese, im Pflegebericht und in der Pflegeplanung finden und sich dann letztendlich im Leistungsnachweis widerspiegeln.

Tipp:
Es ist sinnvoll, gleich zu Beginn des Pflegekontakt eine Einschätzung des Pflegebedarfs und der -bedürftigkeit vorzunehmen. Dabei können vorhandene Unterlagen (z. B. Überleitungsbogen, Verlegungsbericht, ärztliche Gutachten, MDK-Gutachten) hinzugezogen werden.

Entscheidend ist die kompetente Einschätzung durch eine Pflegefachkraft. Schon während des Erstbesuchs kann genau beobachtet und gefragt werden. Während pflegerischer Handlungen findet eine kontinuierliche Einschätzung der Fähigkeiten des Klienten statt. In der Pflegeanamnese wird der genaue pflegerische Ist-Zustand erfasst. Hier werden also Pflegeprobleme das erste Mal zu Papier gebracht.

Je intensiver und genauer dieser Schritt ausgeführt wird, umso leichter gelingt die anschließende Pflegeplanung. Hier sollte sehr genau nach dem für die jeweiligen Anforderungen und Bedingungen geeigneten Formulars gesucht werden. Die Eignung der jeweiligen Formulare ist von großer Bedeutung für die Nutzbarkeit und Qualität.

Jede Veränderung im Ist-Zustand gehört in den Pflegebericht. Der Leistungsnachweis sollte übersichtlich und einheitlich sein. Jede Leistung, ihr Umfang und ihre Häufigkeit wird per Handzeichen als »durchgeführt« gekennzeichnet.

Pflegerisches Grundverständnis nicht erkannt
Oft werden das pflegerische Grundverständnis und die entsprechende Verantwortung in der Pflegesituation nicht erkannt. So werden Pflegesituationen häufig unzureichend erfasst. Im Vordergrund stehen dann nur jene »Pflegeprobleme«, die primär körperlichen Ursachen zuzuordnen sind.

Pflegesituationen, in denen es auf den ersten Blick keine Lösung gibt, wie z. B. Angst (vor dem Sterben, vor dem Alleinsein etc.) werden gar nicht erst genannt. So muss sich die Pflegefachkraft nicht eingestehen, dass sie diesem Problem hilflos gegenübersteht. Leider spiegelt eine solche Dokumentation dann kein ganzheitliches und umfassendes Pflegeverständnis wider.

Tipp:
Aktuelles, fachliches Wissen kann den Pflegefachkräften in regelmäßigen Dienstbesprechungen und Fortbildungsveranstaltungen vermittelt werden. Fachliteratur und Fachzeitschriften sollten zur Verfügung gestellt werden.

Gleichzeitig sollte in Klientenfallbesprechungen erfasst werden, was zu einer umfassenden, individuellen Pflege gehört. Was ist in den jeweiligen Pflegesituationen relevant? Wann treten Veränderungen und Probleme auf? Was ist als Fähigkeit oder Ressource hinzugekommen? Was möchte der Klient oder seine Angehörigen? Es ist vor allem eine Sache der Leitungen, die Pflegefachkräfte zu motivieren und zu unterstützen, die Pflege auch aus der Sicht der Klienten wahrzunehmen.

Eine große Hilfe ist es, nach jeder Beobachtung beim Klienten zu überlegen, was nun als Handlung oder Maßnahme notwendig ist. Jede Veränderung bezüglich des Zustandes eines Klienten erfordert eine Einschätzung und häufig auch eine Handlung (= Veränderung des normalen Handlungsablaufs). Dies wird im Pflegebericht dokumentiert.

Beispiel:
- »*Fr. M. klagt über Schmerzen im rechten Knie, habe Hausarzt verständigt. B. M.*«
- »*Fr. M. klagt über Schmerzen im rechten Knie, mit Voltaren Gel (Bedarfsmedikament) eingerieben. B. M.*«
- »*Fr. M. äußert Angst vor der langen, dunklen Nacht. Ich habe mit ihr darüber gesprochen, was ihr früher geholfen hat, die Nacht gut zu überstehen. Sie erzählte von Musik und warmer Milch; habe beides ermöglicht. B. M.*«

Lebensgewohnheiten und Biografie nicht berücksichtigt

Lebensgewohnheiten und Biografien werden oft zu wenig oder gar nicht berücksichtigt. Oft wird keine Biografie erhoben. Lebensgewohnheiten, Bedürfnisse und Wünsche werden nicht erfragt, beobachtet oder berücksichtigt. Damit wächst die Gefahr, dass die Klienten unzufrieden werden.

Tipps:
Zunächst wird aus den unterschiedlichen Formularen der Pflegedokumentationssysteme ein geeigneter Biografiebogen herausgesucht. Oder es wird ein solcher Bogen erstellt, doch das kostet Zeit.
Ein weiterer Schritt ist die Nutzung der biografischen Informationen. Es reicht natürlich nicht, wenn die Biografie irgendwo abgeheftet wird. Der Bogen muss gut auffindbar sein, damit Pflegekräfte die Daten und Informationen in die Pflege integrieren können: als Gesprächsthema, zur positiven Stimulierung im Sinne der Basalen Stimulation® oder als Anregung, zur Erinnerungsarbeit etc.

Dokumentation unübersichtlich

Es kommt häufig vor, dass die Dokumentationsblätter wild durcheinander abgeheftet sind oder die Reihenfolge immer wieder unterschiedlich ist.

Tipp:
Eine gute Übersichtlichkeit innerhalb der Dokumentationsträger lässt sich durch Zwischenblätter erzielen.

Die folgende Aufteilung hat sich bewährt:
1. Fach: Stammblatt, Arztbriefe etc.
2. Fach: Pflegeanamnese, Biografie, Pflegeplanung, hier kann auch die Einschätzung des Dekubital-Ulcusrisikos, der Sturzgefahr und des Ernährungszustandes integriert sein.
3. Fach: Medikamente, Behandlungspflege, Vitalzeichen etc.
4. Fach: Pflegebericht
5. Fach: Leistungsnachweis
6. Fach: Bewegungsnachweise / Lagerungspläne, Flüssigkeitsbilanzierung etc.

Günstig ist eine sogenannte Mustermappe, die in der Einrichtung ausliegt. Nach diesem Schema werden dann alle weiteren Pflegedokumentationsmappen aufgebaut.

Formulare und Dokumentationsblätter werden zweckentfremdet
Aus Mangel an geeigneten Formularen werden häufig vorhandene Blätter zweckentfremdet. Schuld daran sind mangelnde Einarbeitung neuer Mitarbeiter oder schlecht sortierte Dokumentationsmappen.

Tipp:
Es sollten auf jeden Fall genügend Original-Formulare vorhanden sein. Außerdem müsse die Mitarbeiter wissen, wie jedes Blatt verwendet wird.

Pflegebedarf wird nicht wahrgenommen
Häufig bleiben Einträge über den Zustand der Klienten ohne Konsequenz. Ursache dafür ist, dass Pflegekräfte im Alltagstrott vieles gar nicht mehr wahrnehmen. Manchmal werden zwar problematische Situationen wahrgenommen, doch aus Zeitmangel nicht benannt. Denn ein »Pflegeproblem« oder »Problem« verspricht auf den ersten Blick häufig Mehrarbeit. So müssen die leitende Pflegefachkraft, Angehörige und der Hausarzt informiert werden.

Oftmals fehlen die Konsequenzen aus den Beobachtungen, da der Klient nicht als Ganzes gesehen wird, sondern nur Bruchstücke seiner Situation wahrgenommen werden, wie z. B. der Diabetes. Es kann auch sein, dass Pflegekräfte die Eintragungen mit der Zeit einstellen, weil niemand darauf reagiert.

Tipp:
Eine Pflegetheorie/ein Pflegemodell (sollte) muss konsequent umgesetzt werden. Die Struktur eines hilft, alle Bereiche des Klienten wahrzunehmen. Wenn der Blick nicht nur beim »Körperlichen« verbleibt, werden viele Situationen verständlicher.

Leitungskräfte müssen Pflegefachkräften Beispiele und Hilfestellung geben. Gleichzeitig sollten Leitungskräfte die Pflegedokumentation besonders hinsichtlich dieses Phänomens evaluieren. Dann stellen sie sehr schnell fest, wo Pflegefachkräfte Unterstützung brauchen. Fallbesprechungen sind eine weitere Möglichkeit, um die Situation beim Klienten umfassend darzustellen.

Pflegeplanung wird nicht konsequent fortgeführt

Dass die Pflegeplanung nicht regelmäßig überprüft bzw. fortgeschrieben wird, ist ein häufiges Phänomen. Hier liegt die Ursache auch in dem fehlenden Verständnis dafür, dass der Pflegeprozess lebendig ist, sich also ständig fort entwickelt. Ein weiterer Grund kann sein, dass die Pflegeplanung wirklich nur für den MDK gemacht wird und danach in den »Akten« verbleibt.

Tipp:
Fortbildungen zur Pflegeplanung können ebenso helfen wie Fall- und Teambesprechungen zu Klienten, bei denen die Pflegeplanung mit den primären Bezugspflegekräften ausgewertet wird.

Danach wird die Pflege entsprechend der Pflegeplanung verändert. Helfen kann hier auch, dass Pflegekräfte wirklich die Verantwortung für die Pflegesituationen übernehmen. Dadurch fallen ihnen notwendige Veränderungen wesentlich stärker ins Auge. Die Leitungskräfte sollten die Pflegeplanungen regelmäßig kontrollieren und ggf. Unterstützung geben.

Fähigkeiten und Ressourcen werden nicht erfasst

Häufig werden Fähigkeiten und Ressourcen des Klienten nicht beobachtet, erfasst, wahrgenommen, geschweige denn in die Pflegeplanung integriert. Bis auf wenige Ausnahmen gibt es auch keine Pflegeanamnese, die nach den Fähigkeiten und Ressourcen des Klienten fragt. So suchen die Pflegefachkräfte eher nach Problemen und Defiziten. Dies ist ihnen durch die Ausbildung vertraut. Hier muss gleich zu Beginn des Pflegeprozesses eine Umorientierung erfolgen.

Tipp:
Hier hilft die Orientierung an einem entsprechenden Pflegemodell, das neben den wichtigen Pflegeproblemen auch die Wahrnehmung und Berücksichtigung der Ressourcen zulässt.

Hilfreich ist dabei eine Pflegeanamnese, die Ressourcen und Fähigkeiten gleich zu Beginn des Pflegeprozesses abfragt. Wichtig: Klare Definition der Begriffe für die Mitarbeiter.

Es hilft auch, sich selber zu fragen:
»Was kann der Klient?
»Was ist vorhanden?«
»Wie macht er …, oder wie führt er xy aus?«
Hilfreich ist es, sich den Klienten sehr genau vorzustellen und ihn zu beobachten.

Pflegetheorie/-modell und Pflegeanamnese stimmen nicht überein

Wenn Pflegetheorie/-modell und -anamnese nicht übereinstimmen, kann es sein, dass sich die Einrichtung zur Umsetzung eines bestimmten Pflegemodells entschlossen hat, es aber noch reichlich »alte« Pflegeanamnesen gibt, die nach einem anderen Pflegemodell strukturiert sind. Diese werden dann einfach »verbraucht«. Oft geschieht das, weil den Pflegefachkräften der Aufbau einer bestimmten Pflegeanamnese gut gefällt, obwohl sie nicht zum Pflegemodell passt. Dieses Verhalten zeigt aber, dass die Gedanken und Inhalte eines Pflegemodells nicht in ihrer ganzen Konsequenz erkannt und umgesetzt werden.

Tipp:
Aus den Systemen auf dem Markt muss die passende Pflegeanamnese ausgesucht werden. Einige Anbieter erarbeiten individuelle Pflegeanamnesen, um eine größtmögliche Übereinstimmung mit den Inhalten, Ansprüchen und Gegebenheiten der Einrichtung und dem Pflegemodell zu erreichen.

Pflegekräfte arbeiten nicht mit der Pflegedokumentation

Viele Pflegekräfte arbeiten nicht mit der Pflegedokumentation. Sie haben Ängste und Widerstände dagegen. Sie weigern sich, zu dokumentieren. Die Ursachen sind vielfältig.

Pflegekräfte:
- fühlen sich ungeübt im Formulieren (spez. Fachtermini);
- beherrschen die wertneutrale/beobachtende Sprachform nicht;
- haben Angst vor Rechtschreibfehlern;
- sind ungeübt in der deutschen Sprache;
- haben Angst vor Verbindlichkeit und juristischen Folgen;
- fühlen sich insgesamt unsicher mit der Pflegedokumentation;
- fürchten den zusätzlichen Arbeitsaufwand.

Tipps:

Hier sind Fortbildung und Teambesprechungen notwendig. In Teambesprechungen kann die nötige Sicherheit im Umgang mit der Dokumentation vermittelt werden. Bei Fortbildungen sollte darauf geachtet werden, dass ausreichend praktisch, also auch am Problem der Formulierungsschwierigkeiten gearbeitet werden kann. Die Leitungskraft kann sehr viel Sicherheit und Unterstützung geben, wenn sie beispielsweise bei der »Wortfindung« hilft.

Eine Hilfe können auch eine Liste oder ein Ordner mit häufig verwendeten Formulierungen sein. Wobei hier stets die Gefahr besteht, dass eben nur eine bestehende Formulierung übernommen wird, statt individuell zu schreiben. Ebenfalls empfehlenswert ist Fachliteratur.

In einer Verfahrensanweisung kann geregelt werden, dass Rechtschreibfehler in der Pflegedokumentation zwar nicht schön, aber erlaubt sind.

2.10 Verfahrensanweisung zum Umgang mit der Dokumentation

Eine Verfahrensanweisung erleichtert den Umgang mit der Pflegedokumentation für alle Beteiligten, denn hier werden Tätigkeiten und Abläufe exakt beschrieben und Verantwortlichkeiten festgelegt.

Hinweis: Verfahrensanweisungen sollten in regelmäßigen Abständen überprüft und gegebenenfalls verändert werden. Im Laufe eines Jahres können sich Regelungen bewähren oder als hinderlich erweisen, es können sich Zuständigkeiten oder gesetzliche Bestimmungen ändern.

Verfahrensanweisung zur Pflegedokumentation

1. Gültigkeit
Die Verfahrensanweisung zur Pflegedokumentation ist für jeden Mitarbeiter der Pflegeeinrichtung gültig.

2. Ziel der Pflegedokumentation
- Die Pflegedokumentation ist der zentrale Datenträger mit Informationen zu jedem Klienten.
- Sie ist unverzichtbar, um ausreichend über den Klienten, seine Gewohnheiten, Fähigkeiten und Einschränkungen informiert zu sein und in seinem sowie im Sinne größtmöglicher Pflegequalität zu handeln.
- Sie dient der unmittelbaren Qualitätssicherung.
- Sie erfüllt gesetzliche Anforderungen.
- Sie sichert die Mitarbeiterinnen im Falle von Streitigkeiten gegenüber Dritten ab und ist für eine klientenorientierte Pflege unerlässlich.
- Dokumentierte Pflege optimiert den Pflegeprozess.
- Die Notwendigkeit von Pflege sowie deren Verlauf im Sinne des Klienten werden deutlich.
- Die erbrachten Leistungen, die Kooperation mit anderen und Angehörigen werden transparent.
- Nicht dokumentierte Leistungen gelten als nicht erbracht.
- Nicht erfasster Pflegebedarf gilt als nicht vorhanden.

3. Aufbau der Pflegedokumentation
Zur Pflegedokumentation gehören sämtliche Unterlagen, in denen klientenrelevante Daten abgelegt, gespeichert oder schriftlich fixiert werden. Ein Mustermappe für Beispiele liegt in der Pflegeeinrichtung zur Ansicht aus und wird jeder neuen Mitarbeiterin vorgestellt und erklärt.

4. Leistungen nach dem Pflegeversicherungsgesetz
Dokumentation Erstbesuch, Stammblatt, Pflegeanamnese, Biografiebogen, Pflegeplanung, Pflegebericht, Leistungsnachweis, Miktionsschema, Dekubital-Ulcuseinschätzung, Ernährungsstatus, Medikamentenblatt, Anordnung von evtl. behandlungspflegerischen Maßnahmen, Lagerungsplan, Ein- und Ausfuhrbilanzierung, weiteres bei Bedarf.

5. Begriffsklärung
Wichtige Begriffe, die im Zusammenhang mit der Pflegedokumentation vorkommen, werden für alle geklärt und definiert.

6. Zuständigkeiten
Pflegedienstleitung
Die Pflegedienstleitung ist im Sinne des § 80 SGB XI u. a. verantwortlich für:
- die fachliche Planung der Pflegeprozesse,
- die fachgerechte Führung der Pflegedokumentation und
- die an dem individuellen Pflegebedarf orientierte Einsatzplanung der Pflegekräfte.[31]

Daraus ergeben sich folgende Schritte:
Die Pflegedienstleitung (PDL) dokumentiert die beim Erstbesuch ermittelten Daten (Informationssammlung), sowie, in Kooperation mit der Fachpflege-Bezugsperson, die erste erkennbare Einschätzung der Pflegesituation (Beginn Pflegeanamnese). Beide gemeinsam sorgen dafür, dass Klient und Angehörige sicher und ausreichend über die Pflegedokumentation und den Pflegeprozess, deren Zweck und der Umgang damit, informiert sind.

Zu den Aufgaben der PDL gehören außerdem:
- Vorstellung des Klienten im Team (Fallbesprechung)
- Schriftliche Information der Haus- und Fachärzte, mit denen die Pflegeeinrichtung zusammenarbeitet, dass und wie der Pflegeprozess dokumentiert wird und welche Mitarbeit von ihnen erbeten bzw. erwartet wird
- Verantwortung dafür, dass Pflegevisiten in regelmäßigen Abständen die Ergebnisqualität überprüfen und bei evtl. Mängeln oder Defiziten für entsprechende Maßnahmen zur Verbesserung gesorgt wird
- Enge Kommunikation mit dem Qualitätszirkel oder der »Doku-AG«, um evtl. Unklarheiten gezielt zu beseitigen bzw. bei der Klärung mitzuwirken
- Information über neue Pflegedokumentationssysteme (Messen, Fachzeitschriften, Kundenberater von Dokumentationsfirmen) und Integration sinnvoller Neuerungen in die bestehende Dokumentation
- Planung des Fortbildungsbedarf, wenn evtl. Defizite im Umgang mit der Pflegedokumentation / Pflegeplanung festgestellt werden; Begleitung der Fortbildungen, um über den aktuellen Stand orientiert zu sein
- Verantwortung dafür, dass neue Pflegekräfte ausreichend mit der Pflegedokumentation vertraut gemacht werden
- Verantwortung dafür, dass Dokumentationen zehn Jahre lang aufbewahrt werden

Fachpflege-Bezugsperson (Pflegefachkraft)
Die Fachpflege-Bezugsperson ergänzt die Pflegeanamnese durch pflegerelevante Daten, erhebt biografische Daten, erstellt die Pflegeplanung und informiert die zuständige Pflege-Bezugsperson (Pflegehilfskraft).

---

[31] MDS: Gemeinsame Grundsätze und Maßstäbe zur Qualität und Qualitätssicherung einschließlich des Verfahrens zur Durchführung von Qualitätsprüfungen nach §§ 112,114 SGB XI in vollstationären Pflegeeinrichtungen. Essen 2005.

Weitere Aufgaben sind:
- Vor- und Nachbereiten der Pflegedokumentation für evtl. Hausarztbesuche
- Vorbereitung der Pflegeplanungen für Begutachtungen durch den MDK
- Durchführung/Assistenz bei Pflegevisiten, auch anhand der Pflegedokumentation
- Planung der notwendigen Pflegemaßnahmen und transparente Darstellung für die Hilfskräfte.
- Begleitung/Beratung der Pflegehilfskräften bei Fragen bzgl. Pflegedokumentation/Pflegeplanung

Pflegehilfskraft
Die Pflegehilfskraft dokumentiert ihre Leistungen und Beobachtungen. Dies geschieht im Leistungsnachweis und in Pflegebericht. Sie informiert sich regelmäßig anhand der Pflegeplanung über die Pflege.

7. Führen der Pflegedokumentation
- Alle Mitarbeiterinnen sind verpflichtet, pflegerelevante Leistungen, Beobachtungen und Informationen in die Pflegedokumentation einzutragen.
- Jede Eintragung in die Pflegedokumentation wird mit Datum (Tag und Monat), Uhrzeit und Handzeichen (»Kürzel«) versehen.
- Eintragungen werden so weit wie möglich neutral notiert, negative Wertungen werden vermieden.
- Angehörige werden so weit wie möglich in die Pflege einbezogen, eine Anleitung oder Beratung, ein Gespräch oder eine Begebenheit werden dokumentiert.
- Eine Handzeichenliste liegt in der Pflegeeinrichtung aus (evtl. als Teil eines Qualitätshandbuchs). Ein Kürzel sollte zwei bis drei Buchstaben haben und immer gleich gezeichnet sein.
- Eintragungen in die Pflegedokumentation erfolgen ausschließlich mit dokumentenechten Schreibgeräten (Kuli, Tinte).
- Jede Eintragung muss gut lesbar sein.
- Korrekturen sind zulässig, müssen aber als solche erkennbar sein (Wörter oder Sätze werden nur einmal durchgestrichen, sodass sie noch lesbar sind).
- Die Pflegedokumentation erfolgt ausschließlich auf den dafür vorgesehenen Formularen.
- Die Pflegedokumentationsblätter sind in dem dafür vorgesehenen Feld mit der Jahresangabe zu versehen.
- Die Pflegedokumentation ist fester Bestandteil von Fallbesprechungen und Pflegevisiten.

Die Beachtung dieser Regeln macht den Umgang mit der Pflegedokumentation für alle transparent und klarer.

2.11 Umgang und Organisation von Pflegedokumentation und -planung

Es sind bestimmte organisatorische Voraussetzungen notwendig, um die Auswirkungen eines bewohnerorientierten individuellen Pflegeprozesses umzusetzen:

Die Auswahl eines geeigneten Pflegesystems

Die Auswahl des Pflegesystems stellt eine Grundvoraussetzung für eine hochwertige Pflegequalität dar. Im Folgenden stelle ich einige Pflegesysteme kurz vor, plädiere aber in jedem Fall für ein sehr klientennahes Pflegesystem.

Pflege organisiert sich unter arbeitsstrukturierenden Gesichtspunkten. In der Pflege und ganz besonders in der Altenpflege sollte das System der Gruppen- oder Bereichspflege umgesetzt werden. Sinn und Zweck ist die Leistung von ganzheitlicher Pflege, denn nur dann ist ein vernünftiger Pflegeprozess möglich. Die Pflegekräfte müssen ausreichend über einen Bewohner informiert sein, um innerhalb der Pflegeplanung ganzheitliche Ansätze schaffen zu können. Eine Pflegekraft, die beispielsweise überwiegend Verbände und Injektionen und Medikamente innerhalb eines Wohnbereiches ausführt, ist unzureichend über die anderen FEDL-, ATL- oder AEDL-Bereiche informiert.

Bereichs- oder Gruppenpflege

Grundlage der Bereichs- oder Gruppenpflege ist, dass die zu versorgenden Bewohner auf die zur Verfügung stehenden examinierten Pflegekräfte aufgeteilt werden. Diese Aufteilung ist sinnvoll, weil damit über einen kontinuierlichen Zeitraum eine Beziehung zum Bewohner aufgebaut werden kann. Die Pflegekräfte innerhalb der Gruppe übernehmen die Maßnahmen der direkten und indirekten Pflege. Sofern nicht für jede Gruppe ausreichend examiniertes Pflegepersonal zur Verfügung steht, werden notwendige Fachkraftaufgaben auf die verantwortlichen Pflegekräfte aus den anderen Bereichen zugeteilt. In Zeiten hoher Personalknappheit ist die Gefahr sehr groß, dass die Pflege notgedrungen nach dem System der Funktionspflege gestaltet wird.

Bezugspflege / Bezugspersonenpflege

Bei diesem System ist eine Pflegekraft die kontinuierliche Bezugsperson für eine vorher festgelegte Anzahl von Heimbewohnern. Sie ist verantwortlich für die Gestaltung des Pflegeprozesses innerhalb ihrer Gruppe. Während der Abwesenheit dieser Pflegekraft wird eine ähnlich verantwortungsvolle Pflegekraft die Vertretung übernehmen. Dieses System ist die konsequenteste Umsetzung einer ganzheitlichen Organisationsform.

Primary Nursing

Primary Nursing heißt zu deutsch »Primärpflege«. Es handelt sich dabei um ein Pflegeorganisationsmodell, das *Marie Manthey* 1968 am University Hospital von Minnesota, USA, entwickelt hat. Beim Primary-Nursing-Modell ist **eine** Pflegekraft (Primary Nurse) für die Erbringung der umfassenden, kontinuierlichen, individuellen und ganzheitlichen Pflege zuständig. Der Primary Nurse wird hierfür Autonomie, Verantwortung und Autorität auf einer 24-stündigen Basis übertragen. Damit wird das Ziel verfolgt, den Pflegekräften eine umfassende berufliche Selbstbestimmung zu übertragen, sodass sie innovativ und kreativ handeln können.

Verantwortung für die Pflegeplanung

Verantwortung für die Pflegeplanung und den dokumentierten Pflegeprozess sollte immer eine Pflegefachkraft haben. Sie kann den Pflegeprozess immer wieder abstimmen. Sie kann dann auch für die Pflege sowie die Pflegeplanung verantwortlich gemacht werden und sie ihre Kompetenz zeigen.

Erstellung der Pflegeplanung

Früher wurde die Pflegeplanung in großer Runde erstellt. Mehrere Pflegekräfte saßen dabei um einen Tisch und diskutierten über den Bewohner, über Formulierungen etc. Manchmal frei nach dem Motto: »Viele Köche verderben den Brei!« Abgesehen davon, dass solche Runden wegen einer dünneren Personaldecke nicht mehr so leicht ins Leben zu rufen sind, halte ich mittlerweile wesentlich mehr von knappen, gezielten Pflegeplanungsgesprächen in kleiner Runde. Am besten sind es ein oder zwei Pflegekräfte. Meiner Einschätzung nach ist es ebenfalls gut, wenn eine Pflegekraft die Pflegeplanung allein schreibt und diese evtl. einer anderen Kollegin vorstellt, sodass Unklarheiten gemeinsam erkannt und nachgebessert werden können.

Die Fallbesprechung

In Fallbesprechungen sollte die Situation des Klienten durch eine Pflegefachkraft kurz und klar vorgestellt werden, so sind alle Pflegekräfte über die wesentlichsten Aspekte der Pflegesituation informiert.

Die Nahtstellen

Betrachten Sie die **Nahtstellen** in Ihrer Einrichtung. Ganz besonders die Bereiche Pflege, Betreuung, Tagesgestaltung (sozialtherapeutisches Angebot). Therapie und Hauswirtschaft sowie Küche berühren einander häufig und eng. Welche Tätigkeit fällt in welchen Bereich? Wo und bezüglich welcher Leistungen müssen sich Mitarbeiter einer Einrichtung an einen Tisch setzen, um eine ganzheitliche Versorgung zu gestalten? Durch einen bewohnerorientierten Pflegeprozess kann es zur Verschiebung oder Verlängerung von individuellen Mahlzeiten kommen. Therapeutische Leistungen müssen mit der pflegerischen Alltagsgestaltung abgestimmt werden.

> **Beispiel:**
> Ein Bewohner bekommt krankengymnastische Übungen durch eine externe Physiotherapeutin. Diese ist zeitlich in eine Krankengymnastik-Praxis eingebunden und hat als einzigen Termin die Mittagszeit frei. Dann allerdings hält der Bewohner gewohnheitsbedingt seine Mittagsruhe oder ähnliches.

Stellenbeschreibungen

Anhand von detaillierten Stellenbeschreibungen sollte genau festgelegt werden, welche Pflegekraft welche Aufgabe erledigt und ausführt. Dabei ist es in der heutigen Zeit ganz besonders wichtig, klare Aufgabenbereiche zu verteilen. Das heißt nicht, dass alle anfallenden pflegerischen Tätigkeiten von examiniertem Pflegepersonal ausgeführt werden sollen. Ein Pflegeteam sollte entscheiden, welche Aufgaben und Verantwortlichkeiten wie verteilt werden können. Es sollte unbedingt bedacht werden, Aufgaben wie »Betten machen«, »Nachtschränke aufräumen«, »Inkontinenzmaterialien auffüllen« etc. von Stationsassistenten ausführen zu lassen; es sei denn, diese Aufgaben werden mit einem Bewohner gemeinsam ausgeführt.

Dienstzeiten

Evtl. kann eine Veränderung der Dienstzeiten notwendig sein. Bei intensiver Betrachtung der bewohnerspezifischen Situation, z. B. von Ruhe-, Wach- und Schlafzeiten, kann es passieren, dass einige Bewohner gern abends noch in geselliger Runde beieinander sitzen oder auch in ihrem Zimmer noch wach sind und erst gegen 21.30 Uhr ins Bett wollen. Wenn dieser Wunsch bei vielen Bewohnern gleichzeitig auftritt und eine Nachtwache allein diese Situation nicht mehr bewältigen kann, kann es sinnvoll oder notwendig sein, die Spät- und Nachtdienstzeiten zu verändern.

Die Zusammenarbeit mit Ärzten

Der Bewohner hat die freie Hausarztwahl. Generell müssen an erster Stelle die Grundinformationen von Haus- und Fachärzten eingeholt werden, also die Informationen über Diagnose, Verlauf und Behandlung einer Krankheit. Diese Informationen sollten vom Arzt schriftlich gegengezeichnet werden. Aus Gründen der verbesserten Leserlichkeit kann es sinnvoll sein, Anordnungen, Formulierungen des Arztes als Pflegekraft selbst zu schreiben und sie dann vom Arzt unterschreiben zu lassen.

Medikamentenverordnung und Verordnungen bzgl. Einreibungen, Inhalationen, Wundversorgungen, stuhlregulierenden Substanzen, Bedarfsmedikamenten etc. sollten immer schriftlich vom Arzt abgezeichnet werden. Zur Bedarfsmedikation gehören genaue Indikation des Medikaments, genaue Dosis und maximale Dosis in 24 Stunden. Die Beschreibung der Indikation gilt auch für den Bereich von Psychopharmaka. Es reicht nicht, wenn dort steht: *»Bei Unruhe 5 Trf. Neurocil«*; der Zustand von Unruhe muss genau beschrieben sein.[32]

Dem Hausarzt sollten feste Zeiten für seine Hausbesuche mitgeteilt werden, sodass dann auch eine Pflegekraft zur Verfügung steht, die mit ihm die Visite durchführt. Sinnvoll ist, wenn ihm klare Ansprechapartner genannt und bekannt sind.

---

[32] vgl. Klie, T.; Riedel, A.; Rapp, B.: Dokumentierte Pflege. Stuttgart 1994.

Es ist störend, wenn Hausärzte ausgerechnet zur Mittagsübergabe oder am personal-schwachen Nachmittag kommen. Das Abklären des Gesundheitszustandes erfolgt durch Haus- und Fachärzte.

Das ganzheitliche Menschenbild

Das ganzheitliche Menschenbild ergibt sich, wenn der Mensch über eine ganzheitliche Sichtweise betrachtet wird. Jede Einrichtung sollte sich zu einem anerkannten Menschen-bild bekennen, das die Pflege prägt. Denn der Mensch ist ein Individuum, dessen Gefühle und Funktionen durch ein kompliziertes Zusammenspiel von Körper, Geist, Seele und äußeren Beeinflussungsfaktoren geprägt ist. Gleichzeitig sollte der Bewohner im Zusammenhang seiner Lebensgeschichte gesehen werden und in seinem Wunsch nach Autonomie respektiert werden.

Ausgebildetes und geeignetes Fachpersonal

Das Pflegepersonal sollte sich seiner Verantwortung bewusst sein. Die Pflegekräfte soll-ten fachlich richtig, ganzheitlich, aktivierend, biografisch, validierend und individuell pflegen und begleiten können. Gleichzeitig müssen sie über ein gewisses theoretisches Wissen verfügen, um den aktuellen Prozess der Qualitätsdiskussion und -sicherung mit-bestimmen zu können. Diese Fähigkeiten der Mitarbeiter sollten durch geeignete Fort- und Weiterbildungskonzepte unterstützt werden.

Das geeignete Pflegekonzept

Ein Pflegekonzept ist im Grunde ein Netzwerk, das die Verbindungen zwischen be-stimmten theoretischen Erkenntnissen und dem Arbeitsalltag in der Pflege herstellt. Bei der Entwicklung von Konzepten wird häufig auf eine geeignete, bestehende Theorie zurückgegriffen und diese wird mit dem Ziel, die Visionen der Einrichtung fachlich zu begründen, weiterentwickelt. Bestimmte Fragestellungen zu den grundlegenden Ele-menten eines Konzepts helfen bei der Entwicklung. Ein Pflegekonzept muss immer mit dem Pflegeverständnis und dem Pflegeleitbild übereinstimmen, außerdem sollte sich ein Pflegemodell darin widerspiegeln.

In Pflegekonzepten sollten Aussagen gemacht werden zu:
- Pflegemodell,
- Pflegesystem,
- innerbetrieblicher Kommunikation,
- dem Qualitätssicherungssystem,
- einer Leistungsbeschreibung,
- der Kooperation mit anderen Diensten und Personen sowie
- räumlicher, personeller und sachlicher Ausstattung.

Pflege ist keine Ansichtssache. Sie muss mit der richtigen, passenden, theoretischen Untermauerung fundiert, auf gemeinsamen praktischen Beinen stehen.

Die Einbeziehung von Angehörigen in den Pflegeprozess

Angehörige sind ein wichtiger Bestandteil im Leben eines Heimbewohners. Sie können eine Atmosphäre von Vertrauen und Sicherheit in der Einrichtung schaffen. Da sie das Wesen und die Bedürfnisse des Bewohners meist gut kennen, sind sie auch Vermittlungspartner zwischen Bewohner und Pflegekräften. Sie können bei der Umsetzung der verschiedensten Maßnahmen helfen, indem sie diese für den Bewohner transparent machen oder diese teilweise mit übernehmen.

Viele Angehörige möchten auch verständlicherweise, nachdem sie den Bewohner evtl. selbst jahrelang gepflegt haben, in Zukunft noch bestimmte Verantwortlichkeiten übernehmen. Diese Verantwortungsübernahme von Angehörigen ist ein Bereich, in dem häufig Spannungen entstehen. Umso wichtiger ist es, die Angehörigen aktiv am Pflegeprozess zu beteiligen. Das sollte jedoch immer in Absprache mit dem Bewohner geschehen, denn letztendlich geht es um ihn.

Zur **aktiven Beteiligung der Angehörigen am Pflegeprozess** gehören bestimmte Mindestanforderungen:

- Erstkontakt zum Bewohner und seinen Angehörigen durch Erstbesuch
- Kontaktaufbau vor Einzug in die Einrichtung
- Angehörige als feste Bezugspersonen und Ansprechpartner benennen
- Wichtige Informationen für Angehörige schriftlich zusammen fassen
- Gespräche mit Bewohner und Angehörigen über Gewohnheiten, Bedürfnisse, Besonderheiten und pflegerische Vorgeschichte zu Anfang der Pflegebeziehung führen
- Offenheit im Umgang mit Angehörigen; Ehrlichkeit auch in Situationen, die von Problemen geschwängert sind, z. B. aktuelle Verschlechterung des Zustandes in Sterbesituationen
- Bewohner und Angehörigen das Haus, den Wohnbereich, die zuständigen Mitarbeiter vorstellen
- Angehörige nicht bevormunden oder belehren, auch wenn sie etwas »Gravierendes« falsch machen, sondern sie bei ihren Bemühungen unterstützen
- Konflikte in Ruhe und mit notwendiger Distanz lösen
- Angehörige nach ihren Fähigkeiten, Wünschen und Ressourcen ins Heimkonzept integrieren
- Pflegekräfte müssen die Beziehung von Heimbewohner und Angehörigem akzeptieren
- Regelmäßige Begrüßungs- und Kontaktgespräche sowie Gespräche über Wesens-, Verhaltens-, und Veränderungen der Gesundheit führen
- Spezielle Angebote für Angehörige schaffen, wie bsp. Angehörigenabende oder -feste
- Den Pflegealltag und die Therapie transparent gestalten
- Besuche jederzeit ermöglichen
- Beteiligung der Angehörigen am Sterbeprozess des Bewohners ermöglichen

Das interdisziplinäre Team

Von Team spricht man, wenn eine Gruppe von fachlich unterschiedlich spezialisierten Menschen an einem Ziel arbeitet, in der Zusammenarbeit fortlaufend auf Koordination und Kommunikation angewiesen ist und der Arbeitserfolg von keinem für sich allein erreicht werden kann. Um eine ganzheitliche Pflege innerhalb des Pflegeprozesses zu gewähren, ist das multiprofessionelle oder auch therapeutische Team eine Notwendigkeit. Dazu gehören normalerweise Altenpflegekräfte, Krankenpflegekräfte, Pflegehilfskräfte, Heilerziehungspfleger, physikalische Therapeuten, Krankengymnasten, Ergotherapeuten, Logopäden, Kunst-, Musik-, Beschäftigungstherapeuten, Mitarbeiter des Sozialtherapeutischen Dienstes und aus der Sozialarbeit.

3 Der Pflegeprozess und die aktive Qualitätssicherung

In den »*Gemeinsamen Grundsätzen und Maßstäben*« für vollstationäre Pflegeeinrichtungen heißt es unter anderem:

- »*Für jeden Bewohner ist eine individuelle Pflegeplanung unter Einbezug der Informationen des Bewohners, der Angehörigen oder anderer an der Pflege Beteiligten durchzuführen. (…) die beim Bewohner vorhandenen Ressourcen und Fähigkeiten zur Einbeziehung in den Pflegeprozess sind herauszuarbeiten und die Pflegeziele festzulegen. Den individuellen Wünschen und Bedürfnissen des Bewohners ist dabei Rechnung zu tragen. Die individuelle Pflegeplanung muss der Entwicklung des Pflegeprozesses entsprechend kontinuierlich aktualisiert werden.*

- »*Das Ergebnis der Pflege und Versorgung ist regelmäßig zu überprüfen (…)*
  Das Ergebnis der Überprüfung ist mit den an der Pflege und Versorgung Beteiligten und dem Bewohner, auf seinen Wunsch unter Beteiligung der ihm nahestehenden Personen, zu erörtern und zu dokumentieren.
  Die vollstationäre Pflegeeinrichtung hat eine geeignete Pflegedokumentation sachgerecht und kontinuierlich zu führen, aus der heraus das Leistungsgeschehen und der Pflegeprozess abzuleiten sind.«[33]

Innerhalb dieser Anforderungen wird deutlich, worauf es bzgl. der Gestaltung und Umsetzung des Pflegeprozesses ankommt. Und es wird auch deutlich, welch zentrale Instrumente Pflegeplanung und Pflegedokumentation sind.

Die Dokumentation des Pflegeverlaufs muss ein reales Bild der Situation des Pflegebedürftigen darstellen können. Um Ihre Pflegedokumentation auf diese Anforderungen hin zu überprüfen, können Sie die folgende Checkliste nutzen.

Checkliste Pflegeplanung

	Ja	Nein	Bemerkungen
Entspricht Ihre Pflegeplanung dem aktuellen Stand der Pflegewissenschaft?			
Fühlen sich alle Pflegefachkräfte sicher in der Pflegeplanung?			
Sind Sie als Pflegedienstleitung sicher in der Pflegeplanung?			

---

[33] MDS: Gemeinsame Grundsätze und Maßstäbe zur Qualität und Qualitätssicherung einschließlich des Verfahrens zur Durchführung von Qualitätsprüfungen nach §§ 112,114 SGB XI in vollstationären Pflegeeinrichtungen. Essen 2005

Können Sie als Vorbild oder Multiplikator dienen?			
Ist für jeden Bewohner eine Pflegeplanung vorhanden?			
Ist eine ausführliche Pflegeplanung spätestens zwei Wochen nach dem Einzug des Bewohners erstellt?			
Ist zwei Tage nach dem Einzug des Bewohners eine kurze erste Pflegeplanung auf Basis der Risiko- und Potenzialerhebung erstellt?			
Bezieht sich die Pflegeplanung auf die individuelle Situation des Bewohners?			
Werden die folgenden Risikofaktoren in der Pflegeplanung beachtet, wenn ein entsprechendes Risiko vorliegt? • Sturzrisiko • Dekubitusrisiko • Vorhandene Schmerzen • Harninkontinenz • Fehl- oder Mangelernährung • Verwirrtheit • Soziale Isolation			
Werden die klassischen Risikofaktoren wie z. B. Intertrigo, Pneumonie, etc. beachtet?			
Stimmen die Zuordnungen innerhalb der Pflegeplanung mit Ihrem Pflegemodell überein?			
Ist die Pflegeplanung übersichtlich, ist die aktuelle Planung sofort zu finden?			
Stimmen die geplanten Maßnahmen mit der tatsächlichen Pflege überein?			
Wie wird der Pflegebedarf beschrieben? • Klassisch mit der Auflistung von Problemen und Ressourcen • Nach dem PESR-Format			
Sind die Bedürfnisse des Bewohners bekannt und erfasst?			
Ist die Beschreibung des Pflegebedarfs neutral?			
Ist der Pflegebedarf in der Pflegeplanung klar und eindeutig aufgeführt?			

▶▶

Wird der Pflegebedarf deutlich vor allem in den Bereichen • Pflegen und Kleiden • Bewegung • Essen und Trinken • Ausscheiden dargestellt, sodass die jeweilige Pflegestufe eindeutig und nachvollziehbar ist?			
Ist die Darstellung in der Pflegeplanung auf somatische Pflegeprobleme beschränkt?			
Findet auch die psychische und soziale Lebenssituation des Bewohners Beachtung?			
Wird die Pflegeplanung gemeinsam mit dem Bewohner und seiner primären Bezugsperson erstellt?			
Werden relevante Informationen oder prägende Ereignisse aus der Biografie des Bewohners in die Pflegeplanung integriert?			
Sind die gesetzten Ziele realistisch?			
Sind die Ziele aus der Sicht des Bewohners geplant, werden seine Bedürfnisse also beachtet?			
Findet eine Evaluation der Pflegeplanung nach sechs bis acht Wochen statt?			

Auswertung
1. *Kein »Nein«: Ihre Pflegeplanung und auch der Umgang damit sind vorbildlich.*
2. *Mehr als 3 x »Nein«: Sie sollten die jeweiligen Punkte aufgreifen und nachbessern. Nutzen Sie den Test, um erste Kommentare und Bemerkungen einzufügen. Danach können Sie schrittweise verbessern.*
3. *Mehr »Nein« als »Ja«: Es besteht für Sie und Ihre Mitarbeiter dringender Handlungsbedarf. Um die Auflagen des MDK zu erfüllen, müssen Sie nachbessern. Nutzen auch Sie die Tabelle des Tests, um erste Anmerkungen und Kommentare hineinzuschreiben. So können Sie gleich sortieren, welches Ihre ersten Schritte hin zur Optimierung sind.*

Wenn eine Pflegedokumentation aufgeschlagen wird, können weitere Kriterien hinsichtlich der Qualität festgestellt werden.

Klient

- Wird er in seiner Ganzheit erfasst oder nur in Einzelteilen?
- Nehmen ihn die Pflegekräfte positiv wahr, oder wird er als Last empfunden?
- Wird über ihn bestimmt oder tauchen Äußerungen zu seinen Wünschen auf?
- Werden Aspekte wie Zufriedenheit oder Emotionalität wahrgenommen, beachtet und berücksichtigt?

Kommunikation im Team (Pflegekräfte etc.)

- Welches sprachliche Niveau findet sich in den Eintragungen wieder? Ist es negativ und bewertend oder positiv?
- Finden sich »Anschuldigungen« gegen Pflegekräfte im Pflegebericht?
- Welche Grundstimmung lässt sich den Zeilen entnehmen?

Pflegedokumentation/-planung als Instrument der Qualitätssicherung

- Wird die Pflegedokumentation lediglich als Kontrollinstrument verwendet?
- Erfüllt die Pflegedokumentation die gesetzlichen Auflagen?
- Werden neue Mitarbeiter entsprechend eingearbeitet?
- Liegt eine Handlungsanweisung für den Umgang mit der Pflegedokumentation vor?
- Wie gehen die Leitungskräfte mit der Pflegedokumentation um?
- Geben sie Mitarbeitern Hilfestellung, erarbeiten sie neue Formulare gemeinsam?
- Stellen Leitungen ausreichend Zeit zur Verfügung?
- Welches Pflegeverständnis herrscht in der Einrichtung?

Werden diese Fragestellungen betrachtet, wird bewusst, wie intensiv die Arbeit mit dem Instrument »Pflegedokumentation« genutzt werden kann und was daraus abzuleiten ist.

4 Die FEDL (Fähigkeiten und existenzielle Erfahrungen des Lebens)

4.1 Der Begriff »Pflegemodell«

Eine Pflegetheorie oder ein Pflegemodell ist eine »*vereinfachte und anschauliche Darstellung der gesamten Pflegewirklichkeit mit ihren Bereichen, Strukturen und Verlaufsformen. Die Darstellung kann z. B. durch prägnante Begriffe, Diagramme oder Graphiken vorgenommen werden. Im Pflegemodell werden die Komponenten Mensch, Gesellschaft, Gesundheit und Umwelt berücksichtigt.*« (vgl. *Bart, Myriam: Qualitätsentwicklung und -sicherung in der Altenpflege.* Urban & Fischer, München, 1999).

Es sind verschiedene Pflegetheorien/-modelle entwickelt worden und es werden in Zukunft sicherlich noch mehr werden. Hinlänglich bekannt sind Pflegemodelle von *Nancy Roper, Liliane Juchli, Monika Krohwinkel, Dorothea Orem oder Virginia Henderson.*

Im deutschsprachigen Raum finden jene Pflegetheorien/-modelle Beachtung und Anwendung, die sich an den Bedürfnissen des Menschen orientieren. So z. B. die 14 Grundbedürfnisse des Menschen von *Virginia Henderson*, die 12 **L**ebens**a**ktivitäten von *Nancy Roper* (LA), die 12 **A**ktivitäten des **t**äglichen **L**ebens von *Liliane Juchli* (ATL) und die in der Altenpflege mittlerweile sehr populär gewordenen 13 **A**ktivitäten und existenziellen **E**rfahrungen **d**es **L**ebens von *Monika Krohwinkel* (AEDL) bzw. ihr Nachfolger, die **A**ktivitäten, **B**eziehungen und existenzielle **E**rfahrungen des **L**ebens (ABEDL®[34]).

»Ein Pflegemodell ist eine vereinfachte und anschauliche Darstellung der gesamten Pflegewirklichkeit mit ihren Bereichen, Strukturen und Verlaufsformen. Die Darstellung kann z. B. durch prägnante Begriffe, Diagramme oder Grafiken vorgenommen werden. Im Pflegemodell werden die Komponenten Mensch, Gesellschaft, Gesundheit und Umwelt berücksichtigt.«[28]

Ein Modell oder eine Theorie betrachtet immer nur einen Ausschnitt der Realität. Das bedeutet in der pflegerischen Realität, dass sich Theorien und Modelle überschneiden können.

---

[34] vgl. auch Kapitel 4.4.1 in diesem Buch

4.1.1 Nutzen und Sinn von Pflegetheorien/-modellen

Pflegetheorien/-modelle erfüllen bestimmte Funktionen:
- Sie unterstützen beim Nachdenken über die tägliche Pflege. Sie sind ein Bezugsrahmen, ein Denkmuster: *»Worauf beziehe ich mich, was denke ich, an was glaube ich?«*
- Sie helfen dabei, den Menschen in seiner Ganzheit und Individualität zu betrachten und wenn möglich, zu erfassen. Das gilt für den Pflegeempfänger, die Pflegegebenden und auch Menschen im unmittelbaren Umfeld.
- Sie können der nicht primär pflegerischen Öffentlichkeit aufzeigen, worum es in der Pflege geht. Sie können die Pflege erklären.
- Sie können den Pflegealltag zu bereichern, indem Sicherheit darüber besteht, warum etwas in einer bestimmten Art und Weise getan wird.
- Sie sind ein Ausdruck von Verständnis des Menschen, der Pflege, der Beziehung, des ethischen Handelns und Seins.
- Sie sind ein unverzichtbare Bestandteile von qualitätssichernden Maßnahmen geworden.
- Sie können der Pflegeforschung Richtungen aufzeigen. Es kann evaluiert werden, was Bedeutung hat, was zutreffend ist und was nicht.
- Sie können helfen, Gedanken, Veränderungen, Annahmen und Handlungen zu verändern.

Es ist von entscheidender Bedeutung, für welchen Bereich oder Ausschnitt der Pflege ein bestimmtes Modell/eine Theorie »erdacht« oder »entwickelt« wird:
- Für welche Bereiche trifft die Theorie/das Modell zu? (Kranken- oder Altenpflege, Pflege von Menschen mit Behinderungen, Psychiatrische Pflege, Kinderkrankenpflege, Ambulante Pflege, Intensivpflege etc.)
- Wie lange dauern die Beziehungen von Klient und Pflegekraft?
- Was ist die Absicht oder der Auftrag der Pflege?
- Welche einschränkende oder fördernde Rahmenbedingungen gibt es?

Zur Kennzeichnung und Überprüfung) der unterschiedlichen Theorien/Modelle werden vier Komponenten gefordert:
1. Mensch und Gesellschaft
2. Gesundheit und Krankheit
3. Umwelt
4. Pflege, Pflegeverständnis und Pflegeprozess

4.2   Das konzeptionelle Modell der FEDL

Das konzeptionelle Modell der FEDL ist mittlerweile über die Anfangsphase hinaus gewachsen, es ist aber immer bei vielen Pflegekräften unbekannt. Gewachsen sind die Hauptgedanken des Modells in den Jahren seit 1997. Meine Ausbildung zur Altenpflegerin in den 80er Jahren und die nachfolgenden Berufsjahre haben mir viele Kontakte und Arten des Zusammenlebens mit sehr alten Menschen ermöglicht.

Das Modell der FEDL ist in einem kontinuierlichen Prozess entstanden. Stark beeinflusst durch meine Arbeits- und Lernjahre, stark beeinflusst durch die unzähligen Pflegeerlebnisse, die ich erlebt habe, die meinen Berufsweg ausmachen. Mein Interesse galt dabei der individuellen Ausprägung der dem Menschen gegebenen Fähigkeiten. Dies geschah – soweit möglich – aus der Sicht der betroffenen Personen.

Nehme ich bei einem alten Menschen die Fähigkeiten bzw. das Potenzial, wie sie vorhanden sind und versetze ich mich in die betreffende Person hinein, sieht eine Situation plötzlich ganz anders aus (siehe Tabelle 4).

Tabelle 4: Defizit- und Fähigkeitsorientierte Sichtweise.

Defizitsichtweise bzw. Orientierung an Pflegeproblemen	Fähigkeitsorientierte Sichtweise
Eine alte Dame hängt ihre bereits verwendeten, mit Urin durchnässten Inkontinenzeinlagen zum Trocknen auf die Heizung; sie zeigt keine Ein- sich in Erklärungen der Pflegekräfte; trotz Wegnahme der Inkontinenzeinlagen durch Pflegekräfte führt sie das Verhalten mehrmals täglich durch.	Eine alte Dame nutzt ihre alte Kompetenz, »ihre Wäsche und Hausarbeit« zu erledigen, so wie sie es viele Jahre in ihrem Leben getan hat. Sie ist mit der Bearbeitung oder Beseitigung einer »Ungeschicklichkeit« oder »Unpässlichkeit« beschäftigt und sucht selber eine Lösung.

Im FEDL bevorzuge ich folgendes Pflegeverständnis:
- Es wird das wahrgenommen, was noch vorhanden ist.
- Eine Deutung der Situation sollte weitgehend frei von den eigenen Wünschen und Bedürfnissen der Pflegekraft sein.

Beispiel:
Es gibt viele Klienten, die keine tägliche Ganzkörperpflege wünschen. Pflegekräfte beschreiben diese Situation in Schulungen zur Pflegeplanung oft als problematisch. Begründung: Sie selber duschen auch täglich. Sie gehen also von ihren eigenen Bedürfnissen aus, nicht von denen des Klienten. Sie sind in »ihrer Welt«, in ihrer Sicht verhaftet. Daraus heraus handeln und werten sie.
Dabei ist mittlerweile – speziell im Hinblick auf die individuelle Dekubitusprophylaxe – bekannt, dass häufige und routinemäßige Ganzkörperwaschungen nicht bei allen Klienten angezeigt sind.[35]

»Die Fähigkeiten beziehen sich auf die Begabung oder Kapazität einer Person, etwas zu können: im Leben zu bestehen. Mit anderen Worten: Fähigkeiten geben einen Einblick in die Möglichkeiten, die der Mensch zum biologischen, psychologischen und sozialen Funktionieren hat:

Sie geben an, was er alles kann bzw. das, was er in der Lage ist zu tun.
- *Biologische Fähigkeiten*
  Dies sind u. a. die Fähigkeiten zur Bewegung, Ruhe, Aktivität, Ausscheidung und zur Aufnahme von Sauerstoff, Flüssigkeit und Nahrung
- *Psychologische Fähigkeiten*
  Damit sind u. a. die Fähigkeiten zum Denken, Entwickeln, Wahrnehmen und zum Verarbeiten von Stress gemeint. Dabei kann eine deutliche Überlappung zwischen biologischen und psychologischen Fähigkeiten bestehen, z. B. bei der Wahrnehmung
- *Soziale Fähigkeiten*
  Beispiele dafür sind die Fähigkeiten, sich in Veränderungen der sozialen Umgebung anzupassen oder Beziehungen zu beginnen, fortzusetzen und zu beenden«[36]

4.2.1 Struktur des Modells

1. »Kommunikation«
Die Fähigkeit zu kommunizieren, verbal und nonverbal, der Umgang mit Hilfsmitteln für die Bereiche Sehen, Hören, Sprechen, Wahrnehmen sowie das Interesse zu kommunizieren.

2. »Orientierung«
Die Fähigkeit orientiert zu sein: zur Person, zur Situation, zu Zeit und Raum; sowie die Fähigkeit, das Gedächtnis in seiner eigentlichen Funktion zu nutzen und die Fähigkeit, sich zu konzentrieren.

---

[35] Bienstein, C.; Schröder, G.; Braun, M.; Neander, K.-D.: Dekubitus. Thieme Verlag, Stuttgart 1997.
[36] *Arets* et al.: Professionelle Pflege. Eicanos im Verlag Hans Huber, Bern 1999.

3. »Bewegung«

Die Fähigkeit sich zu bewegen, eine gewünschte oder notwendige Veränderung der Körperhaltung einzunehmen, die Fähigkeit, mit evtl. Hilfsmitteln umzugehen sowie evtl. Gefahren durch zu wenig Bewegung/Mobilität.

4. »Vitale Funktionen«

Die Fähigkeit, die vitalen Funktionen ausreichend aufrechtzuerhalten; Atmung, Blutdruck, Temperatur etc.

5. »Pflegen und Kleiden«

Die Fähigkeit sich zu pflegen und zu kleiden, Gebrauch von Hilfsmitteln, die Fähigkeit, Kleidung auszuwählen, das individuelle Bedürfnis nach Sauberkeit, Gepflegt-sein und Erscheinungsbild.

6. »Essen und Trinken«

Die Fähigkeit zu essen und zu trinken, die Gewohnheiten, der Umgang mit Hilfsmitteln, Vorlieben, Abneigungen.

7. »Ausscheidung«

Die Fähigkeit auszuscheiden, kontinent zu sein, Umgang und Notwendigkeit von Hilfsmitteln, Gewohnheiten und Bedürfnisse

8. »Ruhen, Schlafen, Wachsein«

Die Fähigkeit, seinen individuellen Schlafgewohnheiten und -bedürfnissen nachzugehen; Schlaf-Wachrhythmus, Schlafqualität, -dauer, -zeiten, -unterstützung (z. B. durch Rituale oder Medikamente).

9. »Aktivieren – Anregen«

Die Fähigkeit, das Bedürfnis, die Einsicht und das Interesse, sich zu aktivieren und Anregungen wahrzunehmen und/oder zu entwickeln. Möglichkeiten und Ausprägung der eigenen Aktivierung/Anregung.

10. »Beschäftigung«

Die Fähigkeit, sich im eigenen, individuellen Sinne sinnvoll zu beschäftigen, eigenen Vorlieben und Interessen nachzugehen, Umgang mit Hilfsmitteln, Fähigkeit zur sinnvollen Tagesstrukturierung.

11. »Zufriedenheit und Emotionalität«

Die Fähigkeit, zufrieden leben zu können, individuell zufrieden zu sein; Ausdruck von Gefühlen, Behagen, Unbehagen; die Möglichkeit, Zufriedenheit empfinden oder Missbehagen ausdrücken zu können. Sexualität. Die Fähigkeit, der eigenen Person und eigenen Seele Ausdruck zu geben, sie zu spüren und wahrzunehmen.

12. »Sicherheit«

Die Fähigkeit, für die eigene Sicherheit oder die anderer sorgen zu können, Gefahren- und Risikoeinschätzung, Umgang mit Hilfsmitteln, bei Bedarf die hauswirtschaftliche Versorgung.

13. »Soziale Bereiche und Beziehungen«

Die Fähigkeit, sich als soziales Wesen in einem System zu erleben, eine eigene gewünschte Rolle zu leben, ein Teil des Ganzen zu sein.

14. »Existenzielle Erfahrungen des Lebens«

Die Existenz gefährdende Erfahrungen; die Existenz fördernde Erfahrungen; Erfahrungen, die die Existenz fördern oder gefährden.

Anmerkung: Existenzielle Erfahrungen sind solche Erfahrungen, die den Kern der Person berühren. Sie können durch einschneidende Erlebnisse, aber auch durch normale Alltagsereignisse ausgelöst werden. Sie machen nach meinem Verständnis die ganze Person aus, ihr Innerstes, die eigene Menschlichkeit oder das eigene Menschsein im eigenen Lebenslauf.

Existenzielle Erfahrungen können unverhofft auftreten, durch ein »Erinnern« kommen sie wieder zutage und werden noch mal in ihrer Bedeutung erspürt. Oder wir erleben sie jetzt in diesem Moment. Wir sind durch unsere Sozialisation, unsere Herkunft und ganz besonders durch unsere Lebensgeschichte geprägt. Es gibt existenzielle Erfahrungen, die für bestimmte Menschengruppen gemeinsam gelten, die gemeinsam erlebt werden. Ebenso gibt es Erfahrungen, die nur eine Person betreffen.

Nach *Krohwinkel* sind existenzielle Erfahrungen:
* Die Existenz gefährdende Erfahrungen wie Verlust von Unabhängigkeit, Sorge/Angst, Misstrauen, Trennung, Isolation, Ungewissheit, Hoffnungslosigkeit, Schmerzen, Sterben
* Die Existenz fördernde Erfahrungen wie Wiedergewinnung von Unabhängigkeit, Zuversicht/Freude, Vertrauen, Integration, Sicherheit, Hoffnung, Wohlbefinden
* Erfahrungen, die die Existenz fördern oder gefährden: Kulturgebundene Erfahrungen wie Weltanschauung, Glauben und Religionsausübung, Lebensgeschichtliche Erfahrungen

Abbildung 3 zeigt eine vereinfachte Darstellung der Fähigkeiten eines Menschen.

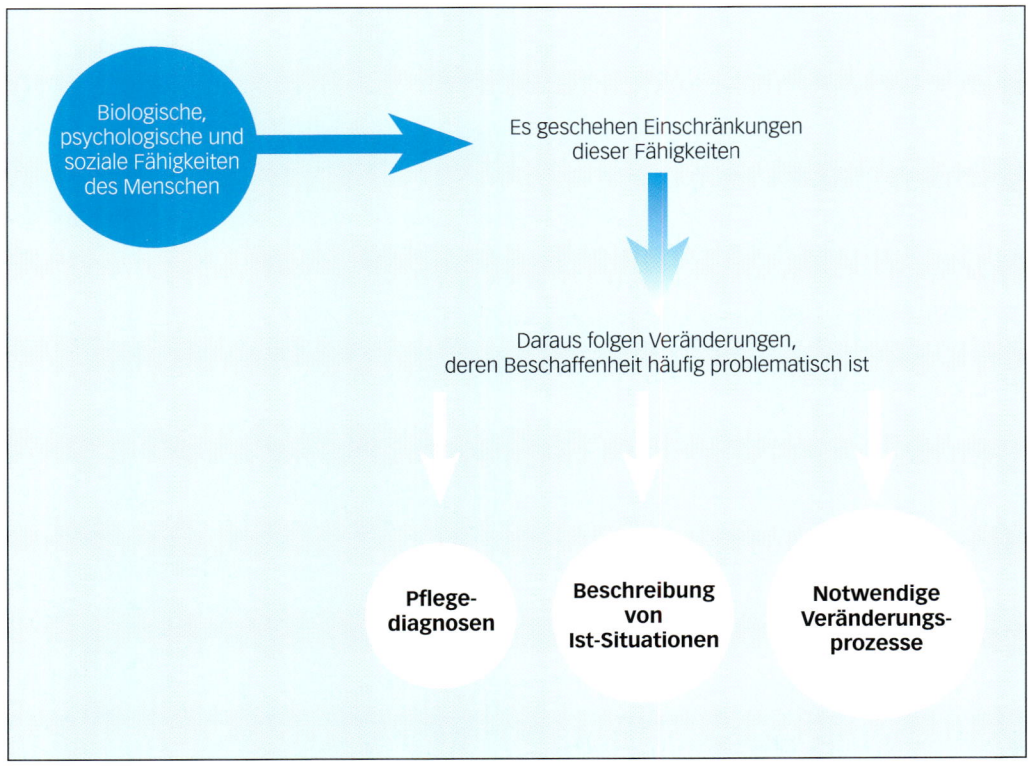

Abb. 3: Vereinfachte Darstellung der Fähigkeiten eines Menschen.

4.2.2 »Fähigkeit« und »Bedürfnis«

Zu den grundlegenden Fähigkeiten des Menschen gehört es, seine Bedürfnisse zum Ausdruck bringen zu können. *Abraham Maslow* hat in seiner bekannten »Bedürfnispyramide« sehr anschaulich die Bedürfnisse des Menschen dargestellt. Noch wesentlicher als das Bedürfnis ist aber die Möglichkeit, diese Bedürfnisse ausdrücken zu können. Bedürfnisse, die nicht ausgedrückt werden können, weil die Fähigkeit, ihnen Ausdruck zu verleihen, eingeschränkt ist, können nicht befriedigt werden. Eingeschränkte Fähigkeiten verhindern also, dass Bedürfnisse befriedigt werden. Dann brauche ich zur Befriedigung meiner Bedürfnisse die Unterstützung anderer, sonst bleiben sie unerfüllt. Das setzt freilich voraus, dass eine andere Person meine Bedürfnisse richtig deutet. Denn die individuellen Bedürfnisse unterscheiden sich stark voneinander.

Bei älteren Menschen ist beispielsweise die Bewegungs- oder Sprechfähigkeit eingeschränkt oder kaum noch vorhanden. Ihre Fähigkeit, Bedürfnisse so auszudrücken, dass sie ein anderer Mensch versteht, ist stark eingeschränkt. Schon in unseren normalen Alltag tun wir uns schwer damit, andere Menschen in ihren Bedürfnissen wahrzunehmen. Unsere selektive Wahrnehmung sorgt dafür, dass wir unbewusst unsere eigenen Ansichten, Vorannahmen und Bedürfnisse mit denen der Bewohner vermischen.

Menschen mit Pflegebedarf steht nicht immer alles zur Verfügung, um Bedürfnisse unmissverständlich ausdrücken zu können – obwohl diese vorhanden sind und auch der alte Mensch nach Befriedigung seiner Bedürfnisse strebt.

Das Ausleben der Bedürfnisse ist unweigerlich an die Fähigkeiten gebunden. Für die Pflege und Begleitung alter Menschen heißt das, dass die Pflegekraft über die Beachtung und Einschätzung der jeweiligen individuellen Fähigkeiten wahrnehmen kann, welche Bedürfnisse evtl. nicht mehr ausgedrückt werden können.

Während die Struktur der FEDL sicherlich vertraut ist, ist es ungewohnt, die Fähigkeiten eines Menschen so genau zu beobachten und einzuschätzen. Es ist jedoch sinnvoll ist, bei der Benennung von Pflegediagnosen und der Einschätzung von pflegerischen Situationen immer darauf zu achten, wo die Ursachen liegen, wo und vor allem wieso eine Fähigkeit eingeschränkt ist oder nicht in vollem Umfang genutzt werden kann.

4.3 Grundannahmen

Es gibt bestimmte Grundannahmen, die bei der Definition und Entwicklung von konzeptionellen Modellen sehr wichtig sind.

4.3.1 Pflege als Dienstleistung

Pflege ist eine Dienstleistung, die Aufgaben in der Interaktion mit pflegebedürftigen Menschen gezielt ausübt. Es ist dabei einerlei, ob die Pflegebedürftigkeit kurz- oder langfristig besteht. Es ist die Absicht der Pflege, dass die betroffenen Menschen über größtmögliche Selbstständigkeit in ihrer Person und unmittelbaren Umwelt, über Lebensqualität und Zufriedenheit verfügen können. Pflegekräfte nutzen für diese Aufgabe alle Sinne ihrer eigenen Person, um ein möglichst weitreichendes Spektrum an Möglichkeiten zu schaffen.

Pflege hat als oberstes Ziel, dem Pflegebedürftigen eine solche Anregung und Unterstützung zu geben, dass er in der Lage ist, etwas für sich zu tun, wieder selbst in seinem Sinne für sich zu sorgen. Pflege ist nicht nur Handwerk, sondern auch Beziehung und Arbeit mit Kräften und Fähigkeiten.

Pflege kann Liebe sein, Professionalität, Sorge, Beratung, Gespräch, Berührung und Kooperation. Pflege ist neutral und grenzüberschreitend. Pflege ist Bewusstsein und Arbeit. Pflege ist Veränderung, kann Veränderung bewirken. Man kann auch sagen: Es gibt keine Pflege, sondern Pflegende (auf allen Ebenen der Profession).

4.3.2 Pflegeverständnis in der Pflege von alten Menschen

Jeder Austausch zwischen Pflegekraft und Klient vollzieht sich in einer bestimmten Atmosphäre oder Stimmung, die zusätzlich zur Einschränkung der Fähigkeiten des Klienten, auf der Begegnung von zwei Persönlichkeiten beruht. Zwischen beiden gibt es während des ganzen Pflegeprozesses einen subtilen, meist unbewussten Austausch von Erfahrungen und Informationen. Die Pflegekraft sorgt mit ihrer ganzen Person dafür, dass der Klient sich als Gestalter seines Lebens erleben kann. Dies kann geschehen, indem die Pflegekraft den Klienten dort unterstützt, anleitet, berät und fördert, wo es gilt, Lösungswege zu erfahren und zu verwirklichen. So können neue Wege gegangen werden.

Echte Pflege geht nicht ohne Vertrauen und Wohlwollen. Je offener der Austausch ist, gerade in der Pflege und Begleitung von Menschen mit Demenz, desto mutiger und sicherer kann der Klient seine Wege gehen und weiterleben oder in Frieden Abschied nehmen.

4.3.3 Umwelt

Von Geburt an wird jeder Mensch durch den direkten Kontakt zu anderen Menschen geprägt. Erst sind es die Eltern, Geschwister, Großeltern und Freunde. Der Mensch wächst in ein soziales Netz hinein, übernimmt Rollen und wird dabei zu einem individuell kompetenten, sich in der Umwelt zurechtfindenden Mitglied der Gesellschaft. Dies ist der Prozess der Sozialisation. Er bewirkt, dass der Mensch sein Leben als sinnvoll und positiv erlebt.

Die Umwelt wirkt mit negativen und positiven Einflüssen auf den Menschen ein, sie ist in der Biografie eines Menschen spürbar. Einflussreiche Kriterien sind hier auch Herkunft, Land, Stadt, Familien, sozialer Stand oder geografische Bedingungen.

Die unmittelbare Umwelt des Menschen ist seine persönliche Umwelt, die er zum Teil mit geschaffen und gestaltet hat: seine Bezugspersonen, seine Familie oder Wahlfamilie; der Platz zum Leben und Wohnen.

Die Welt, in der wir leben, wird uns durch unsere Sinne zugänglich. Durch unsere fünf Sinne können wir die Umwelt sehen, hören, fühlen, schmecken oder riechen. Das Wahrnehmen und Agieren innerhalb unserer Umwelt ist immer geprägt durch die Interaktion untereinander. Das heißt, es findet ein aufeinander bezogenes Handeln statt. Demnach ist jeder Mensch, auch der Klient, immer im Zusammenhang mit anderen, meist ihm nahestehenden Menschen und deren Befindlichkeiten und Fähigkeiten zu sehen. Die Umwelt wirkt in allen Lebenslagen auf uns ein.

4.3.4   Mensch

Der Mensch ist eine perfekte Organisation von Körper, Seele und Geist. Er beginnt als Zellhaufen und kann über 100 Jahre alt werden. Der Mensch ist ein systemisches Wesen, wird ein Teil berührt und/oder verändert, so hat das Einfluss auf den ganzen Menschen. Im Laufe seines Lebens prägt er in enger Beziehung zur unmittelbaren Umgebung sein Leben. Er verändert sich, er eignet sich Meinungen, Verhaltensweisen, geistige und körperliche Fähigkeiten an. Der Mensch ist ein Beziehungswesen, er lebt in Kontakt zu anderen und reagiert auf sie. Er nimmt sich als Individuum wahr. Er pflegt seinen Lebensstil und seine Lebensführung – es sei denn, seine Fähigkeiten hindern ihn daran, weil sie eingeschränkt sind oder weil die Umwelt nachteilig auf ihn einwirkt.

Wir begreifen uns als »in der Welt stehend«. Daraus folgt, dass wir das Verhalten eines Menschen besser verstehen und erkennen, wenn wir wissen, wie er die Welt, seine Person und Situation wahrnimmt. Das verlangt von uns die Fähigkeit zur Wahrnehmung und Interpretation.

4.3.5   Alter

Die Pflege und Begleitung alter Menschen reagiert nicht nur auf Krankheit oder Gesundheit, sondern auf den Menschen an sich. Ein Mensch kann alt sein und gesund, aber dennoch in bestimmten Bereichen auf Unterstützung angewiesen. Alter ist keine Krankheit, es ist eine Phase des Lebens.

Alte Menschen sind die Summe ihres Lebens, sie sind voller Eindrücke, Erfahrungen, Erlebnisse. Sie haben Situationen erlebt und Erfahrungen gemacht, die wir Jüngeren nicht unbedingt kennen können. Alte Menschen sind eine Symbiose aus Körper, Geist, Seele und gelebtem Leben. Sie haben sich ihr ganzes Leben lang entwickelt und ihre Eigenart ausgebildet. Dabei durchliefen und durchlaufen sie Lebensphasen, in denen sie bestimmte Aufgaben bewältigt haben oder diese Bewältigung später, im Alter, bearbeiten (*Erik Erikson*).

Die Altenpflege hat den Auftrag, diese Einzigartigkeit eines Menschen in ihrer Gesamtheit zu respektieren und leben zu lassen. Nicht das Alter hat einen Menschen zu dem gemacht, was er ist, sondern das Leben.

4.3.6 Gesundheit und Krankheit

Der Übergang von Gesundheit zu Krankheit oder von Krankheit zu Gesundheit ist fließend und individuell. Keiner der beiden Zustände ist konstant. Die Art, wie Menschen Krankheit und Gesundheit erleben, ist an die unmittelbare Umwelt gebunden und wird als individuelle Erfahrung mit all ihren Symptomen, Kennzeichen und Merkmalen wahrgenommen.

Krankheit ist das Erleben bestimmter, zumeist festgelegter Zustände. Gesundheit ist das Gefühl und Erleben, nicht krank zu sein, im Besitz aller Fähigkeiten zu sein oder mit eingeschränkten Fähigkeiten komplikationsfrei und zufrieden – in großer Unabhängigkeit von anderen und der Umwelt – zu leben, den Alltag wie gewohnt zu meistern.

Gesundheit ist mehr »als die Abwesenheit von Krankheit«, unser eigenes Verständnis von Gesundheit nimmt Einfluss auf unsere Lebensführung. Gesundheit zu erlangen oder zu erhalten, ist eine Lebensaufgabe.

4.4 Die »Fähigkeiten und existenziellen Erfahrungen des Lebens« (FEDL)

Ich hatte das Glück, schon im Vorpraktikum, in der Ausbildung selber und in den ersten Monaten nach der Ausbildung zur Altenpflegerin mit Menschen zusammenzukommen, die mir ein sehr positives Bild der Pflege, speziell der Altenpflege, vermittelten. Die Arbeitsatmosphäre war geprägt von Feingefühl, Achtung und Respekt gegenüber den alten Menschen.

Mir wurde früh vermittelt, dass es durchaus möglich ist, die eingetretenen »Pflegepfade« zu verlassen und neue, kreative Wege zu gehen, um Bewohner individuell in ihrer Persönlichkeit begreifen und zu pflegen. Diesen Ansatz erlebte ich ganz intensiv in einem Wohnbereich mit schwer demenzkranken Bewohnern.

In den weiteren Jahren war meine Arbeit darauf ausgerichtet, mein Repertoire an praktischen und nicht praktischen Tätigkeiten zu erweitern, um Sicherheit in der Pflege und Versorgung von alten Menschen zu bekommen. Mittlerweile festigte sich in der Altenpflege der Wunsch nach aktivierender, ganzheitlicher oder auch rehabilitierender Pflege. Das sind u. a. die Ziele, mit denen ich in meiner Pflegeausbildung »groß geworden« bin.

Mit der Einführung der Pflegeversicherung begann ich, vermehrt Leitungsfunktionen zu übernehmen und richtete mein Augenmerk auch auf jene übergreifenden Aufgaben, die außerhalb der direkten Pflege lagen. Eine Aufgabe – innerhalb der Entwicklung des Pflegeprozesses – war die Umsetzung eines Pflegemodells, die ich in mehreren Heimen und einer Sozialstation durchführte.

Durch Gespräche mit Fachkollegen, Diskussionen während meiner Schulungen und letztendlich beim Schreiben dieser Buches wurde mir bewusst, dass das Pflegemodell der »Aktivitäten und existenziellen Erfahrungen« (AEDL) von *Monika Krohwinkel* weiter entwickelt werden kann.

Das Pflegemodell der »Aktivitäten und existenziellen Erfahrungen des Lebens« von *Monika Krohwinkel* hat mich in den vergangenen Jahren sehr intensiv begleitet. In mehreren Einrichtungen der stationären Altenpflege habe ich dieses Pflegemodell und den Ansatz der fördernden Prozesspflege eingeführt und umgesetzt.

Die Gedanken und Ansätze von *Krohwinkel* durchlaufen derzeit wieder eine Entwicklung. *Krohwinkel* spricht offen über ihre Gedanken zu den Inhalten ihrer pflegewissenschaftlichen Arbeit, entwickelt diese weiter. Sie aktualisierte ihr Modell der fördernden Prozesspflege als System, um eine stärkere Gewichtung der Grundsätze von Pflegeverständnis, Haltung und pflegerischem Handeln für Gestaltung, Qualität und Erfolg der Pflege zu erreichen und spricht nunmehr von den ABEDL®. Damit greift sie wiederholt etwas auf, was wir in der Pflege brauchen: Das Verständnis, dass wir in einem sehr komplexen System pflegen, in dem nicht einfach 13 Lebensaktivitäten einbezogen werden. Denn dagegen hat sich *Monika Krohwinkel* in ihrer konzeptionellen Arbeit immer gewandt – z. B. mit der Definition der existenziellen Erfahrungen als eigener Kategorie, aber auch mit anderen Modellinhalten.

Auf dem derzeitigen Stand darf man sagen, dass es folgende Neuerungen gibt, die vermutlich noch einmal mehr in die Evaluation gehen. Neue Aspekte sind:
*   Verstärkung der Aspekte Beziehung, Kontinuität, Kontakte und Begleitung in existenziellen Erfahrungen und Krisen
*   Schwerpunkt auf dem Abbilden dieser zentralen Aspekte in der Pflegeprozessplanung und -dokumentation.
*   *Monika Krohwinkel* hat inzwischen ein spezielles Pflegedokumentationssystem für ihr Modell konzipiert. Es soll die Nachvollziehbarkeit des Pflege- und Begleitungsprozesses erhöhen und durch geeignete Strukturvorgaben in den Formularen und Dateien eine fachlich geeignete und zeitsparende Umsetzung unterstützen.[37]

Um es auf den Punkt zu bringen: Das Modell hat oft für Verwirrung im Verständnis gesorgt. Vielleicht liegt das auch daran, dass es in so vielfältiger Weise interpretiert worden ist und wird. Allein die Reduktion von *Krohwinkels* Gedanken auf die 13 AEDL macht es nicht einfacher, sie zu verstehen.

---

[37] Krohwinkel, M.: Rehabilitierende Prozesspflege am Beispiel von Apoplexiekranken. Fördernde Prozesspflege als System. 2. überarbeitete Auflage. Huber Verlag, Bern 2007.

Mich wiederum hat das AEDL-Modell von Anfang an fasziniert, da es der Pflegekraft sehr viel Spielraum lässt, um den alten Menschen zu betrachten. In den 1980er und 1990er Jahren passten *Krohwinkels* Gedanken in die Zeit. Die Altenpflege wechselte von der »Warm-Satt-Sauber-Pflege« in ein neugieriges, wachsames und wissenshungriges Feld. Der Aspekt und die Einbeziehung von »existenziellen Erfahrungen« sind aus der Pflege alter Menschen nicht mehr wegzudenken. Dies hat für erhebliche Verbesserungen der Pflegequalität gesorgt, ganz besonders im Bereich der Pflege von Menschen mit Demenz.

Ich möchte mit den FEDL Pflegekräften klare, leicht zu durchschauende Strukturen und eindeutige Begrifflichkeiten geben. So wandte ich mich vom Begriff der »Aktivitäten« ab. Der Auftrag von Pflege, speziell in der Altenpflege, sollte es sein, **Fähigkeiten** zu erkennen, richtig einzuschätzen und zu fördern. Da es sich häufig, angesichts der Multimorbidität von vielen pflegebedürftigen alten Menschen, um sehr eingeschränkte Fähigkeiten handelt, ist es eine Aufgabe der Pflege, diese Fähigkeiten durch genaues Beobachten zu erfassen. So wird der pflegebedürftige Mensch von Beginn an positiv gesehen: Es wird nicht sofort geschaut, wo Pflegeprobleme sind, sondern wo Fähigkeiten vorhanden, aber eingeschränkt sind.

> **Beispiel:**
> Ein Bewohner mit starken Einschränkungen in seiner Fähigkeit, sich zu bewegen, zu essen und zu sprechen, ist nicht mehr in der Lage, unter Anleitung zu essen. Er kann nicht sagen, was er essen möchte, geschweige denn die Gabel selber zum Munde führen. Aber er kann die Fähigkeit haben, mir während des Essen-Anreichens zu zeigen, dass es ihm schmeckt. Z. B. durch guten Appetit, durch ein Lächeln (z. B. wenn es sein Lieblingsgericht gibt) oder durch strahlende Augen, einen zufriedenen Gesichtsausdruck. Das sind eindeutige Fähigkeiten, die den Pflegekräften helfen, einen Menschen in seinen positiven Anteilen und Fähigkeiten wahrzunehmen.

Als Pflegekraft habe ich die Möglichkeit, diesen Menschen genau so zu nehmen, wie er ist. Und als Besonderes: Dieses auch einfach so benennen. Für das obige Beispiel ergeben sich folgende Fähigkeiten:
- Er kaut und schluckt.
- Er hält Augenkontakt.
- Er spricht mit Mimik und Gestik.
- Er stellt eine vertrauensvolle Beziehung zu einer Pflegekraft her.
- Er strahlt Ruhe aus.

Es kommt auf den Maßstab an, mit dem ich messe. Fähigkeiten müssen nicht erst Probleme werden, damit Pflegende merken, dass sie eingeschränkt sind. Es reicht einfach, dass zu benennen, was da – im Sinne von vorhanden und wahrnehmbar – ist. Ich bin geprägt durch die klassischen Modelle ATL und AEDL.

Eine der wesentlichsten Bereicherungen aber war mir die Aussage von *Erwin Böhm*: *»Erst muss die Seele bewegt werden, dann der Mensch.«* Dieser Ansatz sorgte unter anderem für die FEDL »Anregen – Aktivieren«. Weil ich genau darauf abziele, den inneren Kern des Menschen (seine Seele) anzuregen. Wenn der Mensch in sich eine Anregung erfährt, gelingt diese Energie oder dieser Impuls auch vielleicht je nach seinem Zustand in seinem äußeren Körper. Dann ist auch äußere Anregung/Aktivierung möglich.

Während meiner Ausbildung zum NLP-Practioner lernte ich das Reframing kennen. Hierher stammt der Ansatz, Ereignissen und Symptomen einen neuen »Rahmen« zu geben. Sie anders zu betrachten als gewohnt.

»Eine bedeutsame Arbeit im NLP ist das Reframing. Dabei geschieht eine Umdeutung. »Die Bedeutung eines Ereignisses hängt von dem Rahmen ab, in den Sie es stellen. Wenn Sie den Rahmen wechseln, wechseln Sie auch die Bedeutung. Wenn sich die Bedeutung verändert, verändern sich auch Ihre Reaktionen und Verhaltensweisen.«[38]

Scheinbar unsinnige Handlungen, wie z. B. Herumwischen, ungeeignete Dinge in den Mund stecken, einen Mann unter dem Bett vermuten etc. sind eine Frage der Sichtweise. Im Herzen des Reframings liegt die Unterscheidung zwischen Verhalten und Absicht: Zwischen dem, was man tatsächlich tut, und dem, was man eigentlich durch dieses Verhalten zu erreichen versucht.

Diesen Gedanken möchte ich für die Pflege und Begleitung alter Menschen aufgreifen. Wir können hier Handlungen einen neuen Rahmen, sprich: Deutung, geben. So kann die Äußerung, unter dem Bett sei ein Mann, auch bedeuten, dass die Klientin Angst hat und nicht allein sein möchte; oder noch etwas anderes.

Wenn wir im Kontext der Betrachtung von Lebenssituationen von alten Menschen das Reframen anwenden, dann gelingt uns etwas Besonderes: Wir entlasten ihn und uns. Es sind dann nicht unbedingt Probleme vorhanden, wie vielfach angenommen wird, sondern vielmehr neue Formen, Erkenntnisse und Lösungsmöglichkeiten

»Jedem schmerzhaften, schädigenden und sogar gedankenlosen Verhalten lag in der Situation, in der es sich ursprünglich entwickelte, eine positive Absicht zugrunde. Schlagen dient der Abwehr von Gefahr. Sich-Verstecken dient dazu, dass man sich sicher fühlt.«[39]

Aus der Arbeit mit **Systemen und systemischen Strukturaufstellungen** nehme ich einige Ansätze mit. Zum einen die Erkenntnis, dass wir auf eine meist sehr verdeckte Art und Weise mit unserem bisherigen Leben und den Traditionen und Bindungen in unseren Familien (über Generationen) tief verbunden sind.

---

[38] O'Connor, J.; Seymour, J.: Neurolinguistisches Programmieren: Gelungene Kommunikation und persönliche Entfaltung. VAK Verlag für Angewandte Kinesiologie GmbH, Freiburg 1995.

[39] Ebd.

»Jeder von uns hat seine eigene persönliche Geschichte. Im Laufe dieser Geschichte lernen wir alle, was wir tun können und wie wir es tun können, was wir wollen sollten und wie wir es wollen sollten, was wir wertschätzen sollten und was wir lernen sollten und wie. Dies ist unsere Erfahrung, aus der wir alle unsere Entscheidungen ableiten – bis neue und bessere Entscheidungsmöglichkeiten hinzugefügt werden.«[40]

In Anbetracht der Lebenserfahrung und des teilweise hohen Alters der Klienten sollte es für Pflegekräfte selbstverständlich sein, die Aktivitäten und Handlungen ihrer Klienten als »eine richtige Entscheidung« anzusehen. Unter dem Motto: »Sie werden schon wissen, was sie tun«, sollten wir den alten verwirrten und desorientierten Menschen Vertrauen schenken. Hier gilt selbstverständlich die Einschränkung, dass diese Entscheidungen nicht den Betroffenen und/oder andere gefährden.

4.5 Die Unterschiede zwischen FEDL und AEDL

Bei der Beschreibung der Situationen, Merkmalen, Fähigkeiten und Symptome wird auf die Trennung in Probleme und Ressourcen verzichtet. Damit wird es einfacher, auch jene Klienten zu beschreiben, die man noch nicht lange kennt. Von Anfang an richtet sich die Wahrnehmung auf die Fähigkeiten.

Mit der Fragestellung: »Was ist vorhanden? Was kann er noch? Wie zeigt sich die Fähigkeit …?« nähern sich die Pflegekraft ganz bewusst der Beschreibung und nimmt von Anfang an die Fähigkeit in den Blick.

Die Pflegeplanung beginnt also mit ganz einfachen Fragen:
- »Was ist beim Klienten vorhanden?«
- »Was zeigt er verbal oder nonverbal an Fähigkeiten?«
- »Was kann er noch?«
- »Wie macht/führt er aus …?«
- »Wie zeigt sich welche Fähigkeit?«

Diese Art der Frage bzw. der Beobachtung basiert auf einer neutralen und wertschätzenden Grundhaltung. Die Fragen sollen dabei nicht dem Klienten gestellt werden, sondern als Leitfragen für die Pflegefachkraft dienen.

4.5.1 FEDL »Zufriedenheit und Emotionalität«

Ein Ansatz des Pflegemodells der FEDL ist der Aspekt der individuellen Zufriedenheit und des spezifischen Ausdrucks von Gefühlen. Für viele Pflegekräfte steht die individuelle Zufriedenheit der Bewohner im Mittelpunkt ihrer pflegerischen Arbeit. Dies ist auch

---

[40] Ebd.

in nahezu jedem Pflege- oder Einrichtungsleitbild verankert. Gleichzeitig betrachten viele Pflegende ihre Arbeit als eine »Gefühlsarbeit«.

Während meiner pflegerischen Berufstätigkeit konnte ich beobachten, dass viele, selbst schwer pflegebedürftige Menschen, eine ganz eigene Form der Zufriedenheit empfanden, obwohl das auf den ersten Blick eigentlich gar nicht möglich schien. Andere wiederum waren unzufrieden, obwohl die Rahmenbedingungen sehr gut waren. Andere alte Menschen brachten ihren Unwillen über ihre derzeitige Situation zum Ausdruck. Sie suchten nach einer bestimmten Art von Zufriedenheit, die sie nicht erlangen konnten.

Zufriedenheit im Sinne einer persönlichen Integrität zu erlangen, ist ein wichtiger Bestandteil des Lebens und das Ziel vieler Bestrebungen, wobei die Zufriedenheit ein höchst individuelles Gut ist. Unsere eigenen Aspekte von Zufriedenheit werden geprägt durch die jeweilige soziale und kulturelle Herkunft. Auch religiöse Aspekte spielen hier eine Rolle.

Der eine ist bereits zufrieden, wenn er sich mit einem guten Buch gemütlich auf dem Sofa ausstrecken kann. Der andere ist erst dann zufrieden, wenn er einen möglichst schwierigen Berggipfel erfolgreich bestiegen hat. Jeder Mensch setzt in seinem Leben selbst die Schwerpunkte und bestimmt damit seine Möglichkeiten, zufrieden sein zu können. Zufriedenheit ist sehr eng an das Ausleben und Ausdrücken von individuellen Gefühlen und Emotionen gekoppelt.

Wer seinen Gefühlen nicht in dem Maße Ausdruck verleiht, wie er möchte, wer Emotionen nicht seiner unmittelbaren Umgebung mitteilen kann, kann nur schwer zufrieden sein.

Als Validationsworker® durfte ich u. a. die Gefühlswelt alter, verwirrter Menschen erahnen und berühren. Ich spürte, dass es eine zentrale Aufgabe von alten Menschen ist, ihre Gefühle und ihre Empfindungen auszudrücken; sei es durch Zärtlichkeit oder durch Aggression. Sie wollen – wenn auch vielleicht nur kurzfristig – zufrieden sein, oder sich ausdrücken.

Viele Jahre später, durch eigene sehr intensive und persönliche Erfahrungen im Zuge meiner NLP-Ausbildungen, der eigenen Supervision und nicht zuletzt bei der Arbeit mit systemischen Strukturaufstellungen[41] wurde mir immer wieder deutlich, wie wesentlich uns unsere Emotionen beschäftigen, wie stark sie unsere Person ausmachen und unsere Sicht auf die Welt bestimmen.

---

[41] vgl. Varga von Kibed, M.; Sparrer, I.: Ganz im Gegenteil. Tetralemmaarbeit und andere Grundformen systemischer Strukturaufstellungen. Carl Auer System Verlag, Heidelberg 2002.

Es ist eine zentrale Aufgabe im Leben jedes Menschen, authentisch zu leben, kongruent mit dem zu sein, was wir sind und tun. Es ist von hoher Bedeutung, die eigenen Werte und Haltungen leben zu können. Sich mit diesen Aspekten der Pflege in unseren Beziehungen und Kontexten als Menschen auseinanderzusetzen, bringt uns wirkliche Tiefe. Diese Tiefe zu halten, dafür zu sorgen, dass sie in Pflegebeziehungen entsteht, ist eine kostbare Aufgabe.

4.5.2 FEDL »Orientierung«

Die ursprüngliche AEDL »Kommunizieren« ist mit den wesentlichen Inhalten Kommunikation, Ausdruck von Gefühlen sowie Orientierung sehr umfangreich. Das erschwert den täglichen Pflegeprozess, weil unklar ist, welche Pflegeprobleme hier behandelt werden sollen.

Daher entwarf ich die FEDL »Orientierung«, denn viele alte Menschen sind mehr oder weniger in ihrer Orientierung eingeschränkt. Zur FEDL »Orientierung« gehören daher die Auswirkungen von demenziellen Symptomen und den damit zusammenhängenden Fähigkeiten und Bedürfnissen.

Es geht z. B. um die Suche nach alten Rollen, nach Integrität und Identität. Es geht um die Befriedigung grundlegender Bedürfnisse wie produktiv zu sein, gebraucht zu werden, geliebt zu werden, Status und Prestige zu haben. Daraus ergeben sich die unterschiedlichsten Ansätze für die Betreuung und Pflege von Menschen mit Demenz. Innerhalb dieser FEDL gibt es enge Zusammenhänge mit den Erlebnissen und Erfahrungen aus der FEDL »Existenzielle Erfahrungen des Lebens«.

4.5.3 FEDL »Aktivieren – Anregen«

Diese FEDL wirft einen Blick auf die inneren Antriebe (Fleiß, Pflicht, Religiosität, Solidarität, Ehrgeiz, Nähe etc.), auf die innere Welt und ihre Erreichbarkeit. *»Jeder Mensch erlebt die reale Welt aufgrund seiner subjektiven Erfahrungen. Wie er also sieht, riecht, hört, fühlt und schmeckt, nimmt er auf seine persönliche Art und Weise wahr. So existiert auch in jedem Kopf ein anderes Abbild der tatsächlichen Welt, im NLP »Landkarte« genannt. Die fünf Sinnessysteme Sehen, Hören, Fühlen, Riechen und Schmecken bilden eine der wichtigsten Grundlagen des NLP-Modells.*

Unter Repräsentationssystem versteht man die Art und Weise, wie man Informationen im Gehirn in einem oder mehreren der fünf Sinneskanäle verschlüsselt. Die innere Repräsentation der äußeren Welt, aber auch der eigenen Lebensgeschichte, seiner Werte und Normen ist bei jedem Menschen unterschiedlich und prägt die innere Landkarte. Jedes Erlebnis kann innerlich in Bildern, Gefühlen, Geräuschen, Tönen, Formen, Farben etc. repräsentiert werden. Wie diese Repräsentationen gestaltet sind, welche Sinneswahrnehmungen besonders stark oder schwach vertreten sind, ist individuell unterschiedlich.

Alle Menschen benutzen ständig die drei Repräsentationssysteme (visuell, auditiv und kinäs-thetisch). In der Regel bevorzugen wir eines der Repräsentationssysteme, vorzugsweise in Stresssituationen.«[42]

Diese FEDL meint nicht die klassische »Krankenmobilisation« gemeint, sondern die Beschäftigung mit dem, »was in Gang gebracht werden soll«. *»Eine Aktivierung des Kranken und die Anregung zur Selbstständigkeit sind auch Bestandteil vieler Pflegetheorien. Im Allgemeinen wird unter aktivierender Pflege das Bemühen verstanden, dass der zu Pflegende zumindest Teile der eigenen Pflege und täglichen Aufgaben wieder selbst übernimmt. Hier liegt ein rehabilitativer Anteil von Pflege.*

Bei näherem Hinsehen fällt jedoch auf, dass in der Praxis ein eher mechanistisches Verständnis von Aktivierung vorzuherrschen scheint, es ist oft auf rein körperliche Dislokation beschränkt. Andere Bereiche, die Menschen dazu bringen könnten, selbst wieder aktiv zu werden – Anreize von außen, geistige Herausforderungen, Kontakte und Spaß –, spielen kaum eine Rolle.«[43]

Die Notwendigkeit von aktivierender Pflege gilt nicht nur für eine FEDL, AEDL oder ATL, sie greift in mehrere Lebensbereiche und Fähigkeiten ein. In diese FEDL ist daher auch die Vielfalt an Anregbarkeit integriert.

4.6   Die fähigkeitsbezogene Sichtweise

Mit der Anwendung der FEDL verändert sich der Pflegeprozess: Die Pflegekraft beachtet innerhalb den alten Menschen hinsichtlich seiner Fähigkeiten. Situationen werden im Sinne von Fähigkeiten (eingeschränkt oder nicht) des Klienten eingeschätzt. Der Wandel oder die Veränderung des Pflegeprozesses findet statt durch den Wechsel von Problem zu Fähigkeit. Daraus folgt eine Pflegediagnose auf der Basis der Fähigkeiten des Klienten:
- Der Klient wird als gleichwertiger Partner und nicht als Mensch mit Defiziten wahrgenommen.
- Pflege wird an die Situation des Klienten angepasst.
- Pflegemaßnahmen werden gezielt ausgesucht. So werden Pflegemaßnahmen weggelassen, die der Klient selber durchführen kann. Dazu ist es notwendig, das genaue Ausmaß der Fähigkeiten zu kennen.
- Beispiel: Bei den AEDL heißt es: *»Selbstpflegedefizit Körperpflege. Die Person ist nicht in der Lage, ihre gewohnte und gewünschte Form der Körperpflege durchzuführen.«*[44] Bei den FEDL lautet es hingegen so: *»Klient … genießt es, die … zu waschen, zu baden, das warme Wasser etc. …; nimmt Anleitung / Unterstützung / Hilfestellung / Hilfsmittel an; führt nach Handlungsimpuls / Bewegungsanbahnung Handlung durch; führt Teilwaschung*

---

[42]   vgl. Messer 2007
[43]   vgl. Abt-Zegelin, A.: Festgenagelt sein. Der Prozess des Bettlägerigwerdens. Der Prozess des Bettlägerigwerdens. Huber Verlag, Bern 2005.
[44]   vgl. Swoboda, B.: Pflegeplanung. Vincentz Verlag, Hannover 2002.

(…) durch; äußert Wünsche; Wasch-Selbstpflegegewohnheiten sind bekannt; wäscht mit angereichtem Waschlappen …«

- Der Klient erlebt sich als wertgeschätzten Menschen. Er empfindet das Wahrnehmen seiner Fähigkeiten als eine Möglichkeit, in der Pflege »*mitentscheiden zu können*«[45], dadurch kann für ihn Qualität in seiner Pflegesituation entstehen.
- Was in anderen Kontexten von Pflegeprozessen (siehe die Beispiele oben) als Problem wahrgenommen wird, ist nach dem Modell der FEDL häufig eine Fähigkeit.
- Ein Wechsel von Problem zu Fähigkeit ermöglicht Verständnis für die Situation des Klienten. Dadurch kann die Pflegekraft auf »*Erziehungsmaßnahmen*« und »*Verhaltens-regulierungen*« verzichten. Die Toleranz gegenüber zuerst Befremdlichem steigt.[46]
- Ein Beispiel: Ein ältere Klientin lehnt die tägliche Ganzkörperpflege ab. Da sie in ihrer Sprach- und Orientierungsfähigkeit eingeschränkt ist, bringt sie statt eines »Nein, ich möchte das nicht« eine Bewegung zum Ausdruck: Immer wenn sie von einer Pflegekraft ins Bad begleitet wird und dort die Waschutensilien gerichtet werden, zeigt sie körperliche Unruhe an. Wenn die Pflegekraft mit dem Ausziehen der Klientin beginnt und ihr das Gesicht oder den Oberkörper waschen möchte, schiebt die Klientin den Arm der Pflegekraft vehement weg. Daraus kann folgendes Problem formuliert werden: »*Verweigerung der Körperpflege*«. Nach dem Verständnis von Pflege über das Modell der FEDL wird daraus: »*Klientin drückt ihren Wunsch von Körperpflege non-verbal aus.*«

---

[45] vgl. Schwerdt, R.: Gute Pflege. Kohlhammer Verlag, Stuttgart 2002.

[46] vgl. Igl, G.; Schiemann, D.; Gerste, B.: Qualität in der Pflege. Schattauer Verlag, Stuttgart 2002.

5 Pflegeplanung anhand der FEDL

5.1 »Kommunikation«

Kommunizieren heißt in Kontakt treten, in Kontakt sein. Nach *Paul Watzlawick*[47] können wir **nicht** nicht kommunizieren. Wir befinden uns also in der Gegenwart anderer immer im Austausch mit ihnen, verbal oder nonverbal, bewusst und unbewusst. Dass wir Menschen uns miteinander verständigen, erscheint uns selbstverständlich und vertraut, dennoch ist die Kommunikation von verschiedenen Einflussfaktoren abhängig, z. B. von physiologischen Einflussfaktoren, die über die Sprachzentren im Gehirn die Sprachentwicklung steuern, von kulturellen und milieubezogenen Aspekten und von psychisch-geistigen Faktoren. Kommunizieren heißt sich austauschen, sich ausdrücken, dem anderen etwas mitteilen, Botschaften und Signale senden, aber auch Botschaften und Signale empfangen.

Missverständnisse entstehen dann, wenn Sender und Empfänger nicht auf derselben Wellenlänge sind. Wir nehmen andere Menschen subjektiv und Ich-bezogen wahr; wir gehen dabei von der eigenen Person aus.

Jeder Mensch sieht, hört, fühlt, denkt und hat ein individuelles Bewusstsein seiner eigenen Person, seine eigene Wellenlänge. Andererseits ist der Mensch auf das Leben in Gemeinschaft angelegt. Er lebt von der Beziehung zum Du, vom Kontakt mit anderen Menschen. Kommunikation vollzieht sich auf vielen Ebenen, dazu gehört auch die Kommunikation mit Gott oder der Natur.

Legt man diese erweiterten Inhalte von Kommunikation zu Grunde, so ist Kommunikation der kontinuierliche Prozess der Beziehung zwischen Mensch und Umwelt. Wenn die Sprache gestört ist, müssen andere Möglichkeiten für den Kontakt mit anderen Menschen genutzt werden. Lange Phasen des Alleinlebens oder körperliche und geistig-seelische Behinderungen bewirken gerade bei alten Menschen oft erhebliche Störungen der Kommunikationsfähigkeit. Sie führen zu Isolation, Verwirrtheit und Depressionen. Es treten unangenehme Gefühle wie Einsamkeit und Verlassenheit, Sprachlosigkeit und Verlorenseins auf.

Pflegende müssen ihre Kommunikation bewusst gestalten. Einen anderen Menschen wahrnehmen verlangt, sich für eine »andere Welt« zu öffnen.

Wenn Pflegekräfte Störungen in der Kommunikation von Bewohnern wahrnehmen, so gehen sie den Ursachen nach (z. B. Sprach-, Hör-, Sehstörungen) und suchen Möglichkeiten der Behandlung. Dabei sollte auch die Körpersprache als ein wichtiger Bestandteil

---

[47] Watzlawick, P.; Beavin, J. H.; Jackson, D. D.: Menschliche Kommunikation. Huber Verlag, Bern 2007.

der Kommunikation beobachtet und unterstützt werden. Sie umfasst das ganze Spektrum von Mimik, Gestik, den unterschiedlichsten Körperhaltungen sowie der Gestaltung der zwischenmenschlichen räumlichen Distanz

Die FEDL »Kommunikation« enthält weniger Aspekte. Hier geht es konkret um den Inhalt der Kommunikation. Sprachliche und nicht sprachliche Fähigkeiten stehen im Vordergrund. Der Bereich Orientierung in Bezug auf Personen, Zeit und Raum und das Erinnerungsvermögen wird in der FEDL »Orientierung« beschrieben. Der Ausdruck von Gefühlen findet sich in der FEDL »Zufriedenheit und Emotionalität«. Der Fähigkeit, Schmerzen auszudrücken ist in der FEDL »Existenzielle Erfahrungen des Lebens« Raum gegeben.

5.1.1 Aspekte der FEDL »Kommunikation«

Durch klare, echte und emphatische Kommunikation unterstützen Pflegekräfte eine hilfreiche Beziehung zum Klienten. Es geht auch darum, das Umfeld so zu gestalten, dass die Beziehungs- und Kommunikationsfähigkeit des Bewohners innerhalb der Pflegebeziehung so reichhaltig wie möglich ist, damit er eigene Einschränkungen ausgleichen oder sich holen kann.

Unterstützung und Förderung des Bewohners bei Einschränkungen im Bereich der Fähigkeiten, sich mündlich und schriftlich mitzuteilen. Auch Mimik und Gestik, das Wahrnehmungsvermögen in Bezug auf Hören, Sehen und Gesichtsfeld, Lesen, Verstehen und Erkennen verbaler und schriftlicher Informationen usw. fallen in den Bereich des Kommunizierens. Beachtet werden auch Gewohnheiten und Störungen im Bereich Sprachverhalten und -vermögen, Hörverhalten und -vermögen, mimischem und gestischem Ausdruck, Schreib- und Lesegewohnheiten.

Beachtung der Bereiche Identitätsfindung und -erhaltung, Selbstwertsteigerung, Prestige, Status, gesellschaftliche Rolle, Durchsetzungsfähigkeit, Berührung, Körperkontakt, Entspannung, Beziehungsfähigkeit, psychische Stabilisierung und Möglichkeiten der Kontaktaufnahme.

Aufmerksamkeit gegenüber den nonverbalen Ausdrucksweisen: Menschen mit Demenz, ängstliche oder sterbende Bewohner finden oft nicht immer die richtigen Worte, um ihren Zustand klar zu beschreiben. Sie zeigen ihre Stimmungen und Reaktionen über Gestik und Mimik. Dabei spielen selbst kleinste Veränderungen ein Rolle. Laut *Tom Kitwood*[48] zeigen demente Menschen, was sie fühlen. Die Entfernung von »Innen« und »Außen« hat im demenziellen Geschehen wieder abgenommen. Wie Kinder tragen demente Menschen ihre Seele wieder in Körper und Gesicht. Diese Signale und feinen Äußerungen sind nicht im Vorbeigehen zu erkennen, sondern nur dank besonderer und intensiver Beobachtung.

---

[48] vgl. Müller-Hergl, Christian: De-menz und Re-menz: Positive Personenarbeit und Dementia Care Mapping. In: Geriatrie Praxis 6/98.

5.1.2 Aspekte der Qualitätsentwicklung

- Werden die individuellen Gewohnheiten, Ressourcen und Kommunikationsmuster (Sprache, Mundart, Dialekt, Symbole, nonverbale Äußerungen) des Bewohners bzgl. seiner Kommunikation im Pflegeprozess konsequent beachtet und in die Gestaltung der Pflegesituationen integriert? Dies bezieht auch Aspekte des Duzens und der Nennung des Mädchennamens oder anderer vertrauter Namen ein.
- Ist den Pflegekräften bewusst, wie umfangreich die Kommunikation des Menschen ist und welche unabdingbare Voraussetzung sie für die Förderung von Selbstbestimmung und Selbstständigkeit der Bewohner ist?
- Halten sich die Pflegekräfte unter allen Umständen an die gesetzliche vorgeschriebene Schweigepflicht?
- Sind den Pflegekräften Prinzipien und Regeln der Gesprächsführung bekannt, mit denen sie ihre eigene Kommunikation verbessern können?
- Welches Klima und ganz besonders Gesprächsklima herrscht in der Einrichtung? Besteht ein Klima des »Sich Einfühlens«, des »Sich Mitteilens«? Wird der Kontakt zu den alten Menschen offen, ehrlich, wertschätzend und ggf. auch konfrontierend gestaltet? Herrscht dieses Gesprächsniveau auch unter den Mitarbeitern in den verschiedenen Abteilungen einer Einrichtung?
- Besteht ein klares, nachvollziehbares Besprechungswesen (Kommunikationsmatrix) in der Einrichtung (Übergabegespräche, Pflegevisiten, Teamgespräche, Leitungsrunden, Supervision, Konflikt-, Kritik- und Bewerbungsgespräche)?
- Sind die Pflegekräften über alle wichtigen und sinnvollen Hilfsmittel und Sprechhilfen informiert? Können sie die Bewohner bei der Verwendung dieser Hilfsmittel anleiten oder unterstützen?
- Ist die Sprache wertend? Ist sie getragen von Achtung und Respekt?
- Sind die Rahmenbedingungen so gestaltet, dass Pflegekräfte aufmerksam zuhören können, die Werte anderer Menschen und Kulturen respektieren, Vertrauen aufbauen und halten können sowie integrativ, motivierend und fördernd auf den alten Menschen einwirken können?
- Sind sich die Pflegekräfte ihrer eigenen Übertragungen und Ausstrahlung bewusst. Sind sie sich ihrer eigenen Kommunikationsmuster bewusst und haben sie ein stimiges Selbst- und Fremdbild?

5.1.3 Die FEDL »Kommunikation« unter dem Aspekt der MDK-Begutachtungsrichtlinien

§ 28 Abs. 4 SGB XI lautet: »*Die Pflege soll auch die Aktivierung des Pflegebedürftigen zum Ziel haben, um vorhandene Fähigkeiten zu erhalten und, soweit dies möglich ist, verlorene Fähigkeiten zurückzugewinnen. Um die Gefahr einer Vereinsamung des Pflegebedürftigen entgegenzuwirken, sollen bei der Leistungserbringung auch die Bedürfnisse des Pflegebedürftigen nach Kommunikation berücksichtigt werden.*«

Die ist für die Betreuung von demenzkranken oder anderweitig eingeschränkten Bewohnern von Vorteil, denn eine Zuordnung der Verrichtung zur Pflege ist nur dann möglich, wenn die Maßnahmen im Zusammenhang mit regelmäßig wiederkehrenden Verrichtungen im Sinne des § 14 SGB XI (Begriff der Pflegebedürftigkeit) stehen. Wenn dies der Fall ist, wird die gesamte Zeit individuell bemessen.

Ein Beispiel: »*Entfernt sich z. B. ein unruhiger Demenzkranker beim Waschen aus dem Badezimmer, so ist die benötigte Zeit für ein beruhigendes Gespräch, das die Fortsetzung des Waschens ermöglicht, zu berücksichtigen.*« Eine Beaufsichtigung des gesamten Vorganges ist im Sinne einer vollen Übernahme zu werten.[49] Das gilt auch für Gespräche, die zur Anleitung und Motivation des Bewohners geführt werden.

Stellen Sie in der Pflegeplanung genau heraus, wie und womit sie einen Bewohner motivieren, wie genau sie ihn anleiten. Was passiert dabei? Worauf reagiert der Bewohner positiv? Müssen Sie ein Gespräch führen, um beim Bewohner die nötige Einsicht bzgl. der Lagerung oder Bewegung im Bett zu schaffen?

Beachten Sie genau die Einschätzung der Selbstständigkeit des Bewohners bzgl. der FEDL »Kommunikation«. Daher empfiehlt es sich, den Einsatz von Hilfsmitteln präzise darzustellen.

Merkmale	Einstufung
Kommunikation uneingeschränkt möglich; kann adäquat auf äußere Bedingungen und deren Veränderung reagieren, z. B. über Kleidung, Getränke etc. entscheiden; kann Wünsche zum Ausdruck bringen und realisieren.	selbstständig
Kommunikation teilweise eingeschränkt; braucht Hilfsmittel zur Aufnahme oder Weitergabe von Mitteilungen, wie z. B. Hör-, Seh- und Sprechhilfen sowie Computer gesteuerte Medien; braucht gelegentlich / geringfügige Hilfe (Anleitung) bei der Anpassung an äußere Bedingungen.	bedingt selbstständig
Kommunikation auch mit Hilfsmitteln eingeschränkt; ggf. differenzierte Kommunikation über vertraute Hilfsperson möglich; braucht häufig Hilfe (Anleitung) bei der Anpassung an äußere Bedingungen.	teilweise unselbstständig
Kommunikation nicht oder nur unter intensivem personellen Aufwand mit erheblichen Einschränkungen möglich; braucht ständig Hilfe zur Anpassung an äußere Bedingungen; kann z. B. Hilfe nicht (mehr) anfordern; kann Entscheidungen nicht (mehr) übernehmen.	unselbstständig

[49] vgl. *König, J.: Der MDK – Mit dem Gutachter eine* Sprache *sprechen.* Schlütersche, Hannover, 2000)

Im pflegerischen Alltag gibt es viele wiederkehrende Maßnahmen wie z. B.:

- In das Blickfeld des Bewohners treten
- Blickkontakt herstellen und halten
- Bedürfnisse beobachten bzw. erspüren
- Nach Wünschen und Gewohnheiten fragen und diese weitgehend berücksichtigen
- Bewohner mit vollem Namen ansprechen, oder die Ansprache wählen, auf die er positiv reagiert, wie z. B. der Geburts- oder Kosename
- Freundliche Neugier zeigen
- Empfindungen und Gefühle ernst nehmen
- Zeit für Gespräche nehmen
- Lieblingsthemen ansprechen
- Schlüsselworte (Biografie, Gewohnheiten, Lieblingswörter etc.) immer wieder verwenden
- Bevorzugte Sinneskanäle ansprechen (auf die Wortwahl des Bewohners achten: Geben die verwendeten Wörter Hinweise auf eine visuelle, auditive, kinästhetische oder olfaktorische (über den Geruchssinn) Wahrnehmung?)
- Kurze Sätze bilden, die möglichst mit Ja oder Nein beantwortet werden können
- Stimme lebendig modulieren; ruhige, tiefe Stimmlage
- In kurzen, klaren Sätzen sprechen
- Eindeutige, klare verbale und nonverbale Signale senden
- Nicht in Kindersprache verfallen
- Eigenes Verhalten an die Stimmungslage des Bewohners anpassen
- Nonverbale Reaktionen des Bewohners berücksichtigen
- Lebendige eindeutige Gestik verwenden
- Alternative Mitteilungsformen verwenden, z. B. Bilder, Symbole, Kommunikationshilfen (Schautafeln) erklären, anbieten oder verwenden
- Über notwendige Maßnahmen informieren
- Gewünschte Handlung vormachen
- Handlungsbegleitende Gespräche führen
- Bei Missbilligung eigenes Verhalten verändern
- Bezugspflege / Primary nursing durchführen
- Biografische Besonderheiten / Gewohnheiten beachten
- In den Wohnbereich integrieren
- Ruhige Atmosphäre herstellen
- Validation
- Validierende Grundhaltung
- Angehörige hinzuziehen
- Spiegeln, Pacen
- Arzt hinzuziehen

5.1.4 Pflegeplanungsbeispiele

Pflegerische Ist-Situation	Ziel- oder Lösungssituation	Maßnahmen
1. Verbale Kommunikation, beeinträchtigt Ursache: z. B. erzwungene Immobilität, akute Desorientiert, plötzliche Krankheit, körperliche Schwäche z. B. bei Sterbenden / Schwerkranken • Kl. verständigt sich nonverbal • Kl. bringt zum Ausdruck, dass er sprechen / kommunizieren möchte • Kl. ist motiviert, Hilfsmittel zu benutzen	• Kl. fühlt sich verstanden und angenommen • Kl. hat genügend Information über wichtige Dinge wie z. B. Tagesablauf / Ansprechpartner etc. • Kl. fühlt sich beachtet und ernstgenommen • Gründe für eingeschränkte Kommunikation sind bekannt	• Gründe für Einschränkung durch genaue Beobachtung durch PK ermitteln; ggf. Rücksprache mit Hausarzt / HNO-Arzt / Logopädin, Einleiten von Therapien • Bevorzugte Kommunikations- / Sinneskanäle ermitteln und Kl. darüber ansprechen. (Auf die Wortwahl des Kl. achten: Geben die verwendeten Wörter Hinweise auf eine visuelle, auditive, kinästhetische oder eine Wahrnehmung über den Geruchssinn?) • Möglichkeiten zur Kontaktaufnahme bieten (z. B. Gruppen- bzw. Einzelangebote), immer wieder einladen und ggf. begleiten • Sich Zeit für Kl. lassen, ihn während der Pflege ansprechen, nach Wünschen und Befinden fragen. Handlungsbegleitende Gespräche bei der Versorgung intensivieren • Evtl. nach Rücksprache Besuchsdienst oder auch Kontakt zu anderen Klienten o. ä. einrichten / fördern • Evtl. Zeitungslektüre anregen, Radio, Telefon o. a. • Ressourcen, Antriebe, Lieblingsgesprächsthemen anbieten • Kl. das Gefühl geben, dass er geschätzt wird, »freundliche Neugier« an seiner Person zeigen, Gespräche auch zwischendurch anbieten • Kl. über die aktuellen Begebenheiten auf dem Wohnbereich informieren (*Art und Häufigkeit benennen*) • Kl. schnellstmöglich mobilisieren, sodass er auch im Bett oder Rollstuhl stundenweise am Leben im Wohnbereich teilnehmen kann. • Wenn möglich Logopädie anregen. Sich evtl. von Logopäden sprechfördernde Übungen, bzw. sprechförderndes Verhalten zeigen lassen und anwenden

2. Verbale Kommunikation, beeinträchtigt Ursache: demenzielle Symptomatik • Kl. spricht wenig • Kl. spricht sehr viel • Kl. spricht im Sing Sang • Frühere Antriebe und Gesprächsthemen sind bekannt • Kl. kommuniziert nonverbal • Kl. sucht Kontakt zu anderen Klienten/Pflegekräften, spricht diese an, etc.	• Kl. fühlt sich verstanden • Kl. entdeckt Möglichkeiten, sich auszudrücken • Kl. spricht nach Impulsgabe	• Blickkontakt aufnehmen • Kl. mit Namen ansprechen • Ruhig, kurz und einfach sprechen. Keine Kindersprache • Bevorzugte Kommunikationskanäle/Sinneskanäle ermitteln und Kl. darüber ansprechen. (Auf die Wortwahl des Kl. achten; verwendete Wörter geben Hinweise auf eine visuelle, auditive, kinästhetische oder Wahrnehmung über den Geruchssinn) • Kl. auf nonverbale Äußerungen hin beobachten, Inhalt oder Thema der Äußerung aufgreifen • Bestimmte Wörter und Anweisungen in der Herkunftssprache des Kl. sprechen (regionale oder mundartliche Besonderheiten beachten) • Durch gezielte Beobachtung ermitteln, welche Bedürfnisse Kl. hat, diese ansprechen und befriedigen • Wenn möglich Logopädie anregen. Sich evtl. von Logopäden sprechfördernde Übungen, bzw. sprechförderndes Verhalten zeigen lassen • Gespräche mit dem Kl. ressourcenorientiert führen, dabei Lieblings- und Reizthemen wählen, Gespräch evtl. mit Gegenständen, Fotos etc. in »Gang bringen« • Sensiblen und angepassten Körperkontakt herstellen • In Gesprächen die gesuchten Wörter/Begriffe vorschlagen • Bei Sprechversuchen ruhig abwarten, nicht drängeln • Im validierenden Sinne Sing-Sang-Melodie und Thema aufgreifen, spiegeln • Kl. akzeptieren

Pflegerische Ist-Situation	Ziel- oder Lösungssituation	Maßnahmen
3. Sprachverständnis, eingeschränkt Ursachen: Kl. versteht bspw. deutsche Sprache nur bedingt oder gar nicht. Kl. mit nicht deutscher Herkunft hat aufgrund einer Aphasie oder kognitiver Einschränkungen, z. B. bei demenzieller Symptomatik, bisher erworbene Deutschkenntnisse verloren. Es kann passieren, dass die deutsche Sprache überhaupt nicht mehr verstanden wird • Kl. macht sich in eigener Muttersprache verständlich • Kl. liest geschriebene Wörter in Muttersprache • Angehörige sprechen deutsch und übermitteln teilweise • Kl. verständigt sich nonverbal • Kl. hat Kontakt zu anderen Menschen, die seine Muttersprache sprechen • Es gibt Pflegekräfte, die die Sprache des Klienten sprechen (bestimmte Worte oder Sätze)	• Kl. fühlt sich akzeptiert und verstanden • Kl. kennt bestimmte »Schlüsselworte« • PK kennen bestimmte »Schlüsselwörter« • Kl. nutzt schriftliche, verbale, nonverbale Hinweise	• Gespräch mit Angehörigen führen und gemeinsam überlegen, wie diese den Kl. unterstützen können • Mit Kl. bestimmte wichtige Schlüsselwörter bestimmen, die in der Muttersprache aufgeschrieben und verwendet werden, um bspw. das Zimmer zu kennzeichnen oder die Kommunikation in der pflegerischen Versorgung zu unterstützen • Orientierungshilfen (Infotafel, Speiseplan, Beschäftigungsangebote etc.) in der Muttersprache aushändigen • Kl. lernen wichtige Wörter in der Muttersprache des Kl. (evtl. Spickzettel in der Kitteltasche – oder auf Zettel gemeinsam lesen) • Muttersprachliche Zeitungen, Bücher etc. besorgen • Interesse an Sprache und Herkunft zeigen, durch Nachfragen, Fotos des Landes oder ein Lied erlernen, singen • Kontakt zu anderen Kl. mit gleicher oder ähnlicher Muttersprache herstellen (Achtung: nationale Differenzen beachten!) • In der Pflege und im Alltag: Gewünschte Handlungen vormachen, Utensilien angeben • International anerkannte Symbole verwenden • Kl. in der Ausübung von Ritualen und Gewohnheiten bzgl. seiner Herkunft unterstützen, z. B. dem Ausleben religiöser Gewohnheiten und Riten
4. Konfabulation Erzählungen meist zufälliger Einfälle ohne Bezug zur jeweiligen Situation oder Frage, um Gedächtnislücken zu überspielen	• Kl. fühlt sich akzeptiert • Kl. versteht PK, fühlt sich ausreichend informiert • Sprachstörung ist diagnostisch abgeklärt	• Keine Streitgespräche führen, da dem kognitiv beeinträchtigten Kl. logisches Denken und Einsichtsfähigkeit evtl. verloren gegangen sind! Validierend reagieren (Validierende Grundhaltung) • Genaue Abklärung durch Hausarzt/HNO-Arzt/Logopädin, therapeutische Schritte einleiten. • In bestimmten Krisensituationen kann Ablenken helfen • Nicht auf eigener Wahrheit beharren • Gelassen reagieren • Ja-Nein-Fragen stellen • Kl. im Rahmen der Alltags- oder Tagesgestaltung ein Beschäftigungsangebot machen, das ein Gefühl von »Sinnvollem Tun« vermittelt • Kl. respektvoll behandeln • Kl. unterstützen, seine gewünschte Rolle (auch wenn es eine aus der Vergangenheit ist) auszuleben • Auf nonverbale Zeichen und Ausdruck achten

5. Kommunikation bei globaler Aphasie

Spärliche oder gar keine Sprachproduktion, häufig bei Schlaganfall. Schwere Störung des inhaltlichen, auf die Bedeutung bezogenen Sprachverständnisses und der Sprachproduktion. Kl. gibt oftmals nur bestimmte Silben wie »mal so; mal so; la la la« von sich. Sprachverständnis und Lesen stark gestört

- Kl. kommuniziert nonverbal (Gestik, Mimik)
- Vorlieben, Abneigungen, Interessen, Wünsche etc. sind bekannt
- Kl. zeigt auf Dinge, »spricht mit den Händen«
- Teilkommunikation über Angehörige
- Kl. verwendet Hilfsmittel
- Kl. ist motiviert Sprechübungen durchzuführen
- Kl. drückt Gefühle gleich aus
- Kl. spricht einzelne Wörter
- Kl. vertraut Pflegekräften
- Kl. akzeptiert Spracheinschränkung

- Kl. kommuniziert nonverbal (Gestik, Mimik)
- Vorlieben, Abneigungen, Interessen, Wünsche etc. sind bekannt
- Kl. zeigt auf Dinge, »spricht mit den Händen«
- Teilkommunikation über Angehörige
- Kl. verwendet Hilfsmittel
- Kl. ist motiviert, Sprechübungen durchzuführen
- Kl. drückt Gefühle aus
- Kl. spricht einzelne Wörter
- Kl. vertraut PK
- Kl. akzeptiert Spracheinschränkung
- Kl. fühlt sich angenommen/ernst genommen
- Teilweise oder vollständige Wiederherstellung der Lautbildungs- und Sprachfähigkeit
- Kl. hat das Gefühl, etwas vom »Leben« mitzubekommen, ist, so weit wie möglich, integriert

---

- Genaue Diagnostik/Therapie durch Logopäden; Verhaltensvorschläge/Sprachübungen vom Logopäden für das Pflegepersonal einholen und beachten
- Kl. bei Kontakten und Versorgungen motivieren und Mut zusprechen, wertschätzendes Gefühl vermitteln
- Immer versuchen, die Äußerungen des Kl. zu verstehen
- Zeit nehmen, Zuwendung geben
- Nicht im Beisein des Kl. über ihn sprechen
- Kurze Sätze bilden, die möglichst mit Ja oder Nein zu beantworten sind
- Kl. vor Pflegehandlungen informieren
- Gewünschte Handlungen vormachen, Utensilien in die Hände geben
- Nonverbale Reaktionen des Kl. wahrnehmen und aufgreifen
- Eindeutige, klare verbale und nonverbale Signale senden
- Niemals Kindersprache verwenden
- Alternative Mitteilungsformen, z. B. Bilder, Symbole, Kommunikationshilfen (Schautafeln) erklären, verwenden
- Mittels Fragen oder Vorgabe von passenden Antworten herausfinden, was der Kl. meint
- Genau zuhören! Schlüsselwörter können den Sinn des Gesagten erschließen
- Verständnis für die Situation zeigen
- Sprechbereitschaft durch häufigen Kontakt fördern
- Gemeinsames Singen, Beten, Gedichte

Pflegerische Ist-Situation	Ziel- oder Lösungssituation	Maßnahmen
6. Kommunikation bei motorischer Aphasie (Broca-Aphasie) Kl. spricht meist stockend, in unvollständigen Sätzen, mit vielen Lautverwechslungen bei langsamer und monotoner Artikulation; teilweise Telegrammstil; Auswahl und Kombination der Sprachlaute ist oftmals beeinträchtigt, häufig bei Schlaganfall und TIA • Nonverbale Kommunikation möglich • Kl. antwortet auf Ja-Nein-Fragen • Angehörige übernehmen einen Teil der Verständigung, unterstützen bei Verständigungsproblemen. • Kl. verwendet Hilfsmittel verwenden • Kl. versteht Gesprochenes	• Kl. versteht seine Mitmenschen • Kl. macht Bedürfnis deutlich, wird verstanden. • Kl. ist motiviert, immer wieder neue Sprecherversuche durchzuführen	• Einsatz von Logopädie; Sprechübungen von Logopädin erklären lassen • In einfachen, kurzen Sätzen sprechen • Ja-Nein-Fragen stellen • Kl. zum Sprechen motivieren und anregen. Dabei auf bevorzugte Themen zurückgreifen. Bilder, Utensilien, etc. in Gesprächen dazu nehmen • Angehörige einbeziehen, evtl. mit Logopäden Beratungsgespräch durchführen. • Augenkontakt halten, Ruhe, Sicherheit und Freundlichkeit vermitteln und ausstrahlen • Zeit geben und loben. • Sprechfehler nicht verbessern, sonst fühlt Kl. sich ständig kritisiert und vermeidet Sprechen • Begonnene Sätze nicht zu Ende führen. Wenn das Gespräch keinen therapeutischen Zweck hat, sondern der Pflege der zwischenmenschlichen Beziehungen dient, evtl. mit eigenen Wörtern »aushelfen« • Vertrauen/Sprechbereitschaft durch häufigen Kontakt fördern • Sprechbereitschaft durch Singen, Gebete und Gedichte fördern. • Auf Wohlbekanntes und Vertrautes zurückgreifen • Bei Bedarf Rückfragen stellen • Nicht in Kindersprache oder andere ungewöhnliche Sprachstile verfallen
7. Kommunikation bei sensorischer Aphasie (Wernicke-Aphasie) Kl. spricht meist flüssig mit guter Sprachmelodie, bzw. klarer Artikulation. Störungen fallen nicht gleich auf. Oftmals wird Gesprochenes kaum oder gar nicht verstanden. Kl. folgt somit Aufforderungen schlecht • Kl. macht vorgemachte Handlungen nach • Kl. hat Vertrauen zu Pflegepersonen • Kl. ist motiviert, an der Therapie aktiv • Nonverbale Kommunikation möglich	• Kl. fühlt sich verstanden und ernst genommen • Kl. versteht notwendige Handlungen oder Tätigkeiten • Kl. versteht PK • Kl. fühlt sich ernst genommen und akzeptiert • Kl. macht sich verständlich	• Einsatz von Logopädie; Sprechübungen von Logopädin erklären lassen, dann selber durchführen • Durch Bezugspflegepersonen Vertrauen, Sicherheit und Kommunikation aufbauen • Nach Schlüsselbegriffen suchen, diese dann verwenden • Gewünschte Handlung vormachen, entsprechende Utensilien in die Hände einsetzen • Wichtige, immer wieder zu verwendende Gegenstände oder Körperteile benennen und zeigen • Respekt und Empathie ausstrahlen • Kl. durch leichte Anweisungen (z. B. »Zeigen Sie bitte zum Fenster« o. ä.) fördern • Vor allen Pflegetätigkeiten informieren • Während der Kommunikation Fremdreize wie Radio, Fernsehern etc. weitmöglichst reduzieren

8. Kommunikation bei anamnestischer Aphasie

Wortfindungsstörungen und Bildung von inhaltsarmen Redefloskeln; Redefluss wird unterbrochen, wenn das passende Inhaltswort nicht zur Verfügung steht. Gegenstände und Sachverhalte können erkannt werden, aber nicht schnell oder ohne nachzudenken aus dem Wortschatzwissen abgerufen werden

- Kl. verwendet statt des gesuchten Wortes Umschreibungen oder andere Wörter
- Kl. schätzt seine Situation richtig ein
- Kl. ist motiviert, zu kommunizieren
- Kl. drückt sich nach Wunsch aus
- Kl. äußert seine Gefühle und Bedürfnisse

<ul><li>Kl. verwendet statt des gesuchten Wortes Umschreibungen oder andere Wörter</li><li>Kl. schätzt seine Situation richtig ein</li><li>Kl. ist motiviert, zu kommunizieren</li><li>Kl. drückt sich nach Wunsch aus</li><li>Kl. äußert seine Gefühle und Bedürfnisse</li><li>Kl. fühlt sich akzeptiert und ernst genommen</li></ul>	<ul><li>Einsatz von Logopädie; Sprechübungen mit dem Kl. durchführen, vom Logopädin erklären lassen</li><li>Kommunikation mit dem Kl. in entspannter Atmosphäre</li><li>In Ruhe sprechen lassen, nicht drängeln</li><li>Keine Wörter in den Mund legen; wenn Kl. nach Wörtern sucht, wird seine Sprechaktivität gefördert</li><li>Mit Kl. viel reden, nicht wegen seiner Sprachstörung ausgrenzen; singen, Gebete, bekannte Gedichte</li></ul>

9. Stimme, leise und monoton

Z. B. bei Parkinson-Syndrom durch den Rigor und die Akinese sowie Nebenwirkungen von Medikamenten

- Kl. spricht mit monotoner Stimme
- Kl. verständigt sich nonverbal gut
- Kl. hat Vertrauen zu PK
- Kl. ist motiviert, an der Therapie mitzuarbeiten

<ul><li>Kl. fühlt sich verstanden</li><li>Kl. spricht weitgehend deutlich</li><li>Verständigung ist möglich</li><li>Kl. fühlt sich ermutigt, trotz der Sprachhemmung zu sprechen</li></ul>	<ul><li>Logopädie anfordern und Sprachübungen durchführen</li><li>Kl. während der pflegerischen Versorgung Mut zusprechen, kleine Erfolge loben</li><li>Kl. bitten, bewusst und deutlich zu sprechen</li><li>Sprechübungen wie z. B. lautes Vorlesen, Lippenübungen, Aufblasen der Wangen, Atemgymnastik etc. durchführen lassen</li><li>Nicht ins Wort fallen, Ruhe und Sicherheit vermitteln</li><li>Sprechaktivitäten des Kl. fördern, indem man ihm nicht mit Wörtern aushilft</li><li>Gelegenheit zu Gesprächen und Kontakten geben</li><li>Auf gute Mundpflege und ausreichend Flüssigkeitszufuhr achten, vor Sprechübungen trinken lassen</li><li>Während der Kommunikation eine entspannte Atmosphäre schaffen, Fremd- und Nebengeräusche reduzieren</li><li>Mit Arzt Medikamente überprüfen</li></ul>

Pflegerische Ist-Situation	Ziel- oder Lösungssituation	Maßnahmen
10. Verbale Kommunikation, teilweise Ablehnung Z. B. bei depressiven Verstimmungen oder Ängsten, Unsicherheiten, weil neu im Wohnbereich; Traurigkeit oder Schweigsamkeit als Lebensgewohnheit • Kl. spricht wenig, nur auf Aufforderung, regt selber keine Gespräche an • Kl. ist mit seinem Kommunikationsverhalten zufrieden • Kommunikationsform ist biografisch bekannt • Kl. erhält alle für ihn wichtigen Informationen	• Kl. fühlt sich in seinen Wünschen respektiert • Kl. hat ausreichende Informationen	• Gewohnheiten bzgl. Kommunikationsverhalten genau erfragen, evtl. Angehörige hinzuziehen • In das Leben auf dem Wohnbereich integrieren, sofern gewünscht • Medien wie Zeitung, Telefon, Computer etc. zur Verfügung stellen • Sozialdienst hinzuziehen, wenn gewünscht • Tgl./wchtl. nach Wünschen und Bedürfnissen fragen • Ausreichenden Rückzugsraum zur Verfügung stellen • Über alles Notwendige in Wohnbereich/Einrichtung informieren • Interessante (Biografie!) Gesprächsthemen anbieten
11. Heiserkeit Bei Erkältungskrankheiten, nach Operationen im Halsbereich • Kl. spricht mit heiserer Stimme, evtl. schmerzhaft oder angestrengt • Kl. ist bereit, die Stimme zu schonen • Kl. gurgelt selber • Zustand vorübergehend • Kl. übt Selbstpflege aus	• Kl. schätzt Situation richtig ein • Kl. spricht wieder richtig • Stimme ist ausreichend geschont • Kl. bringt seine Gefühle, Wünsche, Bedürfnisse zum Ausdruck • Kl. kennt Hilfsmittel und geht mit diesen um	• Hausarzt informieren • Beratungsgespräch bzgl. der Erkrankung und notwendiger Maßnahmen • Kl. bitten, wenig oder gar nicht zu sprechen, nonverbale Zeichen verabreden • Zeichen- oder Symboltafel einsetzen, Schreibutensilien bereithalten • Nach Ursache/ärztl. Anordnung: Gurgeln mit Kräutertee
12. Eingeschränkte sprachliche Kommunikation bei Stummheit Ursachen: Angeborene Stummheit, Erkrankungen des Kehlkopfes • Kl. nutzt Taubstummen-/Gebärdensprache • Kl. ist geduldig • Kl. liest und hört gut • Kl. holt im Bedarfsfall Hilfe durch Klopfen o. ä. herbei • Einzelne PK kennen Wörter aus der Gebärdensprache • Kl. verständigt sich nonverbal	• Kl. fühlt sich integriert und verstanden • Kl. kennt und nutzt geeignete Hilfsmittel • Kl. ist motiviert, bestimmte Wörter der Gebärdensprache zu verwenden oder aufzuschreiben	• Gebärdensprache verwenden, oder bestimmte, immer wieder kehrende Wörter einüben • Nonverbale Äußerungen beobachten, Pflege und Versorgung bei Missbilligung verändern • Umgang mit Zeichentafel und anderen Hilfsmitteln erklären, diese Hilfsmittel zur Verfügung stellen • Augenkontakt herstellen und halten • Kl. durch sinnvolle Beschäftigung und Angebote in das Leben auf dem Wohnbereich integrieren • Zeichensprache vereinbaren • Normal sprechen, keine Kindersprache, Kl. liest evtl. von den Lippen ab

13. Beeinträchtigte Kommunikation bei Tracheostoma Kl. lebt mit einem Tracheostoma; ist meist emotional sehr belastet, leidet unter Sprachlosigkeit • Kl. ist nicht in der Lage zu sprechen, pfeifen, singen, flüstern etc. • Kl. verständigt sich durch Schreiben nonverbal • Kl. versteht Gesagtes • Kl. akzeptiert die Situation	• Kl. fühlt sich verstanden • Kl. ist motiviert und in der Lage, Sprechversuche mit dem Tracheostoma zu versuchen • Kl. bringt Gefühle, Wünsche, Bedürfnisse etc. zum Ausdruck	• Immer Augenkontakt herstellen und Kl. mit Namen ansprechen, situationsentsprechender Körperkontakt • Stomatherapeutin bzgl. Einsatz einer speziellen Sprechkanüle hinzuziehen • Sprechtherapie durch Logopädin anregen • Sprechübungen lt. Logopädin durchführen • Geduld und Verständnis aufbringen • Fragen stellen, die mit Ja und Nein (Kopfnicken, -schütteln) beantwortet werden können • Kontakt zu Selbsthilfeorganisation, Seelsorger etc. herstellen • Auf nonverbale Zeichen achten, Bedürfnisse erspüren • Hilfsmittel wie Schreibtafel, Schreibzeug, Symbol- oder Kommunikationstafeln einsetzen
14. Hohes Sprechbedürfnis Ursachen: psychische Erkrankungen oder Veränderungen, Gewohnheit, Angst, Unsicherheit. Hohes Kontakt- und Sicherheitsbedürfnis • Kl. spricht mehrere Stunden am Tag, redet sozusagen »ohne Punkt und Komma« • Kl. stellt häufig Gespräche zu anderen (Klienten, Pflegekräften, Besuchern) her • Kl. spricht in Gesprächen mehr als andere Gesprächsteilnehmer, diese fühlen sich evtl. unterlegen	• Kl. kennt und akzeptiert die Gesprächsbedürfnisse der Mitmenschen • Kl. fühlt sich akzeptiert	• Kl. nach möglichen Gründen und Bedürfnissen fragen • Sinnvolle und kommunikative Beschäftigungen anbieten • Mehrfach tgl. intensive, interessante Gespräche anbieten • Verhalten des Kl. akzeptieren • Gesprächssituationen herstellen, in denen Ausgewogenheit zwischen den Gesprächspartnern besteht

Pflegerische Ist-Situation	Ziel- oder Lösungssituation	Maßnahmen

15. Verbale Herausforderung gegen andere
 	
Ursachen: psychiatrische Erkrankungen, beginnende demenzielle Symptomatik, institutionelle Zwängen, Veränderungen in der Lebenssituation, Nebenwirkungen von Medikamenten, Reaktion auf Verhalten der Umwelt, Übertragungsprozesse
 	
• Kl. verwendet Schimpfwörter, beleidigt und beschimpft andere
	• Kl. zeigt hinterher Reue,
	• Kl. versteht Gesagtes
	• Auslösende Faktoren für das Verhalten sind bekannt
	• Gefahr bzw. Eskalation werden eingeschätzt bzw. vermieden
	• Kl. ist sozial in den Wohnbereich integriert
	• Auslösende Faktoren sind bekannt
	• Kl. fühlt sich wohl und ernst genommen
		• Siehe auch FEDL »Zufriedenheit und Emotionalität«
		• Hausarzt bzw. Neurologen informieren
		• Ruhig und ausgeglichen begegnen
		• Evtl. beruhigendes, validierendes Gespräch führen
		• In Akutsituationen: Kl. aus der Reichweite anderer Personen bringen, damit er sich abreagieren kann
		• Verlauf und Verhalten genau beobachten und dokumentieren
		• Wenn Pflegepersonen verbal angegriffen werden:
		  – *Sich persönlich nicht angegriffen fühlen, Beschimpfungen nicht persönlich nehmen*
		  – *Nicht auf Beleidigung eingehen*
		  – *Durch geeignete Angebote die Aggression in Handlungen umlenken*
		  – *Gesetzmäßigkeiten aufdecken und ausschalten*
		• Wenn andere Klienten angegriffen werden:
		  – *Unterstützung herbeiholen*
		  – *Räumliche Trennung herbeiführen*
		  – *Gesetzmäßigkeiten aufdecken und ausschalten*
		  – *Situation gegenüber anderen Klienten erklären*
		• Insgesamt ausreichende soziale Kontakte herstellen
		• Verbal herausfordernden Kl. nicht vor anderen tadeln, Beratungsgespräch immer unter vier Augen

16. Verbale Kommunikation eingeschränkt, bedingt durch reduzierte Schwäche, nach Krankenhausaufenthalt • Kl. kommuniziert über Mimik und Gestik, gibt Brummlaute von sich, hält Augenkontakt, stellt diesen her (gibt Vertrauen) • Unklar, ob Kl. Gesagtes versteht, Anweisungen zur Pflege scheinen verstanden zu werden	• Kl. erhält Informationen, über das, was passiert und Zuwendung • Kl. erfährt weiter Vertrauen • Kl. fühlt sich verstanden (bekannte PK deuten Gestik und Mimik weiterhin richtig)	• Blickkontakt herstellen • Deutlich sprechen • Pflegemaßnahme und nächste Schritte verbal erklären • Auch scherzen, wenn Kl. ein fröhlicher Mensch ist • Angemessene Zuwendung über Körperkontakt geben, z. B. Streicheln der Hände

17. Kommunikation, eingeschränkt Ursachen: Hemiparese rechts, zerebraler Insult • Kl. spricht sehr unklar und verwaschen, ist kaum zu verstehen, ab und zu ein deutliches Wort • Wenn Kl. langsam und ruhig spricht, ist mehr zu verstehen • Kl. sieht gut, z. B. TV, hört auch, z. B. Radio • Kl. hält Blickkontakt, sucht diesen von sich aus • Kl. antwortet klar auf Ja- oder Nein-Fragen	• Kl. fühlt sich verstanden • Verordnung über Logopädie bleibt • Kl. spricht verständlich, wenn er ruhig spricht	• 2 x die Woche Logopädie • Ruhige Atmosphäre schaffen, in der der Kl. langsam und deutlich sprechen kann • Ja- und Nein-Fragen stellen
18. Kommunikation, eingeschränkt • Kl. äußert Bedürfnisse und Wünsche klar und deutlich in ruhiger Umgebung • Kl. reagiert bei Unruhe, Überforderung und Stress mit Wortfindungsfindungen, Weinen, etc. • Kl. nutzt vorgesprochene Wörter	• Kl. drückt weiterhin Bedürfnisse und Wünsche bei ruhiger Umgebung klar und deutlich aus	• Klar und deutlich reden • Zuhören, Ruhe ausstrahlen • Hetze in der Versorgung vermeiden • Bei Wortfindungsstörungen entsprechende Wörter vorgeben
19. Wortfindungsstörungen, zeitweise • Kl. benennt durchschnittlich alle 10 bis 15 Minuten Gegenstände mit anderen Namen, wirkt dabei unglücklich, versucht immer wieder das richtige Wort zu finden • Kl. nimmt verbale Anregungen von PK an, wenn diese z. B. das Wort nennen; wirkt dann erleichtert • Kl. spricht von sich aus andere Menschen an, ist dabei gut zu verstehen • Kl. hört eher zu, als sich selbst mitzuteilen • Kl. trägt eine Brille, setzt diese selber auf (schläft damit)	• Kl. teilt sich weiterhin mit • Kl. nutzt weiterhin die Hilfestellungen der PK, wie z. B. Worte nennen • Kl. genießt weiterhin die Gespräche mit anderen	• Gespräche über Lieblingsthemen führen (Auto Blumen, Kinder, Haushaltsführung etc.) • Kl. ermöglichen, in der Gegenwart der PK zu sein • Bei Wortfindungsstörungen Worte nennen, die der Kl. sucht

Pflegerische Ist-Situation	Ziel- oder Lösungssituation	Maßnahmen
20. Verbale Äußerung, eingeschränkt Ursache: Diagnose Demenz • Kl. zeigt Abneigung durch Mimik, Gestik und Lautstärke • Wohlbefinden wird über Mimik, z. B. Lächeln ausgedrückt • Kl. hört zu, hält Augenkontakt, dabei Verständnisqualität unklar	• Abneigungen und Vorlieben sind bekannt • Vermeidung von Tätigkeiten, die Abneigung hervorrufen • Kl. erfährt die Beachtung ihrer Wünsche	• Innerhalb der Pflege und des Kontaktes sehr genau beachten, was Kl. mag / nicht mag • Auf Signale achten, Pflegehandlungen danach ausrichten • Bei Zeichen von Ablehnung Verhalten ändern
21. verbale Kommunikation, eingeschränkt • Kl. kann sehen und hören (genaue Qualität unklar), setzt Gehörtes nicht um; unklar, ob er etwas verstanden hat • Kl. nuschelt stark, nur wenn man ihn gut kennt, kann man diesen Geräuschen oder Tönen eine Stimmung entnehmen • Kl. drückt Unbehagen über Gestik und Mimik aus	• Kl. erhält Informationen aus der Umwelt / Umgebung • Kl. fühlt sich verstanden	• Basale Stimulation durch externe Fachperson • Radio stundenweise anstellen • Direkte Ansprache des Kl., informieren, viel mit ihm reden • Bei Bewegungen vorher Körperkontakt herstellen und verbal die Richtung angeben • Im Team überlegen, welche wechselnden visuellen Anregungen verwendet werden können • Auf Mimik und Gestik des Kl. achten
22. Hörgerät, Ablehnen des Tragens Ursachen: Handhabungsprobleme; Angst, ausgelacht zu werden; Kl. hat sich zu spät an das Hörgerät gewöhnt, hat Gewöhnungsschwierigkeiten; hat Angst, dass Defizite erkannt und entdeckt werden. Die Ablehnung kann so weit gehen, dass der Kl. das Hörgerät versteckt • Kl. spricht über seine Gefühle • Kl. legt das Hörgerät an bekannte oder immer an denselben Platz • Kl. geht mit Hilfsmittel ebenso um wie z. B. mit Schreibzeug oder Kommunikationstafel	• Kl. akzeptiert Hörgerät • Besuch beim HNO-Arzt wird regelmäßig durchgeführt • Kl. erkennt Vorteile durch Tragen des Hörgerätes	• Beratungsgespräch bzgl. Therapiemöglichkeiten und Hörgeräte, Angehörige einbeziehen. • Bei vorhandenem Hörgerät tgl. auf funktionierende Batterien und richtige Einstellung achten • Zum Besuch eines HNO-Arztes motivieren, evtl. begleiten • Eine vertrauensvolle Beziehung aufbauen, immer wieder Gespräche über Ängste und Unwohlsein anbieten • Evtl. mit anderen Hörgeräteträgern zusammenbringen • Ins »Leben« des Wohnbereiches integrieren, wenn gewünscht • Sich bei Kontakten rückversichern, ob wichtige Informationen angekommen sind • Bei kognitiv Beeinträchtigungen geduldig anleiten • Hörtraining durchführen; Kl. soll in Verbindung mit einem Hörgerät bekannte akustische Signale wie Sprache, Musik und Geräusche wiedererkennen bzw. neu lernen

23. Einsetzen des Hörgerätes, eingeschränkt • Kl. setzt Hörgerät unter verbaler Anleitung/mit Unterstützung nicht ein • Kl. lässt sich von PK helfen	• Kl. trägt Hörgerät nach Wunsch • Kl. nimmt Hilfestellung durch PK an • Kl. setzt Hörgerät selber ein	• Beratungsgespräch bzgl. Hörgeräteversorgung • Kl. morgens beim Einsetzen des Hörgerätes unterstützen, anleiten, teilweise/ganz übernehmen *(genau benennen)*: • Kl. neigt den Kopf zur Gegenseite. Das Hörgerät wird mit Ohrpassstück verbunden und durch leichte Drehung unter die Hautfalte der Ohrmuschel gebracht. Der untere Teil des Ohrpassstückes lässt sich mit schwachem Druck fest verankern. Das Hörgerät selbst wird hinter die Ohrmuschel gelegt. Darauf achten, dass der Verbindungsschlauch nicht gedreht wird • Kl. im Spiegel zuschauen lassen, ihn »abgucken« lassen • Für normalen Betrieb wird das Hörgerät auf »M« gestellt • Die Einstellung der Lautstärke sollte der Kl. wenn möglich selber durchführen, oder PK führt dies nach seiner Ausführung durch • Tgl./wchtl. Überprüfen der Batterie • Wöchentliches Reinigen des Ohrpassstückes mit speziellen Mitteln (O-Purgat® Reinigungstabletten) • In Nassräumen, z. B. beim Baden oder Duschen, sollte das Hörgerät nicht getragen werden
24. Ohrgeräusch (Tinnitus aurium, Ohrensausen) Kl. nimmt rauschende, klingende oder pfeifende Geräusche im erkrankten Ohr wahr. Ausgelöst werden sie durch Schädigung der Sinneszellen und Nervenbahnen. Ursachen können Krankheiten wie Hörsturz, Morbus Meniere, Otosklerose sein, aber auch Erkrankungen der Halswirbelsäule • Kl. äußert auf Nachfragen Geräusche im Ohr, in unterschiedlicher Stärke • Lebensqualität beeinträchtigt/nicht beeinträchtigt • Kl. nimmt Phasen von Ruhe wahr • Auslösende Faktoren sind bekannt/nicht bekannt	• Kl. nimmt Phasen von Ruhe »im Ohr« wahr • Auslösende Faktoren sind bekannt • Ursachen sind behoben	• Hausarzt und HNO informieren • Ausführung ärztlicher Anordnung • Beratungsgespräche führen • Ausreichende Ruhephasen ermöglichen • Für ausreichend Bewegung und Sauerstoffzufuhr sorgen • Kontakt zu Selbsthilfegruppen herstellen

Pflegerische Ist-Situation	Ziel- oder Lösungssituation	Maßnahmen
25. Ohrschmalzpfropf Ein gestörter Selbstreinigungsprozess des äußeren Gehörgangs kann dazu führen, dass das abgeschilferte Epithel nicht aus dem Gehörgang abtransportiert wird. Dann kann es zum Ohrschmalz-pfropf kommen, bis hin zu verminderter Hörleistung	• Normale Hörfähigkeit • Freier Gehörgang	• HNO-Konsil, um das Ohrschmalz mittels Ohrspülung zu entfernen • Gehörgang bei der Ganzkörperpflege niemals mit einem Watte-stäbchen reinigen • Äußeren Gehörgang und Ohrmuschel tgl./wchtl. auf vermehrten Ohrschmalz hin kontrollieren
26. Hörsturz Plötzlich auftretende, einseitige Schwer-hörigkeit bis Taubheit, häufig von Ohrge-räuschen begleitet, ohne Schwindelsymptomatik • Kl. kennt Anzeichen eines beginnenden Hörsturzes • Kl. hält notwendige Ruhe ein	• Schmerzfreiheit • Kl. hört wieder • Auslösende Faktoren sind bekannt • Durchblutung des Ohres ist gewährleistet • Kl. akzeptiert pflegerische Maßnahmen	• Notarzt, Hausarzt informieren; Ausführung ärztlicher Anordnungen • Beratungsgespräch bzgl. der Situation • Pflegemaßnahmen und Therapie gemeinsam besprechen • Bettruhe und allgemeine Ruhe für den Kl. • Evtl. die ersten Tage Unterstützung Selbstpflege geben • RR und Pulskontrolle tgl. oder bei Bedarf • Vermeidung von Stresssituationen • Stimulation der Wahrnehmung über andere Sinneskanäle wie z. B. Sehen, Schmecken, Fühlen, Riechen
27. Akustische Halluzinationen Bei psychiatrischen Erkrankungen, Hörstörungen, sozialen Auslösern • Kl. hört Stimmen, die für andere nicht hörbar sind • Kl. gibt an, dass diese Stimmen mit ihm sprechen • Auslöser sind erkennbar • Kl. akzeptiert Bezugspersonen • Kl. spricht PK an	• Kl. fühlt sich sicher und angstfrei • Auslösende Faktoren sind bekannt • Kl. fühlt sich ernst genommen	• Arzt informieren • Biografische Besonderheiten berücksichtigen • Ruhiges, klares Auftreten, validierende Grundhaltung • Verhalten genau beobachten, in Zusammenhang mit aktuellen Bedürfnissen und Anlass bringen • Gemeinsame Lösungsvorschläge erarbeiten, ggf. Angehörige hinzuziehen • Für sinnvolle Beschäftigung sorgen, wichtige Aufgaben übertragen • Hörfähigkeit regelmäßig überprüfen lassen (HNO-Arzt, halbjährlich) • Kl. beim Betreten des Zimmers informieren (Name, Absicht, Tageszeit etc.) • Beobachten, welche Rolle/Identität Kl. gern ausdrücken möchte, dabei unterstützen • Für ausreichend körperliche Bewegung sorgen • Gemeinsam Orientierungshilfen aussuchen • Kl. in den Wohnbereich integrieren • Kl. beim Pflegen sozialer Kontakte unterstützen

Problem / Ressourcen	Ziele	Maßnahmen
28. Sehen, stark eingeschränkt, bzw. Blindheit Häufigste Ursachen für Blindheit sind Funktionseinschränkungen oder -verlust des Sehnervs, Glaukom, Diabetes mellitus, Gefäßerkrankungen der Netzhaut • Kl. ist blind seit … • Kl. geht sicher und kompetent mit dieser Einschränkung um • Kennt sein jetziges Umfeld schon vor der Erblindung	• Kl. hat alle notwendigen Informationen. • Kl. fühlt sich sicher • Komplikationen werden rechtzeitig erkannt und verhindert • Kl. schätzt seine Situation richtig ein	• Vor allen pflegerischen Handlungen informieren, klare verbale und taktile Informationen geben • Hilfsmittel anbieten und den Umgang damit trainieren • Gemeinsam die nähere / fernere Umgebung erkunden • Gemeinsam Plätze für wichtige Alltagsgegenstände suchen, sodass sie wieder gefunden werden können • Angehörige einbeziehen • Umgebung sicher gestalten, Wohnraum anpassen • Während unterstützender Pflegehandlungen verbale und taktile Hinweise geben, ggf. Utensilien reichen • Alle wichtige Informationen vorlesen, bei Bedarf Blindenarmbinde tragen lassen • Bücher und andere Informationen in Blindenschrift • Blindenuhr, schnurloses Telefon mit gekennzeichneten Tasten
29. Gesichtsfeldausfall Z. B. verursacht durch Schlaganfall, Kopf-OP, Sehnerverletzung • Kl. nimmt nur einen Ausschnitt der Umgebung wahr • Kl. nimmt einen Teil der näheren Umgebung wahr • Kl. nimmt Reize über andere Sinneskanäle (Hören, Riechen, Schmecken, Fühlen etc.) wahr • Kl. ist motiviert, sich auf Therapien einzulassen • Kl. verbessert mit Hilfsmitteleinsatz die Situation	• Kontaktaufnahme zur Umwelt ist möglich • Kl. fühlt sich sicher, findet sich in seiner Umgebung zurecht • Komplikationen werden rechtzeitig erkannt und verhindert • Genaue Einschränkung des Sehfeldes ist bekannt	• Genaues Ausmaß messen oder erkennen, z. B. mit Perimeter (Augenarzt) • Beobachtung des Verhaltens, der Reaktionen etc. • Bei Kontakt und pflegerischer Versorgung ins Gesichtsfeld treten • Umfeld so gestalten, dass Kl. seine betroffene Seite wahrnimmt, d. h. ihn über die betroffene Seite ansprechen • Bobathkonzept anwenden • Stimulieren des Sehens durch große Bilder (z. B. Enkel, Kinder, Lieblingsessen, Garten, Gegenstände aus dem Berufs- oder Hobbybereich) ins Blickfeld bringen

Pflegerische Ist-Situation	Ziel- oder Lösungssituation	Maßnahmen
30. Optische Halluzinationen Möglich bei psychiatrischen Erkrankungen, Alkoholentzugsdelir, Exsikkose, epileptischen Dämmerzuständen, Nebenwirkungen von Medikamenten, Fieber, sozialen Auslösern • Kl. gibt an, Dinge zu sehen, die für andere nicht zu sehen sind. Die Dinge sind nicht unbedingt in der Vergangenheit begründet • Verhalten ist phasenweise • Kl. spricht PK an	• Kl. fühlt sich sicher und angstfrei • Auslösende Faktoren sind bekannt • Kl. fühlt sich ernst genommen	• Arzt informieren • Biografische Besonderheiten berücksichtigen • Ruhiges, klares Auftreten • Validierende Grundhaltung • Verhalten genau beobachten • Gemeinsame Lösungsvorschläge erarbeiten • Für sinnvolle Beschäftigung sorgen • Sehfähigkeit überprüfen lassen (Augenarzt, halbjährlich) • Kl. beim Betreten des Zimmers informieren (Name, Absicht, Tageszeit etc.) • Beobachten, welche Rolle/Identität Kl. gern ausdrücken möchte, dabei unterstützen • Für ausreichend körperliche Bewegung sorgen • Gemeinsam Orientierungshilfen aussuchen • Angehörige evtl. miteinbeziehen • Kl. in Wohnbereich integrieren • Kl. beim Pflegen sozialer Kontakte unterstützen • Auf Grunderkrankungen wie Fieber o. ä. achten
31. Sehen, stark eingeschränkt Ursache: Netzhauteintrübung • Laut eigener Aussage sieht Kl. alles wie durch einen Schleier • Kleine Dinge wie Fernbedienung, Telefontastatur etc. kann Kl. nicht erkennen, holt sich dann Hilfe • Kl. guckt jedoch TV und schaut sich in der Umgebung um • Laut Augenarzt gibt es eine Verbesserung durch Augen-OP, die Kl. jedoch ablehnt	• Kl. fühlt sich im Hause und im Heimleben integriert • Kl. sieht weiterhin TV und andere Dinge • Kl. bittet weiterhin um Hilfe	• Auf Wünsche eingehen • Kl. bei Bedarf die »kleinen Dinge«, die er nicht sieht, anreichen • Hilfeleistung mehrfach tgl.

32. Sehen, eingeschränkt
Ursache: (hier: diverse Diagnosen)

- Sehvermögen kaum vorhanden, lt. Arzt austherapiert
- Linkes Auge erblindet, rechts ca. 25 % Sehkraft (lt. Angehörigen)
- Kl. trägt Brille, nutzt verbale Informationen über die Umgebung, reagiert darauf
- Hören uneingeschränkt, Kl. reagiert auf Geräuschkulisse. Nimmt Dinge aus der Umgebung wahr
- Kl. spricht Sätze nicht zu Ende; versucht etwas zu sagen, dieses kommt dann nicht »heraus«. Findet die passenden Worte nicht, fängt Sätze immer wieder an, gibt dann auf

- Kl. fühlt sich trotz Spracheinschränkung verstanden, versucht weiterhin, sich verbal auszudrücken
- Kl. möchte sich weiterhin mitteilen
- Kl. bekommt Sprachtherapie

- Angehörige / Betreuer bitten Hausarzt um eine Sprachtherapie
- Sprechverhalten durch Gesprächsangebote fördern (bei allen Kontakten)
- Kl. kontinuierlich über alles in der Umgebung und anstehende Pflegemaßnahmen informieren
- Tasterlebnisse ermöglichen

5.2 »Orientierung«

Diese FEDL bezieht sich einerseits auf Menschen, die an einer demenziellen Symptomatik leiden; andererseits auch auf mögliche kurzfristige Einschränkungen der Orientierungsfähigkeit, wie sie z. B. bei einem Umzug oder einem Flüssigkeitsdefizit auftreten können.

Die Auswirkungen einer demenziellen Symptomatik von betagten Menschen sind ein zentrales Thema, dessen Bedeutung weiter zunehmen wird. Viele alte Menschen leiden unter einer demenziellen Erkrankung und deren Begleitstörungen. Die Begriffe »Demenz« und »Verwirrtheit« werden häufig unklar und missverständlich gebraucht, sodass zunächst genaue Definitionen und Abgrenzungen notwendig sind.

5.2.1 Der Begriff »Demenz«

Definition »Demenz«
Demenz kommt aus dem lateinischen (Mens = Verstand, de = abnehmend) und meint so viel wie abnehmender Verstand oder chronisch fortschreitender Hirnabbau mit Verlust früherer Denkfähigkeiten.

Eine Demenz ist eine »*komplexe neuropsychologische Störung, die auf jeden Fall eine Gedächtnisstörung einschließt, zusätzlich jedoch mindestens eine weitere Beeinträchtigung im Bereich der höheren kortikalen Funktionen aufweist, also z. B. eine Aphasie, Apraxie, Agnosie oder eine Störung der Exekutivfunktionen (Handlungs- und Planungskompetenz).*«[50]

Einteilung demenzieller Erkrankungen
Eine Demenz ist keine eigenständige Krankheit, sondern eine Gruppe von Symptomen, die miteinander zusammenhängen und bei bestimmten Krankheiten auftreten. So muss also korrekt von einer demenziellen Symptomatik gesprochen werden.

Arten von Demenzerkrankungen
- Dementia seniles (Altersrückbildung des Gehirns) ist eine senile Hirnleistungsschwäche, die primär durch hirnorganische Veränderungen hervorgerufen wird. Demenzen vom Alzheimer Typ (SDAT) sind am häufigsten (ca. 70 % aller Demenzen).
- Weitere Formen sind die vaskuläre Demenz, durch Arteriosklerose der Hirngefäße (ca. 25 % aller Demenzen), die Multiinfarktdemenz (MID) als Folge von Durchblutungsstörungen oder kleineren Schlaganfällen, die Demenz bei Parkinsonsyndrom.
- Seltener treten auf die Picksche Krankheit (Stirnhirnatropie), Chorea Huntington (Veitstanz), Demenz nach Reanimation oder nach Blutung zwischen den beiden inneren Hirnhäuten.

---

[50] American Psychiatric Association: Dsm IV: Diagnostic and Statistical Manual of Mental Disorders. 1994.

Demenzähnliche Zustandsbilder

- Akuter Verwirrtheitszustand (Delir)
- Pseudodemenz bei Depressionen (sieht aufgrund einer extremen Apathie einer Demenz sehr ähnlich)
- Demenzähnliche Bilder bei akutem exogenem Reaktionstyp (Delir, Dämmerzustand, akuter Korsakow)

Demenzsymptome

Es gibt nicht **die Demenz**, sondern eine unterschiedliche Syndrome. »*Selbst die Alzheimer-Demenz, die vermutlich größte Untergruppe der Demenzformen, stellt keine einheitliche Krankheit dar, sondern scheint nach neueren Forschungsergebnissen wiederum ein Sammelbegriff verschiedener sich ähnelnder Unterformen zu sein* (vgl. *Hoyer* 1997).«[51]

Bei den Symptomen der Demenz wird zwischen Primär- und Sekundärsymptomen unterschieden.

Primärsymptome sind die, die durch die Demenz unmittelbar verursacht wird, Sekundärsymptome die, die als Folgeerscheinungen im Rahmen einer demenziellen Erkrankung auftreten. Leitsymptom ist die Gedächtnisstörung, die je nach Dauer und Schwere der Erkrankung mehr oder weniger stark ausgeprägt ist. *Böhmer* stellt diese Symptome in Anlehnung an *Hafner* und *Meier* (1993)[52] folgendermaßen zusammen:

- *Primärsymptome der Demenz:*
  - *Gedächtnisstörung (Amnesie)*
  - *Merkfähigkeitsschwäche*
  - *Konzentrationsstörung*
  - *Desorientierung in der Zeit, im Raum, im Ort und zur Person*
  - *Sprachstörung (Aphasie)*
  - *Wahrnehmungsstörung (Agnosie)*
  - *Störung von (motorischen) Handlungsabläufen 8Apraxie)*
  - *Störung des abstrakten Denkens (Abstraktionsfähigkeitsverlust)*
  - *Störung der Urteilskraft (Assessment-Störung)*
- *Sekundärsymptome der Demenz*
  - *Persönlichkeitsstörungen*
  - *Depression*
  - *Angst*
  - *Wahnvorstellungen*
  - *psychische und motorische Unruhe*
  - *Aggressivität*
  - *Apathie und Indifferenz*

---

[51] Hoyer
[52] Hafner, M.; Meier, A.: Geriatrische Krankheitslehre. Teil I: Psychiatrische und neurologische Syndrome. Huber Verlag, Bern 2005.

- *Perseverationen (Hängenbleiben an einem Gedanken bzw. dessen ständige sprachliche Wiederholung)*
- *Urin- und Stuhlinkontinenz*
- *Stimmungsschwankungen (affektive Störung)*

Die Begriffe »Demenz« und »Verwirrtheit« werden meist synonym benutzt. Daneben tauchen weitere ähnlich verwendete Begriffe wie »Hirnorganisches Psychosyndrom« (HOPS) oder »Psychoorganisches Syndrom« (POS) auf.

5.2.2 Aspekte der FEDL »Orientierung«

Die FEDL beinhaltet die Begrifflichkeiten und Pflegesituationen im Bereich der Orientierung. Bezüglich der Orientierung unterscheidet man zwischen:
- örtlicher Orientierung (der Mensch weiß, wo er sich befindet und er findet sich zurecht);
- zeitlicher Orientierung (Jahres-, Tages-, ggf. Uhrzeit);
- Orientierung zur Person (der Mensch weiß, wer er ist, kann Angaben zur eigenen Person machen);
- Orientierung zur Situation (der Mensch ist in der Lage zu erkennen, in welcher Situation er sich befindet und wird sich dementsprechend verhalten).

Weiterhin werden erfasst:
- Gedächtnisstörungen (vor allem Störungen der Eingabe sowie des Kurz- und Langzeitgedächtnisses);
- Störungen des abstrakten Denkens (des Planens, Problemlösens und Vorausdenkens);
- Störungen des Urteilsvermögens (der Beurteilung von Situationen und des kritischen Denkens – auch mangelnde Einsicht in die Krankheit fällt darunter);
- Persönlichkeitsveränderungen (z. B. Misstrauen, Reizbarkeit und Aggressivität);
- Konzentrationsverhalten.

Die FEDL »Orientierung« beinhaltet auch die Fähigkeit eines Menschen, auf äußere Bedingungen und deren Veränderung adäquat reagieren zu können; die Fähigkeit, sich in gegebenen Situationen adäquat verhalten zu können; die Fähigkeit, Wünsche zu äußern und Hilfe einzuholen.

Pflegekräfte müssen die Situation des Bewohners richtig einschätzen. Sie unterstützen ihn durch eine validierende Grundhaltung und geben dort Orientierungshilfen, wo es nötig ist. Die Pflegekräfte schaffen eine sichere, entspannte und tolerante Umgebung, in der der Bewohner sich integriert und wertgeschätzt fühlt.

Es wird darauf geachtet, nicht in »blinden Aktionismus« zu verfallen, sondern auch Begegnungen herzustellen, die von »Zusammensein« geprägt sind, und nicht unmittelbar an pflegerische Handlungen geknüpft sind. Der alte, verwirrte Mensch gibt Thema und Tempo vor, nicht die Pflegekräfte.

In dieser FEDL kommen Maßnahmen und therapeutische Ansätze wie Validation, Biografiearbeit, fördernde Rahmenbedingungen wie z. B. realitätsorientierende Maßnahmen, Musik-, Tier- und Kunsttherapie, Milieugestaltung, Erinnerungsarbeit, Gedächtnistraining, Basale Stimulation, Snoezelen, Körperkontakt, Mäeutik u. v. m. vor.

Die emotionale Befindlichkeit und ihre Ausdrucksmöglichkeiten bei Bewohnern mit Demenz finden Beachtung in der FEDL »Zufriedenheit und Emotionalität«.

5.2.3 Aspekte der Qualitätsentwicklung

- Werden im Rahmen von Informationssammlung und Pflegeanamnese biografische Angaben und Besonderheiten erhoben? Die Pflege und Betreuung von gerontopsychiatrisch beeinträchtigten Bewohnern lässt sich nur auf der Grundlage des lebensgeschichtlichen Kontextes angemessen durchführen!
- Werden innerhalb der Informationssammlung und Pflegeanamnese die tatsächlichen Fähigkeiten und Ressourcen bzgl. der FEDL »Orientierung« erfragt und eingeschätzt?
- Sind den Pflegekräften orientierungsfördernde Maßnahmen bekannt:
  - Zur Verbesserung der **situativen Orientierung** erklären sie ihr Handeln und die aktuelle Situation.
  - Sie fördern die Eigenmöblierung der Zimmer und den Umgang mit Erinnerungsstücken.
  - Sie lassen das Verstecken von Geld und Utensilien zu.
  - Sie tragen Namensschilder und sorgen für ihre Erkennbarkeit (evtl. keine einheitliche Dienstkleidung!).
  - Zur Verbesserung der **zeitlichen Orientierung** verwenden sie Orientierungstafeln mit Wochentag, Datum, Uhr und Tagesprogramm.
  - Mit Kalender, Zeitung und jahreszeitlichem Schmuck holen sie die zeitliche Normalität in den Wohnbereich.
  - Der Tagesablauf wird mit gleichen Zeiten für Essen, Alltagsgestaltung und Ruhe unter Berücksichtigung der individuellen Biorhythmen strukturiert.
  - Zur Verbesserung der **räumlichen Orientierung** trainieren sie die wichtigsten persönlichen Wege mit dem Bewohner und erleichtern die Orientierung durch Bilder, Symbole und Farben. Eine Beleuchtung mit 500 Lux in Augenhöhe.
- Ist den Pflegekräften bewusst, dass sie im Umgang mit demenzkranken Bewohnern bestimmte Grundregeln wie einfühlendes Verstehen, validierende Grundhaltung etc. beherzigen sollten?
- Verfügen die Pflegekräfte, die für die Pflege und Betreuung von demenzkranken Bewohner zuständig sind, über persönliche Kompetenzen wie z. B. Ausdauer und Geduld, Einfühlungsvermögen, Belastbarkeit, Achtung und Respekt des älteren Menschen, Beziehungsfähigkeit unter von Nähe und Distanz, Kreativität und Flexibilität, Toleranz und Zuverlässigkeit. Findet keine Beeinflussung des fachlichen Umgangs mit dem Bewohner durch seine Lebensgeschichte statt?

- Ist den Pflegekräften bewusst, dass für die Gestaltung einer adäquaten Lebensqualität von demenzkranken Bewohnern eine verbindliche Teamarbeit notwendig ist, die ein förderndes und warmes, geborgenes Milieu gestalten und tragen kann?
- Werden die Angehörigen in den Pflegeprozess mit einbezogen; vom Anfang der Beziehung, also der Vorbereitung des Einzugs an, bis hin zu orientierungsfördernden Maßnahmen?
- Kennen die Pflegekräfte in Grundzügen Methoden zur Therapie von Menschen mit Demenz (Maßnahmen des Realitätsorientierungstrainings ROT, Erinnern, Validation/validierende Grundhaltung, Kognitives Training, Milieu- und Sozialtherapie, Musiktherapie, Snoezelen, Basale Stimulation, Mäeutisches Prinzip, Therapie mit Tieren)?
- Wird der Leitsatz: *»Wir müssen uns auf den demenzkranken Bewohner einstellen, nicht er sich auf uns«* beherzigt?

5.2.4 Die FEDL »Orientierung« unter dem Aspekt der MDK-Begutachtungsrichtlinien

»Bei Demenzkranken können Schwankungen im Tagesablauf auftreten. Einige psychisch kranke Pflegebedürftige sind tagsüber nur relativ leicht gestört, während sie am späten Nachmittag und nachts unruhig und verwirrt sind. Da das Befinden und die kognitive Leistungsfähigkeit Schwankungen unterliegen können, sind die Angaben von Angehörigen und Pflegenden unentbehrlich« (vgl. MDS 2006).

Die Bemühungen um den demenzkranken Bewohner können also nur unter der jeweiligen FEDL beachtet werden. Dennoch sollte die Förderung und Bedürfnisbefriedigung, das Reagieren auf krisenhafte Zustände, das Validieren, die therapeutischen Interventionen; die Mühe, die sich in vielen, kleinen, sich immer wiederholenden Maßnahmen und Begebenheiten widerspiegelt, unbedingt innerhalb der Pflegeplanung dargestellt werden. Nur so kann die Versorgung von demenzkranken, alten Menschen überzeugend dokumentiert werden.

Beachten Sie genau die Einschätzung der Selbstständigkeit des Bewohners bzgl. der FEDL »Orientierung«.

Die Merkmale, die hier gemäß MDK-Begutachtungsrichtlinien für die situative Orientierungs- und Anpassungsfähigkeit formuliert worden sind, lassen sich auch auf die zeitliche und räumliche Orientierungs- bzw. Anpassungsfähigkeit übertragen.

Merkmale	Einstufung
Kann adäquat auf äußere Bedingungen und deren Veränderung reagieren, z. B. über Kleidung, Getränke etc. entscheiden, Wünsche zum Ausdruck bringen und realisieren.	selbstständig
Braucht gelegentlich/geringfügige Hilfe (Anleitung) bei der Anpassung an äußere Bedingungen, z. B. an Wärme/Kälte.	bedingt selbstständig
Braucht häufig Hilfe (Anleitung) bei der Anpassung an äußere Bedingungen, z. B. Wärme/Kälte.	teilweise unselbstständig
Braucht ständig Hilfe zur Anpassung an äußere Bedingungen, z. B. Wärme/Kälte; kann z. B. Hilfe nicht (mehr) anfordern, Entscheidungen nicht (mehr) übernehmen.	unselbstständig

5.2.5 Pflegeplanungsbeispiele

Pflegerische Ist-Situation	Ziel- oder Lösungssituation	Maßnahmen
1. Örtliche Orientierung, eingeschränkt Bedingt durch: z. B. demenzielle Symptomatik • Kl. findet/erkennt sein Zimmer/den Wohnbereichsflur/die Wohnküche/sein Bett/den Wohnbereich/das Haus • Kl. sucht mehrfach (ca. ... x tgl.) sein Zimmer/Bett/die Toilette/den Wohnbereich etc. • Kl. wendet sich hilfesuchend an Pflegekräfte/Besucher/andere Klienten • Kl. verläuft sich im Haus/Wohnbereich/weiß auf Nachfragen nicht, wo er sich befindet • Kl. benennt die Örtlichkeit mit ... • Kl. fragt mehrfach tgl. (ungefähre Häufigkeit angeben) nach einem anderem Ort/seinem zuhause/Zimmer etc. • Kl. erkennt großflächige Orientierungshilfen • Kl. erkennt eigene Gegenstände/Einrichtung • Kl. nimmt Hilfe und Unterstützung an • Kl. findet sich im Wohnbereich zurecht • Kl. fühlt sich sicher • Kl. findet gewünschten Ort • Kl. fühlt sich akzeptiert und wertgeschätzt	• Kl. findet/erkennt Zimmer/Wohnbereichsflur/-Wohnküche/Bett/Wohnbereich/Haus • Geeignete Orientierungshilfen sind gefunden • Kl. erkennt großflächige Orientierungshilfen • Kl. erkennt eigene Gegenstände/Einrichtung • Kl. nimmt Hilfe und Unterstützung an • Kl. findet sich im Wohnbereich zurecht • Kl. fühlt sich sicher, zeigt Sicherheit über ... • Kl. findet gewünschten Ort • Kl. fühlt sich akzeptiert und wertgeschätzt	• Individuelle farbliche, bildliche Orientierungshilfen auf dem Wohnbereich anbringen; große Beschriftungen und eindeutige Symbole (Langzeitgedächtnis), z. B. »Herz« auf der Toilettentür • Zimmertür mit Foto des Kl. versehen; dabei ein Foto »aus alten Tagen« gemeinsam auswählen • Orientierungshilfen mit Kl. gemeinsam aussuchen, Stammplätze dafür suchen • Gezielte Orientierungsgänge auf dem Wohnbereich durchführen, immer auf die gleichen Orientierungspunkte hinweisen • Biografische Besonderheiten berücksichtigen • Durch eigenes ausgeglichenes, sicheres und einfühlendes Auftreten Ruhe und Sicherheit vermitteln • So viele Türen wie möglich unverschlossen lassen; der Kl. sollte überall hinkönnen, sollte »zu Hause« sein • Beschriftungen evtl. in altdeutscher Schrift vornehmen • Zimmer des Kl. mit persönlichen Gegenständen und Möbeln einrichten • Verhalten des Kl. akzeptieren • Bei der Alltagsgestaltung anregende, sinnvolle Beschäftigung und ausreichende Bewegung verschaffen • Arzt/Neurologen informieren • Wenn Kl. eigenes Zimmer nicht erkennt und in andere Zimmer geht, sollte er Anreize erhalten, sich in den Gemeinschaftsflächen aufzuhalten (u. B. über gemütliche Sitzecken, Schlafgelegenheit für »Nickerchen«, Neugier wecken durch interessante, bekannte Dinge/Vorgänge • Hand-in-Hand-Begleitung: mit d. Kl. ein Stück Weg gemeinsam gehen • Wohnbereich, Zimmer etc. gut beleuchten (500 Lux) • Nach dem Grundgefühl und -bedürfnis des Kl. forschen, fragen, beobachten, sich auf dieses Gefühl einstimmen • Altbekannte Stadtteile aufsuchen • Mit Menschen aus demselben Ort/Stadtteil zusammenbringen • Merkzettel mit wichtigen Infos mitgeben; Orientierungsspaziergänge mit dem Kl. unternehmen, immer auf die gleichen Orientierungspunkte hinweisen • Verhalten des Kl. dokumentieren, incl. der durchgeführten Maßnahmen, z. B. Verlassen des Raumes (bei Körperpflege etc.);

insbesondere wenn deswegen Handlungen wie Ganz- oder Teilwaschung nicht zu Ende geführt werden können

2. Zeitliche Orientierung, eingeschränkt

Bedingt durch: z. B. demenzielle Symptomatik

- Kl. ist zeitlich zum Teil orientiert
- Kl. erkennt Tag-Nacht/Jahreszeit/Tageszeit etc.
- Kl. fragt bei Bedarf (ungefähre Häufigkeit angeben) Pflegekräfte, Besucher, andere Klienten nach Uhrzeit, Tageszeit o. ä.
- Kl. nutzt Orientierungshilfen wie Uhr/Kalender etc.
- Kl. äußert auf Nachfragen keine zeitliche Erkennung
- Kl. zeigt Verhaltensweisen, die auf eine zeitliche Desorientierung deuten, wie z. B.: ...
- Kl. nimmt zeitliche Informationen wahr
- Kl. nimmt Tageszeit wahr
- Kl. fühlt sich sicher und integriert
- Kl. nutzt Orientierungshilfen zur Zeit
- Kl. erhält für ihn relevante Informationen zur Zeit

- Kl. nutzt Orientierungshilfen wie Uhr/Kalender etc.
- Kl. nimmt zeitliche Informationen wahr, dies ist zu erkennen an:
- Kl. nimmt Tageszeit wahr
- Kl. fühlt sich sicher und integriert
- Kl. nutzt Orientierungshilfen zur Zeit
- Kl. erhält für ihn relevante Informationen zur Zeit

- Individuelle Lesbarkeit von Uhren sicherstellen, auch im privaten Zimmer, für Armbanduhr sorgen (evtl. alte Uhr mit persönlicher Bedeutung nehmen)
- Persönliche Orientierungstafeln (Wochenplan) einrichten
- Auskunft zur Zeit geben, wenn gewünscht (dies kann sehr viel Geduld erfordern, denn der Kl. hat die vor wenigen Minuten erhaltene Auskunft evtl. gleich wieder vergessen)
- Verhalten und Bedürfnisse beobachten
- Ruhe vermitteln, validierend arbeiten
- PK stellen sich auf Grundgefühl und -bedürfnis des Kl. ein, versuchen, dieses zu befriedigen
- Herausfinden, ob Kl. Zeitinformationen will und ihn fragen, wie er sich früher Datum oder Zeit gemerkt hat
- Merkzettel für wichtige Termine und Ereignisse schreiben (lassen)
- In Gesprächen immer wieder beiläufig die aktuelle Uhrzeit nennen, Zeit hörbar machen
- Große Tagesabreißkalender aufhängen, aktuell halten, evtl. »Küchenkalender«
- Tagsüber häufig nach dem Kl. sehen (zu Mahlzeiten, Zwischenmahlzeiten, Gespräch)
- Jahreszeitliche Gestaltung der Zimmer und der Wohnbereiche. Sich dabei an Themen und Materialien orientieren, die Bedeutung im Altzeitgedächtnis der Kl. haben. Regionale Besonderheiten wie z. B. Osterbräuche, Feiertage etc. berücksichtigen. (Achtung! Es findet sich in einigen Altenheimen selbst noch zu Ostern »gutgemeinter« Weihnachtsschmuck in den Zimmern – häufig auch von Angehörigen installiert)
- Kleidung dem Wochenrhythmus anpassen. Sonntags- und Alltagskleidung, Hauskittel, Trachten. Werktägliche und sonntägliche Kleidung unterscheiden
- Klare und regelmäßige Tagesstrukturierung schaffen, immer wiederkehrender Tagesablauf, wenn dies Kl. hilft
- Auf Regelmäßigkeit der Versorgung achten
- An frühere Gewohnheiten anknüpfen
- Feste, tägliche Rituale schaffen (z. B. Gute-Nacht-Lied an der Bettkante, Morgenkaffee im Bett, Morgengebete, Likörchen nach dem Abendbrot etc.)

Pflegerische Ist-Situation	Ziel- oder Lösungssituation	Maßnahmen
3. Orientierung zur Person, eingeschränkt Bedingt durch z. B. demenzielle Symptomatik • Kl. reagiert mit Erkennen/reagiert nicht mit Erkennen (verbal/nonverbal) auf seinen Namen (Vor- oder Nachnamen, Geburts- oder Kosename) • Kl. reagiert mit Erkennen/nicht mit Erkennen auf bekannte Personen (Partner, Angehörige, andere Klienten, Pflegekräfte etc.) • Kl. erkennt/erkennt nicht eigene Gegenstände, persönliche Erinnerungsstücke • Kl. erkennt sich auf alten/neuen Fotos wieder/erkennt sich nicht wieder, benennt evtl. die Situation • Kl. wendet sich an andere Menschen/Pflegekräfte/Bezugspersonen/Klienten • Kl. zeigt Vertrauen zu … • Kl. nimmt Unterstützung etc. an • Kl. macht Angaben/macht keine Angaben zur Person	• Kl. erlebt sich als Person, erlebt Personsein • Kl. erlebt sich wahrgenommen und akzeptiert • Kl. ist/bleibt zur Person orientiert • Kl. bekommt Kontakt zur eigenen Person, zur Vergangenheit … • Kl. erkennt bestimmte Personen (benennen) wieder • Kl. erkennt eigene Gegenstände, persönliche Erinnerungsstücke	• Kl. mit seinem Namen ansprechen, dabei den Namen wählen, mit dem er sich identifiziert (Angehörige fragen) • Namensschilder tragen • Möglichst das frühere Erscheinungsbild des Kl. herstellen (Altzeitgedächtnis anregen), z. B. durch früher getragene Kleidung (d. h. keine Jogginghosen o. ä. tragen lassen), Handtasche, Aktentasche etc. • Ehemalige Frisur beachten, wiederherstellen • In Gesprächsrunden o. ä. (z. B. Validationsgruppen) Kl. einander vorstellen • Biografische Besonderheiten beachten • Augenkontakt herstellen und halten • Mit Kl. immer wieder vor den Spiegel gehen, sofern er positiv darauf reagiert, in Körperpflege etc. einbeziehen • Persönliche Dinge wie z. B. bestimmte Poststücke aushändigen und gemeinsam bearbeiten • Orientierungshilfen wie z. B. Fotos, bebilderte Biografien, Erinnerungsgegenstände, Ausweise etc. einsetzen • Zimmer des Kl. mit eigenen Möbeln und persönlichen Gegenständen einrichten • Körperkontakt, Ruhe und intensive Zuwendung in angemessener Art und Weise geben • Kl. in Entscheidungen einbeziehen

4. Situative Orientierung, eingeschränkt

Bedingt durch z. B: demenzielle Symptomatik

- Kl. handelt/handelt nicht situationsgerecht
- Kl. verwendet Utensilien sinngemäß/nicht sinngemäß
- Kl. scheint aktuelle Situation nicht zu erfassen, z. B.: (gibt an, woanders zu sein; geht zur Schule, verwechselt Personen und Ort aus der jetzigen Zeit mit der früheren Zeit)
- Kl. nimmt Hilfe, Zuwendung, Unterstützung an
- Situationen/Erlebnisse/Antriebe/Gefühle aus dem Langzeitgedächtnis sind anregbar, werden nacherlebt etc.

- Kl. fühlt sich sicher
- Gefahren sind rechtzeitig erkannt und vermieden
- Kl. erhält gewünschte Informationen zur Situation, nutzt diese
- Kl. erkennt bestimmte Situationen/Gegenstände/Utensilien

- Ruhige, validierende Grundhaltung
- Dem Kl. das Gefühl geben, dass man wirklich für ihn da ist; angemessener Augenkontakt, Berührung etc.
- Antrieb des Kl. wahrnehmen, diesen aufgreifen und bestätigen: »Sie vermissen Ihre Mutter, sie fehlt Ihnen«; »Sie möchten nach Hause«, Einfühlen in die Bedeutung der verbalen und nonverbalen Signale
- Grundgefühl/-bedürfnis erkennen und befriedigen
- Im Gespräch unauffällig immer wieder die momentane Situation verdeutlichen. (»Wir sitzen hier zusammen, um den Geburtstag von Frau Müller zu feiern.«); sofern Kl. dies noch wahrnehmen kann
- Möglichst nur bei Selbst- oder Fremdgefährdung korrigierend eingreifen (Kl. uriniert ins Waschbecken), ansonsten gewähren lassen
- Utensilien und Gegenstände, die aus dem Langzeitgedächtnis erkennbar sind, verwenden
- Türen nicht verschließen, überall »hinzukommen« fördert das Gefühl von »zu Hause zu sein«
- Maßnahmen wie unter 3

Pflegerische Ist-Situation	Ziel- oder Lösungssituation	Maßnahmen
5. Orientierung, stark eingeschränkt Hier bedingt durch: hirnorganisches Psychosyndrom • Kl. ist zu seiner Person weitgehend orientiert, Pflegekräfte erkennt sie als solche. Kl. wechselt häufig die Zeiten, ist dann intensiv in Situationen aus dem Altzeitgedächtnis. • Kl. verwechselt mehrmals tgl. Raum und Zeit. • Nutzt z. T. Orientierungshilfen wie Uhren o. ä. • Teilweise Stimmungsschwankungen ⌀ FEDL Zufriedenheit / Emotionalität. • Kl. bahnt zum Teil keine Handlungen der Selbstpflege an, führt keine sinnvolle Reihenfolge aus	• Kl. bleibt zur Person orientiert (sofern möglich) • Kl. fühlt sich sicher, äußert dieses • Kl. fühlt sich ernstgenommen, erfährt Zuwendung, Sicherheit, Bestätigung seiner Person	• Zimmer wird in Absprache mit Kl. mit persönlichen Gegenständen eingerichtet (Fotos, Bilder, etc.) • Zimmer wird außen mit großem Foto o. ä. versehen, sodass Kl. es sofort erkennen kann. Evtl. Bild aus früherer Berufstätigkeit oder von Einschulung o. ä. • Wohnbereich mit großflächigen Orientierungshilfen versehen (Schrift / Bild, Uhren, Kalender etc) • Armbanduhr tragen lassen, tgl. Uhrzeit kontrollieren • In Gesprächssituationen und bei Kontakten auf den Ort und die Situation hinweisen • Bei starker situativer Verkennung validierend reagieren. Auf Gefühl und Stimmung, Antrieb eingehen, evtl. spiegeln (verbal / nonverbal); Fragen stellen: »Was müssen Sie tun?«; »Wo genau müssen Sie hin?«; »Was ist passiert?« Gespräch weiterführen, bei Nachlassen des Drucks an gute Dinge erinnern, berühren • Kl. stets mit Namen ansprechen, alte Fotos gemeinsam ansehen • Persönliche Kleidung, Schmuck tragen lassen • Persönliche »Erinnerungsgegenstände« zentral anbringen, zur Verfügung stellen (gefüllte Handtasche) • Unterstützung bei der Selbstpflege; in klaren einfachen Schritten verbal und nonverbal anleiten. Ggf. gewünschte Handlung vormachen • Ggf. Utensilien aus dem Altzeitgedächtnis verwenden • In Gesprächen nebenbei Uhr- und Tageszeit erwähnen
6. Vergesslichkeit Hier bedingt durch Störungen im Kurzzeitgedächtnis • Kl. vergisst eben Gesagtes schnell wieder. • In Gesprächsrunden fragt Kl. nach wenigen Minuten nach, was gerade das Thema ist.	• Kl. erhält wichtige Informationen • Kl. entwickelt Kompensationsmöglichkeiten • Kl. erlebt sic als wertvoll, wertgeschätzt	• Kl. an allen Wunschaktivitäten teilnehmen lassen • Bei Fragen geduldig antworten • Diverse Hilfsmittel ausprobieren und Reaktion beobachten. Positives verstärken (Notizzettel, große Informationsankündigungen, Uhr etc.) • Aussagen, dass man selber auch etwas vergisst (Entlastung für den Kl.) • Im Kontakt und in der Pflege die Stärken betonen und einbeziehen

Pflegeproblem	Pflegeziel	Pflegemaßnahmen
7. Konzentration, gering Bedingt durch demenzielle Symptomatik, Zustand nach Schlaganfall, o. ä. - Kl. konzentriert sich max. 1–2 Minuten auf eine Handlung - Kl. lässt sich leicht von Dingen ablenken, z. B. öffnet er auf dem Weg zur Toilette alle Schubladen oder Schränke, sortiert den Inhalt, geht dann erst weiter - Kl. fühlt sich nicht überfordert	- Unterstützung bei der Selbstpflege ist möglich, wird umgesetzt - Konzentration ist gefördert	- Tagesform beachten, störungsfreie Umgebung, wenig Ablenkungsmöglichkeiten - Handlungen in immer derselben Reihenfolge durchführen, sodass Kl. sie evtl. wiedererkennt - Handlungen kurz gestalten - Taktile Sinne stimulieren, sodass Kl. kurz in der Wahrnehmung und Berührung verharrt - Ggf. beruhigende Musik spielen lassen, während Alltagshandlungen unterstützt werden - Klar und ruhig verbal und nonverbal anleiten - Bei Anzeichen von Überforderung/Nachlassen der Konzentration Handlung wenn möglich beenden
8. Wunsch, nach Hause zu gehen Hier bedingt durch situative Verkennung - Zwischen 10 und 100 x tgl. geht Kl. mit erklärenden Worten durch den Flur/verlässt den Wohnbereich - Kl. möchte nach Hause, den Vater pflegen und lässt sich kaum davon abbringen - Fast immer ermüdet sie nach 10 Minuten und geht mit der Pflegekraft zurück - Minutenweise hilft die Erklärung, dass der Vater versorgt wird - Langsames, sicheres Gangbild, Kl. bleibt auf dem Gelände - Haus verlassen wird sofort erkannt > Chip im Schuh	- Kl. erfährt Bestätigung/Achtung für die Sorge um den Vater - Kl. weiß, dass er alles richtig gemacht hat - Kl. ist sicher	- Wenn »Nach-Hause-Wollen« erkannt wird, validierend begleiten; z. B.: Gespräch über Vater führen oder kinästhetischen Sinn ansprechen - Wenn wenig Zeit/Personal da ist, darauf verweisen, dass der Vater schon versorgt worden ist. Dies erleichtert häufig (Sorge um den Vater war zum Teil eine unangenehme Pflicht) - Weitere Maßnahmen, siehe Punkte 1–4

Pflegerische Ist-Situation	Ziel- oder Lösungssituation	Maßnahmen
9. Wunsch, nach Hause zu gehen (stark) Hier bedingt durch demenzielle Symptomatik • Kl. ist zur Situation und Ort nicht orientiert, sie möchte nach Hause, verlässt oft das Haus (3–4 x tgl.) • Teilweise verwendet Kl. dafür ein Fahrrad, bei schönem Wetter möchte Kl. fast immer nach Hause • Bisher halfen längere Gespräche oder auch ablenken • Kl. findet sich außerhalb des Wohnbereiches nicht zurecht • Bestimmte persönliche Gegenstände (Kleider, Fotos) werden erkannt • Bewegungsdrang wird gefahrlos ausgelebt	• Auslösende Faktoren sind bekannt • Möglichkeiten zum »Hierbleiben« sind gefunden • Kl. nimmt Zimmer als Zuhause an • PK nehmen Signale des »Nach-Hause-wollens« rechtzeitig wahr	• Tagesform und Verhalten beobachten, Besonderheiten dokumentieren, speziell auf das Verhalten »Nach-Hause-Wollen«. Mögliche Ursachen herausfinden • Wenn Kl. nach Hause möchte, ein kleines Stück begleiten, fragen: »Was gibt es zu Hause zu tun?«, evtl. sensiblen Körperkontakt anbieten • Zimmer mit persönlichen Gegenständen einrichten, in Krisensituationen Kl. anschauen/anfassen • Darüber sprechen • Möglichkeiten zur aktiven Bewegung auf dem Wohnbereich finden • Rechtssicherheit vom Betreuer holen
10. Beschuldigung anderer Dies kann ein Anzeichen dafür sein, dass es dem Kl. schwer fällt, zuzugeben, dass er selber etwas verlegt hat, oder die Dinge nicht mehr richtig erkennen kann. Laut N. Feil ø Stadium der unglücklichen, mangelhaften Orientierung • Kl. beschuldigt andere (Pflegekräfte, Klienten, Besucher etc.) verbal/nonverbal etwas gestohlen (oder anderes, benennen) zu haben • Kl. lenkt in »logischen« Gesprächen nicht ein, folgt nicht unserer »Logik« • Kl. wirkt sehr unglücklich/wütend/ verzweifelt o. ä. (beschreiben) • Kl. vertraut bei guter Tagesform … • Kl. ist bei guter Tagesform orientiert	• Kl. wird seinen Ärger los, drückt Gefühle aus • Kl. fühlt sich ernst genommen • Kl. schätzt Situation ein	• Kl. genau beobachten • Dem Kl. zuhören, nichts anderes gleichzeitig tun • Nachfragen: »Was ist genau weg?« »Wie sah es aus?« »Wie viel war es?« »Passiert das öfter? « • Dem Kl. darüber die Möglichkeit geben, seinen Ärger auszudrücken • Dem Kl. nicht widersprechen, keinen zu direkten Augenkontakt und Körperkontakt herstellen • Nach Verhaltensweisen suchen, die weiterhelfen: z. B. gemeinsames Aufräumen, Gespräch über die Zeit, als der (jetzt vermisste) Gegenstand geschenkt wurde, eine Tasse Kaffe trinken • Hör- und Sehfähigkeit des Kl. überprüfen lassen • Im Rahmen der Alltagsgestaltung ein bedürfnisorientiertes Angebot machen • Erfassen, welche Rolle der Kl. in seinem früheren Leben ausgelebt hat; ihn in dieser Rolle durch Verhalten, Tätigkeiten, Ansprache, Anrede bestätigen

11. Orientierung, wechselnd

Bedingt durch Diagnose Demenz

- In weniger als 50% des Alltags ist Kl. orientiert. Bei Nichtorientiertheit scheint er Situationen und Utensilien nicht zu erfassen/zu erkennen, nimmt dann nicht immer Hilfe an, wechselhafte Stimmungen von »Nähe suchend« bis hin zu ablehnend.
- Ohne Anleitung führt Kl. generell keine Selbstpflege aus, ist/wirkt sonst hilflos.
- Kl. reagiert positiv auf seinen Namen.
- Kl. weiß bei Desorientierung nicht, wie es weiter geht.
- Kl. fühlt sich auf Wohnbereich und bei Bezugspflegekräften sicher und wohl (Mimik und Gestik), reagiert mit Unsicherheit auf Neues und Änderungen. Mag Körperkontakt und Anregung durch andere Menschen

Ziele:
- Kl. fühlt sich weiterhin sicher und wohl auf dem Wohnbereich und vertraut Pflegekräften
- Kl. nutzt so oft wie möglich Anleitung (mindestens 50 %)
- Kl. wirkt in desorientierten Phasen entspannt, sicher und nimmt Nähe an.
- Kl. erfährt Achtung und Respekt, auch wenn er sich ablehnend verhält
- Ich-Stärkung durch Duzen und Ansprache über den Vornamen

Maßnahmen:
- Bezugspflege, immer derselbe Ablauf
- Bei allen Pflegetätigkeiten verbale und nonverbale Anleitung geben
- Von 10.00 bis 17.00 Uhr incl. 1 Stunde Pause Kontakt zur Präsenzkraft
- Insgesamt und in desorientierten Phasen Körperkontakt herstellen: Umarmen, Kuscheln, Wange und Hände streicheln
- Kl. weiterhin dezent auf Alltagsrealität hinweisen
- Wenn Kl. Anzeichen von Ablehnung zeigt, in Ruhe lassen und Maßnahmen ca. 10 bis 15 Minuten später noch einmal anbieten

Ambulante Pflege
12. Desorientierung

- Kl. ist zeitlich, örtlich, situativ und zur Person nicht orientiert
- Kl. lebt oft in der Vergangenheit, meint »mitten in der Nacht aufs Feld zu müssen«
- Kl. verlässt gern die Wohnung über die Balkontür.
- Kl. reagiert mit Erkennen auf Vornamen/Mädchennamen, erkennt sich im Spiegel.
- Kl. weiß um die Funktion/Rolle von Pflegekräften (Bezugspflegekräfte)
- Kl. verwendet Utensilien unter Anleitung sinngemäß.
- Kl. führt Handlungen bei eindeutigen Hinweisen sinngemäß durch, jedoch ohne eigenen Impuls

Ziele:
- Kl. erfährt sich in ihrer Identität bestätigt
- Kl. führt weiterhin ihre gewohnten Tätigkeiten durch
- Selbstgefährdung ausgeschlossen
- Kl. verwendet weiterhin Utensilien sinngemäß
- Kl. führt weiterhin Handlungen u. A. durch
- Situation des »Haustürabschließens« ist geklärt

Maßnahmen:
- Validierende Grundhaltung
- Während der Pflege Hinweise auf Zeit, Ort, Person und Situation geben.
- Zu allen Handlungen verbal und nonverbal anleiten, dabei entsprechende Utensilien in die Hand geben
- Fachpflegebezugsperson führt Beratungsgespräch mit Kl. und Angehörigen über die Möglichkeit der Tagespflege
- Feste Bezugspersonen
- Während der Pflege Gespräche über frühere Handlungen und Kompetenzen führen

Pflegerische Ist-Situation	Ziel- oder Lösungssituation	Maßnahmen
Ambulante Pflege **13. Orientierung, eingeschränkt** Ursache Alzheimer-Demenz • Kl. reagiert auf eigenen Namen, erkennt Sohn, kann DRK einordnen, kennt Wohnung, Ort u. Umgebung aber nicht, unterscheidet Tag u. Nacht, sonst kaum zeitliche Orientierung zu erkennen • Tagesformabhängig vergisst Kl. eben Gesagtes oder Getanes sofort wieder • Kl. lebt zum Teil in anderer Zeit/Vergangenheit • Kl. denkt z.B, dass gleich Besuch bekommt, möchte sich dann nicht anziehen. • Kl. verwendet Utensilien nach Anleitung richtig; ohne Anleitung werden diese versteckt oder »ungünstig« verwendet, Selbstgefährdung etc. • Kl. lässt sich mit Schokolade »motivieren«	• Kl. vertraut weiter DRK, erkennt Symbol • Kl. reagiert weiter auf Namen und erkennt Sohn • Ursachen für mögliches Ablehnendes Verhalten sind bekannt • Kl. nutzt weiterhin Anleitung bei der Verwendung von Utensilien • Kl. lässt sich weiter mit Schokolade motivieren	• Weiterhin Dienstkleidung sichtbar tragen • Bezugspflege mit max. 5 PK; namentlich vorstellen • Kl. namentlich ansprechen, Lieblingsthemen beachten • PK beobachten das Verhalten des Kl. im Zusammenhang mit pflegerischen Tätigkeiten oder Gesprächsinhalten und dokumentieren dieses • Bei der Verwendung von Utensilien immer Anleiten (verbal/nonverbal) • Einsatz von Schokolade
14. Orientierung, eingeschränkt bedingt durch Diagnose Morbus Parkinson, Demenz • Kl. zur Person orientiert, findet sich im Zimmer zurecht, guckt zur Uhr, fragt nach der Zeit, weitere zeitliche Orientierung scheint nicht mehr wichtig zu sein • Kl. handelt nicht mehr immer situationsgerecht, verwendet Utensilien nicht sinngemäß • Kl. nimmt Anleitung an, bittet um Hilfe	• Kl. bittet weiter um Hilfe • Kl. bleibt zur Person orientiert • Kl. nutzt weiter Unterstützung und Anleitung, um Alltagssituationen zu bewältigen	• Funkfinger tragen lassen, Telefon in die Nähe stellen • Gespräche über sich und eigene Lieblingsthemen führen, mit Fragen aktivieren, Kompetenz »Beruf« ansprechen • Uhren, Kalender etc. sichtbar in Nähe anbringen • In Einzelschritten anleiten, entsprechende Utensilien anreichen

15. Orientierung, eingeschränkt bedingt durch Diagnose (Demenz) • KI. findet Fahrstuhl (wohnt gegenüber Fahrstuhl), andere Wege im Hause nicht, weiß sich zu helfen, fragt nach, auch nach Uhrzeit, Aktivitäten • KI. macht nichts außer der Reihe; regelt persönliche Dinge nicht selber (dies machen Angehörige) • KI. wirkt nicht unsicher, wenn alles so bleibt, wie es ist • KI. ist zur Person orientiert	• KI. bleibt zur Person orientiert • KI. erfährt, dass alles wie »gewohnt« ist • KI. fragt weiterhin um Hilfe, bleibt aktiv	• Mit Namen ansprechen. Umgebung so belassen, wie sie ist • Dinge müssen kurz vorher genannt werden, immer in der richtigen Reihenfolge • Bezugsbewohner bitten, diesen KI. z. B. zum Essen zu begleiten
16. Orientierung, eingeschränkt Möglicherweise diagnosebedingt (zerebraler Insult) • KI. kennt seine Kinder und bekannte Pflegepersonen, findet sich im Hause noch nicht überall zurecht, erkennt sein Zimmer wieder. Hält sich zurzeit auf seinem Wohnbereich auf • KI. verlegt mehrfach wchtl. Dinge, z. B. Schlüssel • KI. verwendet mit Anleitung Utensilien sinngemäß • Zeitliche Orientierung eingeschränkt, kennt und gestaltet den Tagesablauf nicht von sich aus. Übernimmt z. T. Aktivitäten der Selbstpflege von sich aus • KI. reagiert auf seinen Namen, erkennt sich auf Fotos etc.	• KI. erkennt weiterhin Familienangehörige und Personal • KI. weiterhin bemüht, sich selbst zu pflegen / den Tag zu gestalten • KI. kennt alle Wege im Hause • KI. verwendet weiterhin Utensilien sinngemäß	• Bezugspflege • Für Aktivitäten der Selbstpflege loben • 1 x in der Woche alle Wege und Örtlichkeiten des Hauses zeigen, dabei stets dieselben Wege gehen • Bei Bedarf Wege im Hause zeigen

Pflegerische Ist-Situation	Ziel- oder Lösungssituation	Maßnahmen
17. Orientierung, eingeschränkt • Kl. hört alles Gesagte, spricht verständlich • Kl. ist zur Person und zum Ort orientiert, zur Situation eingeschränkt, evtl. bedingt durch das zurückgezogene Leben im Zimmer, wenig Ansprache etc. • Kl. kommuniziert gern, erzählte früher viel, spricht gern von früher. Fragt selber nach Zeiten, Datum, etc. holt sich darüber Informationen. • Kl. nimmt Telefonate entgegen	• Kl. nutzt Orientierungshilfen zur Situation • Kl. kommuniziert weiterhin gern	• Kl. über alle Tätigkeiten informieren • Verbale und nonverbale Hinweise zur aktuellen Situation geben • Immer wieder das Gespräch suchen
18. Orientierung, eingeschränkt Genaue Ursache unklar, vermutlich Reduzierung des Allgemeinzustandes, isolierte Situation • Kl. ist zu Raum und Zeit nicht erkennbar orientiert. In der Vergangenheit ist er orientiert. Erkennt Pflegekräfte als solche, erinnert sich auch an deren Namen beim Nennen. • Kl. reagiert auf seinen Namen, erkennt sich auf alten Fotos	• Kl. erkennt weiterhin Pflegekräfte • Kl. reagiert auf seinen Namen • Kl. ist weiterhin im Erleben der Vergangenheit anregbar	• Während der Pflege aktive Gesprächsführung über Erlebnisse, incl. Nennung von Namen. Vermeidung von Gesprächen über traurige Themen, eher Themen aus dem »aktiven Leben«. • Biografische Informationen aus Gesprächen werden dokumentiert • Häufig Namen nennen • Orientierungshilfe aufzeigen, wie Hinweise auf Tag, Datum, Tagesereignisse
19. Desorientierung (stark) Bedingt durch Diagnose Demenz • Orientierung stark eingeschränkt, weder Ort noch Zeit • Kl. reagiert auf seinen Namen mit Erkennen, macht keine Angaben zu persönlichen Daten • Situative Orientierung kaum einschätzbar • Kl. nutzt Utensilien meist sachgemäß, bahnt nicht immer Handlungen von sich aus an	• Kl. reagiert weiter auf seinen Namen • Kl. nutzt weiterhin Utensilien sinngemäß • Kl. führt mit Anleitung Handlungen aus	• Kl. immer mit Namen ansprechen, Namensschild tragen • Mehrfach tgl. Gespräche über die Fotos im Zimmer führen • Kl. immer verbal und nonverbal zu allen Handlungen anleiten, geeignete Utensilien reichen • Bei allen Kontakten Tageszeit und Ort nennen • Pflege immer in der gleichen Reihenfolge

20. Desorientierung (leicht) • KI. ist zur Person orientiert, zeitlich, örtlich und situativ eingeschränkt orientiert. Ordnet Tageszeit und Mahlzeiten nicht zu. • KI. verläuft sich inner- u. außerhalb des Hauses. Wenn er Situationen nicht einschätzen kann, holt er Hilfe, nimmt gern Hilfe an	• KI. findet sich im Hause mehr zurecht • KI. nutzt Hilfsmittel, wie z. B. Uhren • KI. bleibt zu seiner Person orientiert • KI. nimmt weiterhin Hilfe an, holt diese aktiv	• Im Hause werden die Wege deutlicher kenntlich gemacht, z. B. Ausschilderungen der Räume • Im Zimmer großen Zettel mit Aktivitäten und Zeiten der Mahlzeiten aufhängen, dazu eine große Uhr • Mit KI. über ihn sprechen, sein Leben und biografisch interessante Dinge (Hobbys, Fotos anschauen) alte Kompetenzen ansprechen • Gemeinsam Biografiebogen bearbeiten
21. Orientierung, eingeschränkt Nicht diagnostiziert • Langzeitgedächtnis (Kindheit und Jugend) ist anregbar, Zeiten danach werden unterschiedlich gut erinnert • KI. ist bei guter Tagesform zur Familie orientiert, • KI. reagiert auf seinen Namen, sonst wenig Orientierung zur Person erkennbar • KI. gibt Pflegekräften eine andere Rolle, z. B. Dienstpersonal. Kennt »rechts« und »links« • KI. findet nicht alle Wege im Haus, findet eher selten das Zimmer. Sie denkt vermutlich, dass sie in einem Hotel ist. • Zeitliche Orientierung nicht erkennbar, jedoch unterscheidet KI. Hell und Dunkel. Räumliche Orientierungshilfen werden nicht genutzt. • KI. verwendet Utensilien erst nach Anleitung • KI. hat ein großes Vertrauen in Pflegekräfte, lässt Hilfe zu	• KI. reagiert weiter auf seinen Namen • KI. erinnert sich weiter an Ereignisse aus dem Langzeitgedächtnis • KI. erkennt bei Wegen im Hause, wo er gerade ist • KI. behält Grundvertrauen den PK gegenüber	• Bei allen Pflegetätigkeiten Gespräche führen, an Vergangenheit erinnern. • KI. immer mit Namen ansprechen • KI. bei allem verbal und nonverbal anleiten • KI. zu allen Wegen im Hause begleiten, ihm zeigen, wo er sich befindet • Im Kontakt auf KI., auf Wünsche eingehen, sich mit ihm beschäftigen

Pflegerische Ist-Situation	Ziel- oder Lösungssituation	Maßnahmen
22. Orientierung, eingeschränkt (leicht) Bedingt durch Diagnose Demenz • Kl. ist meist zur Person orientiert • Kl. ist örtlich leicht eingeschränkt orientiert, holt sich dazu bei Bedarf Hilfe. Kennt Zimmer, gewohnten Spaziergang, bekannte Wege im Haus, etc. • Kl. kennt bei guter Tagesform grob die Tageszeit, bringt mal nachts den Abend und den Morgen durcheinander. Fragt nach den Mahlzeiten, orientiert sich daran. • Kl. nutzt Utensilien sinngemäß • Kl. handelt nicht immer situationsgerecht, bspw. Essensvermischung	• Kl. ist weiter zur Person orientiert • Kl. findet sich weiter im Hause zurecht • Kl. orientiert sich weiter an Tageszeiten (Mahlzeiten) • Kl. holt sich weiterhin Unterstützung von Mitarbeitern des Hauses	• Mit Kl. über sein Leben sprechen • In der Gruppe gegenseitige Vorstellungsrunde • Erinnerungsarbeit leisten (Wohnort, ehemalige Beschäftigungen etc.) • Bei Kontakten Hinweise auf Tageszeit/Mahlzeiten geben (z. B. »In einer Stunde gibt es Mittagessen«) • Wenn Sprechen nicht ausreicht, Kl. auf den Wegen im Hause begleiten, z. B. in den Speisesaal • Freundlich Hilfe anbieten
23. Orientierung, eingeschränkt (stark) Ursache: Demenz • Kl. holt sich Orientierung, indem er andere nachahmt, oder ihnen hinterher geht, fragt, um Hilfe bittet etc. • Kl. führt unter nonverbaler Anleitung Maßnahmen durch, handelt bei guter Tagesform situationsgerecht • Kl. scheint bewusst mitzubekommen, dass er immer mehr Orientierung verliert (weinen, Äußerungen: »Was ist mit mir los?«, etc.) • Räumliche u. zeitliche Orientierung nicht zu erkennen • Kl. reagiert mit Erkennen auf seinen Namen, er erkennt PK nicht persönlich, aber in ihrer Funktion (sind Ansprechpartner) • Bei vielen Handlungen denkt Kl., er hätte diese schon ausgeführt, obwohl das nicht stimmt	• Kl. holt sich weiterhin Orientierung • Kl. äußert weiterhin Empfindungen • Kl. führt weiterhin unter nonverbaler Anleitung Maßnahmen durch • Kl. erfährt Selbstachtung	• Räumliche Orientierungshilfen (z. B. Bild eines Autos an Zimmertür) diskutieren • Wenn Kl. sich an PK wendet, bewussten Kontakt geben • Verbale Orientierungshilfen geben, wenn möglich • In der Pflege die gewünschten Handlungen vormachen und verbal anleiten • Wenn Kl. denkt, er hätte etwas bereits durchgeführt, immer wieder ermuntern, es durchzuführen • In Gesprächen die ehemaligen Kompetenzen stärken (Beruf, Rolle etc.) und in Handlungen einbinden

24. Desorientierung, leicht

Ursache unklar

- Kl. reagiert mit Erkennen auf seinen Namen, erkennt einzelne Bewohner wieder, kennt Namen vom Sohn
- Orientierung zum Ort / zur Zeit schlecht einzuschätzen, da Sehkraft sehr stark eingeschränkt ist. (Nutzt zeitliche Tagesstruktur evtl. zur zeitlichen Orientierung)
- Kl. weiß sich situativ zu 50 % verhalten, situative Orientierung zu ca. 50 % vorhanden

---

- Kl. erfährt Anregung zur eigenen Person
- Kl. reagiert weiterhin auf seinen Namen
- Kl. erhält weiterhin Informationen zur Tagesstruktur und erfährt Sicherheit
- Kl. erhält mehrfach tgl. Informationen über Umgebung, Situation

---

- Bei allen Kontakten den Namen und auch die alte Kompetenz (Berufansprechen. PK stellt sich vor
- Situationsangemessen Hinweise geben
- Kl. in allen Pflegesituation unterstützen und verbal anleiten
- Bei allen Pflegetätigkeiten an früher Angenehmes erinnern, speziell an alte Kompetenzen
- Begleitenden Dienst anregen, Kl. mehr individuelles Programm anzubieten (auch biografisch)

25. Orientierung, kaum eingeschränkt

- Kl. beantwortet alle Fragen, die ihm gestellt werden
- Kl. überspielt Gedächtnis- oder Erinnerungslücken gezielt mit Bemerkungen
- Kl. nennt auf Nachfragen keine Zeit (guckt auf Uhr) oder kein Datum: Nennt Jahreszeit
- Kl. weiß auf Nachfragen nicht, wo er ist
- Kl. nennt wichtige Informationen zur Person
- Kl. acht aktiv und tagesformabhängig gern beim Gedächtnistraining mit
- Kl. erkennt sein Zimmer

- Kl. geht gerne zum Gedächtnistraining
- Kl. nennt weiterhin wichtige Informationen zur Person
- Kl. geht weiterhin gekonnt mit Gedächtnis- und Erinnerungslücken um

---

- Teilnahme am Gedächtnistraining ermöglichen
- Persönliche Orientierungshilfen ausprobieren, z. B. Bild an Zimmertür, persönliche Dinge. Verhalten und Ergebnis dokumentieren
- Selber erzählen, dass man etwas vergessen hat

Pflegerische Ist-Situation	Ziel- oder Lösungssituation	Maßnahmen
26. Desorientierung Ursache: Demenz • Zur Person tlw. desorientiert, erkennt Tochter, spricht PK mit »Schwester« an, reagiert auf seinen Namen • Kl. holt Hilfe durch Rufen etc. • Zur Situation: Kl. nutzt nach genauer Anleitung Utensilien, z. B. Waschlappen, insgesamt vermutet er, dass er nicht zu Hause ist • Kl. geht über viele Stunden auf dem WB herum, wechselt Zimmer, bleibt dort 3–4 Min., geht dann raus, ruft «Schwester» (über Stunden) • Zeitliche Orientierung nicht einzuschätzen • Starker Fokus auf PK, reagiert kaum erkennbar auf Klienten	• Kl. holt sich weiterhin Impulse von anderen Menschen, »guckt ab« • Kl. nimmt weiterhin Anleitung von PK an • Kl. holt sich weiterhin Infos und Hilfe • Kl. bleibt mehr als 10–15 Min. im Zimmer, beschäftigt sich dort • Kl. erkennt weiterhin Tochter und reagiert weiter auf ihren Namen • Der geeignete WB ist gefunden	• Bei allen Kontakten zu Zeiten, Tageszeit, Aktivität informieren • In der Pflege gewünschte Handlungen vormachen, verbal und nonverbal anleiten • Über Kontakt zu anderen Klienten das »Abgucken« ermöglichen • Auf Kl. zugehen, Hilfe anbieten und nachfragen • Wenn Kl. um Hilfe bittet, da sein, Wunsch erfüllen • Bezugspflegefachkraft plant mit Begleitendem Dienst Therapie • Wenn PK Kl. ins Zimmer bringt, ihm versuchsweise Tätigkeiten anbieten und Reaktion beschreiben • WBL und Angehörige sprechen über Umzug ins EG

5.3 »Bewegung«

Sich bewegen zu können ist eine der wesentlichsten Grundlagen des Lebens, die zur Selbstständigkeit führt. Der Körper ist auch dann in ständiger Bewegung, wenn der Mensch schläft: Das Herz-Kreislauf-System, sämtliche biochemischen Prozesse und andere Lebensvorgänge sind immer im Fluss. *»Im täglichen Leben wird eine Vielzahl von komplizierten Körperbewegungen in ungezählten Kombinationen ausgeführt, von denen viele innerlich und unsichtbar und teil auch unbewusst ablaufen«* (vgl. *Roper* 1993).

Die Fähigkeit sich zu bewegen ist sehr komplex und steht in unmittelbaren Zusammenhang mit der Lebensqualität. Sie ist abhängig von vielen physischen, seelisch-geistigen, soziokulturellen Faktoren und auch von der äußeren Umgebung. Ist die Bewegungsfähigkeit eingeschränkt, gibt es Einbußen in den Bereichen Wohlbefinden, Lebensqualität, Handlungsspielräume, Selbstbestimmung und Selbstständigkeit. Und genau das ist eine Situation, in der sich sehr viele Heimbewohner befinden.

Ziel der Pflege sollte es von daher sein, den Bewohner so zu unterstützen, dass er größtmögliche Bewegungsfähigkeit erlangt. Ist das nur noch eingeschränkt möglich, dann gilt es, ihn soweit als möglich zu aktivieren. *»Bed is bad«* ist ein Leitsatz in der englischen Geriatrie, der nachdenklich machen sollte. Auf der anderen Seite steht die Schaffung von adäquater, individueller Lebensgestaltung, wenn die Bewegungsfähigkeit extrem eingeschränkt und z. B. noch durch Schmerzen verschlechtert wird. Pflegende sollten hier gemeinsam mit dem Bewohner nach Kompensationsmöglichkeiten suchen.

5.3.1 Aspekte der FEDL »Bewegung«

- Genaue Beobachtung des Bewegungsverhaltens und der Bewegungsintensitäten. Die Betrachtung und Erfassung von Bewegungsgewohnheiten sowie deren Unterstützung. Hierbei wird ein besonders auf die detaillierte Beschreibung der Bewegungsfähigkeit Wert gelegt.
- Berücksichtigung der unterschiedlichen charakteristischen Bewegungstypen (sportlich, aktiv, bewegungsunfreudig, bewegungsgehemmt, eigentypisches Haltungs- und Bewegungsmuster) in der Pflege, um eine Basis für unterschiedliche Motivation und Aktivierung zur Verbesserung der Bewegungsfähigkeit zu entwickeln.
- Unterstützung, Anleitung bzw. Übernahme der Fähigkeit zu liegen, Lagerungswechsel bzw. Bewegungsveränderungen innerhalb des Bettes auszuführen.
- Beobachtung und ggf. Unterstützung oder Übernahme der Fähigkeit zu sitzen, aufzustehen, zu gehen und zu stehen.
- Beobachtung und Beurteilung der Risiken, die aus unzureichender Bewegung entstehen, speziell des Dekubitusrisikos, der Gefahr von Kontrakturen, Thrombosen und Stürzen sowie drohender »Bettlägerigkeit«.
- Beobachtung, Einschätzung, Unterstützung und Förderung des bewohnerindividuellen Körperbildes.

- Anwendung körperorientierter Maßnahmen oder Therapien wie z. B. Umsetzung Bobath-Konzept, Basale Stimulation, Kinästhetik, Feldenkrais-Methode, Reflexzonenmassage, Aktivitas Pflege® u. a.
- Einsatz und Umgang mit Hilfsmitteln.
- Entwicklung von Kompensationsmöglichkeiten, um dem Bewohner größtmögliche Lebensqualität zu ermöglichen.
- Ganzheitliche Betrachtung der Fähigkeit »Bewegung«: Aspekte wie Schmerz, Angst, Freude, Antrieb, Anreize, Dynamik, Behinderungen und Motivation werden in die Pflege und Betreuung integriert.

5.3.2 Aspekte der Qualitätsentwicklung

- Sind den Pflegekräften die fachlich richtigen und effektiven Maßnahmen der Dekubitus-, Kontrakturen- und Sturzprophylaxe bekannt?
- Wird der Leitsatz »Bed is bad« in den Pflegeprozess integriert?
- Sind die Pflegekräfte ausreichend über das Ausführen, Unterstützen und Anleiten von Bewegungsübungen informiert?
- Wird das individuelle Bewegungspotenzial der Bewohner richtig erfasst und gefördert?
- Werden freiheitsentziehende Maßnahmen (Fixierung, chemische Fixierung über Psychopharmaka, Einweisung in geschlossene Einrichtungen) soweit als möglich vermieden?
- Wird die Umgebung des Bewohners seiner Bewegungsfähigkeit förderlich und anregend angepasst?
- Kann der Ansatz von aktivierender Pflege, um dem Bewohner größtmögliche Selbstständigkeit zu ermöglichen, über 24 Stunden, sieben Tage die Woche umgesetzt und angewendet werden?
- Sind ausreichend geeignete Hilfsmittel vorhanden und sind die Pflegekräfte im Umgang damit so sicher, dass sie Bewohner sinnvoll und individuell anleiten können?
- Gibt es innerhalb und außerhalb der Einrichtung ausreichend Bewegungsmöglichkeiten?
- Wird innerhalb des interdisziplinären Teams ausreichend Kontakt zu anderen Berufsgruppen wie z. B. Physiotherapie und Ergotherapie gepflegt? Werden diese mit ihren therapeutischen Maßnahmen in den Pflegeprozess integriert?
- Wird in der Einrichtung darüber diskutiert, wenn Bewohner das Bett als Lebensort bevorzugen, da es außerhalb des Bettes nicht angenehm ist (z. B. Zugluft, langweilige Umgebung, etc.)? Werden Veränderungen vorgenommen?
- Finden die fördernden Bedingungen innerhalb dieser FEDL hinsichtlich der Bewegungsfähigkeit der Pflegekräfte ausreichend Beachtung, z. B. Informationen über Rücken schonende Arbeitsweise, Fortbildungen zur Thematik, ausreichend funktionierende Hilfsmittel?

5.3.3 Die FEDL »Bewegung«
unter dem Aspekt der MDK-Begutachtungsrichtlinien

»Mobilität fällt in der Regel nur im Zusammenhang mit anderen Verrichtungen an, das heißt Körperpflege und Ernährung. Die sonstige Mobilität wird nicht gewertet« (vgl. *König* 2000).

Die pflegerischen Aufwendungen und Unterstützungen bzgl. der FEDL »Bewegung« müssen im Zusammenhang mit anderen Verrichtungen berechnet werden. Dennoch werden die Pflegeprobleme innerhalb dieser FEDL dargestellt. Es gilt schließlich deutlich zu machen, wie häufig Lagerungswechsel oder Bewegungen innerhalb des Bettes ausgeführt werden; wie häufig ein Transfer oder Unterstützung o. ä. beim Aufstehen, Hinsetzen, Gehen oder Stehen notwendig ist. Es ist wichtig, die genaue Anzahl der Pflegekräfte sowie den Einsatz von Hilfsmitteln in diesem Bereich darzustellen.

Merkmale	Einstufung
Bewegung und Fortbewegung ohne Einschränkung.	selbstständig
Bewegung ist erschwert, unsicher oder verlangsamt, kann jedoch mit Hilfsmitteln (wie Rollstuhl/Gehhilfen, Hilfsmittel zur selbstständigen Lebensführung) selbstständig erfolgen.	bedingt selbstständig
Für Bewegung ist (ggf. neben dem Hilfsmittel) eine personelle Hilfe zeitweise/teilweise notwendig, z. B. für das Drehen im Bett.	teilweise unselbstständig
Zur Bewegung und Mobilisation ist ständige personelle Hilfe erforderlich.	unselbstständig

5.3.4 Pflegeplanungsbeispiele

Pflegerische Ist-Situation	Ziel- oder Lösungssituation	Maßnahmen
1. Bewegung, eingeschränkt Fehler! Textmarke nicht definiert. (hoch) (dauerhafte Bettlägerigkeit) Mögliche Ursachen: (Lähmungen, neuromuskuläre Erkrankungen, Pflegefehler, starke Kontrakturen, Bewegungsarmut, fehlender Antrieb etc.). Bettlägerigkeit über eine Dauer von 24 Stunden hinaus ist mit Risiken verbunden • Kl. liegt aufgrund … dauerhaft im Bett *(dieser Zustand ist insgesamt kritisch zu hinterfragen)* • Folgende Eigenbewegungen/Mikrobewegungen, Kopf, Hals, Schulter, Arme, Ellenbogen, Hände, Finger, Brustkorb, Rücken, Bauch/Leib, Unterleib, Hüfte, Becken, Oberschenkel, Knie, Waden-, Schienbein, Fußgelenke, Zehen.) sind vorhanden/werden durchgeführt/ werden unter Anleitung/mit Unterstützung durchgeführt • Kl. lehnt »Aufstehen« oder Mobilisierung meist ab, möchte im Bett liegen bleiben	• Kl. reagiert auf Mobilisierung außerhalb des Bettes mit: … • Kl. akzeptiert die jetzige Situation • Kl. ist zur Mobilisation motiviert • Gelenke sind frei beweglich • Gelenke bleiben frei beweglich • Kl. stimmt stundenweiser Mobilisation zu • Folgende Eigenbewegungen werden mit Anleitung/mit Unterstützung durchgeführt: … • Komplikationen werden rechtzeitig erkannt und verhindert • Kl. ist in seiner Bewegung gefördert • Kl. entwickelt ein Körpergefühl/nimmt seinen Körper in Gänze wahr	• Bewegungsverhalten und Bewegungsfähigkeit beobachten • Anleitung zu vorsichtigen Bewegungsübungen im Bett; wenn Kl. diese nicht mehr selbst durchführen kann, dann passiv durchführen. Täglich mehrmals (Art, Zeitpunkt und Häufigkeit dokumentieren) • Mobilisation nach Absprache mit Arzt und Physiotherapeutin; d. h. z. B. 1–2 x/Tag sollte Kl. auf der Bettkante sitzen oder an der Bettkante stehen (je nach Belastbarkeit) • Kl. sollte die Mahlzeiten, wenn möglich, im Stuhl oder auf der Bettkante sitzend einnehmen • Durchführung sämtlicher notwendiger Prophylaxen nach Standard (Pneumonie-, Kontraktur-, Soor- und Parotitis-, Thromboseprophylaxe) *(Art der Maßnahme, Zeitpunkt, Häufigkeit etc. genau benennen)* • Kl. sollte möglichst min. 1 x/Tag ein paar Schritte im Zimmer gehen • Basale Stimulation durch Fachkraft; z. B. Wahrnehmung des Körpers durch Vibrationen (Vibraxgerät, evtl. auch Rasierapparat), Schaukelbewegungen (z. B. mit Lifter oder Wiegen im Arm). Maßnahmen zur Wahrnehmung des Körperschemas: Mit den Händen am Körper entlang streichen, von rumpfnah nach rumpffern. Nie beide Hände vom Körper lösen, Wechsel der Hände nacheinander vornehmen *(Art der Maßnahme, Zeitpunkt und Häufigkeit genau benennen)* • Bewegungsveränderung/Lagerungswechsel anleiten, unterstützen, durchführen (z. B. 30°-Seitenlagerung rechts oder links; V-, A-, T-Lagerung, Bauch- oder Rückenlage) *(Art der Maßnahme, Zeitpunkt und Häufigkeit benennen)* • Angehörige soweit wie möglich in den Pflegeprozess bzgl. Mobilität mit einbeziehen • Mit Hausarzt über die Situation sprechen, besonders bei schmerzhaften Bewegungen. • Durchführung isometrischer Übungen, Art der Maßnahme, Zeitpunkt und Häufigkeit genau benennen) • Beratung des Kl. und der primären Bezugsperson: Wie kann die Umwelt wieder attraktiv werden?

2. **»Derzeitiges Leben im Bett«**
bei Erschöpfungszuständen, Kreislaufproblemen

- Kl. liegt aufgrund von Erschöpfungszuständen 24 Stunden im Bett
- Folgende Eigenbewegungen/Mikrobewegungen, Kopf, Hals, Schulter, Arme, Ellenbogen, Hände, Finger, Brustkorb, Rücken, Bauch/Leib, Unterleib, Hüfte, Becken, Oberschenkel, Knie, Waden-, Schienbein, Fußgelenke, Zehen) sind vorhanden/werden durchgeführt/ werden unter Anleitung/mit Unterstützung durchgeführt
- Kl. möchte das Bett verlassen/möchte nicht das Bett verlassen
- Kl. erschöpft bei leichter Anstrengung schnell
- Vitalwerte steigen bei leichter Anstrengung an
- Kl. kennt eigene Belastungsgrenze
- Kl. schätzt Überanstrengung ein
- Kl. ist zur Mobilisation bereit
- Evtl. lt. Arztanordnung ø Bettruhe

- Gelenke bleiben frei beweglich
- Kl. stimmt stundenweiser Mobilisation zu
- Folgende Eigenbewegungen werden mit Anleitung/mit Unterstützung durchgeführt: ...
- Komplikationen werden rechtzeitig erkannt und verhindert
- Kl. ist in seiner Bewegung gefördert
- Kl. entwickelt ein Körpergefühl/nimmt seinen Körper in Gänze wahr

---

- Siehe Maßnahmen unter 1
- Regelmäßige Vitalzeichenkontrolle
- Hausarzt informieren, Ausführung der ärztl. verordneten Maßnahmen
- Bei Kreislaufproblemen zusätzlich Kreislaufgymnastik nach Absprache mit Arzt und Physiotherapeutin
- Mobilisierung schrittweise steigern
- Beratung des Kl. und der primären Bezugsperson: Wie kann die Umwelt wieder attraktiver werden?
- In Absprache mit dem Kl. sämtliche Prophylaxen durchführen
- Maßnahmen s. FEDL »Vitale Funktionen«, »Zufriedenheit und Emotionalität«, »Existenzielle Erfahrungen des Lebens«
- S. Maßnahmen unter 1., angepasst an den Bedürfnisse und Tagesform des Kl.

Pflegerische Ist-Situation	Ziel- oder Lösungssituation	Maßnahmen
3. Bewegung, eingeschränkt (halbseitige Lähmung) infolge eines Schlaganfalls Gefahr von Spastiken, Kontrakturen und Schmerzen besteht • Kl. bewegt nicht betroffenen Körperteile / Körperhälfte • Kl. bezieht die betroffene Hand selbstständig / unter Anleitung / mit Unterstützung, durch führen mit der weniger betroffenen Hand, in den Alltag mit ein • Kl. sitzt frei / mit Unterstützung • Folgende Eigenbewegungen / Mikrobewegungen, Kopf, Hals, Schulter, Arme, Ellenbogen, Hände, Finger, Brustkorb, Rücken, Bauch / Leib, Unterleib, Hüfte, Becken, Oberschenkel, Knie, Waden-, Schienbein, Fußgelenke, Zehen) sind vorhanden / werden durchgeführt / werden unter Anleitung / mit Unterstützung durchgeführt • Kl. möchte das Bett verlassen / möchte nicht das Bett verlassen • Gelenke sind frei beweglich • Bewegungsfreude ist aus der Biografie bekannt	• Beweglichkeit ist soweit wie möglich hergestellt • Kl. ist in seinem Körpergefühl (Mitte, rechts, links) gefördert • Gelenke sind frei beweglich • Eine Spastik wird rechtzeitig erkannt und verhindert • Kl. ist motiviert, die betroffene Seite mit in das Bewegungsmuster zu integrieren • Schmerzfreiheit • Kl. kennt das Bobath-Konzept • Anbahnung von physiologischen Bewegungen auf der betroffenen Seite	• Beobachtung von Bewegungsverhalten / -fähigkeit • Spastikhemmende Lagerung (zweistündlich), (Art der Maßnahme, Zeitpunkt und Häufigkeit benennen) • Bobathkonzept bei Zimmergestaltung, Auswahl der Hilfs- und Lagerungsmittel sowie Lagerung anwenden. Betroffene Seite bei allen Verrichtungen in die Handlung einbeziehen • Aktive und passive Bewegungsübungen durch Krankengymnastik und Pflegepersonal (*Art der Maßnahme, Zeitpunkt und Häufigkeit benennen*) • Sämtliche Prophylaxen regelmäßig durchführen (*Art der Maßnahme, Zeitpunkt und Häufigkeit benennen*) • Durch Loben von kleinen Erfolgen für Motivation sorgen • Bequeme Lagerung nach Bobath, individuell und schmerzfrei anpassen. Lagerung dokumentieren (*Art der Maßnahme, Zeitpunkt und Häufigkeit benennen*) • Kl., soweit vom Arzt erlaubt, mobilisieren, z. B. Sitzen auf Bettkante, Rollstuhl, Sessel etc. Kl. möglichst schnell in einen richtig angepassten Rollstuhl setzen • Kl. zu den Mahlzeiten auf richtigen Stuhl setzen • Durchsichtiger Therapietisch am Rollstuhl • Auf festes, richtiges Schuhwerk achten **Wichtig: Eine Rund-um-die-Uhr-Versorgung nach dem Bobath-Konzept ist nur dann wirklich wirksam, wenn alle an der Pflege, Therapie und Versorgung Beteiligten nach diesem Grundprinzip handeln!**
4. Neglect-Syndrom (Somato-sensorischer Neglect; die betroffene Seite wird bei Bewegungsabläufen eingeschränkt eingesetzt, so wird z. B. der Arm ohne Beachtung hängen gelassen. Betroffene Personen haben keine Empfindung für Berührung, Schmerz und Temperatur) • Kl. ist wach und reagiert auf Reize und Ansprache von der gesunden Seite • Kl. ist das Bobath-Konzept bekannt	• Kl. entwickelt Wahrnehmung für die betroffene Seite • Kl. erinnert sich von selber daran, die betroffene Seite mit einzubeziehen • Kl. führt bilaterale Armführung selber / unter Anleitung / mit Unterstützung durch	• Maßnahmen siehe 3, konsequente Umsetzung des Bobath-Konzeptes • Bilaterale Armführung: Der Betroffene faltet seine Hände so, dass der Daumen der betroffenen Hand oben liegt. Wenn die Finger angeschwollen sind, sollte der Kl. mit der gesunden Hand den betroffenen Unterarm in der Nähe des Handgelenks von außen umfassen, damit dieser in Außenrotationsstellung mitgeführt werden kann • Bewegungsmuster, die eine beidseitige Bewegung erfordern, erklären, zeigen, einüben – evtl. mit Physiotherapie

• Kl. ist motiviert, Verbesserungen herbeizuführen • Folgende Eigenbewegungen/Mikrobewegungen, Kopf, Hals, Schulter, Arme, Ellenbogen, Hände, Finger, Brustkorb, Rücken, Bauch/Leib, Unterleib, Hüfte, Becken, Oberschenkel, Knie, Waden-, Schienbein, Fußgelenke, Zehen) sind vorhanden/werden durchgeführt/werden unter Anleitung/mit Unterstützung durchgeführt • Kl. führt bilaterale Armführung unter Anleitung/mit Unterstützung durch		
5. Subluxierte Schulter Bei 80 % aller Menschen mit einer Halbseitenlähmung sitzt der Humeruskopf der betroffenen Seite nicht mehr korrekt in der Schultergelenkspfanne. Ursachen sind die Fehlstellung des Schulterblattes und die fehlende muskuläre Gelenkführung durch die Lähmungen im Schulter-Arm-Bereich • Kl. weist beim Sitzen oder liegen eine »Fehlstellung« der Schulter an der gelähmten Körperhälfte auf. • Schiefes Sitzbild • Kl. äußert Schmerzen (verbal/nonverbal)	• Schmerzfreiheit • Intakte Gelenkführung • Normale Schulter-Humerushaltung	• Arzt und Physiotherapeutin informieren • Bilaterale Armführung (siehe unter 4.) • Der betroffene Arm wird bei Transfers und beim Bewegen im Bett durch die bilaterale Armführung mitgenommen • Der betroffene Arm wird beim Sitzen auf dem (Therapie)Tisch gelagert • Die betroffene Schulter wird bei Lagerung nicht aus der normalen Gelenkstellung heraus gezogen • Der betroffene Arm wird nur in Außenrotation und mit Unterstützung im Ellenbogenbereich angehoben. Gefährlich ist das Auflegen des gelähmten Armes bei Transfers auf die Schulter der Pflegepersonen. Der Arm wird dabei in Innenrotation über 90° angehoben, was zwangsläufig zu einer Verletzung führt

Pflegerische Ist-Situation	Ziel- oder Lösungssituation	Maßnahmen
6. Geschwollene Extremität Ursachen (vegetative Störungen bei Hemiplegie, trophische Störungen n. Frakturen und Operationen, nach Brustamputation) • Eine oder mehrere Extremitäten des Kl. sind geschwollen • Bewegungen werden vermieden • Kl. kennt Möglichkeiten zur Verbesserung der Situation • Kl. äußert Schmerzen (verbal / nonverbal)	• Schmerzfreiheit • Schwellung ist reduziert • Komplikationen werden rechtzeitig erkannt und verhindert • Kl. sieht die Notwendigkeit der Hochlagerung / Bewegungsübungen des Armes ein	• Den geschwollenen Arm im Liegen brust- oder sogar schulterhoch hoch lagern (keilförmiges Kissen) • Bei Komplikationen Situation mit Physiotherapeut und / oder Hausarzt besprechen • Nach Absprache mit Physiotherapeutin zu entstauenden Bewegungsübungen anleiten • Bei Bedarf Kompressionsverband • Lymphdrainage durch Masseur • Mobilisation nach Absprache mit Arzt / Physiotherapeutin
7. Nachlassen der Muskelkraft (z. B. bei Knochenschwund oder langer Bettlägerigkeit, nach langen Ruhigstellungen) • Folgende Eigenbewegungen / Mikrobewegungen, Kopf, Hals, Schulter, Arme, Ellenbogen, Hände, Finger, Brustkorb, Rücken, Bauch / Leib, Unterleib, Hüfte, Becken, Oberschenkel, Knie, Waden-, Schienbein, Fußgelenke, Zehen) sind vorhanden / werden durchgeführt / werden unter Anleitung / mit Unterstützung durchgeführt • Kl. erschöpft bei leichter Anstrengung leicht • Kl. ist bemüht, sich aktiver zu bewegen, einen Kraftzuwachs zu erfahren	• Vorhandene Muskelkraft ist erhalten bzw. verschlechtert sich nicht • Kraft und Ausdauer sind verbessert • Folgende Eigenbewegungen werden mit Anleitung / mit Unterstützung durchgeführt: ... • Komplikationen werden rechtzeitig erkannt und verhindert • Kl. ist in seiner Bewegung gefördert • Kl. entwickelt ein Körpergefühl / nimmt seinen Körper in Gänze wahr	• Krankengymnastik nach ärztl. Anordnung • Bewegungs- und Kräftigungsübungen zeigen lassen (Physiotherapeut), mit dem Kl. üben (*Art der Maßnahme, Zeitpunkt und Häufigkeit benennen*) • Mit Kl. über die Notwendigkeit der Übungen sprechen. Aktivierung eigener Antriebe und biografischer Ressourcen • Eigenaktivität ermöglichen • Soweit wie möglich Hilfsmittel verwenden, geeigneten Einsatz mit Ergotherapeuten einüben • Teilnahme an Einzel- oder Gruppengymnastik ermöglichen bzw. zur Teilnahme motivieren • Wohnraumanpassung • Siehe Maßnahmen unter Punkt 1

9. Mobilität, eingeschränkt infolge degenerativer Gelenkerkrankungen

Ursachen: z. B. Arthrose, durch statische Veränderungen, Fehlbelastung, Überbelastung und anderen physiologischen Altersprozesse

Definition Arthrose: Die Arthrose ist eine chronische Gelenkerkrankung, die durch Abnutzungserscheinungen an einzelnen Gelenkknorpeln, später auch an Gelenkknochen gekennzeichnet ist. Dies führt zu Schmerzen, Einschränkung der Beweglichkeit und Einschränkung der Funktionsfähigkeit

- Kl. äußert beim Bewegen Schmerzen / keine Schmerzen
- Kl. vermeidet Bewegungen aufgrund von Schmerzen oder eingeschränkter Beweglichkeit
- Kl. geht mit Hilfsmittel um, nutzt dieses
- Folgende Eigenbewegungen / Mikrobewegungen, Kopf, Hals, Schulter, Arme, Ellenbogen, Hände, Finger, Brustkorb, Rücken, Bauch / Leib, Unterleib, Hüfte, Becken, Oberschenkel, Knie, Waden-, Schienbein, Fußgelenke, Zehen) sind vorhanden / werden durchgeführt / werden unter Anleitung / mit Unterstützung durchgeführt

---

- Mobilität bleibt wie folgt: ...
- Kl. ist motiviert sich weiterhin zu bewegen
- Klient geht weiter sicher mit Hilfsmitel um
- Gelenke bleiben / sind frei beweglich
- Schmerzfreiheit
- Folgende Eigenbewegungen werden mit Anleitung / mit Unterstützung durchgeführt: ...

- Beratungsgespräch mit Hausarzt über genaue Ursache und Therapie
- Genauer Einsatz und Anpassung von Hilfsmitteln (angepasste, härtere Sitzmöbel mit Armlehne, evtl. erhöhter Toilettensitz, Haltegriffe in Toilette, Bad) mit Ergotherapie, Umgang erklären und zeigen
- Krankengymnastik und Bewegungsübungen nach Absprache mit Physiotherapeuten
- Evtl. Einsatz von Schmerzmedikamenten, Hausarzt fragen
- Bei Bedarf Wärmeanwendungen (z. B. Wickel und Auflagen, Einreibungen mit durchblutungsfördernden Salben lt. Hausarzt, Rotlichtbestrahlungen, Kurzwelle, Moorbäder, Fangopackungen etc.); Warmhalten der Gelenke und umgebender Muskulatur beugt Verspannungen / Schmerzen vor
- Lagerung der Gelenke physiologisch (*Art der Maßnahme, Zeitpunkt und Häufigkeit benennen*)
- Kontrakturenprophylaxe min. 2 x tägl. (nach Standard)
- Bei Bedarf Einzelbehandlung in der Ergotherapie und / oder Physiotherapie
- Leistungen und Verhalten des Kl. loben, motivieren
- Bei Bedarf Einzelbehandlung in der Ergotherapie und / oder Physiotherapie
- Bewegungsverhalten / -fähigkeit des Kl. beobachten, loben, motivieren
- Nur im Bedarfsfall Hilfestellung anbieten
- Bei Schmerzen durch Gelenkentzündungen kühlende Umschläge (Salben, Quarkwickel) einsetzen
- Kl. motivieren, kurze Strecken zu gehen; ggf. unterstützen / anleiten etc.
- Kl. an Sitztanz u. ä. teilnehmen lassen
- Bei Übergewicht Gewichtsreduktion anregen

Pflegerische Ist-Situation	Ziel- oder Lösungssituation	Maßnahmen
10. Mobilität, eingeschränkt infolge rheumatischer Erkrankungen Ursachen: Chronische Polyarthritis, Arthritis psoriatica, Morbus Bechterew, Gicht, Reiter-Syndrom Unter rheumatischen Erkrankungen fasst man zumeist alle Erkrankungen am Bewegungsapparat zusammen, die mit Schmerzen und Funktionseinschränkungen einhergehen. An den Gelenken und den umliegenden Bereichen findet man pathologische Veränderungen, die je nach Art der Erkrankung unterschiedliche Auslöser haben und mit entzündlichen Phasen einhergehen • Kl. ist bereit zu Bewegungsübungen • Kl. geht mit Hilfsmitteln um • Kl. macht selbstständig/unter Anleitung/mit Unterstützung Bewegungsübungen • Kl. ist motiviert an Gymnastikgruppe teilzunehmen. • Kl. weiß um die Notwendigkeit einer bestimmten Diät • Kl. führt trotz eingeschränkter Fingerbeweglichkeit Selbstpflege durch • Folgende Eigenbewegungen/Mikrobewegungen, Kopf, Hals, Schulter, Arme, Ellenbogen, Hände, Finger, Brustkorb, Rücken, Bauch/Leib, Unterleib, Hüfte, Becken, Oberschenkel, Knie, Waden-, Schienbein, Fußgelenke, Zehen) sind vorhanden/werden durchgeführt/werden unter Anleitung/mit Unterstützung durchgeführt • Kl. steht/geht einige Sekunden, Minuten selbstständig/unter Anleitung/mit Unterstützung 1 (2) PK	• Kl. geht mit/ohne Hilfsmittel selbstständig/unter Anleitung … Meter • Folgende Eigenbewegungen werden mit Anleitung/mit Unterstützung durchgeführt: … • Kl. ist (überwiegend) schmerzfrei bzw. nimmt unterschiedliche Schmerzintensität wahr • Gelenke sind/bleiben frei beweglich	• Bewegungsübungen für Finger, z. B. Arbeiten mit Ton, Musikinstrumente, Flechten u. a.; je nach Interesse und Vorlieben • Beratung durch Ergotherapeuten oder Physiotherapeuten. Physiotherapie nach ärztl. Anordnung • Mit Hausarzt über Ursache, Therapie und evtl. Gabe von schmerzlindernden Medikamenten sprechen • Haltung, Beweglichkeit und Schmerzverhalten beobachten und dokumentieren • Zu viel Bewegung und Spaziergängen motivieren. Überanstrengungen vermeiden • Kl. zum Sitztanz etc. motivieren • Mind. 2 Liter Flüssigkeit/Tag trinken lassen (keinen/wenig Alkohol) • Purinarme Diät anbieten (Keine Schweinefleischprodukte, evtl. Fischöl-Kapseln) • Bei akuten entzündlichen Schüben, insbesondere bei Gicht, betroffenes Gelenk ruhigstellen (schmerzlindernd)

11. Bewegung, eingeschränkt

In diesem Beispiel:

- Mikrobewegungen: Kopf drehen, Schultern heben, Arme bis kopfhoch beweglich, Rumpf leichtes Drehen möglich, re. Bein beweglich und hebbar, li. Bein eingeschränkt; Füße und Kniegelenke beweglich.
- Kl. bewegt sich selber im Bett, steht mit Haltemöglichkeit kurzen Moment (max 10 Sekunden); zieht sich selber zum Stehen hoch.
- Sitzt im Rollstuhl ca. 2 x 3 Stunden, fährt mit diesem selber kurze Strecken. Transfer eingeschränkt.
- Gehen kurze Strecken mit Rollator und 1 PK
- Gleichgewichtsstörungen

- Kl. erfährt sich in der Bewegung gefördert
- Kl. bleibt frei von Kontrakturen
- Kl. zieht sich weiter selber hoch
- Komplikationen werden rechtzeitig erkannt
- Kl. sitzt weiter im Rollstuhl, fährt mit diesem selber

- 2 x tgl. morgens und abends Kontrakturenprophylaxe nach Standard, z. B. aktives und / passives Durchbewegen aller großen Gelenke, Kl. zum Stand bringen etc.
- Bewegungsverhalten beobachten und dokumentieren
- Unterstützung beim Aufsetzen geben (2 x tgl.)
- Unterstützung beim Transfer durch PK, ca. 16 x tgl. nach kinästhetischen Prinzipien
- Teilnahme am Sitztanz (3 x wchtl.) ermöglichen
- Auf kurzen Strecken auf dem Wohnbereich mit Rollator begleiten (morgens und nachmittags je 1 x), diesen erreichbar hinstellen
- Kl. gegen 9.00 Uhr morgens in den Rollstuhl setzen, bis ca. 12.30 Uhr, nachmittags von ca. 15.00 bis 18.30 Uhr

Pflegerische Ist-Situation	Ziel- oder Lösungssituation	Maßnahmen
12. Bewegungsablauf, verändert Diagnose: Parkinson bzw. Parkinson-Symptomatik (Kleine, schlurfende Schritte, Trippeln, Schwierigkeiten beim Losgehen, bei Richtungswechseln, beim stoppen, vor Hindernissen, Durchgehen von Engpässen, wechselnden Fußbodenbelägen) • Kl. geht … Meter mit / ohne Hilfsmittel / Pflegekraft sicher / unsicher • Kl. hat einen kleinschrittigen, schlurfenden Gang • Kl. hat eine Verlangsamung aller Bewegungsabläufe • Kl. schwingt Arme beim Gehen nicht / eingeschränkt mit • Kl. hat eine nach vorne gebückte Haltung • Kl. hat Mut, Bewegungsversuche durchzuführen • Kl. achtet auf geeignetes Schuhwerk • Kl. fordert selber Unterstützung herbei • Kl. bemerkt Veränderungen im Bewegungsablauf und benennt diese selbst	• Kl. hat Mut, Bewegungsversuche durchzuführen • Weitgehend harmonischer Bewegungsablauf • Gangsicherheit • Weitgehend Mobilität und Selbstständigkeit erhalten	• Mit Hausarzt über Medikamentengabe sprechen, diese genau verabreichen. Evtl. die erste Dosis von z. B. L-Dopa o. ä. vor dem Aufstehen verabreichen • Beratungsgespräch mit Kl. über Möglichkeiten zur Verbesserung der Situation • Krankengymnastik nach ärztlicher Anordnung. Günstig ist der frühzeitige Beginn; evtl. in Absprache mit Facharzt und gleichzeitigem Beginn der Medikamentengabe • Auf festes, geeignetes Schuhwerk achten • Kl. anregen oder anleiten, beim Stehen die Fersen fest auf den Boden zu setzen • Insgesamt die Mobilität anregen, z. B. durch Gymnastik, Sitztanz, Laufübungen, aber auch durch Teilnahme an anderen Gruppenangeboten und Beschäftigung • Situationsabhängig Bewegungsübungen vor Spiegel durchführen lassen • Kl. für kleine Erfolge und Versuche loben, ihn motivieren, sich immer wieder zu bewegen • Wenn Kl. aufsteht (sich bewegen will) nicht drängeln, sondern stattdessen Hilfe im Bedarfsfall anbieten. Kl. dabei verbal zu großen Schritten auffordern • Mit Ergotherapeut über Hilfsmittel sprechen, Gebrauch mit dem Kl. üben; evtl. Wohnraum anpassen • Regelmäßig warme Vollbäder anbieten, dort lassen sich Bewegungsübungen entspannter durchführen *(Art der Maßnahme, Zeitpunkt und Häufigkeit benennen)* • Den Kl. für Bewegungen oder andere Versuche, selbstständiger zu werden, loben, bestätigen

Problem	Ziele	Maßnahmen
13. Bewegung, eingeschränkt demenzielle Symptomatik/rheumatische Veränderungen • Kl. ist mobil, geht allein und sitzt nach Belieben. • Durch wachsende Desorientierung verkleinert sich der Aktionsradius, Kl. steht nach dem Liegen (Mittagsschlaf) nicht mehr allein auf • Hände sind rheumatisch verändert, Greifen und Hantieren dadurch nicht immer sicher • Bei schlechter Tagesform äußert Kl. Schmerzen in Knie und Rücken • Kl. nimmt immer an Bewegungsangeboten teil	• Gehen, Stehen und Sitzen weiter möglich • Schmerzfreie Bewegungen • Sichere Bewegungen der Hände • Annahme von Hilfe • Kl. nimmt weiter an Bewegungsangeboten teil	• Bewegungsverhalten tgl. beobachten und dokumentieren • Kl. zur Bewegungstherapie teilnehmen lassen, begleiten • Transfer, Unterstützung beim Aufstehen durch PK nach jedem Toilettengang, evtl. nach Mittagsschlaf • Aktive Bewegungsübungen im Bett nach dem Mittagsschlaf. Kl. auffordern, die großen und kleinen Gelenke zu bewegen, ggf. passiv durchführen • Bzgl. der Schmerzen Hausarzt konsultieren • Hilfsmittel zum Greifen ausprobieren lassen, Umgang und Erfolg dokumentieren • Taktile Reize zum Greifen und Fassen geben (bekanntes, reizvolles und wechselndes Material) • Bei akuten Bewegungseinschränkungen Kl. auf seinen Wegen begleiten
14. Bewegungsdrang, hoch Demenzielle Symptomatik • Kl. signalisiert einen hohen Bewegungsdrang, ist tagsüber ständig auf den Beinen, läuft bis zur Erschöpfung umher • Kl. sitzt wenige Minuten, steht dann gleich wieder auf	• Kl. fühlt sich frei • Erschöpfungsanzeichen werden rechtzeitig erkannt	• Kl. bewegen lassen • Kl. bei Kontakten begleiten und wenn möglich in Ruhe, z. B. zum gemeinsamen Sitzen, bringen • Bewegungsverhalten/Erschöpfung beobachten. Bei Anzeichen von Erschöpfung reagieren, z. B. im Sitzen ein gemeinsames Lied singen, Hand halten, streicheln, leise sprechen etc. • Kl. öfter zum Ruhesessel oder Bett begleiten, Ausruhen anbieten, ruhige Musik spielen, Material zum Tasten und Fühlen in die Hände geben (*Art der Maßnahme, Zeitpunkt und Häufigkeit benennen*) • Evtl. Stuhl vor die Schubladen, in denen Kl. gern »kramt« stellen, sodass er dabei ausruhen kann • Kl. evtl. in gemeinsame Pausenzeiten einbeziehen • Bedarfsmedikamente nur im äußersten Notfall verwenden

Pflegerische Ist-Situation	Ziel- oder Lösungssituation	Maßnahmen
15. Bewegung, eingeschränkt u. a. durch schmerzhafte Beckenringfraktur • Kl. hat Schmerzen bei Bewegungen, bewegt sich im Oberkörper uneingeschränkt, jedoch langsam, Unterkörper sehr langsam und schmerzhaft • Kl. geht mit kleinen Schritten und Rollator auch außerhalb des Hauses • Kl. belastet außer beim Gehen die Beine kaum, steht nicht allein auf, legt sich nicht allein hin. Hat zum Teil Angst, sich zu bewegen • Lt. Aussage des Kl. besteht eine Gelenkentzündung	• Genaue Diagnostik der Gelenkentzündung • Weitgehende Schmerzfreiheit • Kl. geht weiterhin mit dem Rollator innerhalb und außerhalb des Hauses • Beweglichkeit im Oberkörper bleibt bestehen (Kl. bewegt weiterhin den Oberkörper) • Kl. ist motiviert, sich trotz Schmerzen weiter zu bewegen	• PK halten engen Kontakt mit dem Arzt bzgl. der Schmerzmedikation • Kl. bei Bewegungen, die Schmerzen bereiten, Hilfe anbieten (z. B. morgens beim Waschen, beim Ins-Bett-Gehen, beim Aufstehen etc.), mehrfach tgl. z. B. Hilfe beim Aufstehen, Gehen etc. • Weiterhin Sitzangebote etc. machen. • Morgens Kl. mit Rollator begleiten (z. B. zum Fahrstuhl)
Ambulante Pflege **16. Bewegung, eingeschränkt (hoch)** Bedingt durch Schlaganfall • Kl. setzt den linken Arm zielgerecht ein, hebt und dreht den Kopf. Dreht sich im Liegen bei guter Tagesform auf die linke Seite • Stehen, Gehen (auch mit Hilfe) nicht möglich, Sitzen im Rollstuhl oder Fernsehsessel mit Abstützung über mehrere Stunden möglich • Kl. belastet beim Transfer sekundenweise ein Bein. Lifter zurzeit noch nicht geliefert. • Kl. hebt linkes Bein bis zu 30 Zentimeter hoch	• Kl. bewegt weiterhin den linken Arm • Kl. setzt das linke Bein beim Stehen vermehrt ein • Kl. beugt und streckt das Bein • Kl. sitzt sicher mit Haltemöglichkeit an der Bettkante • Kl. dreht sich weiterhin im Liegen im Bett	• Bei allen pflegerischen Tätigkeiten auffordern, den linken Arm zu bewegen • Auffordern, sich auf die linke Seite zu lagern • Durchbewegen aller großen Gelenke im Zuge der Körperpflege • 2 x/Tag 2 Transfers: Bett – Rollstuhl/TV-Sessel, TV-Sessel – Rollstuhl – Bett mit 1 PK, morgens und abends. Dabei Stehfähigkeit kräftigen, indem Kl. Spezialschuhe trägt und solange wie möglich steht • Trainieren der Sitzfähigkeit 2 x/Tag an der Bettkante bis zu 2 Minuten (morgens/abends) durch PK

17. Bewegungsfähigkeit, eingeschränkt Ursache: Frakturen der Lendenwirbelsäule - Morgens »Anlaufschwierigkeiten«, Sturzangst, Kl. bewegt alle Gliedmaßen, fuchtelt mit Armen und Händen (unkoordiniert), greift nicht immer zielgerichtet. Deshalb Einschränkungen in der Selbstpflege - Kaum Eigenbewegungen im Liegen, schmerz- und diagnosebedingt - Kl. gibt Hinweise auf »Lieblingslagen«. Sitzt ø 2 x 2 Std. im Rollstuhl, fährt damit im Zimmer umher, stürzt leicht, rutscht aus dem Rollstuhl heraus - Kl. geht 2 bis 3 Schritte in Begleitung einer PK	- Kl. bewegt weiterhin alle Gliedmaßen, Gelenke bleiben frei beweglich - Schmerzen beim Bewegen bleiben erträglich - Kl. sitzt weiterhin ø 2 x 2 Std. im Rollstuhl und fährt mit diesem im Zimmer	- Maßnahmen stehen in Wechselwirkung mit der Sturzgefahr (s. FEDL »Sicherheit«) - Genaue Beobachtung der Schmerzqualität, Nachfragen und Dokumentieren etc. Bei Bedarf Info an Hausarzt - Medikamente zeitgerecht zur Bewegungsförderung (Madopar usw.) mit viel Flüssigkeit verabreichen, erst nach Wirkzeit bewegen - Durchschnittlich 2 x/Tag in den Rollstuhl setzen, auf Gelkissen für ca. je 2 Stunden
Ambulante Pflege **18. Bewegungseinschränkung durch beidseitige hohe Oberschenkelamputation** - Oberkörper voll beweglich, Kl. bewegt sich im Rollstuhl selber (incl. Transfer, wenn jmd. dabei ist). Hat Angst, sonst zu fallen - Kl. sitzt durchschnittlich 4 Std. mit Haltegurt im Rollstuhl - Kräftige Oberarmmuskulatur, stützt sich hoch - Bestehendes Dekubitusrisiko - Kl. bekommt 2 x wöchentlich KG	- Frei beweglicher Oberkörper - Weiterhin kräftige Oberkörpermuskulatur, Kl. stützt sich damit ab - Jetzige Bewegungsfreiheit bleibt (Oberkörper ist voll beweglich, Hochstützen möglich) - Kl. bleibt dekubitusfrei - Kl. fühlt sich sicher beim Transfer, äußert dies auf Nachfrage	- Morgens Hilfestellung beim Transfer in den Rollstuhl, sonst durch Angehörige - 1 x täglich Hautbeobachtung von dekubitusgefährdeten Hautpartien - Beratung von Angehörigen und PK zur Prophylaxe

Pflegerische Ist-Situation	Ziel- oder Lösungssituation	Maßnahmen
19. Bewegung, eingeschränkt Nach mehreren Stürzen und Klinikaufenthalten starke Bewegungsangst und Sturzangst • Kl. hebt Arme, greift nicht bewusst, sitzt unselbstständig im Rollstuhl, hält sich selber nicht • Kl. liegt aufgrund Kräfteverlust derzeit über Stunden im Bett, bewegt sich selber geringfügig, eher passiv • Kontrakturen: Hände und Fußgelenke • Dekubitusfrei	• Kl. bewegt weiter die Arme • Kl. bleibt dekubitusfrei • Kl. sitzt weiterhin kurze Zeiten im Rollstuhl	• Bewegung/Positionierung nach ca. zweistündlichem Wechsel, abhängig von anderen Bewegungen, die an Kl. durchgeführt werden • Weichmatratze verwenden • Kontrakturenprophylaxe 2 x tgl., aktives und passives Durchbewegen aller großen und kleinen Gelenke im Zuge der Körperpflege • 2 x tgl. Kl. in den Rollstuhl setzen, ca. 2 Stunden (vormittags, nachmittags)
20. Bewegung, eingeschränkt Möglicherweise diagnosebedingt • Mit Rollator geht Kl. sicher im Haus. Stehen und Sitzen allein möglich. Geht schrittweise im Zimmer. Alle Bewegungen werden langsam durchgeführt. Arme kopfhoch hebbar. Bewegt sich beim Liegen im Bett etc. • Keine Dekubitusgefahr. Kann sich im Sitzen bücken, greift fest und sicher zu	• Kl. geht weiterhin sicher mit Rollator • Kl. geht und steht sicher • Kl. bewegt sich weiterhin selber im Liegen • Kl. geht weiterhin im Hause hin und her • Kl. bleibt frei von Kontrakturen	• Kl. motivieren, am Bewegungsangebot des Hauses teilzunehmen • Kl. motivieren, sich viel zu bewegen (z. B. Wege im Hause), dafür loben • Mehrfach tgl. für Bewegung loben • Unterstützung in der Selbstpflege, sodass sich Kl. so viel wie möglich bewegt, z. B. Arme heben
21. Bewegung, eingeschränkt (stark) Ursache: starke Adipositas, Kl. liegt zurzeit im Bett. Beweglich sind: Hände, Kopf, Arme bis an Triangel beweglich/anhebbar. Keine spürbare Bewegung/Kraft in den Beinen. Insgesamt wenig Muskelkraft • Seitenlage im Bett ausschließlich mit Hilfe möglich. Führt mit Brustkorb Mikrobewegungen aus • Alle Bewegungen sind schmerzhaft • Hüftgelenk eingeschränkt im Bewegungsradius	• Hände, Kopf, Arme weiterhin beweglich/anhebbar • Schmerzfreie Bewegungen • Gelenke sind frei beweglich	• 20 bis 30 Minuten vor größeren Bewegungen/Versorgungen Schmerzbedarfsmedikation geben • Bei der Körperpflege und allen anderen pflegerischen Maßnahmen Kl. anregen, sich so viel wie möglich zu bewegen • Morgens und abends bei der Körperpflege passive Bewegungsübungen der großen und kleinen Gelenke durchführen • Lagerung der Gelenke in physiologischer Mittelstellung nach allen Verrichtungen

22. **Körperliche Mobilität, stark eingeschränkt** Ursache: Schwäche • Kl. liegt seit ca. halbem Jahr im Bett, bewegt sich wegen allgemeiner Schwäche immer weniger. Hände und Arme eingeschränkt beweglich. Hebt Beine wenige Zentimeter hoch, (gegen Bettseitenteile) • Starke Kontrakturen, Sitzen, Stehen etc. nicht mehr möglich. Im Liegen wenige, kaum sichtbare Mikrobewegungen • Teilweise schmerzhafte Bewegungen (möchte dagegen keine Medikamente nehmen) • Kl. war immer sehr sportlich, jetzt kein eigener Bewegungsantrieb zu erkennen	• Schmerzen sind weiterhin erträglich • Kl. bewegt weiterhin Hände, Arme und Beine • Hand- und Armgelenke sowie Kopf bleiben beweglich	• 2 x/Tag passive Bewegungen der großen und kleinen Gelenke durch PK bei der morgendlichen und abendlichen Körperpflege (zu zweit, wenn Kl. Angst vor Schmerzen hat) • Bei allen anderen Pflegetätigkeiten soweit wie möglich zur Bewegung anregen • Insgesamt langsam und vorsichtig bewegen, auf Schmerzäußerungen achten • Beim Positionieren (s. Dekubitusgefahr) auf vielfältige Bewegungsimpulse und Körperstellungen achten. Die Beine so legen, dass sich der Kl. nicht am Bettseitenteil verletzen kann
23. **Bewegung, eingeschränkt** Diagnosebedingt • Kl. geht sicher mit dem Rollator (im Hause) herum, indem sie sich an den Möbeln festhält. Stehen mit Haltemöglichkeit möglich • Kl. hebt Arme über den Kopf, bückt sich, wenn etwas auf dem Boden liegt • Kl. ist frei von Kontrakturen. Bewegt sich selber im Bett • Kl. sitzt mehrere Stunden, gelegentlich nachts • Teilweise gebückte Haltung im Gehen • Kl. nimmt nicht gern am Bewegungsangebot des Hauses teil	• Kl. geht weiterhin sicher mit dem Rollator • Kl. bleibt weiterhin beweglich, frei von Kontrakturen • Kl. bleibt dekubitusfrei	• Kl. motivieren, am Bewegungsangebot des Hauses teilzunehmen • Tgl. Bewegungsverhalten beobachten, zum Bewegen animieren, loben • Hautbeobachtung des Gesäßes und anderer möglicher dekubitusgefährdeter Körperregionen, 1 x/Schicht. • Pflege so gestalten, dass Kl. sich viel bewegt • Rollator in Reichweite stellen, auf Funktionalität achten

Pflegerische Ist-Situation	Ziel- oder Lösungssituation	Maßnahmen
24. Bewegung, eingeschränkt (leicht) Diagnosebedingt • Kl. zieht beim Gehen linke Seite etwas nach. Geht sicher inner- und außerhalb des Hauses mit Rollator. Ohne Rollator ist Kl. sturzgefährdet • Ansonsten kaum Bewegungseinschränkungen, bewegt sich sicher und frei. Kl. war früher sehr sportlich	• Kl. bleibt weiterhin so beweglich • Kl. geht weiterhin sicher mit Rollator	• Bewegungsverhalten beobachten, bei Erschöpfung auf notwendige Ruhephasen achten • Besonderheiten beachten, an Arzt weitergeben und dokumentieren
25. Bewegung, eingeschränkt bedingt durch diagnosebedingte Kraftlosigkeit • Gehen mit Begleitung 2 bis 3 Schritte, ø 2 x 2 Stunden, sonst Sitzen im Rollstuhl. Sekundenlanges Stehen mit Begleitung möglich • Im Liegen: Beine sehr schwer, geschwollen, deshalb kaum anhebbar. Bewegt die Arme kräftig und zielgerichtet in den Bewegungen • Kl. war früher sehr bewegungsfreudig	• Kl. geht weiterhin 2 bis 3 Schritte • Kl. sitzt weiterhin ca. 2 Stunden im Rollstuhl • Kl. steht weiterhin sekundenweise mit Hilfe • Arme bleiben kräftig und zielgerichtet in den Bewegungen	• Verantwortliche PK spricht mit Hausarzt über KG-Verordnung • Kl. bei allen pflegerischen Maßnahmen so viel wie möglich selber bewegen lassen, immer wieder anspornen • Gehen im Zimmer mehrfach tgl., so weit die Kräfte es zulassen • Förderung der Stehfähigkeit durch mehrfaches tgl. Stehen mit Begleitung (kräfteabhängig) • Transfer mit einer PK: FD: ø 6 x, SD ø 6 bis 8 x tgl. incl. Nachbereitung (ø Dauer 3–4 Minuten)
26. Bewegung, eingeschränkt Bedingt durch Kraftlosigkeit speziell in den Beinen • Ganzer Körper beweglich, bewegt sich viel im Bett, liegt viel auf der Seite in Embryolage • Weiches, entspanntes, kraftloses Bewegungsmuster • Transfer nur mit Unterstützung durch PK, sitzt aufrecht im Sessel, sitzt sicherer (fühlt sich wohler) im Zimmer, statt in Gemeinschaftsräumen • Stehen und Gehen durch Kraftlosigkeit derzeit nicht möglich. Kraftlosigkeit evt. bedingt durch Rückzugswunsch nach Oberschenkelhalsfraktur • Geringe Motivation zur Bewegung	• Transfer weiter möglich • Kl. kann weiterhin sitzen • Weiterhin weiches, entspanntes Bewegungsmuster	• 2 x/Woche KG (passive Bewegungsübungen) • Passives und je nach Tagesform aktives Bewegen der großen und kleinen Gelenke sowie Gliedmaßen bei der morgendlichen Körperpflege durch PK. Kl. soll sich so viel wie möglich bewegen (Kontrakturenprophylaxe) • Lagerung der Gelenke im Liegen in physiologischer Mittelstellung (Kontrakturenprophylaxe) • Transfer mit 2 PK 2 x vormittags, 2 x nachmittags, dabei Kl. kurzfristig auf die Füße stellen • Kl. wird vor- und nachmittags für ca. 3 Stunden in den Therapiesessel gesetzt, mit Kissen abgestützt. Wenn Kl. im Sessel sitzt, Kontrolle des Sitzens mindestens alle 30 Minuten, ggf. neu positionieren. Auf Ödeme an den Knöcheln achten

Pflegeproblem/Ressourcen	Pflegeziele	Pflegemaßnahmen
27. Bewegung, stark eingeschränkt wegen Fraktur • Arme kopfhoch hebbar, führt kleine Bewegungen im Bereich des Oberkörpers selber durch • Zurzeit darf das rechte Bein nicht bewegt werden, keine Schmerzäußerung, linkes Bein beweglich • Je nach Tagesform/AZ Sitzen von 1 bis 2 Stunden im Sessel möglich. Stehen, Gehen z. Z. nicht möglich, Bein soll bis 16. KW nur mit 15 Kilo belastet werden • Kl. akzeptiert die Bewegungseinschränkung • Bewegungseinschränkung in den Händen durch Osteoporose	• Fraktur heilt ab • Kl. akzeptiert die Bewegungseinschränkung weiterhin	• Kl. wird vormittags mit 3 PK in den Sessel gesetzt, tagesformabhängig nach 1 bis 2 Stunden wieder ins Bett zurück • Kl. erhält 2 x wchtl. KG (Durchbewegen im Bett)
28. Bewegung, eingeschränkt infolge Schwäche • Kopf leicht beweglich (seitlich, hoch, runter) in den Armen Kontraktionen, keine eigene Bewegung • Kl. schiebt Beine im Bett leicht hin und her • Aufgrund von Kollapsneigung liegt zurzeit fest im Bett • Bei der Pflege ist der Körper stark verspannt, teilweise schmerzhafte Bewegungen	• Kopf bleibt beweglich • Schmerzfreie Bewegungen (an Mimik überprüfbar) • Kl. ist in der Körperwahrnehmung gefördert	• Kontrakturenprophylaxe (morgens und abends Durchbewegen der großen und kleinen Gelenke), dann Positionierung der Arme leicht erhöht, Kissen an die Füße • Versorgung der Hände zwecks Intertrigoprophylaxe mit leichten Binden. Dabei sind die Finger locker in der Haltung. Hände so viel wie möglich bewegen • Kl. bei allen pflegerischen Tätigkeiten so viel wie möglich bewegen (bis an die Schmerzgrenze) • Mit Hausarzt über Aktualisierung der Schmerztherapie sprechen. Schmerzmittelgabe und -verhalten beobachten und dokumentieren

Pflegerische Ist-Situation	Ziel- oder Lösungssituation	Maßnahmen
29. Bewegung, eingeschränkt diagnosebedingt • Kl. geht sicher in Begleitung einer PK am Rollator, geht Wege im Hause • Ohne Rollator stürzt Kl. fast sofort, hat Angst. Kl. steht nicht von allein auf, sitzt viele Stunden im Sessel • Arme mit Mühe in Kopfhöhe hebbar, Kl. scheint Schmerzen beim Bewegen zu empfinden (äußert diese nicht direkt). Greift mit Händen fest und sicher zu • Kl. bewegt sich viel im Liegen • Leichte Dekubitusgefahr, speziell durch langes Sitzen • Bestehendes Sturzrisiko	• Kl. bleibt Dekubitusfrei • Bewegungsfähigkeit bleibt erhalten (Kl. geht weiter mit Rollator) • Kl. bewegt sich weiter im Bett allein • Kl. greift weiter mit den Händen fest zu. • Wenn Kl. ernst zu nehmende Schmerzen hat, werden diese rechtzeitig erkannt. • Kl. bleibt sturzfrei	• Bewegungsverhalten im Zusammenhang mit möglichen Schmerzen beobachten, Besonderheiten an Arzt weitergeben • Kl. bei allen Wegen im Hause begleiten(4 x in Speisesaal, Gruppenaktivitäten im Hause, 3 x pro Schicht zur Toilette) mit Rollator • An Sitztanz teilnehmen lassen • Als Dekubitusprophylaxe Hautbeobachtung bei der Inkontinenzversorgung sowie Sitzen auf einem speziellen Gelkissen
30. Bewegung, eingeschränkt (stark) Ursache: Hemipareses rechts sowie mangelnde Motivation • Vermutlich aus Scham hält Kl. sich gern im Bett auf, möchte nicht im Rollstuhl gesehen werden • Derzeit hat Kl. bzgl. der Bewegung aufgegeben • Hohe Verkrampfung im gesamten Körper, Kl. hält Arme angestrengt gebeugt, löst diese nur bei Aufforderung. Wille zum Bewegen fehlt • Ganz selten und bei guter Tagesform bewegt Kl. den Arm bzw. Hand (links). Rechte Körperseite wird kaum einbezogen. Keine erkennbare Kraft in den Beinen, beginnende Kontrakturen in den Knien • Keine Geh- und Stehfähigkeit mehr • Bis auf gelegentliches Bettdeckenaufdecken keine erkennbaren Eigenbewegungen	• Kl. macht weiterhin aktiv bei der KG mit • Kl. ist in der Körperwahrnehmung gefördert, speziell rechts	• 2 x/Woche KG und Ergotherapie • Zimmer wird so umgestellt, dass Kl. immer über die rechte Seite angesprochen wird bzw. diese in seine Bewegungen einbezogen • Kontrakturenprophylaxe (kein Kissen unter den Knien, Arme beugen und strecken lassen, Durchbewegen der großen und kleine Gelenke beim Einreiben mit Salbe) mehrfach tgl. bei der Körperpflege. • Bei Kontakten zum Kl. immer wieder auffordern, sich zu entspannen

- Kl. will nicht im Rollstuhl oder außerhalb des Bettes sitzen

31. Gehen, Aufsetzen, leicht eingeschränkt • Kl. nutzt den Rollator für Strecken außerhalb des Zimmers, ruht sich bei Spaziergängen nach ca. 50 Metern auf der Sitzfläche aus • Sicheres Gangbild, bisher keine Stürze beim Laufen • Zum gehen die Familienangehörigen mit Kl. spazieren • Aufgrund der eingeschränkten Beweglichkeit im Hüftgelenk, fällt das Aufstehen schwer, Kl. holt Schwung, kommt nicht immer allein hoch	• Weiter sturzfrei (Kl. ist frei von Stürzen) • Kl. geht weiterhin sicher mit dem Rollator • Nutzt Impulsgabe beim Aufstehen durch PK	• Wenn zeitlich möglich, Spaziergänge mit Kl. • Gangbild beobachten, ggf. unterstützen • Unterstützung beim Aufstehen, wenn Kl. in einem tiefen Sessel oder Stuhl sitzt, ebenso beim Aufstehen von der Toilette, ca. 10 bis 15 x/Tag
32. Bewegung, eingeschränkt bei schmerzhaften Bewegungen Ursache: Rheuma und weitere Diagnosen, starke Schmerzen • Kl. bewegt Beine und Füße fast uneingeschränkt, hebt Arme brusthoch • Beweglichkeit in den Fingern durch Rheumaknötchen verlangsamt und . schmerzhaft • Kl. läuft über mehrere Stunden auf dem Wohnbereich • Kl. führt im Liegen kaum sichtbare Bewegungen durch, liegt nur auf Rücken	• Schmerzlinderung soweit wie möglich • Kl. läuft weiterhin auf dem Wohnbereich herum • Kl. bewegt weiterhin Beine und Füße nahezu uneingeschränkt • Beweglichkeit in den Fingern ist gesteigert	• Einschätzung der Schmerzqualität • Arzt ansprechen wg. Verordnung von Ergo- und Physiotherapie • Förderung der Bewegung bei allen Pflegehandlungen, auch kleine Bewegungen für die Hände (z. B. Binden wickeln, abwaschen etc.)

Pflegerische Ist-Situation	Ziel- oder Lösungssituation	Maßnahmen
33. Bewegung, eingeschränkt Ursache: Diagnosebedingt (z. B. Alkoholabusus, Demenz, Schlaganfall, Kraftlosigkeit, muskuläre Schwäche, Gleichgewichtsstörungen) • Arme uneingeschränkt beweglich, jedoch kraftlos, kann sich z. B. kaum aufstützen • Kl. fällt im Liegen / Sitzen stets zur linken Seite • Rechtes Bein wird vernachlässigt, keine Bewegung, hängt schlaff herunter • Kl. kann selten allein auf Bettkante sitzen. Kann nicht mehr gehen und stehen, auch mit Unterstützung nicht (seit Klinikaufenthalt) • Kl. ist motiviert, sich zu bewegen • Kl. liegt oder sitzt mehrere im Bett, Rollstuhl • Kl. fährt bei guter Tagesform selber mit dem Rollstuhl • Kl. führt im Liegen kleine Mikrobewegungen aus	• Kl. sitzt 2 x tgl. bis zu 4 Stunden im Rollstuhl • Kl. steht mit Hilfe • Kl. bleibt weiter motiviert	• Weiterhin KG verordnen lassen, Arzt informieren • Transfer mit und ohne Lifter: Wenn Kl. gut stehen kann, dann mit 2 PK, sonst mit 1 PK und Lifter / Stehlifter. ø 10 x pro Schicht, tagsüber • An Tagen, an denen der Kl. nicht allein fahren kann (keine Kraft in den Beinen), wird er im Rollstuhl gefahren: zu allen Mahlzeiten, zur Beschäftigung, zur Toilette • Kl. für seine Bewegungsbemühungen, wie z. B. Stehen, loben

34. Bewegung, eingeschränkt infolge Beinamputation seit 17. Lebensjahr, eingeschränkte Motivation

- Kl. bewegt Oberkörper bei guter Tagesform eingeschränkt, bleibt mit den Armen körpernah, vermeidet Heben der Arme
- Reagiert bei Bewegungsaufforderungen von Pflegekräften ablehnend: »Ich kann das nicht«.
- Ohne Anleitung und Aufforderung führt Kl. kaum Bewegungen oder Aktivitäten durch
- Kl. steht auf und steht, wenn er eine Haltemöglichkeit hat (aber: »Ich kann das nicht«).
- Kl. sitzt tagsüber Stunden im Rollstuhl. Äußert starke Ängste beim Aufstehen, Transfer etc.
- Kl. stützt sich selber im Rollstuhl ab
- Kl. greift mit linker Hand gezielt und langsam zu, war Rechtshänder und kann auch rechte Hand dazu nehmen. Faltet Hände von sich aus (»Gebetshaltung«)
- Kl. trug vorher Beinprothese, die er jetzt lt. eigener Aussage wieder nutzen möchte.

- Kl. ist motiviert, beide Arme mehr in die Bewegung einzubeziehen
- Kl. beginnt immer mit der rechten Hand statt mit der linken
- Kl. steht weiterhin mit PK und Haltemöglichkeit
- Kl. gewöhnt sich wieder an die Beinprothese

- Beinprothese wieder zur Verfügung stellen
- KG wegen Gehtraining verordnen lassen
- Kl. bitten, bei allen Handlungen die Arme und vorzugsweise die rechte Hand einzubeziehen, Hände auch in Gebetshaltung halten lassen
- Transfer des Kl. durch eine/zwei PK vom Rollstuhl ins Bett, auf Toilettenstuhl etc. 8 x/Frühdienst, 8 x/Spätdienst
- Kl. verbal zum Aufstehen und Festhalten anleiten. Fuß fest aufsetzen lassen
- Kl. von ca. 9.00 ca. 18.45 Uhr mit einer PK in Rollstuhl setzen

Pflegerische Ist-Situation	Ziel- oder Lösungssituation	Maßnahmen
35. Bewegung, eingeschränkt • Kl. bewegt Arme und Beine uneingeschränkt, insgesamt beweglich (auch im Liegen) • Zeigt bei längeren Bewegungen (z. B. Gehen -kurze Strecken) Erschöpfung und Schmerz • Nutzt dann Rollstuhl, den er nicht selber fahren kann. • Kl. geht allein kurze Strecken im Zimmer, bückt sich, steht allein auf etc. • Kl. steht mit Hilfe auf und setzt sich mit Hilfe hin • Lt. Bradenskala derzeit keine Dekubitusgefahr	• Kl. geht weiterhin kleine Strecken • Kl. bewegt sich weiterhin uneingeschränkt (z. B. Transfer weiterhin möglich) • Kl. bewegt sich schmerzfrei • Transfer • Kl. fährt den Rollstuhl selber auf dem Wohnbereich	• Schmerzqualität einschätzen • 2 x/Woche KG verordnen lassen • PK begleitet Kl. bei allen Wegen im Zimmer, motiviert durch Loben, so viel wie möglich selber zu gehen • Unterstützung beim Aufstehen, Hinsetzen, Transfer in Rollstuhl mit einer 1 PK. Im Frühdienst 15 bis 16 x, nachmittags ebenso • In der Nacht Begleitung (2 oder 3 x – je nach Ausscheidung) • Zu allen Mahlzeiten mit dem Rollstuhl begleiten
36. Bewegung, eingeschränkt Ursache: Zustand nach Apoplex und div. Brüchen. Vermutlich Schmerzen oder Angst vor Schmerzen • Kl. hebt Arme brusthoch, hält Gegenstände mit links, eher unkoordinierte Bewegungen in den Armen. Schont rechten Arm nach Fraktur • Kopf uneingeschränkt beweglich, leichtes Anziehen der Beine, Anheben nicht möglich • Sitzen möglich, führt kleine Mikrobewegungen im Sitzen durch. Versucht allein aufzustehen, kommt dann ins Kippen. Stehen und Gehen auch mit Hilfe derzeit nicht möglich • Kl. hat scheinbar Angst, das Bein zu belasten • Kl. winkelt im Liegen die Beine an, Makro- und Mikrobewegungen im Liegen nicht zu erkennen	• Kl. greift weiterhin mit links sicher zu. • Kl. bezieht rechten Arm wieder ein. • Kl. steht sekundenlang mit Hilfe und Haltemöglichkeit • Kl. vertraut PK bei der Bewegungsunterstützung • Kl. traut sich selber mehr zu, ist sicher beim Bewegungen	• Kl. erhält weiterhin KG • Von KG Therapie zeigen lassen, damit diese in den Alltag transportiert werden kann • Die Bewegung der Arme in allen Pflegetätigkeiten einbeziehen, auch mit passiver Armführung • Stehtraining beim Toilettengang, An- und Ausziehen und bei der Körperpflege, ca. 8 x/Tag. Haltemöglichkeit: Waschbecken, Haltegriffe an Toilette. Bei guter Tagesform am Handlauf am Flur kurz stehen lassen. Je nach Tagesform mit ein oder zwei PK • Vertrauen und Sicherheit fördern, durch Zureden und Information über bevorstehende Pflegemaßnahmen und Bewegungsabläufe, Hand zu den festen Haltemöglichkeiten führen • Kl. mit einer PK tagsüber in den Rollstuhl setzen (von ca. 9.00 / 9.30 bis ca. 18.00 Uhr)

• Kl. scheint Bewegungen zurückzuhalten (wegen Angst vor Schmerzen und Stürzen). Verkrampft sich z. B. beim Transfer		
37. Bewegung, eingeschränkt Ursache: diverse Diagnosen und speziell Krampfanfälle, Schwäche • Kl. kann mit Hilfe stehen, geht mit Rollator und Begleitung kurze Strecken (bei guter Tagesform z. B. wchtl. an drei Tagen mit Rollator), steht nicht allein auf (wegen Gleichgewichts- und Koordinationsstörungen). Sitzt allein • Bewegung Oberkörper: Kopf hin- und herbewegen, Arme uneingeschränkt, greift gezielt zu • Kl. nimmt im Liegen Mikrobewegungen vor, bleibt ansonsten so liegen, wie er positioniert wurde • Bewegung derzeit etwas besser, evtl. kurze positive Phase. Zum Teil überschätzt er sich, starke Motivation • Insgesamt versteifte Körperhaltung, Oberkörper weiter als normal nach hinten gebeugt • Sturzgefahr	• Kl. läuft weiter mit Rollator und Begleitung • Kl. steht sicher alleine auf • Bewegung im Oberkörper bleibt weiter uneingeschränkt möglich	• Weiterhin KG • PK gestalten Pflege so, dass Kl. so viel wie möglich Bewegungsimpulse bekommt, bzw. beziehen die Bewegung ein • Ca. 4 bis 5 x pro Schicht (tagsüber) Anleitung zum Aufstehen, dabei bleiben und evtl. unterstützen, oder Transfer • Tagesformabhängig: Kl. bei Wegen auf dem Wohnbereich begleiten, 4 x zu den Mahlzeiten, und zur Beschäftigung. Wenn er nicht mit Rollator läuft, Transfer mit Rollstuhl

Pflegerische Ist-Situation	Ziel- oder Lösungssituation	Maßnahmen
38. Bewegung, eingeschränkt Ursache: div. Arthrosen, evtl. schmerzhafte Bewegungen • Mikrobewegungen im Kopf, wenig nach rechts oder links, verkrampft wegen Schmerzen • Arme höchstens bis zur Brusthöhe hebbar, sehr langsame Armbewegungen, Oberkörper meist unbeweglich steif • Kl. greift mit den Händen, kommt aber mit den Händen nicht zum Mund oder Kopf • Beine im Sitzen kaum angewinkelt. Im Liegen kaum erkennbare Bewegungen, maximal Mikrobewegungen • Gehen und Stehen zurzeit nicht möglich • Sitzen ca. 2 Stunden lang, danach Erschöpfung	• Kl. hebt Arme weiterhin brusthoch, greift zu. • Kl. hat enspanntere Bewegungen durch höhere Schmerzfreiheit • Kl. sitzt weiterhin 2 Stunden	• PK spricht Facharzt wg. Schmerzmedikamentenänderung an, damit Kl. schmerzfreier ist • PK fördern die Bewegung (auch passiv) bei der Körperpflege und beim Eincremen, indem die Extremitäten vorsichtig bewegt werden, ebenso beim An- und Ausziehen • Für ein entspanntes Gefühl sorgen, indem der Rücken beim Eincremen leicht massiert wird (tagesformabhängig) • PK setzen Kl. bei guter, wacher Tagesform für ca. 2 Stunden in einen Rollstuhl, fahren ihn in den Speisesaal
39. Bewegung, eingeschränkt Diagnose: Lähmung in den Beinen, • Oberkörper uneingeschränkt beweglich, greift sicher und gezielt zu • Stehen mit Haltemöglichkeit (1 bis 2 Min.) möglich • Mit KG und Rollator drei Schritte gehen möglich, knickt dann in den Beinen ein • Kl. sitzt kurze Phasen im Rollstuhl, möchte dann wieder liegen (z. B. nach den Mahlzeiten) • Insgesamt wenig Motivation zur Bewegung oder Aktivierung, tagesformabhängig. Fährt allein mit Rollstuhl	• Oberkörper bleibt beweglich • Kl. steht weiterhin mit Haltemöglichkeit (mehr als 2 Minuten) • Kl. geht 5 Schritte in Begleitung einer PK mit Rollator (evtl. mehrfach tgl.) • Kl. erfährt Bestätigung und Freude darüber, dass er sich mehr bewegt	• Kl. auffordern, sich bei allen Tätigkeiten so viel wie möglich zu bewegen, für Aktivitäten loben • Weiter KG. PK fragt Therapeut, ob zugeschaut werden kann, danach dieselben Bewegungsabläufe mit Kl. nach Stehübung oder beim Transfer durchführen. (Evtl. eine KG-Stunde mit PK verbringen) • Kl. motivieren, sich 2 x pro Tagschicht außerhalb des normalen Transfers hinzustellen. Vollständige Übernahme durch eine PK. Haltemöglichkeit sichern und benennen • Transfer der Kl. 8 x tagsüber durch Ins-Bett-Legen und Wiederaufstehen, anlässlich Toilettengängen 10 x vollständige Übernahme durch PK. Kl. so lange wie möglich stehen lassen • Setzen der Kl. in Rollstuhl 4 x ca. 45 Minuten/Tag nach Wunsch der Kl. Mahlzeiten durch eine PK

Problem	Ziel	Maßnahmen
40. Dekubitusrisiko • Hauptrisikofaktor: stundenlanges Sitzen auf dem Gesäß, leichtes Übergewicht, einseitiger Druck durch Beinamputation • Lt. Nortonskala 21 Punkte • Kl. führt im Sitzen mehrfach/Stunde kleine Mikrobewegungen aus • Hautrötungen am Gesäß nach nicht mehr als 2,5 Stunden Sitzen • ⌀ 3–4 Eiweißmahlzeiten pro Tag	• Kl. bleibt dekubitusfrei • Hautrötungen werden rechtzeitig erkannt • Kl. führt weiterhin Druckentlastung im Sitzen durch	• Tagsüber im Zuge der Toilettengänge Überprüfung des Gesäßes auf Hautveränderungen hin. Ggf. Fingertest, incl. Dokumentation. Nachts beim Steckbecken reichen • Nachts 30°-Seiten und Rückenlagerung im Wechsel, alle 3 Stunden. Bei Bedarf öfter. Hautrötung beachten • Gelkissen verordnen lassen • Überprüfung der Nortonskala alle 6 Wochen • Kl. bei allen Kontakten dazu anleiten, dass er mit dem Gesäß einen Gewichtsausgleich machen soll
41. Dekubitusrisiko bedingt durch Bewegungseinschränkung im Liegen • Lt. Nortonskala 25 Pkte • Kl. führt im Liegen kaum erkennbare Bewegungen durch, legt sich auch nach durchgeführter Positionierung immer wieder auf den Rücken • Kl. liegt auf Würfelmatratze • Kl. hatte in der Vergangenheit einen Dekubitus, der hier wieder abheilte • Kl. hat Pergamenthaut, bekommt im Liegen nach ca. 1 Stunde eine Hautrötung	• Kl. liegt auf einer Matratze, bei der keine Hautrötungen entsteht • Kl. bleibt dekubitusfrei • Gewebetoleranz ist gesteigert	• Ärztin wegen neuer Matratze ansprechen, im Hause fragen, ob evtl. getauscht werden kann • Im Liegen Mikrolagerungen durchführen, z. B. mit kleinen Handtüchern. Wenn Kl. diese Positionsunterstützung wieder entfernt, Lagerung mit schiefer Ebene probieren. Positionsunterstützung dokumentieren • Steigerung der Eiweiß- und Vitaminzufuhr (Absprache mit Küche) • Hautkontrolle des Gesäßes bei der Inkontinenzversorgung, ⌀ 3 x pro Schicht • Bewegungsförderung siehe Pkt. 1.
42. Dekubitusrisiko, hohes • Hauptrisikofaktor: Bewegungsmangel • Lt. Bradenskala 11 Pkt. (sehr hohes Risiko) • Reagiert mit wegdrückbaren Hautrötungen nach ca. 2 bis 2,5 Stunden Druckbelastung • Weitere Risikofaktoren: schlechter Ernährungszustand (siehe FEDL Essen und trinken), dünne, leicht verletzbare und trockene Haut (Haut reißt bei Scherkräften). Stark gefährdete Hautareale sind Fersen, Zehen, Gesäß, Steiß und Hüften • Kl. liegt auf einer funktionierenden ADM	• Kl. bleibt dekubitusfrei • Kl. ist frei von Hautverletzungen • Kl. reagiert weiter erst nach 2 bis 2,5 Stunden mit wegdrückbaren Hautrötungen	• Tgl. Kontrolle der Antidekubitusmatratze • Zu zweit: 30°-Seiten- sowie Rückenlagerung im Wechsel (alle 2 Stunden). Positionieren mit zwei PK, Beine werden gestreckt gelegt, Fersen frei. Verwendung von Lagerungskissen • Steigerung der Ernährung (s. FEDL »Essen und Trinken«) • 1 x tgl. morgens Abpolstern der Zehen mit Kompressen, bei allen Positionierungen Sitz der Kompresse kontrollieren • Hautbeobachtung der gefährdeten Areale bei allen pflegerischen Tätigkeiten. Besonderheiten dokumentieren

Pflegerische Ist-Situation	Ziel- oder Lösungssituation	Maßnahmen
43. Dekubitusrisiko, hohes Bedingt durch hohe Druckeinwirkung im Liegen, bei stark eingeschränkter Bewegung • Lt. Bradenskala 12 Punkte • Kl. liegt auf ADM, zurzeit ausschließlich an den Fersen wegdrückbare Hautrötungen. Diese verschwinden nach Druckentlastung • Hohe Druckeinwirkung auf Fersen, da Knie durch Kontrakturen gebeugt • Zurzeit dekubitusfrei • Keine entlastenden Bewegungen im Bett erkennbar (z. B. Gesäß oder Hüfte)	• Kl. bleibt dekubitusfrei	• Über 24 Stunden 2- bis 3-stündliche 30° – und Rückenpositionierung im Wechsel, dabei Hochlagerung der Fersen mit Bananenkissen. Intervall der Positionierung mit anderen pflegerischen Verrichtungen (Inko-Versorgung, Essen anreichen etc.) abstimmen. Hautbeobachtung der gefährdeten Hautareale
44. Dekubitusrisiko Bedingt durch stundenlanges Liegen oder Sitzen • Kl. führt im Liegen kleine Mikrobewegungen aus • Lt. Nortonskala 22 Pkt. • Kl. liegt auf einer Würfelmatratze • Bei Sitzphasen ab 4 Stunden bekommt Kl. am Gesäß Hautrötungen • Trockene Haut, an den Fersen spezielle Hautirritationen • Mehrfach tgl. Eiweißportionen *(benennen)* • Bisher dekubitusfrei	• Kl. bleibt dekubitusfrei • Komplikationen, wie z. B. Hautrötungen, werden rechtzeitig erkannt	• Kl. bleibt weiter auf Würfelmatratze liegen • PK achten darauf, dass Sitzphasen nicht länger als 2 Stunden dauern • Gelkissen für den Rollstuhl besorgen • Hautbeobachtung des Gesäßes bei allen Toilettengängen

45. Dekubitusrisiko

Bedingt durch Bewegungseinschränkung

- Lt. Norton-Skala 20 Pkt.
- Kl. sitzt tagsüber viele Stunden auf dem Gesäß, führt kleine Mikrobewegungen durch. Ist bisher dekubitusfrei, außer nach Klinikaufenthalt (s. Wunddoku)
- Haut reagiert nach einigen Stunden Sitzen (ca. 2 bis 2,5 Std.) mit Hautrötungen
- Bisher kein Gelkissen, mit Hautrötungen sitzt in einfachem Rollstuhl. Hat Würfelmatratze
- Hautfeuchtigkeit durch Urininkontinenz, bekommt Zusatzkost (Optivit). Tendenz: kachektisch

---

- Kl. ist und bleibt dekubitusfrei
- Auflagedruck ist reduziert/keine Hautrötungen am Gesäß
- Kl. führt weiterhin kleine Mikrobewegungen und Druckentlastung im Sitzen durch (nimmt weiterhin Druckschmerz wahr und reagiert darauf)

- WBL fordert Verordnung für Gelkissen und organisiert die Beschaffung. Nachfrage wegen Relaxrollstuhl
- In der Nacht 30°-Seiten- und Rückenlagerung im Wechsel, incl. Mikrolagerung alle 2 bis 2,5 Stunden. WBL spricht Nachtwache an
- Nach der Intimpflege (3 x / Schicht) Einreiben des Gesäßes mit PC 30 V, incl. Hautbeobachtung. Bei Bedarf Kompressionstest
- Kl. bei allen Kontakten ermuntern, einen Druckausgleich im Sitzen vorzunehmen
- Wenn Tagesform es zulässt, Kl. in der Mittagszeit zum Liegen bringen

46. Dekubitusrisiko

Hohe Druckeinwirkung im Liegen, starke Reibungs- und Scherkräfte

- Lt. Bradenskala 9 Pkte
- Seit 2,5 Wochen Dekubitus Stadium 2 bei Liegen auf ADM
- Weitere Risikofaktoren: Tumorerkrankung, Kachexie, bewegt/rudert mit Armen und Beinen im Sitzen und Liegen
- Kl. sitzt ca. 2 x 30 Min. unter Aufsicht im Stuhl
- Zusatzkost (Eiweiß, Vitamin, kcal – *bitte eintragen!*)
- Kl. lagert/legt sich immer auf den Rücken, schiebt sich dem Steiß hin und her
- Zeitgleich ø alle 2 Tage Durchfall mit Hautreizung
- Wegen Desorientierung setzt Kl. keine Beratung zur Dekubitusprophylaxe etc. um

---

- Kl. ist dekubitusfrei
- Kontinuierliche Druckentlastung des Gesäßes/Steißes
- Erneute Überprüfung der Therapie findet statt
- Geeignete Positionierung ist gefunden

- Wundversorgung lt. ärztl. Anordnung durch PK
- Beratungsgespräch mit WBL, Pflegebezugsperson, Angehörige, Arzt über Möglichkeiten (Beruhigung und Bewegungssteuerung/-lenkung, Wundversorgung) – in den nächsten fünf Tagen
- WBL stellt Kontakt zu Hilfsmittellieferanten her, um Alternativen zu finden – in den nächsten fünf Tagen
- Wenn Kl. liegt (speziell in sondenfreien Zeiten) 135°-Seitenlagerung
- Positionierung ausprobieren, auch mit Seitenschläferkissen (Ergebnisse in Pflegebericht dokumentieren). Sonst mit schiefer Ebene Druck entlasten
- Hautbeobachtung bei Inkontinenzwechsel alle 2–3 Stunden
- WBL sorgt für Spezialrollstuhl

Pflegerische Ist-Situation	Ziel- oder Lösungssituation	Maßnahmen
47. Sturzgefahr Ursachen: Gangunsicherheit, Bewegungseinschränkungen, demenzielle Symptomatik, neuromuskuläre Einschränkungen, etc. • Kl. neigt zu Stürzen • Gangbild ist unsicher • Kl. trägt gerne Schuhe mit wenig festem Halt • Folgende Eigenbewegungen/Mikrobewegungen, Kopf, Hals, Schulter, Arme, Ellenbogen, Hände, Finger, Brustkorb, Rücken, Bauch/Leib, Unterleib, Hüfte, Becken, Oberschenkel, Knie, Waden-, Schienbein, Fußgelenke, Zehen) sind vorhanden/werden durchgeführt/ werden unter Anleitung/mit Unterstützung durchgeführt • Kl. steht/geht einige Sekunden, Minuten selbstständig/unter Anleitung/mit Unterstützung 1 (2) PK • Kl. holt im Bedarfsfall Hilfe	• Kl. geht mit/ohne Hilfsmittel selbstständig/unter Anleitung ... Meter • Folgende Eigenbewegunge werden mit Anleitung/mit Unterstützung durchgeführt: ... • Kl. akzeptiert festes Schuhwerk • Sicherheit beim Gehen • Sturzrisiko ist eingeschätzt • Körperliche Kraft ist gesteigert	• Hausarztkonsultation, genaue Diagnostik • Einschätzung des Sturzrisikos mittels Skala • Beratungsgespräch mit Kl. und Angehörigen über Gefahr des Stürzens und Möglichkeiten der Prävention. Schulung, Beratung und Aufklärung • Haltepunkte z. B. im Zimmer und Gang. Wohnbereich mit Handläufen versehen • Mit Physiotherapeutin über Krankengymnastik und/oder Bewegungsübungen (z. B: Krafttraining, Gleichgewichtstraining, Ausdauerleistungstraining, etc.) und Hilfsmittel sprechen, durchführen • Gangschule mit Therapeuten, Übungen zeigen lassen, dann mit Kl. durchführen *(Art der Maßnahme, Zeitpunkt und Häufigkeit benennen)* • Intakter Stock immer erreichbar, evtl. Gehwagen, Rollator • Evtl. Sehkraft überprüfen lassen • Mehrfach nächtliche Kontrollgänge, um Sicherheit zu geben *(Art der Maßnahme, Zeitpunkt und Häufigkeit benennen)* • Hüftprotektoren/Trochanter-Schutzhosen tragen lassen (senken das Risiko einer Hüftfraktur unter 1 %) • Tragen von Socken mit rutschhemmender Sohle und/oder festen Schuhen empfehlen • Sturzdokumentation: Art des Sturzes, Tag und Uhrzeit, besondere Umstände und Situation, Beschreibung des Zustandes des Verletzten (Lage, Bewusstsein, Vitalzeichen), Beschreibung evtl. Wunden und Verletzungen, durchgeführte Maßnahmen, mögliche Ursachen des Sturzes, bereits durchgeführte präventive Maßnahmen bei bekannter Sturzanfälligkeit, Personen, die informiert worden sind. Unterschrift, Handzeichen der PK
48. Sturzgefahr (stark) Bedingt durch langsames, kleinschrittiges Gangbild, schmerzhafte Bewegungen, Sturzangst, Seheinschränkung • Seit Einzug ist Kl. sturzfrei, geht jedoch unsicher mit Rollator. • Kl. holt bei Bedarf Hilfe, wartet auch auf PK (steht nicht allein auf)	• Kl. wartet weiterhin auf Hilfe und nimmt diese an • Kl. akzeptiert das Tragen von Hüftprotektorhosen • Kl. bleibt sturzfrei • Kl. ist motiviert, am Bewegungsangebot des Hauses teilzunehmen	• Kl. bei vielen Gängen im Haus begleiten • Wenn kurzfristig Wagen auf dem Flur stehen (Essenswagen, Pflegearbeitswagen etc.) diese beiseite räumen, wenn Kl. dort langgehen will • PK achten morgens auf festes Schuhwerk • PK kommen so schnell wie möglich, wenn Kl. klingelt • Beratungsgespräch bzgl. individuellem Sturzrisiko und dem Tragen von Hüftprotektorhosen sowie der Teilnahme an Bewegungsangebot des Hauses

Problem / Ressourcen	Ziel	Maßnahmen
49. Unsicherer Gang / Sturzgefahr Ursache: evtl. Schwindel, Gleichgewichtsstörungen • Kl. geht schwankend, inner- und außerhalb des Hauses, unsicher. Nutzt Handläufe und Haltegriffe • Kl. möchte keine Gehhilfe • Bisher hier im Hause ein Sturz bei epileptischen Anfall (keine Sturzfolgen), keine Angst vor Stürzen • Kl. lehnt Gymnastikangebote etc. vom Hause ab. Holt bei Bedarf Hilfe. • Umgebung sicher	• Sicherer Gang mit Rollator • Kl. holt weiterhin Hilfe • Kl. geht weiterhin allein und hält sich an Haltemöglichkeiten fest • Gleichgewichtsstörungen sind reduziert.	• Beratungsgespräch mit Kl. und Angehörigen über Verbesserung des Sturzrisikos mittels Rollator und Teilnahme an Gymnastik • Mit Hausarzt über Verordnung von Physiotherapie (Gleichgewichtsschulung und Rollator-Training) und Gleichgewichtsschwankungen sprechen, evtl. Medikamentenänderung • Kl. bei Kontakt auf Haltemöglichkeiten hinweisen • Tgl. RR-Kontrolle, bei Bedarf öfter • Gehverhalten beobachten, Besonderheiten dokumentieren
50. Sturzgefahr Risikofaktoren: Nebenwirkungen von BTM-Gabe, Orientierungslosigkeit, Bewegungseinschränkung, teilweise Barfußgehen • Besondere Gefahrensituationen: Ausrutschen in Urinpfützen, in der Nacht zwischen 2 Uhr und 6 Uhr (Kl. läuft barfuß auf dem Wohnbereich oder im Zimmer) • Ansonsten hat Kl. einen aufrechten, sicheren Gang, sucht sich selber Halt • Kl. ist bisher hier 1 x gestürzt (nachts), hat Hilfe durch Rufen geholt	• Kl. ist sturzfrei • Sturzfolgen sind reduziert • Kl. macht sich weiterhin bemerkbar	• Festes Schuhwerk tragen lassen, wenn Kl. barfuß angetroffen wird, sofort Schuhe anziehen • Beobachtung auf Medikamentennebenwirkungen und Gangverhalten • Hausarztkonsil wegen Optimierung der Medikamente (incl. Überprüfung der Nebenwirkungen), Verordnung von Trochanterschutzhosen • Angehörige über Sturzrisiko informieren, Hosen kaufen lassen • In der Nacht mindestens 3 Kontrollgänge
51. Sturzgefahr Ursache: Ungeduld, Überschätzung und Kraftlosigkeit, Halbseitenlähmung • Wenn PK nach Klingeln nicht unverzüglich kommen, versucht Kl., sich allein umzusetzen, stürzt dabei ø mehr als 2 x im Halbjahr • Kl. wurde immer wieder darüber informiert, dass er sich nicht allein umsetzen soll. Je nach Alkoholmissbrauch beachtet er dieses (nicht) • Trägt zurzeit keine Hüftprotektorhose	• Kl. stürzt nicht • Kl. wartet, bis Hilfe da ist • Steigerung der Bewegung / Muskelkraft	• Siehe Maßnahmen oben • PK reagieren so schnell wie möglich auf die Klingel • Beratungsgespräch über individuelles Sturzrisiko und entsprechende Maßnahmen • Hüftprotektorhose anziehen (lassen) • Mindestens 2 x tgl. informieren, dass Kl. warten soll, bis PK kommen

Pflegerische Ist-Situation	Ziel- oder Lösungssituation	Maßnahmen
52. Thrombosegefahr Mögliche Ursachen sind Immobilität, Krampfadern, Herzinsuffizienz, Adipositas, Rauchen, Arterielle Verschlusskrankheit, aber auch Zustand nach chirurgischen und orthopädischen Eingriffen. Gefahr der Thrombose besteht auch bei an Apoplex Erkrankten und Kl. mit einer Querschnittslähmung Anzeichen sind u. a.: Leisten-, Kniekehlen-, Waden- und Fußsohlenschmerz, Anschwellungen, Überwärmung, bläuliche Hautverfärbung, allgemeine Entzündungs- zeichen etc.). • Kl. hat ein gesteigertes Thrombose- risiko durch eingeschränkte Bewegung • Kl. führt kleine Eigenbewegungen … durch • Kl. ist motiviert, eigene Bewegung zu steigern • Kl. akzeptiert Thromboseprophylaxestrümpfe • Kl. liegt über 24 Stunden im Bett o. ä. (genau benennen)	• Venöser Rückfluss ist gewährleistet • Kl. sieht Maßnahmen zur Verbesserung der Durch- blutung ein / ist motiviert, sich aktiv zu verhalten • Kl. akzeptiert Thrombose- prophylaxestrümpfe • Kl. ist über individuelles Risiko informiert und kennt Maßnahmen zur Prävention	• Risikoeinschätzung bzgl. Vorerkrankungen der Venen, Operationen im Beckenbereich, Hüftoperationen, Seitenlähmung oder andere Ruhigstellung; möglichst schon bei Einzug • Mit Hausarzt über Verordnung von Thromboseprophylaxestrümpfen sprechen. Den Kl. anleiten, diese anzuziehen. Wenn das nicht möglich ist, ihm die Strümpfe morgens vor dem Aufstehen anziehen, abends im Bett ausziehen. Evtl. Kompressionsverband anlegen • Beratungsgespräch mit Kl. über Maßnahmen der Prävention und individuelle Risikolage • Beratungsgespräch mit Physiotherapeut über Bewegungsübungen im Bett. Diese dem Kl. zeigen und ihn auffordern, diese mehrmals täglich durchzuführen (z. B. Fußkreisen, Fuß strecken und beugen, Bettfahrrad) bzw. Übungen morgens und abends mit dem Kl. durchführen (*Art der Maßnahme, Zeitpunkt und Häufigkeit benennen*) • Während der Körperpflege (z. B. morgens im Liegen) die Beine aufwärts ausstreichen. Das Bein wird angehoben und von distal nach proximal ausgestrichen, 3–5 x wiederholen, wobei jedes Mal die Ferse neu angesetzt und bis oberhalb des Knies ausgestrichen wird. Nicht bei Kl. mit Herzinsuffizienz oder bestehender Thrombose • In Ruhelage oder beim Sitzen Beine 20° hoch lagern • Allgemein die Bewegung fördern: Laufen, auf der Bettkante sitzen etc. Mehrmals täglich mit dem Kl. einige Schritte im Zimmer gehen • Pflege nach Standard Thromboseprophylaxe (Alternative). Mittels Labordiagnose durch den Arzt lässt sich eine Thromboseneigung feststellen

53. Handhabung des Rollstuhls, eingeschränkt

- Kl. sitzt z. B. im Rollstuhl. Evtl. kann mit er diesen teilweise selber fahren (z. B. stößt er sich mit den Füßen auf dem Boden ab, oder greift mit den Händen an das Rad)
- Kl. steht sekundenlang / …. Minuten / Sekunden mit Hilfe einer / zwei Pflegekraft
- Kl. führt Transfer von Sitzfläche zu Sitzfläche alleine / mit Hilfsmittel / mit ø Pflegekräften aus
- Kl. sitzt … Stunden im Rollstuhl
- Kl. kommt allein / mit Hilfsmittel in den Stand
- Kl. kompensiert entstandenen Bewegungsmangel indem …

- Kl. geht sicher mit Rollstuhl um
- Kl. nutzt Rollstuhl zur Verbesserung seiner Lebensqualität
- Kl. steht sekunden- / minutenlang mit Hilfe 1 / 2 PK
- Kl. führt Transfer von Sitzfläche zu Sitzfläche allein / mit Hilfsmittel / 1 / 2 PK aus
- Kl. sitzt … Stunden im Rollstuhl
- Kl. kommt allein / mit Hilfsmittel in den Stand

- Bewegungsverhalten / -fähigkeit beobachten und einschätzen. Umgang mit Rollstuhl einschätzen
- Verordnung eines angepassten Rollstuhls
- Rollstuhltraining durch Physiotherapeut / Ergotherapeut; nach Anleitung durch PK (*Art der Maßnahme, Zeitpunkt und Häufigkeit benennen*)
- Anleitung / Unterstützung / Teilweise Übernahme / komplette Übernahme des Transfers durch keine / eine / zwei PK … x / Tag. Möglichkeiten zum Transfer mit dem Kl. erarbeiten und immer wieder üben
- Wohnraum anpassen
- Auf Funktionalität und Erreichbarkeit des Rollstuhls achten. Ebenso auf saubere Reifen
- Falls Kl. nicht allein im Rollstuhl fährt / oder bei längeren Strecken: Kl. im Rollstuhl fahren, z. B. bei Wegen im Haus oder bei Spazierfahrten (*Art der Maßnahme, Zeitpunkt, Umfang und Häufigkeit benennen*)
- Kl. an Gymnastik, Sitztanz etc. teilnehmen lassen bzw. zur Teilnahme motivieren

Pflegerische Ist-Situation	Ziel- oder Lösungssituation	Maßnahmen
54. Schmerzhafte Bewegungen durch Osteoporose • Kl. vermeidet Bewegungen, da Bewegungen schmerzhaft oder unangenehm sind • Kl. liegt dadurch evtl. viel im Bett • Kl. benennt Schmerzursache • Kl. nimmt Medikamente wie vom Arzt verordnet ein • Kl. meidet schmerzauslösende Faktoren • Kl. führt regelmäßiges Übungsprogramm durch, um eine Verschlimmerung zu verhindern • Folgende Eigenbewegungen / Mikrobewegungen, Kopf, Hals, Schulter, Arme, Ellenbogen, Hände, Finger, Brustkorb, Rücken, Bauch / Leib, Unterleib, Hüfte, Becken, Oberschenkel, Knie, Waden-, Schienbein, Fußgelenke, Zehen) sind vorhanden / werden durchgeführt / werden unter Anleitung / mit Unterstützung durchgeführt	• Schmerzlinderung, Schmerzfreiheit, (Schmerzen nicht über NRS 3 / 10) • Schmerzqualiät ist erfasst bzw. Kl. differenziert diese • Mobilität ist gefördert • Lebensqualität ist gesteigert • Kl. führt regelmäßiges Übungsprogramm durch, um Verschlimmerung zu verhindern • Kl. ist über Wichtigkeit der Therapie und seine eigene Möglichkeiten zur Verbesserung informiert	• Beratungsgespräch des Kl. über seine Situation und Möglichkeiten zur Verbesserung • Schmerzerfassung bzw. Schmerztagebuch führen • Verabreichung der verordneten Medikamente, ggf. Rücksprache mit dem Hausarzt. Dabei auf gleichmäßige medikamentöse Einstellung achten, um Schmerzen und Schmerzspitzen zu vermeiden • Hausarzt spricht direkt mit Kl. über Gabe und Möglichkeiten von Bedarfsmedikation • Evtl. Kalzitonin-Gabe mit Arzt erörtern (verbessert den Knochenstoffwechsel und wirkt schmerzlindernd) • Maßnahmen zur Verbesserung der Beweglichkeit (s. FEDL »Bewegung«) • Eigene Möglichkeiten zur Schmerzreduzierung unterstützen, genau beobachten und dokumentieren. Mit Kl. besprechen, wie er früher damit umgegangen ist • Kalzium- und Vitamin-D-reiche Kost anbieten • In Absprache mit Arzt wohltuende Einreibungen durchführen. Dabei kann der Aspekt der Zuwendung und des Körperkontaktes für den Kl. schmerzstillender sein als die Wirkung der evtl. verwendeten Salbe • Elektrotherapeutische Maßnahmen nach ärztl. Anordnung • Wärmeapplikationen zur Entspannung und zur Förderung der Durchblutung • Ausreichend Wärme zuführen, damit Kl. sich entspannt • Sturzprophylaxe (siehe dort) • Evtl. einmal wöchentlich Moor- oder Rheumabad durchführen (Arzt fragen)

5.4 »Vitale Funktionen«

Die Vitalzeichen sind die Lebenszeichen, von denen die meisten unbewusst ablaufen. Wir atmen, ohne besonders darauf zu achten. Ein Bewusstsein für die Atmung entsteht erst, wenn Veränderungen in uns oder in der Umgebung unsere Aufmerksamkeit darauf lenken. Eine Erkältungskrankheit mit schwerem Husten lässt uns wahrnehmen, wie sehr wir auf eine funktionierende, »einwandfreie« Atmung angewiesen sind. Seelische Stimmungen wie Angst oder Freude sind eng an das Atmen gebunden.

Unter den Vitalfunktionen wird in der modernen Pflege allerdings mehr verstanden als die Atmung. Die Pflegewissenschaft zählt hier die drei Bereiche Aufrechterhaltung der Atmungsfunktionen, die Herz- und Kreislaufsituation sowie die Regulierung der Körpertemperatur zusammen. Alle Lebensbereiche sind eng an die Lebensqualität geknüpft. Sich vital zu fühlen ist angenehm, wir fühlen uns frisch, gesund und trauen uns viele Aufgaben zu.

Mit zunehmendem Alter sind die Fähigkeiten eingeschränkter und auch gelegentlich von Krankheiten beeinträchtigt. Das Atemvolumen nimmt ab, viele Heimbewohner sind durch Herz- und Kreislauferkrankungen in ihrer Fähigkeit, die Vitalfunktionen aufrechtzuerhalten, eingeschränkt.

Eine fiebrige Grippe kann einen alten Menschen bettlägerig machen, nach kurzer Zeit ist die Gefahr weiterer Komplikationen erheblich angestiegen. Ältere Menschen sind insgesamt anfällig für Störungen in diesem Bereich. Deshalb ist das besondere Interesse der Pflege auch auf diesen Bereich gerichtet. Wenn sich die Vitalzeichen stark verändern oder nicht mehr wahrnehmbar sind, kann Lebensgefahr bestehen.

Die FEDL »Vitale Funktionen« ist aber erweitert: Pflegekräfte müssen darf sorgen, dass befreiend geatmet werden kann, dass kein Druck, keine Angst herrscht, dass die Luft wohlduftend ist. Es werden die Temperatur geregelt und Gewohnheiten (berufsbedingt, Rauchen o.ä.) des Bewohners mit in die Informationssammlung aufgenommen und bei der Auswahl von Maßnahmen berücksichtigt. Außerdem fallen Maßnahmen, therapeutische Ansätze und Interventionen wie Basale Stimulation® und Atemtherapie in diese FEDL.

5.4.1 Aspekte der FEDL »Vitale Funktionen«

- Pflegerische Tätigkeiten wie Messen der Vitalfunktionen, Beobachten von Verhalten und Wissen um Gewohnheiten. Es gibt viele alte Menschen, die ein hohes Wärmebedürfnis haben.
- Gestaltung einer Umgebung (incl. Beziehungen und Empfinden), in der die Entfaltung gesunder vitaler Funktionen möglich sind.
- Beobachtung von Gefühlen und Stimmungen wie z. B. Angst (Todesangst, Angst bei Asthma, Angst bei akuten Herzerkrankungen).

- Wahrnehmung von Hinweisen in der Körperhaltung, Mimik und Gestik eines Bewohners.
- Beachtung der Situation des an Diabetes Erkrankten (oder andere Stoffwechsel-, Herz-Kreislauferkrankungen etc.). Blutzuckerwerte stehen in engem Zusammenhang anderen Vitalzeichen. Phänomene wie Schwitzen, Schwindel etc. treten auf.
- Gestaltung einer gesundheitsfördernden Umgebungsgestaltung, weitgehende Ausschaltung gefährdender Faktoren.

5.4.2 Aspekte der Qualitätsentwicklung

- Sind die Gewohnheiten des Bewohners bzgl. dieser FEDL berücksichtigt?
- Ist das Umfeld so gestaltet, dass der Bewohner sich »vital« fühlen kann?
- Sind ausreichend examinierte Pflegekräfte vorhanden, die die Vitalfunktionen der Bewohner fachlich richtig beobachten, wahrnehmen und einschätzen können?
- Sind den Pflegekräften die aktuellen und fachlich richtigen Maßnahmen zur Pflege und Unterstützung bei Einschränkungen der Vitalfunktionen bekannt?
- Sind ausreichend Hilfsmittel (Atemtrainer, Sauerstoffgerät, Inhalationsapparate, Absauggeräte, Lagerungsmittel etc.) vorhanden?
- Sind Maßnahmen wie »atemstimulierende Einreibung« oder andere, die Vitalfunktionen stärkenden Therapien bekannt und werden diese angewendet?
- Werden die Gewohnheiten bzgl. Wärmebedürfnis eines Bewohners wahrgenommen und respektiert, auch bei Bewohnern in Krisensituationen wie Demenz, Sterbephase, Neueinzug etc.?
- Achten Pflegekräfte darauf, dass sie einen positiven, sprich gesundheitserhaltenden Umgang mit den Vitalfunkionen haben?

5.4.3 Die FEDL »Vitale Funktionen« unter dem Aspekt der MDK-Begutachtungsrichtlinien

Unter dem Aspekt der erschwerenden Faktoren kommt die eingeschränkte Belastbarkeit infolge schwerer kardiopulmonaler Dekompensation mit Orthopnoe und ausgeprägter zentraler und peripherer Zyanose zur Beachtung. Ebenso sollten Situationen wie Beatmung, Versorgung von Tracheostoma o. ä. präzise dargestellt werden.

Mögliche Maßnahmen, die häufig vorkommen und innerhalb der Pflegeplanung dieses Kapitels nicht eigens aufgeführt werden, sind:
- Bedürfnisse des Bewohners beobachten und weitgehend berücksichtigen
- Empfindungen und Gefühle beachten
- Ruhe ausstrahlen, Zuwendung geben, auf Ängste eingehen
- Worte und Taten der Pflegekräfte sollen überein stimmen
- Mobilisation so weit wie möglich
- Für gut belüftete und feuchte Raumluft sorgen
- Bezugspflege

- Über notwendige Maßnahmen informieren
- Gewünschte Handlung vormachen
- Situation und Ursachenabklärung mit dem Hausarzt, wenn möglich im Beisein des Bewohners, sodass er seine Situation einschätzen kann.
- Medikamentengabe nach ärztlicher Anordnung, Bedarfsmedikation beachten
- Pflegepersonal führt eine regelmäßige Beobachtung der Atmungsqualität und der Vitalzeichen des Bewohners durch, incl. Dokumentation
- Beobachtung von Veränderungen der Hautfarbe, Gesichtsausdruck, Unruhe, Angst, Kaltschweißigkeit
- Einschätzung des Atemverhaltens bzgl. Atemtiefe, -frequenz und -rhythmus
- Ausschalten von Risikofaktoren

5.4.4 Pflegeplanungsbeispiele

Pflegerische Ist-Situation	Ziel- oder Lösungssituation	Maßnahmen
1. Atemnot / Ruhe-Dyspnoe Mögliche Ursachen: Herzinsuffizienz, Asthma, Lungenentzündung, Lungenemphysem, schlechter AZ, schwache Kondition • Kl. erfährt bei leichter Anstrengung Atemnot • Kl. signalisiert / äußert, in seiner körperlichen Leistungsfähigkeit eingeschränkt zu sein • Kl. erschöpft schnell • Kl. schätzt Situation richtig ein • Kl. holt bei Bedarf Hilfe, ruft oder klingelt • Kl. nimmt Hilfestellung an	• Freie Atmung • Ausreichende Sauerstoffversorgung • Kl. kennt und akzeptiert Leistungsgrenze • Kl. schätzt Situation ein (evtl. Angst ist vermindert) • Kl. ist motiviert, Kondition / Zustand zu verbessern • Bedrohliche Situationen werden rechtzeitig erkannt	• Ruhe ausstrahlen, Zuwendung geben, alle Maßnahmen erklären, auf Ängste eingehen • Situation und Ursachenabklärung mit dem Hausarzt, wenn möglich gemeinsam mit Kl. • Medikamentengabe nach ärztl. Anordnung, Bedarfsmedikation beachten • PK beobachtet Atmungsqualität und Vitalzeichen, incl. Dokumentation. Dabei wird z. B. auf die Veränderung der Hautfarbe geachtet, Gesichtsausdruck, Unruhe, Angst, Kaltschweißigkeit (*Art und Umfang der Maßnahmen, Zeitpunkt, Häufigkeit und Besonderheiten benennen*) • Atmungserleichternde Lagerung / Bewegung, z. B. Oberkörperhochlagerung (*Art und Umfang der Maßnahmen, Zeitpunkt, Häufigkeit benennen*) • T-Lagerung, evtl. Arme zur Atmungserleichterung unterstützend lagern (*Art und Umfang der Maßnahmen, Zeitpunkt, Häufigkeit benennen*) • Mit Arzt und Physiotherapeut mögliche Mobilisierung besprechen und durchführen • Für Frischluft sorgen, Zugluft vermeiden • Anstrengungen vermeiden / Belastungen reduzieren • Pneumonieprophylaxe nach Standard • Nach Arztanordnung Gabe von Sauerstoff • Zu Atemübungen und zum tiefen Durchatmen anregen, ggf. vormachen, wenn möglich, in die Pflege, z. B. An- / Auskleiden integrieren (*Art und Umfang der Maßnahmen, Zeitpunkt, Häufigkeit benennen*) • Evtl. Radio, Lesen, TV, ruhige Beschäftigungen anbieten • In akuten Situationen häufigen Kontakt zum Kl. herstellen, Sicherheit vermitteln und sich informieren

2. Erstickungsängste Ursachen: somatisch, psychisch etc. • Kl. äußert verbal/nonverbal Erstickungsängste • Kl. fühlt sich unwohl, ist unruhig • Kl. holt Hilfe bei Bedarf • Kl. schätzt Situation ein, kennt sie aus der Vergangenheit • Genaue Ursachen/Auslöser sind bekannt	• Vertrauen, Entspannung • Kl. fühlt sich sicher • Bedrohliche Situationen werden rechtzeitig erkannt • Kl. spricht über Sorgen, Gedanken, Ängste etc. • Physiologische Sauerstoffkonzentration	• Zeit nehmen, Ruhe ausstrahlen, einfühlsame Grundhaltung, Bezugspersonenpflege • Atemunterstützende Lagerung und evtl. Arme zusätzlich hoch lagern. Seiten-, Dehn-, Halbmond-, V-, A-, T-Lagerung (*Art und Umfang der Maßnahmen, Zeitpunkt, Häufigkeit benennen*) • PK beobachtet Atmungsqualität und Vitalzeichen, incl. Dokumentation. Dabei wird z. B. auf die Veränderung der Hautfarbe geachtet, Gesichtsausdruck, Unruhe, Angst, Kaltschweißigkeit (*Art und Umfang der Maßnahmen, Zeitpunkt, Häufigkeit und Besonderheiten benennen*) • Im Bedarfsfall generelle Ursachenabklärung durch Haus- oder Facharzt • Sauerstoffgabe nach ärztl. Anordnung. Beobachtung der Wirkung und Nebenwirkung der Sauerstoffgabe • Med.-gabe nach ärztlicher Anordnung • Beobachtung von Regelmäßigkeiten und möglichen Ursachen oder Auslösern der Erstickungsängste, dokumentieren • Mit Kl. mögliche Sorgen, Ängste, Probleme besprechen
3. Akuter Asthmaanfall Kl. hat eine spastische Atmung • Plötzlich auftretende schwere Atemnot, pfeifende Atemgeräusche, bläuliche Lippen, kalte feuchte Haut, etc. • Evtl. Tachykardie • Kl. signalisiert/äußert Erstickungs- und Todesangst • Kl. schätzt die Situation aufgrund von Erfahrung ein/weiß sich zu helfen • Kl. geht mit Dosieraerosolen sicher um, wendet sie im Notfall an	• Anfall ist erträglich/einschätzbar • Kl. wendet Medikament (Dosier-Aerosol) an • Ursachen sind bekannt • Kl. holt rechtzeitig Hilfe • Komplikationen werden rechtzeitig erkannt • Kl. hat physiologische Atmung	• Ruhe vermitteln (Angst ist ein wesentlicher Auslöser von Asthmaanfällen), bei Kl. bleiben • Beratungsgespräch • Oberkörperhochlagerung oder »Kutschersitz« • Bedarfsmedikationen, z. B. Bronchialspray, evtl. nach 5 Minuten wiederholen • Wenn Zustand sich nach Gabe von Bronchialspray verbessert, Arzt informieren • Für frische Luft sorgen, Fenster öffnen (kein Durchzug, nicht bei kalter Witterung oder Pollenallergie) • Vitalzeichenkontrolle • Kl. zur zweckmäßigen Atmung anhalten, d. h. zu langsamer Ausatmung durch die geschlossenen Lippen, Lippenbremse • Sauerstoffgerät bereitstellen, O2-Verabreichung nur nach Arztanordnung (1–2 Liter / Minute) • Evtl. Krankenhauseinweisung vorbereiten • Evtl. Material für venösen Zugang bereitlegen

Pflegerische Ist-Situation	Ziel- oder Lösungssituation	Maßnahmen
4. Asthmaanfälle, wiederkehrende • Kl. hat in wiederkehrenden Phasen spastische Atmung • Kl. signalisiert/äußert Erstickungs- und Todesangst • Kl. kennt die Situation, weiß sich zu helfen • Kl. geht mit Dosieraerosolen sicher um, wendet sie im Notfall an • Kl. führt Atemübungen, Atemtechniken durch	• Asthmaanfälle sind reduziert • Kl. schätzt Atemsituation richtig ein, nimmt rechtzeitig Medikament • Komplikationen werden rechtzeitig erkannt • Kl. verwendet selbstständig/unter Anleitung Dosieraerosole • Kl. ist über Atemtechniken informiert • Gleichmäßige, physiologische Belüftung der Lungen	• Atemgymnastik, evtl. mit Therapeutin • Einüben von atemerleichternden Positionen, ggf. Lagerung durch Pflegepersonen, z. B. Kutschersitz *(Art, Umfang der Maßnahmen, Zeitpunkt, Häufigkeit und Besonderheiten)* • Mit Kl. über Einflussfaktoren sprechen, diese beseitigen • Lippenbremse üben • Anleiten und Einüben der Verwendung von angeordneten Dosieraerosolen. In Reichweite lagern • Bei zähem Schleim Inhalation nach Arztanordnung • Warmes Raumklima mit Luftfeuchtigkeit von 50 bis 70 % • Bei schönem Wetter Spaziergänge, Begleitung im Rollstuhl • Mit dem Hausarzt Möglichkeiten der Mobilisierung besprechen und durchführen *(Art und Umfang der Maßnahmen, Zeitpunkt, Häufigkeit und Besonderheiten)*
5. Cheyne-Stokes-Atmung Häufig bei Menschen in der Sterbephase oder bei schweren Erkrankungen (z. B. Herz- oder Gehirnerkrankungen) • Flache, kleine Atemzüge • Atmung zum Teil keuchend, tief, dann wieder flach • Zum Teil Atempausen • Gelegentliche Schnappatmung • Kl. signalisiert Erleichterung bei Durchführung von Pflegemaßnahmen	• Ausreichende Sauerstoffversorgung • Phasenweise Entspannung (teilweise) • Intakte, feuchte Mundschleimhaut	• Angemessene Nähe, Zuwendung, Körperkontakt geben • Pflege durch vertraute Personen (PK, Angehörige) • Atemluftanfeuchtung, Ultraschallvernebler • Feuchte Tücher im Raum aufhängen • In allen anderen FEDL-Bereichen so weit wie möglich Wohlbefinden/Erleichterung zu verschaffen • Mundpflege bei Trockenheit und Belägen nach Standard, ausreichende Lippenpflege • Sauerstoffverabreichung nach ärztl. Anordnung • Evtl. Aromatisierung des Raumes mit ätherischen Ölen (Vorlieben beachten) • Evtl. Glandosane (künstlichen Speichel) verwenden, auf ärztliche Anordnung • Kl. beobachten, welche Lagerung die größte Erleichterung bringt *(Art und Umfang der Maßnahmen, Zeitpunkt, Häufigkeit)*

6. Bronchialsekret, trocken, zäh

Gefahr von Pneumonie und
Schleimansammlung

- Festes, zähes Bronchialsekret
- Atmung ist erschwert
- Kl. hustet (gelegentlich) ab
- Kl. ist motiviert, an Atemübungen
  mitzumachen

- Sekret ist flüssig
- Kl. hustet Sekret ab
- Ausreichende Belüftung
  der Lungen

- Beratungsgespräch bzgl. Möglichkeiten zur Verbesserung
  der Situation. Zusammenhänge der Atmung aufzeigen
- 2–2,5 Liter Flüssigkeit/Tag (Trinkmenge dokumentieren)
- Ausführung ärztl. Maßnahmen, z. B. Medikamentengabe
  (meist Sekretolytika)
- Beobachtung des Sekrets bzgl. Farbe, Menge, Aussehen, Abhust-
  Intervallen. Besonderheiten dokumentieren
- Beobachtung des Atemverhaltens dokumentieren
- Inhalation (mindestens 3 x tgl.) mit Ultraschallvernebler
- Verwendung hyperämisierende Lösungen: Kampfer, Wacholdergeist,
  Franzbranntwein. Kühl anwenden, jedoch nicht kälter als 10 °C
  unter Körpertemperatur. Nach dem Einreiben Haut gut trocknen
  und einfetten. Ebenso Antibronchitissalbe, Bronchialbalsam
  (alles in Absprache mit Arzt oder Klient)
- Verwendung ätherischer Öle (Eukalyptus-, Thymian-, Pfefferminz-,
  Fichtennadel-, Fenchel-, Anis-, Lavendel- und Latschenkieferöl sowie
  Kampfer und Menthol). Vorher evtl. allergische Wirkung testen.
  Reizwirkung führt zu Wärmegefühl und Atemerleichterung. Einrei-
  bungen nur bei intakter Haut vornehmen und Wirkung beobachten.
  Öle wie z. B. Salbei, Thymian, Eukalyptus, Teebaum etc.
- Vibraxmassage des Rückens nach Inhalation, wenn Kl. dies zulässt.
  Immer von der Peripherie zum Lungenhilus hin arbeiten. Während
  der Expirationsphase agieren, während der Inspirationsphase
  pausieren. Dabei Wirbelsäulenbereich und Nierenlager aussparen.
  Nicht bei Emboliegefahr, Herzinfarkt, Schädel-Hirn-Trauma oder
  schlechtem AZ
- Zitronenbrustwickel o. ä.

Pflegerische Ist-Situation	Ziel- oder Lösungssituation	Maßnahmen
7. Bronchialsekret, fest sitzend Gefahr von Pneumonie und Schleimansammlungen in der Lunge • Kl. ist motiviert, an prophylaktischen Maßnahmen teilzunehmen • Kl. kann unter Anleitung abhusten • Kl. kann Atemübungen durchführen	• Komplikationen werden rechtzeitig erkannt • Sekret ist gelockert. • Kl. hustet Sekret ab • Sekretfreie Atemwege • Kl. hat eine normale/freie Atmung	• Beratungsgespräch bzgl. Verbesserung der Situation • Sekretolytika nach ärztlicher Anordnung • Vibraxmassage oder Abklopfen des Rückens • Lagerungen wie z. B. Dehn-, Seitenlagerung (Lagerungsdrainage mit Arzt abklären). Durch Ausnutzung der Schwerkraft kann das Sekret abtransportiert werden. Deshalb werden unterschiedliche Lungensegmente höher gelagert. Lagerungsart- und Wirkung dokumentieren • Zellstoff, Taschentücher und Abwurfmöglichkeiten sowie Sputumbecher bereitstellen (benutztes Material schnell entsorgen) • Feuchtwarme Brustwickel (Kartoffelauflage, Zitronenbrustwickel) • Abklopfen des Thorax • Hyperämisierende Lösungen: Kampfer, Wacholdergeist, Franzbranntwein. Kühl anwenden, jedoch nicht kälter als 10 °C unter Körpertemperatur. Haut nach dem Einreiben gut trocknen und einfetten. Ebenso Antibronchitissalbe, Bronchialbalsam • Verwendung ätherischer Öle: (Eukalyptus-, Thymian-, Pfefferminz-, Fichtennadel-, Fenchel-, Anis-, Lavendel- und Latschenkieferöl, sowie Kampfer und Menthol). Bitte vorher evtl. allergische Wirkung testen. Reizwirkung führt zu Wärmegefühl und Atemerleichterung. Einreibungen nur bei intakter Haut vornehmen und Wirkung beobachten. Öle wie z. B. Salbei, Thymian, Eukalyptus, Teebaum etc. • Mundpflege durchführen (nach Standard) • Getränke anbieten (min. 2–2,5 Liter täglich), z. B. heiße Milch mit Honig, Hustentees • Atemübungen regelmäßig durchführen (*Art der Maßnahmen, Zeitpunkt und Häufigkeit benennen*) • Inhalieren mit Dampf, Salzlösung, Kamille, Salbei oder ätherischen Ölen, dann Drainagelagerungen: Kl. nach der Inhalation 20–30 Minuten so lagern, dass der verschleimte Lungenabschnitt hoch und Lungenhilus und Luftröhre tief liegen. Kissen, Schaumstoffkeile und Verstellmöglichkeiten des Bettes einsetzen. Ggf. verschleimten Bezirk abklopfen oder vibrieren. Drainagelagerungen sind **kontraindiziert** bei Herz- und Kreislauferkrankungen, Schädel-Hirn-Traumen, Hirnblutungen, Schlaganfall oder Atemnot • Bei Hustenreiz zum Abhusten anhalten • Evtl. zum Lutschen von Hustenbonbons anregen

8. Oberflächliche Atmung

Ursachen: eingeschränkte Mobilität oder Schmerzen. Gefahr von Lungenentzündung und unzureichendem Luftgehalt in den Lungen

- Oberflächliche Atmung
- Lungen werden unzureichend belüftet
- Kl. ist motiviert, Atemübungen durchzuführen

Ziele / Ressourcen	**Maßnahmen**
- Kl. hat eine vertiefte, ausreichende Atmung - Ausreichende Belüftung der Lungen - Kl. ist motiviert, Atemübungen durchzuführen - Komplikationen werden rechtzeitig erkannt - Kl. ist über die Notwendigkeit der Prophylaxe informiert, wirkt aktiv daran - Freie, normale Atmung	- Einschätzung des Atemverhaltens bzgl. Tiefe, Frequenz, und Rhythmus - Beratungsgespräch zur Verbesserung der Situation - Zum Atemtraining anleiten oder gemeinsame Atemübungen mit Kl. durchführen (Kontakt-, Flanken-, Zwerchfellatmung). Maßnahmen wie Singen, Wattebäusche wegpusten, mit Strohhalm blubbern. - Kl. immer wieder anregen, tief ein- und auszuatmen. Atemtrainer verwenden, Gebrauch zeigen (*Art der Maßnahme, Umfang, Zeitpunkt und Häufigkeit benennen*) - Angepasste Mobilisation (*Art der Maßnahme, Umfang, Zeitpunkt und Häufigkeit benennen*) - Atmungserleichternde, physiologische Lagerungen: Oberkörper erhöht, Arme auf einem Kissen. 30°- und 90°-Seitenlagerung. Dehnung und Belüftung der Lungenabschnitte finden durch Lagewechsel und Veränderung der Körperhaltung statt, A-Lagerung: Belüftung der Lungenspitzen. V-Lagerung: Belüftung der Flanken. T-Lagerung: Belüftung aller Lungenabschnitte (*Art der Maßnahme, Umfang, Zeitpunkt und Häufigkeit benennen*) - Atemstimulierende Einreibungen - Vitamin- und eiweißreiche Nahrung - Gutes Raumklima, frische, feuchte Luft

- Absaugen von Sekret durch Mund und Nase nur nach ärztlicher Anordnung und bei sehr geschwächten Kl.
- Für gut belüftete und feuchte Raumluft sorgen

Pflegerische Ist-Situation	Ziel- oder Lösungssituation	Maßnahmen
9. Akute Bronchitis (Entzündung der Bronchien) Krankheitsbeginn mit Schnupfen, Hals-, Kopf- und Gliederschmerzen, allgemeinem Krankheitsgefühl, dann trockener Husten, der bald produktiv wird • Kl. fühlt sich müde und schlapp • Kl. äußert Unwohlsein beim Atmen • Kl. ist mit therapeutischen Maßnahmen vertraut • Kl. setzt sich mit der Situation auseinander, akzeptiert z. B. angeordnete Bettruhe	• Baldige Gesundung • Komplikationen werden rechtzeitig erkannt • Beschwerdefreies Atmen	• Arzt informieren, Anweisungen wie Medikamentengabe oder Gabe von Nasentropfen ausführen • Beobachtung von Atemverhalten und Vitalzeichen • Ausschalten von Risikofaktoren wie Tabak, Alkohol. Luftreinhaltemaßnahmen • Bronchialtoilette: Luftbefeuchtung (Verdampfung, Vernebler), Inhalation mit Kamillenblütenabsud oder ätherischen Ölen (Pfefferminz oder Eukalyptus) • Wärmeanwendung (heißer Tee) • Einreibungen mit hyperämisierenden Salben, nach ärztl. Anordnung • Brustwickel (Senfkompressen, Zitronenwickel) • Pneumonieprophylaxe nach Standard • Bei Fieber Bettruhe • Leichte, vitaminreiche Kost • 3–4 Liter Flüssigkeit am Tag • Bei trockenem, unproduktivem Husten hilft oft die Hustentechnik: In der Einatemstellung wird die Luft angehalten, um dann oberflächlich weiterzuatmen • Bei sehr starkem Husten gegen die geschlossenen Lippen husten lassen • Auf ausreichend Frischluft achten
10. Chronische Bronchitis Der Beginn einer chronischen Bronchitis dauert mind. 2 Jahre; jedes Jahr mindestens 3 Monate Husten und Auswurf • Kl. hustet ⌀ 3 Monate im Jahr • Kl. kennt Maßnahmen, um eine entstehende akute Bronchitis einzudämmen, oder das Ausmaß zu verringern	• Komplikationen werden rechtzeitig erkannt • Ausreichende Belüftung der Lunge • Husten ist erträglich, gedämpft	• Risikofaktoren ausschalten • Evtl. medikamentöse Behandlung/Gabe der ärztl. verordneten Medikamente • PK führen Atemtraining (z. B. Singen) durch. Kl. wird angeregt, dieses regelmäßig selbst durchzuführen • Flüssigkeitszufuhr (min. 2 Liter täglich, evtl. Hustentee) • Umgang mit ärztl. verordneten Dosieraerosolen zeigen • Gymnastische Übungen zum Erhalt oder zur Verbesserung der Thoraxbeweglichkeit durchführen • Ausdauertraining wie Gehen o. ä. bei geringer bis mäßiger Belastung durchführen • Atemverhalten und Vitalzeichen beobachten

11. Hypertonie (Bluthochdruck)

• Hypertonie, RR-Werte liegen ø bei: • Mit Medikamenten stabile Kreislaufsituation • Kl. bekommt seit ... Medikamente • Kl. nimmt hohen Blutdruck rechtzeitig wahr • Kl. interessiert sich für eine andere Lebensweise / ist motiviert, seine Lebensweise zu verändern • Kl. misst RR selber	• Blutdruckwerte sind im Normbereich • (bitte genau angeben) • Kl. kennt Frühwarnzeichen für hohen RR • Holt b. Bedarf rechtzeitig Hilfe • Kl. akzeptiert Medikamentengabe durch Pflegepersonal	• Beratungsgespräch über Hypertonie und ihre Ursachen sowie Risikofaktoren, ggf. mit Angehörigen. Möglichkeiten der Verbesserung erörtern. Frühwarnzeichen für zu hohen Blutdruck wie Kopfschmerzen, Rötung des Gesichts, Augenflimmern, Ohrensausen, Übelkeit, Schwindel, Bewusstseinstrübung, Funktionsstörungen d. Gehirns, Herzschmerzen nennen • Genaue Ursachenabklärung durch den Arzt, PK achten auf ausreichende Visiten • Medikamente nach ärztl. Verordnung verabreichen bzw. zur Einnahme anleiten • Blutdruckmessung (wchtl., bei Bedarf häufiger), Pulskontrollen • Technik des Blutdruckmessens erklären und durchführen lassen; entsprechendes RR-Gerät anbieten • Risikofaktoren (Tabak, Bewegungsmangel, Übergewicht, Stress) verringern • Kl. in Absprache mit Physiotherapie soweit wie möglich aktivieren, vorher RR-Kontrolle • Kl. genau beobachten bzgl. Pulsfrequenz, Blutdruck, Hautfarbe, Hauttemperatur, Befindlichkeit, Gewicht und Zustand dokumentieren. Auf bestimmte Regelmäßigkeiten achten (im Zusammenhang mit der Hypertonie) • PK führt mit dem Kl. psychisch entlastende Gespräche, z. B. über die psychosoziale Situation, evtl. Sorgen, Ängste, Bedenken, mögliche Stressfaktoren

Pflegerische Ist-Situation	Ziel- oder Lösungssituation	Maßnahmen
12. Hypotonie Dauernde RR-Werte unter 105/60 mmHg. Es wird unterschieden in: • Essentielle Hypotonie (keine erkennbaren Ursachen) • Symptomatische Hypotonie (Ausdruck einer Grunderkrankung, z. B. Herzinsuffizienz, Flüssigkeitsmangel, Folge von Bettlägerigkeit, Medikamentennebenwirkungen) • Orthostatische Dysregulation (wird oftmals mit Hypotonie assoziiert. Ältere Menschen leiden aber isoliert an orthostatischer Dysregulation – wiederkehrender RR-Abfall beim Lagewechsel vom Liegen zum Stehen; Ursachen sind allg. Gefäßsklerose, Einnahme bestimmter Medikamente (Herz-, Hochdruck, oder psychiatrischer Medikamente) • Mit Medikamenten stabile Kreislaufsituation • Kl. bekommt seit … Medikamente • Kl. nimmt zu niedrigen Blutdruck rechtzeitig wahr • Kl. interessiert sich für eine andere Lebensweise/ist motiviert, seine Lebensweise zu verändern • Kl. misst RR selber	• Komplikationen werden rechtzeitig erkannt • Kl. hat stabile Kreislaufverhältnisse • Kl. schätzt Situation richtig ein • Blutdruckwerte sind im Normbereich (bitte genau angeben)	• Pulsfrequenz, RR, Hautfarbe, Hauttemperatur, Schweißsekretion, Schlafverhalten, Urinausscheidung regelmäßig beobachten • Vitalzeichen messen und dokumentieren • Hausarzt informieren, Anordnungen ausführen • Medikamente verabreichen • Ein- und Ausfuhrbilanz erstellen • Kl. bzgl. seiner Belastung beobachten und Verhalten/Zustand dokumentieren • Gefäßtraining durch Wechselduschen, Bürstenmassagen oder klimatische Reize durchführen (*Art, Zeitpunkt und Häufigkeit benennen*) • Kl. zu regelmäßiger, körperlicher Aktivität motivieren (vorher RR-Kontrollen, in Absprache mit Arzt evtl. vorher Anti-Thrombose-Strümpfe anziehen) • Kl. bei Lagerungs- oder Positionswechsein vorsichtig und langsam aufsetzen, vorher z. B. Kreisen mit den Füßen, oder Anziehen der Beine • Bei symptomatischen Hypotonien Ursachenbehandlung • Regelmäßige, einfühlsame Gespräche über die psychosoziale Situation des Kl. führen
13. Unterzuckerung/Hypoglykämie Absinken des Blutzuckergehaltes unter 50 mg/dl – 2,8 mmol/l bei Diabetes mellitus **Ursachen:** zu lange Nahrungspausen, Appetitlosigkeit, Erbrechen, Durchfall, falsche Medikation (Insulin-Tabletten, versehentlich eingenommen), gesunkener Insulinbedarf des Körpers (z. B. bei	• Normaler Blutzuckerspiegel (evtl. Abweichungen von Normwerten Kl. individuell angeben) • Komplikationen werden rechtzeitig erkannt • Kl. kennt Frühwarnzeichen und nimmt diese rechtzeitig wahr	**Im Notfall:** • Arzt rufen • BZ kontrollieren • Vitalfunktionen kontrollieren • Wenn Kl. noch schlucken kann: gelösten Traubenzucker, Obstsaft oder zuckerhaltige Nahrungsmittel geben • Bei Bewusstlosigkeit: Atemwege freihalten, subkutane Injektion von Glukagon

Gewichtsabnahme), Sonnenbad, massiver Alkoholkonsum, ungewöhnliche körperliche Anstrengung

Anzeichen: Heißhunger, feuchte Haut (Schweißausbruch vor allem am Kopf), Schwäche, Müdigkeit, Zittern, Angst, Herzklopfen, Gähnen, Kribbeln um den Mund herum, Erregbarkeit, Aggressivität, Apathie, Sehstörungen und Konzentrationsschwäche

- Kl. hat BZ-Werte von:
- Kl. kennt die Anzeichen einer Unterzuckerung
- Kl. holt rechtzeitig Hilfe
- Kl. kennt körperliche Belastbarkeit

Ziele:

- Normaler Blutzuckerspiegel (evtl. Abweichungen von Normwerten Kl. individuell angeben)
- Kl. kennt Frühwarnzeichen
- Komplikationen werden rechtzeitig erkannt

Ansonsten:

- Regelmäßige Blutzuckerkontrollen (ärztl. Anordnung), ansonsten z. B. 2 x wchtl. Kl. nicht durch häufiges Messen nervös machen
- Planungsgespräch mit Hausarzt über Therapie und Diät
- Evtl. Ernährungsberater hinzuziehen
- Ursachenforschung: Was löst die Hypoglykämie aus?
- Mit Kl. über die Anzeichen einer Hypoglykämie sprechen
- Wirkung von Traubenzucker erklären. Darauf achten, dass der Kl. immer welches bei sich hat

14. Überzuckerung / Hyperglykämie

Blutzuckerspiegel von 140 bis 500 mg/dl – 28 mmol/l

Ursachen: Diätfehler, fehlende oder zu kleine Dosierung von Insulin oder oralen Antidiabetika, erhöhter Insulinbedarf bei Infekten, akuten Erkrankungen, psychischen Stresssituationen, Bewegungsmangel)

Anzeichen: Durstgefühl, verstärkter Harndrang, trockene Haut, Übelkeit, Erbrechen, Schwächeanfälle, Bauch- und Unterleibsschmerzen, Müdigkeit, Aceton in der Atemluft, zunehmende Bewusstseinstrübung bis Bewusstlosigkeit, Exsikkose, beschleunigter Puls, RR-Abfall, Azetongeruch und Kussmaul-Atmung

- Kl. hat BZ-Werte von:
- Kl. kennt die Anzeichen einer Überzuckerung
- Auslösende Faktoren sind bekannt
- Kl. kennt Frühwarnzeichen
- Kl. holt rechtzeitig Hilfe

Im Notfall:

- Arzt rufen
- BZ kontrollieren
- Vitalfunktionen kontrollieren

Ansonsten:

- Regelmäßige Blutzuckerkontrollen (ärztl. Anordnung), ansonsten z. B. 2 x / wchtl.
- Planungsgespräch mit Hausarzt über medikamentöse Therapie und Diät
- Evtl. Ernährungsberater hinzuziehen
- Ursachenforschung: Was löst die Hyperglykämie aus?
- Kl. die Anzeichen einer Hyperglykämie erklären
- PK beobachten Kl. bzgl. dieser Anzeichen und der Vitalzeichen regelmäßig
- Dabei wird darauf geachtet, dass man den Kl. nicht mit zu viel »Handeln« und Messen nervös macht

Pflegerische Ist-Situation	Ziel- oder Lösungssituation	Maßnahmen
15. Wärmeempfinden, eingeschränkt Hier: bedingt durch Angiosklerose • Kl. hat tags wie nachts kalte Füße • Kl. möchte barfuß in den Schuhen sein	• Komplikationen werden rechtzeitig erkannt • Kl. fühlt sich mit seinen Gewohnheiten respektiert • Wohlgefühl • Kl. entwickelt Gefühl für die Temperatur der Füße	• Morgendliches Körperpflegeritual mit dem Ausstreichen und Einreiben der Füße beenden. Kontrolle der Füße auf periphere Verletzungen. Information an Hausarzt. • Wärmegefühl steigern durch eine warmherzige Atmosphäre während der Körperpflege (Herzlichkeit, Vertrautheit, warme Hände, bewusste Berührungen) • Kl. verschiedene Socken oder Strumpfarten zeigen, zum Tragen anregen • Abends im Bett Einreibung der Füße mit Lavendelöl, Bettsocken anziehen • Wärmende Kleidung (s. FEDL »Pflegen und Kleiden«)
16. Frösteln, schnelles Frieren Hier: bedingt durch AVK der unteren Extremitäten bei Querschnittslähmung • Kl. beginnt schnell zu frieren, äußert dies verbal	• Kl. fühlt sich warm • Kl. äußert Wärmeunterschiede	• Ausreichende Kleidung (s. FEDL »Pflegen und Kleiden«) • Kl. bei Kontakten nach Wärmegefühl fragen, nonverbale Zeichen beachten • Bewegung fördern (s. FEDL »Bewegung«) • Nachts warme Bettdecke, evtl. Überdecke, Wünsche • Hausarzt informieren
17. Verminderte Herzleistung Ursachen: Angiopathie, Herzdekompensation, Herzschrittmacher • Kl. hat an beiden Beinen Ödeme, häufig auch in Ruhe einen erhöhten Blutdruck, schnelle Kurzatmigkeit bei leichter Anstrengung • Umfang der Unterschenkel: … cm • Kl. gibt auf Nachfrage Erschöpfung an • Kl. nutzt bei Bedarf Klingel • Kl. lehnt ein Hochlagern der Beine ab	• Kl. kennt und beschreibt Faktoren, die einer Notfallsituation vorangehen • Kl. schätzt ihre Leistungsgrenze richtig ein • Umfang der Unterschenkel: … cm	• Morgens Einschätzen der Belastungsfähigkeit, der emotionalen Stimmung • 1x wchtl. RR und Pulskontrolle. Bei drohenden Notfallsituationen öfter • Medikamentengabe nach ärztl. Anordnung. Information des Kl. über Ursache und Wirkung der Medikamente • Mit Kl. über mögliche Erstanzeichen von bedrohlichen Situationen sprechen • Nach Arztanordnung Kompressionsstrümpfe oder Wickeln der Beine
18. Medikamenteneinnahme, eingeschränkt • Kl. ist aufgrund der eingeschränkten Bewegungsfähigkeit nicht in der Lage, Medikamente selber einzunehmen • Kl. bekommt wichtige Herz- und Kreislaufmedikamenten, deren Einnahme er einsieht	• Medikamenteneinnahme ist gewährleistet	• PK richtet Medikamente morgens und abends lt. ärztl. Anordnung und verabreicht sie • Es werden sämtliche Medikamentennebenwirkungen beobachtet und eingeschätzt. Bei Verschlechterung des Zustandes wird Hausarzt informiert • PK stehen für Rückfragen von Kl. und den Angehörigen zur Verfügung

19. Atemeinschränkung, asthmabedingt • Kl. bekommt nicht immer genug Luft, speziell im Liegen • Kl. kann aufgrund der Sehein-schränkung ihr Asthmaspray nicht selber verwenden • Kl. raucht extrem stark, bis zu 3 Packungen am Tag, sieht keinen Grund, damit aufzuhören	• Weitgehende Aufrechter-haltung von Atemfunktion • Komplikationen werden rechtzeitig erkannt • Kl. holt weiterhin bei Atemnot Hilfe	• Gabe der ärztlich verordneten Medikamente durch PK • In der Nacht Oberkörperhochlagerung • Morgens nach der Körperpflege Einreiben des Rückens mit Kräuteröl • Mehrfach tgl. Zimmer lüften • PK motivieren Kl., das Zimmer zu verlassen, an die frische Luft zu gehen • Notfallsituationen dokumentieren
20. Insulinpflichtiger Diabetes • Kl. hat bei derzeitiger Medikation stabile BZ-Werte, spritzt jedoch Insulin nicht selber • Kl. geht bewusst mit der Krankheit um, achtet auf die rechtzeitige Insulingabe	• Weiterhin stabile BZ-Werte • Kl. achtet weiterhin auf die rechtzeitige Insulingabe	• 2 x tgl. Insulingabe durch examinierte PK • 1 x mtl. BZ-Tagesprofil nach ärztlicher Anordnung • Kl. erhält BZ-Diät
21. Kreislaufbelastung, eingeschränkt, Schwindelgefühle • Kl. neigt zu niedrigem RR • Kl. äußert beim Drehen des Körpers Schwindel (nonverbal) • Atmung flach und unauffällig • Kl. neigt zum Verschleimen der Luftwege • Wechselndes Schwitzen und Frieren	• Schwindelgefühl ist reduziert • Atemwege sind frei • Komplikationen werden rechtzeitig erkannt	• Atemstimulierende Einreibung 2 x tgl. bei der Körperpflege morgens und abends • Um Schwindelgefühle beim Positionieren zu vermeiden, erhält Kl. verbale Informationen, wird ganz langsam gedreht, erhält Kissen zur Sicherheit • Morgens nach der Körperpflege, mittags und nachmittags zum Kaffee das Zimmer lüften • Bei Bedarf Vitalzeichenkontrolle

Pflegerische Ist-Situation	Ziel- oder Lösungssituation	Maßnahmen
22. Veränderte Vitalfunktionen Diagnosebedingt (Aortenklappenersatz (mechanische Klappe – 2006), Herzinsuffizienz, Zustand nach Kleinhirninfarkt 1999, art. Hypertonie, Zustand nach Lungenteilsektion vor ca. 30 bis 40 Jahre, chronische Niereninsuffizienz) • Ab und zu klagt Kl. über Schwindel (trinkt tlw. wenig) • Kl. bekommt Medikamente • Kl. friert leicht und schnell • Kl. reagiert mit Kurzatmigkeit auf Aufregung und Anstrengung • Ödemneigung • Thromboseneigung • Derzeit keine erhöhten RR-Werte	• Weiterhin normale RR-Werte (unter 140) • Kl. bleibt thrombosefrei (ausreichend venöser Rückfluss) • Eine Überlastung der Herztätigkeit wird rechtzeitig wahrgenommen • Kl. gibt weiterhin rechtzeitig Unwohlsein an • Normal weiche und geformte Unterschenkel	• Gabe der verordneten Medikamente (s. Medi-blatt) • Bei Bedarf Vitalfunktionen messen, ggf. Info an Hausarzt, sonst alle 14 Tage • Atemverhalten bei der Pflege beobachten, auf Überforderung achten • Weitere Maßnahmen s. FEDL »Bewegung« • Im Sitzen die Beine auf einen Hocker lagern lassen
23. Veränderte Vitalzeichen Diagnosebedingt (komp. Herzinsuffizienz, Hypertonie) • RR-Werte leicht erhöht, siehe Doku • Kräftige, unauffällige Atmung • Kl. erschöpft bei Anstrengung, bleibt aber ruhig und gelassen • Kl. äußert Unwohlsein und nimmt Hilfe an, achtet zum Teil selber Erholungsphasen	• Normale RR-Werte • Wohlbefinden • Komplikationen werden rechtzeitig erkannt (sind vermieden)	• Karokaffee anbieten • RR-Werte messen, 1 x mtl. oder öfter. Arzt informieren • Auf Anzeichen von Erschöpfung achten. Bei Erschöpfung Hilfestellung in der Selbstpflege anbieten • Morgens 1 x tgl. Bettwäsche auf Schweißnässe kontrollieren, lüften • Gabe der ärztlich verordneten Medikamente
24. Vitalfunktionen, leicht eingeschränkt • BZ, Puls und RR im Normbereich • Starkes Schwitzen durch Übergewicht, flache Atmung • Kl. hustet ausreichend ab • Kl. ist kurzatmig bei Anstrengungen, friert schnell • Thromboseneigung	• Komplikationen werden rechtzeitig erkannt • Vitalwerte weiterhin im Normbereich • Kl. hustet weiterhin ausreichend ab • Kl. fühlt sich warm	• 1 x mtl. Vitalzeichenkontrolle, bei Bedarf öfter • Thromboseprophylaxe nach ärztl. Anordnung • Atem und Abhustverhalten beobachten, Besonderheiten dokumentieren, bei Bedarf Info an Hausarzt • Befriedigung des Wärmebedürfnisses (s. FEDL »Pflegen und Kleiden«)

Situation	Ziele	Maßnahmen
25. Eingeschränkte Atmung • Durch Pneumonie ist Kl. in der Atmung eingeschränkt, schnell kurzatmig (z. B. beim Sitzen im Sessel) • Kl. erhält derzeit Atemgymnastik durch KG • Kein Auswurf, kein Abhusten • Kl. hat vom Krankenhaus ein Atemtrainer, mit dem er mindestens 2 x tgl. trainiert	• Kl. atmet beschwerdefrei • Keine erneute Pneumonie • Kl. trainiert weiterhin selber mit dem Atemtrainingsgerät	• Weiterhin Atemgymnastik durch KG • Bei jedem Kontakt auf das tiefe Ein- und Ausatmen hinweisen, dazu anleiten. Atemverhalten beobachten • Mobilisation nach ärztlicher Anordnung (s. FEDL »Bewegung«, Pkt. 1) • Zimmer 2 x tgl. lüften • Atemverhalten auch nachts beobachten • Antibiotikagabe nach ärztl. Anordnung bis 12. KW
26. Vitalfunktionen, leicht eingeschränkt bedingt durch Diagnose und allgemeine Schwäche • Atmung eingeschränkt • Kräftige, unauffällige Atmung • RR-Werte meist stabil • Bei Anstrengung Schwindel und Kollapsneigung • Aspirationsgefahr bei Mahlzeitengabe • Kl. friert schnell	• Vermeidung von Aspiration und Pneumonie • Atmung ohne starke Atemgeräusche	• Pneumonieprophylaxe 2 x tgl., Einreiben mit Hautfluid am Rücken • Bei der Antidekubituspositionierung den Oberkörper situationsangemessen hoch lagern • Zimmer bei Bedarf lüften • Kl. bei allen pflegerischen Tätigkeiten so viel wie möglich bewegen, zum tiefen Atmen anregen • Nahrungsgabe in langsamen Tempo, in Ruhe schlucken lassen, auf Aspiration achten • Messen der Vitalwerte bei Bedarf
27. Schwankende BZ-Werte Diagnosebedingt • Derzeit schwankt der BZ stark, ist meist hoch • Kl. scheint mehrfach tgl. BZ-Messen als Beruhigung zu empfinden • Der gesamte Gesundheitszustand, speziell der schwankende BZ, macht Kl. Sorgen • Kl. vertraut PK und nimmt sämtliche damit zusammenhängende Maßnahmen an • Kl. ist sehr schnell besorgt wegen der Zeiten zwischen Insulingabe und Essen etc. Wendet sich mehrfach tgl. an PK, zwecks Einhaltung der Zeiten und Einnahme von Zwischenmahlzeiten	• Kl. achtet weiterhin auf ihren Gesundheitszustand und die Einhaltung entsprechender Maßnahmen • Individueller BZ-Werte-Normbereich ist festgelegt • Kl. gibt vom BZ-Wert abhängiges Unwohlsein weiterhin sofort an • Kl. akzeptiert weiterhin die Maßnahmen und vertraut PK	• In den nächsten 5 Tagen wird Hausärztin um die Festlegung eines individuellen BZ-Wertes / Normbereichsprofil gebeten • BZ-Werte tgl. und bei Bedarf messen bzw. nach ärztlicher Anordnung, incl. Dokumentation und Weitergabe von Werten, die nennenswert sind • Nach den BZ-Werten Verabreichung der ärztl. angeordneten Insulingabe • Kl. beruhigen, indem man erklärt, was man alles bzgl. des Diabetes unternimmt, dass man aufpasst. Kl. darin bestätigen, dass es gut ist, dass er selber darauf achtet

Pflegerische Ist-Situation	Ziel- oder Lösungssituation	Maßnahmen
28. Massive RR-Wert Schwankungen Ursachen: Synkope und Kollaps, Alzheimer Demenz, zustand nach TIA, Aneurysmablutung, Epilepsie • RR-Wert häufig hoch, aber auch schwankend, Hausarzt hat ab bestimmtem RR-Wert Medikamentengabe verordnet • Kl. fühlt sich bei höheren RR-Werten wohl	• Der Zusammenhang zwischen RR-Werten und Gleichgewichtsstörungen ist festgestellt • Kl. stellt unterschiedliche Qualitäten von RR-bedingten Wohlfühlen fest und benennt diese	• Hausarzt über wechselnde RR-Werte und Gleichgewichtsstörungen informieren. Maßnahmen zur genauen Diagnostik erforderlich • Mehrfach gezieltes Nachfragen zum Befinden, Äußerungen in Zusammenhang mit gemessenem RR-Werten bringen • Mindestens 1 x tgl. RR-Messen, bei Bedarf öfter • Medikamentengabe nach ärztl. Anordnung
29. Venöser Rückfluss, eingeschränkt Bedingt durch Bewegungsmangel • Beine schwellen bei langem Sitzen an • Ansonsten überwiegend stabile Vitalzeichen	• Ödemfreie Schenkel • Ausreichend venöser Rückfluss	• Anziehen der ATS morgens vor dem Aufstehen, abends nach dem Ins-Bett-Gehen • Vitalzeichen bei Bedarf kontrollieren
30. Bluthochdruck diagnosebedingt, speziell bei Aufregung • RR-Messen dann unmöglich, da Kl. stark zittert • Kl. lässt sich durch liebevolle Zuwendung beruhigen	• Zu hohe RR-Werte werden rechtzeitig wahrgenommen • RR-Werte max. 150 / 100 • Sicherheit und Wohlbefinden	• Bei Aufregung sofortig RR messen, Bedarfsmedikation (siehe Medi-Blatt) geben • Bei Aufregung beruhigen, angemessene Zärtlichkeiten (Streicheln etc.), liebevolles Sprechen • Bei Besonderheiten Arzt informieren
31. Medikamenteneinnahme, unselbstständig Ursachen: nachlassende Gedächtnisleistung, kognitive Überforderung • Kl. hat keine Einschätzung und Kenntnis der Medikamente • Kl. vertraut PK	• Kl. vertraut weiterhin Personal • Komplikationen werden rechtzeitig erkannt	• Medikamente werden von PK bestellt, gestellt, kontrolliert und zum richtigen Zeitpunkt verabreicht • Bei evtl. Nachfragen über Medikamente informieren • Besonderheiten dokumentieren, ggf. Info an Arzt

5.5 »Pflegen und Kleiden«

Mit der Kleidung und der eigenen Art und Weise der Körperpflege, sind Aspekte wie Reinlichkeit, Sinnlichkeit, Anregung, Beruhigung und auch der Ausdruck eines bestimmten Status verbunden. Kleidung und Pflege sind Ausdruck von Individualität. Sie sind auch geprägt durch frühe Erfahrungen, durch Familie, die kulturelle Umwelt, die Religion und den Beruf.

Kleidung und Erscheinungsbild werden bei jedem Menschen sofort wahrgenommen. Sie bestimmen einen ersten Eindruck. Niemand käme auf die Idee, ungepflegt und mit verschmutzter Kleidung zu einem Vorstellungsgespräch zu gehen. Wer auf eine Party eingeladen ist oder auch nur zum Einkaufen in die Stadt geht, kleidet sich entsprechend. Er möchte von anderen möglichst positiv wahrgenommen werden und das alte Sprichwort, dass Kleider Leute machen, ist ebenso bekannt wie wahr.

An Kleidungsstücken hängen Erinnerungen: die kratzige Strumpfhose, der ungeliebte Rock, die erste Hose bleiben nachhaltig im Gedächtnis. Das ist für die alten Menschen nicht anders, auch wenn es früher erheblich weniger Kleidungstücke gab und Funktionalität den Vorrang vor dem modischen Aspekt hatte. Kleidung wurde vielfach selber hergestellt und zu verschiedenen Anlässen wurden bestimmte Kleidungsstücke getragen. In vielen Regionen wurden Trachten getragen, wobei in Arbeits- und Sonntagskleidung (Kirchgangstracht) unterschieden worden ist.

Passende Kleidung, das Tragen von geliebten Kleidungsstücken oder von Kleidern zu besonderen Anlässen sind auch in der Altenpflege wichtige Aspekte. Der alte Mensch hat ein Recht darauf, passend gekleidet zu sein, auch wenn er praktische Erwägungen (leicht zu öffnende Kleidung) beachten muss. Sich selbst kleiden und pflegen zu können sind Akte der Selbstbestimmung, des Wohlbefindens und der Individualität.

Bedenken wir in der Altenpflege, dass sorgfältige (genau auf die Klienten abgestimmte) und individuelle Körperpflege das Wohlbefinden und Selbstbewusstsein fördern. Ein Verlust dieser eigenen Pflege, dieser Selbstbestimmung wird in jedem Alter schmerzlich und nachteilig erlebt. Das Gefühl von Abhängigkeit entsteht sehr schnell.

Die Hilfestellungen im Bereich der FEDL »Pflegen und Kleiden« dringen in die Intimsphäre der Menschen ein. Unterstützung und Hilfestellung innerhalb des Bereiches Körperpflege erfordern Nähe und Berührung, Distanz und Respekt. Die Bewohner werden dabei auch dem direkten Kontakt mit der Pflegeperson ausgesetzt – das sollte jede Pflegeperson beachten und Wert auf das eigene Erscheinungsbild legen.

»Selbstpflege fördert die Selbstsicherheit der Pflegeperson. Ihr gepflegtes Erscheinungsbild wird auch von alten Menschen als wohltuend empfunden und erleichtert es ihm, Nähe und Nacktheit seines Körpers zuzulassen.« (vgl. *Köther, Gnamm* 2000)

Körperpflege hat mit Hautkontakt zu tun. Haut- und Körperkontakt werden zu einem existenziellen Bestandteil des Tagesablaufs vieler pflegebedürftiger Menschen. Zuneigung, Anerkennung, Angenommensein, Geborgenheit und echte Fürsorge sind durch Körper- und Hautkontakt wahrnehmbar. Dies ist der Ansatz, den sich die Basale Stimulation zunutze macht.

Innerhalb der Maßnahmen und Lebensgestaltung dieser FEDL haben Pflegekräfte die Möglichkeit, den Bewohner auf äußere Zeichen von Gesundheit, Krankheit, Wohlbefinden und Gewohnheiten hin zu beobachten.

5.5.1 Aspekte der FEDL »Pflegen und Kleiden«

- Beobachtung von Gewohnheiten, Fähigkeiten, Bedürfnissen innerhalb des Bereiches Körperpflege sowie des An- und Auskleidens.
- Aufmerksamkeit gegenüber äußeren Anzeichen von Gesundheit, Krankheit, Wohlbefinden und Unsicherheit.
- Beobachtung von Hautzustand (Rötungen, Risse, allergische Reaktionen, Schwellungen, Blasen, Ödeme, Hautdefekte, Infektionen, Veränderungen).
- Beobachtung der Funktion von Schweiß-, Talg- und Duftdrüsen; Zähne und Zahnfleisch, Zunge und Mundhöhle; Zustand von Schleimhäuten; Haare und Frisur, Finger- und Fußnägel; Körpergeruch, Mimik und Gestik.
- Beobachtung und ggf. Unterstützung der individuellen Gewohnheiten (Häufigkeit, Intensität, Sparsamkeit, Zeitpunkt, Ganzkörperwäsche, Teilwaschung, »Katzenwäsche«, Vollbad, Dusche) bezüglich Körperpflege und An- bzw. Auskleiden.
- Angebot von Maßnahmen zur Unterstützung oder Ausführung der Körperpflege – nur so viel wie unbedingt notwendig. Es wird unterschieden in: Ganzkörperwaschung, Teilwaschung, Intimpflege, Vollbad, Dusche, Mund-, Nasen-, Augen-, Nägel, Haar-, Bart- und Ohrenpflege.
- Wahrnehmung des Bewohners in seiner Fähigkeit, sich zu kleiden. Unterstützung zu geben heißt ihn mit seinen Gewohnheiten und Bedürfnissen wahrzunehmen und ihm bei der Umsetzung zu helfen. Auch hier gilt: Hilfe nur dort, wo nötig.
- Einübung eines sinnvollen Umgangs mit diversen Hilfsmitteln.
- Zielsetzung ist die Unabhängigkeit und die Wahrung von Gewohnheiten (Kleidungsstücke, Schmuck, Häufigkeit des Wechsels, kosmetische Produkte, Parfüm, Rasiergewohnheiten, Haartracht etc.) auch unter dem Aspekt der geschlechtlichen Prägung als Mann oder Frau.

Innerhalb dieser FEDL kommen Maßnahmen und therapeutische Aspekte wie Basale Stimulation® (z. B. die beruhigende oder anregende Ganzkörperwaschung), Bobath-Waschung, Aromatherapie, Fußreflexzonenmassage zum Einsatz.

Ein weiterer Aspekt innerhalb dieser FEDL betrifft die Pflege von Menschen mit Demenz und dabei die Möglichkeit, einen Menschen mit Demenz in der Wiederherstellung seines alten, gewohnten oder erkennbaren Erscheinungsbildes zu unterstützen.

Dazu muss genau abgewogen werden, welche Kleidung angeboten wird; ob sie leicht zu öffnen und zu schließen ist; ob sie möglichst selbstständige Toilettengänge fördert oder ob sie den früheren Erwartungen entsprechen. Ausgebeulte Jogginghosen – so einfach und nützlich sie auch sein mögen – sind in keinem Fall eine Entsprechung der früheren Kleidungsgewohnheiten.

5.5.2 Aspekte der Qualitätsentwicklung

- Ist den Pflegekräften bewusst, welchen hohen Stellenwert das Beibehalten von vertrauten Gewohnheiten innerhalb dieser FEDL hat?
- Sind die Pflegekräfte sich der Ausstrahlung ihrer eigenen Selbstpflege bewusst?
- Werden Nähe, Distanz, Schutz der Intimsphäre der individuellen Pflegesituation entsprechend wahrgenommen und auf Echtheit hin überprüft?
- Wird der Begleiteffekt »Zuneigung geben oder auch unbewusst Abneigung zeigen« mit in diese FEDL integriert?
- Gibt es ausreichend Hilfsmittel für diesen Bereich und sind die Pflegekräfte im Umgang damit vertraut?
- Werden Gewohnheiten der Bewohner erfasst, berücksichtigt und werden Maßnahmen sowie Abläufe im pflegerischen Alltag daraufhin ausgerichtet (z. B. Vollbad am späten Nachmittag)?
- Ist die Atmosphäre der Badezimmer oder Waschbeckenumgebung so gestaltet, dass Wohlbefinden, Entspannung und Förderung im Vordergrund stehen?

5.5.3 Die FEDL »Pflegen und Kleiden« unter dem Aspekt der MDK-Begutachtungsrichtlinien

Die Bereiche Körperpflege sowie An- und Auskleiden sind ein ganz zentraler Aspekt, wenn es darum geht, Leistungen der Pflegeversicherung in Anspruch zu nehmen oder die notwendigen Maßnahmen zu begründen.

Die Ganzkörperwäsche (GK) wird in der Regel nur einmal pro Tag anerkannt. Sind darüber hinaus Teilwaschungen notwendig (UK) dann müssen diese genau begründet werden, z. B. bei häufigem Stuhlgang, starker Verschmutzung etc.

Erschwerende Faktoren oder Bedingungen sind beispielsweise gegeben, wenn
- ein Bewohner sich nur im Beisein einer Pflegekraft wäscht;
- der Bewohner starke Schmerzen hat;
- häufige notwendige Erklärungen wie bei Demenz oder Schwerhörigkeit verlangt werden;
- ein Abwehrverhalten vorliegt;
- der Bewohner seine Intimsphäre durch Zudecken schützt, obwohl der Vorgang der Körperpflege noch andauert; Hilfe ist notwendig, weil sonst die Körperpflege immer wieder unterbrochen wird; bei Verlassen des Badezimmers (z. B. bei Demenz).

Angerechnet werden weiterhin einmal wöchentliches Duschen oder Baden sowie die Zahnpflege morgens und abends. Hier werden Besonderheiten wie z. B. Abwehrverhalten, Schmerzen beim Putzen der eigenen Zähne, Verständigungsschwierigkeiten bzgl. Öffnen des Mundes, Verstecken und Suchen der Prothese, vermehrte Essensresten nach Mahlzeiten, häufigeres Herausnehmen der Zahnprothese, da die Gefahr des Verschluckens besteht, berücksichtigt.

Kämmen wird einmal täglich angerechnet. Kommt dieses häufiger vor, kann es z. B. mit folgender Begründung angerechnet werden: Mittagsschlaf; Bewohner legt sich täglich häufiger hin; lange Haare, Zerwühlen der Haare, bestimmte Haarfrisuren wie Zöpfe und wenn der Bewohner den Kopf beim Kämmen nicht still hält. (vgl. *König* 2000).

Im Bereich der Rasur können erschwerende Faktoren wie Schnauzbart, notwendige Nassrasur, Selbstgefährdung des Bewohners durchs Rasierzeug, bei besonders empfindlicher Haut, erhöhter Verletzungsgefahr, nicht Stillhalten können, stark vernarbtem Gesicht berücksichtigt werden (vgl. *König* 2000).

Die folgenden Maßnahmen kommen in der Praxis so häufig vor, dass sie in der folgenden Pflegeplanung nicht eigens aufgeführt werden:
- Individuelle Waschgewohnheiten ermitteln u. ermöglichen
- Biografischen Hintergrund und/oder Besonderheiten in die Pflege einbeziehen
- Vor der Bestimmung des Zeitpunktes zur Körperpflege die jeweilige Tagesform des Bewohner beobachten: Gibt es Zeiten, zu denen es ihm leichter fällt, sich zu waschen? Gibt es Wunschzeiten?
- Frühere Gewohnheiten und kosmetische Produkte des Bewohner berücksichtigen.
- Bewohner ermuntern, sich weitgehend selbstständig zu versorgen
- Nach Wünschen und Bedürfnissen des Bewohner fragen und soweit wie möglich berücksichtigen
- Durch einfühlsames Zuhören und Respekt das Gefühl vermitteln, dass Wünsche ernst genommen werden.
- Ggf. Hilfestellungen geben (Absprache im Team)
- Zeit lassen, immer wieder motivieren und loben
- Bei Bedarf durch gleichgeschlechtliches Pflegepersonal versorgen
- Wahrung der Intimsphäre beachten
- Mit einfachen klaren Worten und Gesten über die Grundpflege informieren
- Konsequentes Üben absprechen, z. B. Gesicht und Hände selbst waschen; schrittweise erweitern
- Gewünschte Handlung vormachen
- Bewohner einfühlsam über seine Situation informieren
- Bezugspflege durchführen
- Grundpflege nach Standard durchführen
- Notwendige Prophylaxen durchführen
- Häufigkeit der Leistungen dokumentieren
- Veränderungen beim Bewohner beobachten
- Ruhe ausstrahlen

Merkmale	Einstufung
Selbstständige und situationsgerechte Entscheidung über Art und Weise von Körperpflege / Kleidung sowie Ausführung dieser Tätigkeiten.	selbstständig
Benötigt mehr Zeit und / oder ist mit Hilfsmitteln in der Lage, bedingt die Verrichtungen sicher durchzuführen (z. B. Badewannenlifter, Anziehhilfen).	bedingt selbstständig
Benötigt zeit- / teilweise Hilfe für die Körperpflege und / oder das An / Auskleiden.	teilweise unselbstständig
Kann z. B. die eigene Körperpflege nicht vollständig / regelmäßig übernehmen, die Reihenfolge des Anziehens nicht einhalten, die Erforderlichkeit von Körperpflege nicht erkennen.	
Die eigene Körperpflege und / oder das selbstständige Kleiden kann nicht durchgeführt werden. Es ist ständige personelle Hilfe erforderlich.	unselbstständig

5.5.4 Pflegeplanungsbeispiele

Pflegerische Ist-Situation	Ziel- oder Lösungssituation	Maßnahmen
1. Eigenständige Körperpflege, eingeschränkt Mögliche Ursache: kognitive Beeinträchtigung • Kl. wäscht sich in Teilbereichen selbst/unter Anleitung • Kl. wäscht Gesicht, Hände, Oberkörper vorn selbst/unter Anleitung • Kl. zeigt ein ungepflegtes Erscheinungsbild • Kl. äußert Unzufriedenheit mit seiner Erscheinung und Körperpflege • Kl. ist körperlich verwahrlost • Kl. fordert Hilfe an • Kl. akzeptiert Unterstützung durch andere • Kl. legt Wert auf ein gepflegtes Äußeres • Kl. beginnt Körperpflege, weicht dann ab: wischt z. B. das Waschbecken aus • Klient wäscht immer wieder dieselbe Körperstelle	• Kl. erlebt wiedergewonnene Selbstpflege • Kl. wäscht selbst/unter Anleitung: ... (*Körperbereiche genau benennen*) • Kl. hat das Gefühl, sich selbstständig zu pflegen • Wohlbefinden, sauberes, gepflegtes Gefühl • Kl. akzeptiert (teilweise) Übernahme der Körperpflege durch PK • Kl. erkennt Ablauf/Utensilien der Körperpflege	• Individuelle Waschgewohnheiten ermitteln und ermöglichen (z. B. biografischer Hintergrund) • Günstigen Zeitpunkt wählen • Intimsphäre wahren, vertrauensvollen Kontakt gestalten • Utensilien aus dem Langzeitgedächtnis verwenden • Utensilien richten • Durchführung/Unterstützung/Anleitung zur Körperpflege nach Standard morgens gegen ... Uhr • Anleitung zur Körperpflege verbal/nonverbal (gewünschte Handlung vormachen) • Körperpflege immer in der gleichen Reihenfolge gestalten • Kl. ans Waschbecken begleiten, Waschlappen reichen, zur Pflege auffordern, anleiten. Restliche Körperpflege übernehmen. • Abends gegen ... Uhr Teilwaschung am Waschbecken
2. Eigenständige Körperpflege eingeschränkt Ursachen: Schwäche, Schmerzen, Bewegungseinschränkungen, Lähmungen, Fixierungen, psychische Ursachen wie z. B. depressive Verstimmungen • Kl. Wäscht selbst/unter Anleitung: ... • Kl. nimmt Unterstützung/teilweise Übernahme der Körperpflege durch PK an • Selbstpflegegewohnheiten sind bekannt • Kl. ist motiviert, Selbstpflege zu verbessern bzw. mehr Selbstständigkeit bei der Körperpflege zu erlangen	• Kl. wäscht weiter selbst: ... • Kl. nutzt Anleitung, setzt diese um • Kl. nimmt Unterstützung an • Kl. ist motiviert, sich zu waschen	• Maßnahmen siehe unter Pkt. 1 • Hilfestellung dem Zustand des Kl. anpassen, auf die Tagesform achten • Evtl. Waschtraining durch Ergotherapie • Kl. für Waschversuche loben • Hilfsmitteleinsatz üben (*Art des Hilfsmittels, Häufigkeit benennen*) • Während der Körperpflege beim Kl. bleiben, Sicherheit ausstrahlen • Utensilien anreichen

- Hilfsmittel sind bekannt und Kl. verwendet sie gern/sicher
- Kl. wäscht sich in Teilbereichen selber (benennen)

3. **Eigenständige Körperpflege, eingeschränkt** Ursachen: starke Einschränkungen durch Herz- und Kreislauferkrankung; Herzinfarkt • Hohe Schwäche, eigene Körperpflege nahezu unmöglich • Kl. wäscht unter Anleitung das Gesicht (im Liegen) • Kl. akzeptiert Schwäche • Kl. nimmt Pflege/Unterstützung an • Pflegegewohnheiten sind bekannt • Kl. ist bemüht, die Körperpflege in Teilbereichen durchzuführen	• Klient fühlt sich wohl mit der Durchführung der Körperpflege durch PK • Klient wäscht weiterhin das Gesicht (oder mehr) • Sauberes, gepflegtes Gefühl • Körperpflege ist nach den Wünschen des Kl. gestaltet	• Maßnahmen siehe unter Pkt. 1 (*situationsabhängig*) • Wunschzeitpunkt des Kl. akzeptieren • Kl. im Liegen für die Körperpflege vorbereiten • Wenn möglich, Hände zu Beginn der Körperpflege in warmes Wasser halten lassen (Wohlgefühl) • Waschlappen reichen, beim Gesichtwaschen (evtl. mehr) durch Untergreifen festhalten und unterstützen • Übernahme der Körperpflege durch PK je nach Fähigkeit des Kl. • Hilfestellung beim Waschen von Rücken, unteren Extremitäten, auf Wunsch Intimbereich • Übernahme/Unterstützung der Körperpflege in Ruhe, Erschöpfung beachten; ggf. Vitalzeichenkontrolle • Abends ggf. Teilwaschung (*Unterstützung, Anleitung, Übernahme* etc.) • Kl. ausschließlich auf dem Rücken oder rechter Seite waschen, da sich dann der Aortendruck erhöht
4. **Eigenständige Körperpflege, eingeschränkt** • Kl. verheimlicht/verdeckt eingeschränkte Körperpflege • Kl. wirkt niedergeschlagen, äußert bei Nachfragen Traurigkeit über notwendige Hilfeleistung durch PK • Kl. wäscht sich in Teilbereichen selbst (*benennen*)	• Kl. fühlt sich ernst genommen, akzeptiert • Kl. fühlt sich sicher • Kl. nimmt Unterstützung an • Kl. wäscht weiter: ...	• Ganzwaschung/Teilwaschung nach Pflegestandard • S. FEDL »Pflegen und Kleiden«, Pkt 1 • Hilfestellung sicher und klar durchführen, übertriebenes Mitleid vermeiden • PK vermitteln dem Kl., dass sie gern für ihn da sind, dass es angenehm ist, bei ihm zu sein und ihn zu unterstützen • Kl. in den anderen FEDL so pflegen und unterstützen, dass Erfolgserlebnisse zu spüren sind

Pflegerische Ist-Situation	Ziel- oder Lösungssituation	Maßnahmen
5. Eigenständige Körperpflege, eingeschränkt Ursache: Hemiplegie • Kl. ist durch eine **Halbseitenlähmung in der Selbstpflege** eingeschränkt • Kl. kennt das Bobath-Konzept (z. B. aus Reha-Klinik) • Kl. ist motiviert, betroffene Körperseite mehr in die Versorgung mit einzubeziehen • Kl. wäscht sich in Teilbereichen (benennen)	• Kl. ist motiviert, die betroffene Seite mit einzubeziehen • Kl. wäscht selbst / unter Anleitung / mit Unterstützung: … • Kl. bezieht betroffene Seite in die Körperpflege ein	• Umgebungsgestaltung nach Bobath-Konzept • Bobathwaschung: Kl. am Waschbecken mit leicht vorgebeugtem Oberkörper sitzend waschen. Der hemiplegische Arm wird auf dem seitlichen Waschbeckenrand gelagert. Füße (barfuß) möglichst hüftbreit auf dem Fußboden. Der hemiplegische Arm wird in den Waschprozess einbezogen, indem die PK die betroffene Hand am Handrücken hält, damit die Handinnenfläche taktile Reize aufnehmen kann. Die von der PK zu waschenden Körperteile immer in langsamen Streichbewegungen von der nicht betroffenen zur betroffenen Seite hin waschen. Bewegungen nicht unterbrechen • Mit unterschiedlichen Materialien wie z. B. Waschhandschuh, Massagehandschuh arbeiten • Kl. durch Lob und Geduld ermutigen, sich soweit wie möglich selber zu waschen • Siehe auch Maßnahmen unter Punkt 1
6. Eigenständige Körperpflege, eingeschränkt Ursachen: fehlende Motivation, Desorientierung, • Kl. wäscht unter Anleitung nur oberflächlich das Gesicht • Kl. nimmt ca. 5 x wchtl. Pflege durch PK an, sagt sonst: »Ich habe mich schon gewaschen ...« • Kl. bevorzugt Duschen • Bei guter Tagesform putzt Kl. u. a. die Zähne und kämmt sich 1 x tgl. die Haare. • Kl. bevorzugt Rasierwasser (Marke nennen)	• Kl. wäscht tgl. das Gesicht • Kl. nimmt weiter Hilfe an, auch beim Duschen • Kl. putzt sich die Zähne 1 x tgl. und kämmt sich weiterhin • Kl. äußert Zufriedenheit über seine Körperpflege	• Gegen 7.00 Uhr zur Ganzkörperwäsche motivieren, Utensilien richten; verbal und nonverbal dazu anleiten, Gesicht und evtl. Oberkörper vorn zu waschen • Restliche Körperpflege wird von PK durchgeführt, am Waschbecken, vollständige Übernahme • Eincremen des Körpers mit Lotion. Kl. diese auf die Hand geben, motivieren, sich selber einzucremen (Ankleiden s. u.) • Anleitung zur Mund- und Zahnpflege geben, Utensilien in die Hände geben • Übernahme der Rasur durch PK, Kl.-Rasierwasser • Situations- und tagesformabhängig 1 x wchtl. Duschen

7. Ambulante Pflege Eigenständige Körperpflege, eingeschränkt Ursache: bedingte Bewegungseinschränkung • KI. kann Hände ins Wasser halten und Mund öffnen • KI. gibt in Stichworten konkrete Anweisungen, wie die Pflege sein soll • KI. genießt Übernahme der Körperpflege durch PK • Darüber hinaus keine eigene Körperpflege	• KI. äußert auf Nachfragen Zufriedenheit über seine Körperpflege • Körperpflege ist den Wünschen angepasst • KI. hält weiterhin die Hände ins Wasser	• Bei allen Handlungen Wünsche des KI. berücksichtigen • 8.00–8.30 Uhr: Beginn der Körperpflege. Vollständige Übernahme der Unterkörper- und Intimpflege im Bett. Dann in den Toilettenstuhl setzen und am Waschbecken Oberkörper waschen. Gesicht mit klarem Wasser waschen. Mundpflege: Ausspülen mit Odol, Haarekämmen, Nassrasur durch MA des Hilfsdienstes • Vor dem Anziehen Körper mit Lotion einreiben • Abends ab 18.00 / 18.30 Uhr: Waschen von Gesicht und Händen im Rollstuhl • Intimpflege liegend, vollständige Übernahme von PK • Di & Fr Haarewaschen auf dem Toilettenstuhl. Schale steht dabei auf dem Tisch, Nagelpflege bei Bedarf
8. Eigenständige Körperpflege, leicht eingeschränkt • KI. wäscht Gesicht, Hände und Oberkörper vorn unter Anleitung selber • Intimpflege und Körperpflege der Leisten wegen Übergewicht nicht möglich, im Stehen ist der Bauch im Wege • KI. führt Mundpflege und Kämmen selber aus • Am Gesäß trockene Haut, Intertrigoneigung; sonst geschmeidige, glatte Haut • KI. möchte nach dem Duschen eingecremt werden • KI. lehnt eine abendliche Teilwaschung ab	• KI. wäscht sich weiterhin unter Anleitung selber Gesicht, Hände und Oberkörper vorn • Saubere gepflegte Haut • Hautirritationen und Hautschädigungen werden rechtzeitig erkannt • KI. fühlt sich nach ihren Wünschen gepflegt	• Zunächst Pflege des Unterkörpers liegend im Bett, vollständige Übernahme durch die PK • Danach Toilettengang, Anleitung am Waschbecken zur Körperpflege des Oberkörpers, ggf. unterstützen (sitzend auf Hocker) • Abends immer wieder versuchen, eine komplette Körperpflege im Bett durchzuführen • Morgens und abends Hilfestellung bei der Mundpflege • 1 x wchtl. Duschen und Eincremen • Fußpflege alle 5 bis 6 Wochen (externe Fußpflegerin) • Fingernägel schneiden durch PK bei Bedarf, 1 x wchtl. • Friseur alle 5 bis 6 Wochen

Pflegerische Ist-Situation	Ziel- oder Lösungssituation	Maßnahmen
9. Leichtes Selbstpflegedefizit bei Körperpflege • Kl. wäscht sich von sich aus, bedingt durch sicheres Gefühl hier im Hause (Hilfe ist jederzeit erreichbar) • Körperpflege führt Kl. im Badezimmer durch • An den Rücken reicht Kl. nicht heran • Stehunsicherheit bei der Körperpflege der unteren Extremitäten • Kl. führt Mund-, Haarpflege etc. unter Anleitung aus • Kl. nimmt gern Hilfe an	• Kl. pflegt sich weiterhin möglichst selber • Kl. nimmt weiterhin Hilfe an • Kl. führt weiterhin Mundpflege und Haarpflege unter Anleitung aus	• 1 x tgl. morgens Waschen des Rückens sowie Unterstützung bei der Pflege der unteren Körperhälfte, wenn Kl. am Waschbecken steht. Unterstützung bei der Körperpflege des Oberkörpers • Anschließend intensives und ausführliches Eincremen des gesamten Körpers • Anleitung zur Mundpflege und zum Haarekämmen geben, Utensilien bereitstellen, 2 x tgl. morgens und abends (incl. Reinigung der Zahnprothese) • 1 x wchtl. Duschen, meist vormittags. Komplette Übernahme durch PK • 1 x tgl. Lüften und Richten des Bettes
10. Eigenständige Körperpflege, eingeschränkt Ursache: Bewegungen sind schmerzhaft • Kl. wäscht Gesicht, Hände und evtl. Oberkörper vorn selber unter Anleitung. Restliche Körperpflege nicht möglich wegen Schmerzen bei Bewegungen • Trockene, schuppige Haut • Kl. nennt keine Körperpflegegewohnheiten • Kl. spült mit angereichtem Wasser den Mund aus, setzt Prothesen mit Anleitung und hingehalten selber ein • Kl. kämmt Haare nicht vollständig, legt aber Wert auf gekämmtes Haar • Kl. wirkt gleichgültig der Körperpflege gegenüber, nennt keine Wünsche • Kl. duscht nicht gern	• Kl. wäscht weiterhin Gesicht, Hände und evtl. Oberkörper vorn selber unter Anleitung • Kl. setzt weiterhin das Gebiss unter Anleitung ein	• Ca. 7.15 Uhr Wecken. Hinweis auf Aufstehen geben, zur Toilette begleiten. Während des Toilettengangs die Utensilien vorbereiten • Körperpflege sitzend / stehend vor dem Waschbecken. Anleitung, sich Gesicht, Hände und Oberkörper vorn zu waschen. Dann wird die Körperpflege komplett von PK übernommen. Danach Oberkörper ankleiden. Intimpflege im Stehen durchführen. Waschen der Beine im Sitzen, incl. Eincremen des Körpers • Mundpflege am Waschbecken sitzend. Wasser zum Ausspucken, Gebiss anreichen (ebenso abends) • Kamm anreichen, kämmen lassen, Hinterkopf nachkämmen. Bei Bedarf tagsüber nachkämmen lassen • Duschen und Haarewaschen 1 x wchtl., meist montags • Abends vor dem Ins-Bett-Bringen kleine Teilwaschung im Badezimmer: Gesicht, Hände, Intimbereich. Wenn möglich anleiten, sonst Übernahme

11. Eigenständige Körperpflege, eingeschränkt Ursache: Erschöpfung • Kl. wäscht Gesicht u. a. am Waschbecken im Sitzen, ist danach erschöpft • Kl. erträgt Übernahme der Körperpflege durch andere • Kl. hat trockene Haut • Kl. führt Mundpflege mit bereitgestellten Utensilien aus, ebenso Haarekämmen • Kl. lehnt Duschen manchmal ab	• Kl. fühlt sich gepflegt und wohl • Kl. wäscht sich weiterhin bei guter Tagesform das Gesicht unter Anleitung • Kl. führt weiterhin Mundpflege und Haarekämmen durch	• Vollständige Übernahme der Körperpflege bis auf die Anleitung zum Gesichtwaschen am Waschbecken durch PK. Zur Anleitung Utensilien bereitstellen, angeben etc. • Eincremen mit Körperlotion, Mundpflegeutensilien bereitstellen, Kamm anreichen • Mittags und abends Mundpflegeutensilien am Waschbecken anreichen • Mittags kleine Intimpflege, vollständige Übernahme im Liegen • Nach dem Abendbrot kleine Teilwaschung im Bett oder am Waschbecken (abhängig von der Erschöpfung des Kl.), vollständige Übernahme durch PK • 1 x wchtl. Duschen anbieten und durchführen (vollständige Übernahme). Bei Ablehnung am nächsten Tag anbieten, sonst akzeptieren • Fingernagelpflege alle 2 bis 3 Wochen (ggf. externe Kraft)
12. Eigenständige Körperpflege, leicht eingeschränkt Ursache: kognitive Einschränkung • Wird Kl. angeleitet, wäscht er sich komplett allein, ohne Anleitung hört er auf, lässt Körperteile aus • Rasieren und Haarpflege selbstständig • Trockene Haut	• Kl. wäscht sich weiterhin unter Anleitung selber • Kl. ist auf Nachfragen zufrieden mit der Körperpflege	• Morgens Anleitung am Waschbecken zur Körperpflege, ggf. unterstützen. Bei Bedarf Intimbereich nachwaschen • Kl. fragen, ob er eingecremt werden möchte, ausführen • Selbstständiges Kämmen und Rasieren ermöglichen • Abends Teilwaschung am Waschbecken • 1 x wchtl. vormittags duschen • Fußpflege alle 5 bis 6 Wochen • Fingernägel schneiden durch PK bei Bedarf, 1 x wchtl. • Friseur alle 5 bis 6 Wochen
13. Eigenständige Körperpflege, stark eingeschränkt Ursache: Schwäche • Kl. führt derzeit keine eigene Körperpflege mehr durch, ist sehr schwach und wirkt abwesend • Kl. lässt Körperpflege durch PK zu	• Kl. lässt weiterhin Körperpflege durch PK zu	• Morgens komplette Übernahme der Körperpflege durch PK, abends Teilwaschung sowie Intimpflege nach Verkotung bei Bedarf • Mundpflege 3 x nach den Mahlzeiten durch PK, komplette Übernahme • Eincremen morgens nach der Körperpflege • 1 x wchtl. Duschen durch PK • 3–4 x tgl. Haarekämmen • Fingernagelpflege alle 7 bis 10 Tage • Rasur nach Bedarf

Pflegerische Ist-Situation	Ziel- oder Lösungssituation	Maßnahmen
14. Eigenständige Körperpflege, eingeschränkt Ursache: kraftlose und unkoordinierte Bewegungen • Kl. spürt bei der Körperpflege, dass er gewaschen wird, nimmt durch Gesten und Wortäußerungen teil, spürt Körperkontakt intensiv • Bei guter Tagesform und guter Anregung während der Körperpflege, scheint Kl. diese zu genießen • Pergamenthaut, trockene Haut • Kl. hat noch einen Zahnstumpf, möchte kein Gebiss tragen; spült Mund nicht mehr aus, schluckt Mundspüllösung, akzeptiert Mundpflegestäbchen • Zum Teil wirkt Kl. bei der Körperpflege ängstlich	• Geschmeidige, intakte, gepflegte Haut • Kl. genießt weiterhin die Übernahme der Körperpflege • Kl. fühlt sich sicher bei der Körperpflege • Feuchte, intakte Mundschleimhaut	• Soor- und Parotitisprophylaxe nach Frühstück und Abendbrot lt. Standard mit feuchter Kompresse und Mundpflegestäbchen • Komplette Übernahme der Ganzkörperpflege im Bett durch PK gegen 10.00 Uhr. Abends eine Teilwaschung (komplette Übernahme) mit 1 PK gegen 18.30 Uhr. Bei Bedarf mehrfach tgl. bei starkem Schwitzen eine Teilwaschung im Bett • Hautpflege des ganzen Körpers mit hauseigener Pflegecreme nach der morgendlichen Körperpflege, spezielles Augenmerk auf die Fersen • Alle 10 bis 14 Tage Haarwäsche im Bett, bei Bedarf öfter • Fingernagelpflege alle 10 bis 14 Tage mit Nagelknipser • Fußpflege durch Fußpflegerin
15. Eigenständige Körperpflege, eingeschränkt Ursache: keine Motivation • Kl. äußert Wünsche bzgl. der Körperpflege deutlich, meist durch Ablehnung; z. B. Rufen, Kratzen, Kneifen, um sich schlagen • Kl. könnte sich bei guter Tagesform das Gesicht unter Anleitung selber waschen • Evtl. hat Kl. früher wenig Wert auf eine ausführliche Körperpflege gelegt • Keine eigene Körperpflege erkennbar • Tagesformabhängig erträgt Kl. die Übernahme der Körperpflege durch PK • Starke Verschmutzung der Fingernägel durch Kot	• Kl. erträgt die Übernahme der Körperpflege durch PK • Kl. fühlt sich bei starker Abwehr in seinen Wünschen respektiert • Kl. fühlt sich bei der Körperpflege sicher	• Morgens zwischen 8.00 und 9.00 Uhr freundlich und sensibel wecken, kleines Gespräch, Vorbereitung zur Körperpflege am Bett. Während des Richtens der Utensilien wird Kl. verbal und nonverbal motiviert • Kl. komplett, zügig und sensibel im Bett waschen, incl. Mund-, Zahn- und Haarpflege, vollständige Übernahme. Vorgang kurz gestalten • 1 x wchtl. oder bei Bedarf Fingernägel schneiden • Fußpflegerin kommt alle 4 bis 6 Wochen • 1 x wchtl. Haarewaschen mit Duschbad, komplette Übernahme, Zeitpunkt tagesformabhängig. • Kl. erhält abends beim Ins-Bett-Bringen eine Teilwaschung von Gesicht, Händen und Intimbereich, vollständige Übernahme, im Bett

16. Eigenständige Körperpflege, leicht eingeschränkt

- Kl. vergisst bei der Körperpflege, was er machen soll, führt diese von sich aus nicht aus
- Kl. kann unter Anleitung den ganzen Körper bis auf Rücken selber waschen
- Geschmeidige Haut, reizfrei
- Mundpflege, Rasieren und Kämmen unter Anleitung

- Kl. wäscht weiterhin unter Anleitung seinen Körper bis Rücken, ebenso Zahn- und Mundpflege.
- Weiterhin guter Hautzustand
- Kl. nimmt weiterhin Hilfe an

- Kl. ins Bad begleiten, gegen 7.30 Uhr bis 8.00 Uhr
- Kl. zur kompletten Körperpflege anleiten, dabei Utensilien in die Hände geben. Rückenwaschen durch PK, incl. Eincremen des Rückens mit hauseigener Hautlotion
- Anleitung zur Mundpflege, Haare kämmen und rasieren 1 x morgens
- 1 wchtl. Duschen, morgens oder abends, incl. Eincremen

17. Eigenständige Körperpflege, eingeschränkt

Ursache: Schwäche und Bewegungseinschränkung

- Kl. hebt bei der Körperpflege unterstützend den Kopf
- Kl. hatte früher eine stark ritualisierte Körperpflege
- Kl. führte eher eine reduzierte Körperpflege aus
- Kl. nimmt die Übernahme der Körperpflege durch PK an, reagiert aber mit Verspannung auf Waschen der Arme und Hände
- Trockene Haut, Kl. möchte sich nicht eincremen lassen
- Teilweise starkes Schwitzen (siehe Pflegebericht)
- Intakte Mundschleimhaut
- Körperpflege sehr zeitaufwändig, da Kl. schmerzempfindlich ist, Kontrakturen hat und keine Selbstpflegetätigkeiten durchführt
- Zurzeit wird meist mit 2 PK gearbeitet

- Kl. nimmt weiterhin die Körperpflege durch PK an
- Schmerzfreie und angstfreie Körperpflege
- Geschmeidige Haut
- Weiterhin intakte Mundschleimhaut

- 1 x tgl. morgens komplette Übernahme der Körperpflege nach Standard im Bett., incl. Eincremen mit hauseigener Lotion (Prophylaxe, Steigerung Körperwahrnehmung) – Versorgung tagesformabhängig durch 2 PK
- Abends Teilwaschung im Bett, komplette Übernahme durch PK: Gesicht, Hände und Intimbereich
- Bei starkem Schwitzen: Teilwaschung im Bett.
- Mundpflege morgens und abends (Mund spülen mit Flüssigkeit)
- Duschen oder Baden tagesformabhängig, ø alle 2 bis 4 Wochen, sonst Haarewaschen im Bett

Pflegerische Ist-Situation	Ziel- oder Lösungssituation	Maßnahmen
18. Eigenständige Körperpflege, eingeschränkt Ursache: situative und kognitive Überforderung • Kl. würde Körperpflege ohne Anleitung sofort unterbrechen und warten • Kl. wäscht unter Anleitung Gesicht, Hände, Oberkörper, betreibt Mundpflege, kämmt die Haare • Kl. reicht nicht an Unterkörper und Rücken heran • Kl. genießt Übernahme der Körperpflege durch PK • Kl. sieht gern gepflegt aus	• Kl. ist motiviert, Intimpflege durchzuführen • Kl. wäscht weiterhin unter Anleitung Gesicht, Hände und Oberkörper, dito Mundpflege und Haarekämmen • Sauberes, gepflegtes Gefühl	• Gegen 7.30 / 8.30 Uhr Anleitung zum Waschen von Gesicht, Oberkörper vorn und Händen am Waschbecken im Bad. Utensilien werden angereicht. Rücken waschen durch PK. Anleitung zur Intimpflege und »Nachwaschen« durch PK. Komplette Übernahme der Körperpflege des Unterkörpers. Eincremen mit Körperlotion • Anreichen des Kammes, incl. Kämmen auf der Kopfrückseite • Anleitung zur Mund- und Zahnpflege, Utensilien anreichen, 1 x morgens und abends, bei Bedarf öfter • Abends komplette Übernahme der Teilwaschung am Waschbecken • 1 x die Woche Duschen nach Standard, incl. Haarewaschen, Fingernagelpflege • Fußpflege durch externe Fußpflege
19. Eigenständige Körperpflege, eingeschränkt Ursachen: starke Bewegungseinschränkung und situative Verkennung • Kl. zeigt über Mimik Befinden wegen kompletter Übernahme der Körperpflege. Es scheint nicht zu gefallen (ist unruhig, brummt, verzieht das Gesicht, verkrampft) • Kl. ist in der Badewanne entspannt und ruhig • Kl. hat sich früher nicht eingecremt (Biografie) • Kl. reagiert mit stärkerem Brummen auf männl. PK	• Kl. teilt weiterhin sein Befinden bei der Körperpflege über Mimik, Brummen und Gestik mit • Der Genuss durch Baden ist vermehrt • Kl. erfährt die Beachtung seiner Wünsche bei der Körperpflege	• Insgesamt wird versucht, Kl. mehr als 1x wchtl. zu baden, evtl. auch abends • Sonst komplette Übernahme der Körperpflege im Bett durch PK geg. 10.00 / 11.00 Uhr mit Kl.-eigener Seife, inkl. Mundpflege und Haarekämmen • Kl. wird nicht eingecremt • Abends gegen 19.00 Uhr Teilwaschung im Bett incl. Mundpflege durch PK • PK achten bei der Körperpflege auf Gestik, Mimik, Brummen – Verstärken der Handlung bei Anzeichen von Wohlbefinden • Kl. wird durch weibliche PK versorgt • Maniküre bei Bedarf durch PK • Pediküre durch offizielle Fußpflegerin • Haarekämmen nach jeder Positionierung

20. Eigenständige Körperpflege, eingeschränkt

Ursachen: hohe Bewegungseinschränkung, fehlende Motivation

- Kl. lehnt alle Versuche der Körperpflege ab;
- Wird Körperpflege ungefragt durchgeführt, erträgt Kl. dies, hört aber z. B. auf zu lächeln oder sagt: »Tun Sie, was Sie tun müssen!«.
- Kl. führt keine eigene Körperpflege durch
- Kl. hat in der Vergangenheit mehrfach starkes Schamgefühl ausgedrückt
- Trockene Haut

- Kl. nimmt 1 x am Tag die Körperpflege hin, erträgt diese

- Weibliche PK führen am Morgen eine kurze Ganzkörperpflege im Bett vollständig durch, incl. Eincremen
- Anschließend Zahnprothesenpflege und Mund ausspülen
- Duschen individuell durchführen, alle 1 bis 2 Wochen, incl. Haarewaschen
- Intimpflege nach dem Inko-Wechsel
- Nach den Mahlzeiten Hände und Gesicht waschen
- Abend kleine Teilwaschung im Bett

21. Eigenständige Körperpflege, eingeschränkt

Ursache: eingeschränkte Bewegungsfähigkeit und mangelnde Motivation

- Kl. wäscht Oberkörper vorn ausschließlich unter Anleitung, sonst nur unzureichend
- Kl. kann sich Unterkörper nicht waschen, da er sich mit einer Hand festhalten muss
- Kl. akzeptiert vollständige Übernahme durch PK
- Haarekämmen unter Anleitung möglich, da Kl. lt. eigener Aussage keine Kraft in den Armen hat
- Mund- und Zahnpflege unter Anleitung

- Kl. wäscht weiterhin den Oberkörper unter Anleitung selber
- Kl. nimmt weiterhin Unterstützung der Körperpflege an
- Kl. kämmt weiterhin die Haare und führt Mund- sowie Zahnpflege unter Anleitung durch

- Ca. gegen 8.00 Uhr Körperpflege nach Transfer und Toilettengang am Waschbecken. Utensilien bereitstellen, verbale zur Körperpflege des Oberkörpers anleiten. Dabei bleiben
- Kl. bitten sich hinzustellen, am Waschbecken festzuhalten, dann Pflege des Unterkörpers durch PK, komplette Übernahme
- Anschließend Eincremen (siehe Punkt 2)
- Mund- und Zahnpflege, Haarekämmen unter Anleitung
- Abends und morgens Waschen des ganzen Körpers am Waschbecken
- Zahn-/Prothesenpflege nach den Mahlzeiten durch PK, Anleitung
- 1 x wchtl. Duschen, nach Wunsch, incl. Haarewaschen
- Nach dem Duschen Einölen mit Babyöl nach ärztl. Anordnung
- Fußpflege extern

Pflegerische Ist-Situation	Ziel- oder Lösungssituation	Maßnahmen
22. Eigenständige Körperpflege, eingeschränkt Ursachen: unkoordinierte Abläufe, Bewegungseinschränkung • Kl. führt trotz Anleitung keine eigene Pflege, z. B. des Gesichts durch • Kl. führt selber kaum Bewegungen durch, ist eher passiv, beugt sich beim Rückenwaschen nicht vor • Kl. akzeptiert die vollständige Übernahme der Körperpflege, äußert auf Nachfragen, dass es gefällt, speziell das Eincremen • Trockene Haut	• Kl. wäscht mit Führung das Gesicht (NZ) • Kl. wäscht unter Anleitung das Gesicht (FZ) • Kl. akzeptiert weiterhin die vollständige Übernahme der Körperpflege und äußert darüber Wohlbefinden • Geschmeidige / intakte Haut	• Morgens gegen 9.00 Uhr komplette Übernahme der Körperpflege durch eine PK. Unterkörper im Liegen, Oberkörper im Sitzen vor dem Waschbecken. Zu Beginn den Waschlappen über die Kl.-Hand ziehen und Hand zum Gesicht führen. Kl. wird jeweils über alles informiert. Incl. Mund- und Zahnpflege sowie Haarekämmen. Komplettes Eincremen mit Kl.-eigener Lotion. • Angehörige um Einkauf von W/O Emulsion bitten • Händewaschen nach jeder Mahlzeit, bei Bedarf auch Gesicht • 1 x wchtl. morgens Duschen • Vor dem Schlafengehen komplette Übernahme der Teilwaschung (Gesicht, Hände am Waschbecken, Intimpflege im Liegen), incl. Mundpflege
23. Eigenständige Körperpflege, eingeschränkt Ursachen: Bewegungseinschränkung, Einschränkung der Koordination • Kl. wäscht nur unter Anleitung Gesicht und Oberkörper vorn. Die weiteren Körperteile kann Kl. wegen eingeschränkter Koordination und Gleichgewichtsstörungen nicht selbst waschen • Kl. akzeptiert Übernahme der Körperpflege durch PK • Geschmeidige Haut	• Geschmeidige Haut bleibt • Kl. wäscht weiterhin Gesicht und Oberkörper vorn unter Anleitung • Kl. äußert Zufriedenheit über die Qualität der Körperpflege	• Morgens gegen 7.30 Uhr Vorbereiten der Körperpflege im Bad. Transfer bzw. Unterstützung beim Aufstehen und Begleitung mit Rollstuhl bzw. Rollator, Toilettengang. Kl. auf Hocker bzw. Rollstuhl setzen. Anleitung zum Waschen von Oberkörper und Gesicht • Dann komplette Übernahme der Körperpflege durch PK, incl. Eincremen mit bewohnereigener Körperlotion • Mundpflege (Reinigen der Zahnprothese, Anleiten zum Ein- und Aussetzen bzw. Abspülen der Zahnprothese) • Haarekämmen durch PK, wobei Kl. vorher selber einige Haare selber kämmt, jedoch nicht ausreichend • Ebenso Trockenrasur durch PK • Abends Teilwaschung am Waschbecken, komplette Übernahme durch PK. Wenn Kl. nicht zu sehr erschöpft ist, anleiten. Incl. Mundpflege • 1 x wchtl. Duschen, bei Bedarf öfter • Händewaschen nach jedem Toilettengang und nach jeder Mahlzeit. Unterstützung und Anleitung durch PK, ca. 5 x pro Schicht tagsüber

24. Eigenständiges Pflegen und Kleiden, eingeschränkt

Ursachen: kognitive Einschränkungen, Bewegungen fallen z. T. schwer

- Kl. wäscht Gesicht, Oberkörper vorn und Arme unter Anleitung selber
- Manchmal (tagesformabhängig) fängt Kl. selbst an, kleidet sich dann an, sodass PK nicht restliche Körperpflege übernehmen können
- Kl. wäscht sich z. T. sehr oberflächlich
- Kl. lehnt mehrfach wchtl. Übernahme der Körperpflege durch andere ab
- Mundpflege unter Anleitung möglich
- Kl. will keinem zur Last fallen
- Kl. lässt sich gern eincremen

- Kl. wäscht weiterhin unter Anleitung Oberkörper vorn, Gesicht und Arme
- Kl. bemüht sich weiterhin, auch schon allein anzufangen, erfährt darüber Stärkung des Selbstwertgefühls
- Kl. führt weiterhin Mundpflege unter Anleitung durch

- Morgens ca. alle 20 bis 30 Minuten gucken, ob Kl. schon wach ist, dann Anleitung, Unterstützung und teilweise Übernahme der Körperpflege
- Körperpflege wird vor dem Waschbecken im Bad durchgeführt. Kl. sitzt oder steht. Anleiten zum Waschen von Gesicht, Oberkörper vorn, Arme; restliche Körperpflege wird von PK übernommen
- Anleitung zur Mundpflege
- Haarekämmen – auf Wunsch durch PK
- Abends Teilwaschung am Waschbecken. Anleitung zum Waschen von Gesicht und Oberkörper. Intimpflege wird durch PK übernommen
- 1 x wchtl. Duschen, komplette Übernahme durch PK, incl. Haarewaschen
- 2 tgl. Eincremen durch PK
- Maniküre durch PK, Pediküre durch Podologen

25. Eigenständiges Pflegen und Kleiden, eingeschränkt

Ursache: Situative Desorientiertheit

- Kl. äußert Wünsche zur Körperpflege, badet sehr gern, wäscht sich unter Anleitung Hände und Gesicht (tagesformabhängig). Sucht gemeinsam mit PK Kleidung für den nächsten Tag aus
- Kl. zieht sich bei guter Tagesform unter verbaler und nonverbaler Anleitung an, wenn Kleidung in der richtigen Reihenfolge angereicht wird
- Kl. ist jeden Morgen gegen 6.00 Uhr (laut Nachtwache auch 4.00 bis 5.00 Uhr) schon angezogen, behauptet, sich schon gewaschen zu haben (Handtücher und Waschlappen sind trocken)

- Kl. wäscht sich weiter unter Anleitung Hände und Gesicht
- Kl. nimmt Hilfestellung zur Körperpflege an
- Kl. zieht sich weiter unter Anleitung an, wenn Kleidung in der richtigen Reihenfolge angereicht wird

---

- Gegen 7.30 / 8.00 Uhr wird eine komplette Körperpflege durchgeführt. Waschhandlungen vormachen, Zeit geben, loben. Wenn Kl. nicht weiterweiß, übernimmt PK komplett, incl. Haar- und Mundpflege
- Vollbad mindestens 1 x wchtl., auch nach Wunsch, abends, dabei Fingernagelpflege
- Kleidung in der richtigen Reihenfolge angeben
- Ausziehen abends komplett durch PK, wenn Kl. müde und erschöpft ist. Vorher gemeinsam Kleidung für den nächsten Tag auswählen

Pflegerische Ist-Situation	Ziel- oder Lösungssituation	Maßnahmen
26. Gefahr von Hautverletzungen Ursache: Pergamenthaut • Am ganzen Körper reißt Haut leicht ein • Trockene Haut • Neigung zu Ulcus cruris	• Haut ist ausreichend gefettet, elastisch • Verletzungen sind vorgebeugt	• Nur weiche Handtücher verwenden • Durchführung evtl. ärztlicher Anordnungen wie z. B. Beine wickeln • Einreiben mit Linola Fett und Bepanthen Lotion, 1 x tgl. • Beobachtung des Hautzustandes
27. Ablehnung der Körperpflege (Durchführung durch Pflegekräfte) Ursachen: mangelnde Motivation, situative Verkennung, leichte Bewegungseinschränkung • Kl. wäscht bei guter Tagesform unter Anleitung mit angereichtem Waschlappen das Gesicht und den Oberkörper vorn. Ist unsicher, ob er es richtig gemacht hat • Kl. wäscht sich gern den Intimbereich, mit Toilettenpapier oder der Hand, schmiert mit Stuhlgang • Kl. lehnt Duschen verbal ab, beim Haarewaschen wehrt er mit den Händen ab • Kl. nimmt Zahnprothese unter Anleitung aus dem Mund, kämmt Haare nicht selber, insgesamt wenig Lust auf Körperpflege • Übernahme der Körperpflege wird geduldet, jedoch mit verbaler Ablehnung. Beim Duschen zurzeit auch nonverbale Ablehnung. Eincremen unerwünscht, »zu nass« • Trockene Haut	• Gepflegtes Erscheinungsbild • Geschmeidige Haut • Kl. duldet weiterhin Übernahme der Körperpflege durch andere • Kl. wäscht weiterhin Gesicht, Hände und Oberkörper unter Anleitung	• Nach dem Aufwachen Kl. ins Bad begleiten, dort komplette Übernahme der Körperpflege durch PK am Waschbecken (Kl. sitzt auf Hocker), incl. Anleitung zum Waschen von Gesicht und Oberkörper. Beim Waschen des Intimbereichs steht Kl., hält sich fest • Vor dem Schlafengehen kleine Teilwaschung am Waschbecken • Händewaschen mehrfach tgl., nach jedem Toilettengang und nach den Mahlzeiten • Mundpflege: Mund ausspülen lassen, Zahnprothese heraus oder hereinnehmen lassen, reinigen (morgens und abends) • Duschen 1 x wchtl. und bei Bedarf (starker Stuhlverschmutzung), dabei gut zureden, Zeit lassen. Wenn Kl. verbal ablehnt, »schimpfen« lassen, nicht kritisieren • Pediküre durch Fußpflegerin • Maniküre öfter anbieten

Ambulante Pflege **28. Ablehnung der Körperpflege** Ursache: situative Desorientierung • Wenn Kl. zur Körperpflege angeleitet wird, bejaht er, setzt sie jedoch nicht um • Maßnahmen der Körperpflege werden so gut wie immer abgelehnt • Kl. schreit, schlägt beim Duschen und Haarewaschen • Kl. nimmt unter Anleitung die Zahnprothese heraus • Kl. wehrt sich beim Einsetzen der Zahnprothese • Kl. setzt Anleitung nicht sinngemäß um	• Kl. fühlt sich sicher und in ihren Wünschen respektiert • Kl. nimmt Übernahme der Körperpflege durch andere an • Kl. führt teilweise Selbstpflege unter verbaler und nonverbaler Anleitung durch • Körperpflegegewohnheiten sind aus der Biografie bekannt	• Validierende Grundhaltung • Gleich bleibenden Pflegeablauf einhalten • Genauer Pflegeablauf • Auf Duschen verzichten • Zum Haarewaschen anderen Ablauf ausprobieren, Vorgehensweise und Verhalten von Kl. beobachten und dokumentieren • Während der Pflege über frühere »Körperpflegegewohnheiten« sprechen
Ambulante Pflege **29. Ablehnung der Körperpflege** Ursache: situative Desorientierung • Kl. lebt viel in der Vergangenheit (Kriegserinnerungen) • Kl. hat wenig/kaum Körperpflege betrieben • Kl. wehrt sich, wenn PK Körperpflege beginnt (die er nicht selber ausführen kann); verschränkt die Arme • Kl. schreit, ruft und schimpft, ist sehr obszön, sexuelle Anspielungen während der ganzen Körperpflege • Kl. spricht von »Läusen auf der Haut« • Durch Abwehr und Kontrakturen ist der PK die Übernahme der Körperpflege unmöglich • Kl. wird gern im Intimbereich gewaschen (reagiert mit geöffneten Beinen) • Kl. ist nach zwei Tagen stark verschmutzt • Kl. macht generell einen zufriedenen Eindruck	• Körperhygiene 3x wöchentlich ist gewährleistet • Schwiegertochter steht weiterhin als zweite Person bei der Körperpflege zur Verfügung	• Mo/Mi/Fr zwischen 11.00 und 12.00 Uhr • Vollständige Übernahme der Körperpflege im Bett mit einer PK und Angehörige nach Standard, incl. Rasur, Mundpflege, möglichst männliche PK • Körperpflege dauert lange, aufgrund von Abwehr und Kontrakturen • PK versuchen, bei der Körperpflege Marschlieder o. ä. zu singen, damit Kl. sich wohl fühlt

Pflegerische Ist-Situation	Ziel- oder Lösungssituation	Maßnahmen
30. Ablehnung der Körperpflege (Durchführung durch Pflegekräfte) Ursachen: Angst, Unsicherheit, Misstrauen, plötzlicher Verlust der Selbstständigkeit durch Krankheit o. ä. • Kl. äußert Ablehnung der Körperpflege verbal/nonverbal (Verhalten beschreiben) • Kl. akzeptiert Hilfe und Zuwendung durch bestimmte PK • Kl. wäscht sich zum Teil selbst/evtl. ausreichend (genau benennen) • Kl. lässt alle zwei Tage (o. ä.) Hilfe zu • Kl. wäscht sich in Gegenwart einer PK (nicht)	• Kl. fühlt sich in seinen Wünschen respektiert • Kl. ist motiviert, sich weitgehend selbst zu waschen • Kl. vertraut PK • Kl. nimmt im Bedarfsfall Hilfe/Unterstützung durch PK an • Kl. nimmt Unterstützung von ... an	• Bezugspflegekraft stellt Vertrauen zum Kl. her. Wünsche und Gewohnheiten werden erfragt/beobachtet. Alte Pflegegewohnheiten erhalten (Zeitpunkt, Ausmaß der Körperpflege, Zusätze etc.) • Wenn möglich, Selbstpflegeverhalten des Kl. erfassen, vielleicht ist es derzeit ausreichend • Freundlich Hilfe anbieten, ggf. in der Nähe bleiben und kleine Handreichungen anbieten, leisten. Nicht drängen • Kl. das Gefühl geben, dass man ihn respektiert • Bei Bedarf Unterstützung/Anleitung/tlw. Übernahme der Körperpflege durch PK • Andere Körperpflegemöglichkeiten erwägen, Vollbad, Dusche etc. • Herausfinden, wie der Klient zu motivieren ist, sich helfen zu lassen • Verhalten akzeptieren, erst bei großer Vernachlässigung handeln • Nach Ursachen forschen, Erkenntnisse einbeziehen. Überprüfen, was im eigenen Verhalten verändert werden kann (Übertragungen etc.) • Unterstützung bei der Körperpflege so gestalten, dass die Hand der PK die Hand des Klienten beim Waschen begleitet, z. B. im Waschhandschuh
31. Ablehnung der Körperpflege (Durchführung durch PK) sehr stark Kl. lehnt Körperpflege komplett ab, reagiert bei Übernahme durch PK mit ablehnendem Verhalten (verbal/nonverbal) • Kl. hat zu bestimmten PK Vertrauen • Kl. hat Angehörige, die evtl. reden/mithelfen kann • Angehörige sind bereit, Kl. in der Körperpflege zu unterstützen	• Kl. sieht die Notwendigkeit von Körperpflege ein • Kl. lässt (1–2 x wöchtl./oder andere Häufigkeit) Hilfestellung/Vollbad/Dusche zu • Kl. führt selbst/unter Anleitung/mit Unterstützung Teilbereiche der Körperpflege durch (bennen) • Kl. fühlt sich ernst genommen • Kompromiss ist gefunden	• Maßnahmen s. FEDL »Pflegen und Kleiden«, Pkt. 4 • Ablehnendes Verhalten in Akutsituation akzeptieren, Unterstützung etc. später erneut anbieten • Kl. ermöglichen, sich selbst zu pflegen, dezente Unterstützung geben (z. B. Hilfsmittel bereitlegen) • Vorteile von minimaler Unterstützung aufführen • Bad etc. angenehm gestalten

32. Ablehnung der Körperpflege (Durchführung durch Pflegekräfte)
- Kl. lehnt die Durchführung von Körperpflege ab, möchte sich nicht pflegen oder waschen
- Kl. führt selber eine minimale Körperpflege durch
- Evtl. starker Körpergeruch, ungepflegtes Aussehen

- Kl. fühlt sich respektiert und geachtet
- Kl. ist motiviert, kleine Schritte der Selbstpflege durchzuführen
- Frühere Pflegegewohnheiten sind bekannt
- Ursachen für das Verhalten sind bekannt
- Kl. führt 1 x tgl. kleine Körperpflege durch
- Kl. stimmt 1 x wchtl. Vollbad / Duschbad zu

- Maßnahmen s. FEDL »Pflegen und Kleiden«, Pkt. 4
- Kl. ermöglichen, sich selbst zu pflegen, dezente Unterstützung geben (z. B. Hilfsmittel bereitlegen)
- Vorteile von minimaler Körperpflege aufführen (guter Geruch, gepflegtes Gefühl, Akzeptanz durch andere etc.)
- Bad etc. angenehm gestalten
- Verhalten akzeptieren
- Andere Zeiten zur Körperpflege oder andere Orte ausprobieren
- Ergebnisse dokumentieren
- Kl. und evtl. Angehörige zu Rate ziehen

33. Körperpflege, hoher Zeitbedarf
Ursachen: Bewegungseinschränkungen, Schmerzen, Versteifung der Gelenke, situative Verkennung, Gewohnheit
- Kl. verwendet auf die eigene Körperpflege sehr viel Zeit und reagiert mit Unverständnis, wenn PK nicht sofort zur Stelle ist
- Unterstützung bei der Körperpflege durch PK dauert morgens ∅ 45–50 Minuten.
- Kl. kennt die anderen Klienten, bei denen PK zurzeit ist

- Kl. führt Körperpflege soweit wie möglich selbst durch (benennen)
- Kl. entwickelt Verständnis für das evtl. Warten auf PK

- Kl. durch Bezugs-Pflegekräfte Sicherheit geben
- Wünsche, Gewohnheiten und Erwartungen im Gespräch klären, evtl. Vereinbarung treffen
- Situation aus Sicht der PK schildern
- Bei der Unterstützung der Körperpflege Waschutensilien richten, Hilfsmittel bereithalten, Klingel etc., sich verabreden
- Ruhig und geduldig bleiben
- Unterstützung bei der Körperpflege nach Pflegestandard, *(Häufigkeit und Umfang angeben)*

34. Selbstpflege im Intimbereich, eingeschränkt
- Kl. nimmt Hilfe von PK an
- Kl. nimmt häufige Intimpflege mit hin
- Kl. ist bemüht, die Intimpflege mit Anleitung / mit Unterstützung durchzuführen
- Haut im Intimbereich ist gesund

- Kl. führt Intimpflege selbst / unter Anleitung / mit Unterstützung durch
- Intimbereich ist gesäubert
- Wohlbefinden durch gepflegtes Gefühl
- Kl. nimmt Hilfe von PK an

- Selbstpflegefähigkeiten beobachten und unterstützen – so weit wie unbedingt nötig
- Anleitung zur Intimpflege verbal / nonverbal geben *(Häufigkeit angeben)*
- Teilwaschung im Intimbereich (wenn Kl.dies nicht selbst kann)
- 2 x tgl, 1 x morgens, 1 x abends und bei Bedarf *(Häufigkeit angeben)*, nach Pflegestandard. Die Hand der PK führt dabei die Hand des Klienten. So entsteht das Gefühl, dass er sich selber im Intimbereich pflegt
- Sehr behutsam waschen / reinigen
- Hautfreundliche Waschzusätze (keine Seife) oder Öle
- Evtl. Absprache mit Arzt: hautpflegende Salben
- Häufigkeit der Intimpflege dokumentieren

Pflegerische Ist-Situation	Ziel- oder Lösungssituation	Maßnahmen
35. Ablehnung der Intimpflege Durch eine sehr strenge Erziehung und unangenehme sexuelle Erlebnisse in der Vergangenheit lehnt Kl. die Intimpflege häufig ab, wirkt dabei sehr ängstlich, z. T. reagiert er mit abwehrenden Verhalten. Dies tritt vermehrt bei Stuhlverschmutzung auf	• Kl. vertraut den Pflegekräften • Kl. nimmt den Unterschiede zwischen Intimpflege und früheren Erlebnissen wahr • Kl. ist motiviert, die Intimpflege selber durchzuführen • Kl. fühlt sich sicher	• Körperpflege durch weibliche PK • Kl. in eine Position bringen, in der er die Intimpflege selber durchführen kann, zumindest vom Ansatz her. Dazu anleiten. Kl. halten, Utensilien anreichen • Ist Kl. dazu nicht in der Lage, führt die PK sehr zügig und vorsichtig die Intimpflege durch. Wehrt Kl. ab, vorsichtig nachlassen. Später erneut versuchen • Durchführung der Intimpflege reduzieren • Kl. sicheren Kontakt bei der Intimpflege geben, auf nonverbale Signale achten • Bei Unwirksamkeit der beschriebenen Maßnahmen evtl. eine andere Körperhaltung oder Ort ausprobieren
36. Ausgeprägtes Schamgefühl bei der Körperpflege durch PK • Kl. lässt aufgrund großer Scham die Unterstützung durch PK nur ungern zu • Kl. führt Körperpflege unter Anleitung/mit Unterstützung durch • Kl. äußert seine Wünsche • Kl. vertraut bestimmten (gleichgeschlechtlichen) PK	• Kl. fühlt sich in seinem Schamgefühl ausreichend respektiert • Kl. lässt Übernahme/Durchführung/Unterstützung der Körperpflege durch Pflegekräfte zu • Kl. führt Körperpflege weitgehend selbst/unter Anleitung/mit Unterstützung: … durch	• Vertraute PK bieten Hilfe bei Körperpflege an • Wünsche des Kl. soweit wie möglich berücksichtigen • Schutz der Intimsphäre gewährleisten, z. B. Wandschirme, ungestörtes Badezimmer, bedeckte Körperteile bei der Pflege • Beim Waschen des Kl. immer mindestens eine Körperhälfte bekleidet/bedeckt zu lassen • Kl. sollte Intimpflege evtl. allein durchführen dürfen • Körperpflege nach Pflegestandard (*Häufigkeit angeben*), s.auch FEDL »Pflegen und Kleiden«, Pkt 1
37. Waschbedürfnis, sehr hoch • Kl. möchte sich ständig (mehrfach tgl.) waschen, obwohl mindestens 1 x tgl. eine Ganzkörperpflege und eine Teilwaschung stattgefunden haben • Kl. führt die Pflege überwiegend selbstständig durch • Kl. bringt zum Ausdruck, warum er sich so häufig waschen möchte	• Gründe/Ursachen sind bekannt • Kl. fühlt sich verstanden • Kl. bekommt ausreichend Zuwendung und Akzeptanz • Kl. entdeckt Alternativen	• Biografische Erlebnisse, Gewohnheiten und Rituale erfragen und weitgehend in die Pflege einbeziehen • Notwendige Utensilien und Hilfsmittel bereitstellen (*Häufigkeit angeben*) • Kl. durch Bezugspflegekräfte Sicherheit und Geborgenheit vermitteln • In den anderen FEDL-Bereichen darauf achten, dass der Kl. sich positiv erleben kann, geschätzt und integriert wird • Dem Kl. durch einfühlende Gespräche ermöglichen, über seinen Waschdrang zu sprechen. Zuwendung geben

38. Durchführung eines Vollbads, eingeschränkt Mögliche Ursachen: Bewegungseinschränkung, akute Verwirrtheit • Kl. äußert Wunsch, baden zu wollen, fordert Hilfe oder Möglichkeit an • Kl. ist flexibel, was den Zeitpunkt des Vollbades angeht • Frühere Badegewohnheiten sind bekannt	• Kl. genießt Vollbad • Kl. wäscht bestimmte Körperteile (benennen) in der Wanne selber	• Bei bestimmten Krankheiten oder Ausgangssituationen (z. B. Herz-Kreislauferkrankungen, Hautinfektionen, offene Wunden, Anfallsleiden) Möglichkeit des Vollbades mit dem Arzt besprechen • Mit Kl. über frühere Badegewohnheiten sprechen, diese fest einplanen und berücksichtigen (Zeitpunkt, Ablauf, Badgestaltung etc.) • Einsatz von Hilfsmitteln (Lifter, Badewannensitz, Gummimatte, Nackenrolle – möglichst Kl.-Eigentum) üben oder mit Ergotherapeuten trainieren. • Bei der Auswahl der Badewasserzusätze auf Hautirritationen sowie Vorlieben des Kl. achten • Beim Baden beim Kl. bleiben, Intimsphäre wahren • Vollbad nach Pflegestandard, evtl. Maniküre und Haarwaschung integrieren (*Häufigkeit, Zeitpunkt etc. angeben*) • Besonderheiten dokumentieren • Kl. hinterher ausruhen lassen
39. Trockene Haut (Sebostase) • Kl. neigt dazu, sich zu kratzen • Die Haut ist an folgenden Stellen: … trocken, schuppig	• Gefühl, kratzen zu müssen, ist reduziert • Geschmeidige, ausreichend gefettete Haut • Wohlbefinden durch gepflegtes Gefühl	• Auf seifenfreie Hautreinigungsmittel oder Ölbad sowie 2–3 l Flüssigkeit / Tag hinweisen • Morgens und abends mit Massageöl (ärztliche Anordnungen bitte beachten)einölen bzw. einmassieren (morgens entgegen der Haarrichtung, abends im Verlauf), sofern der Kl. dies als angenehm empfindet • 1 x wchtl. Ölbad, Zusatz nach ärztl. Anordnung • Frühere Gewohnheiten und kosmetische Produkte des Kl. berücksichtigen • Ausreichend feuchte Raumluft • Tägliche Hautbeobachtung durchführen
40. Allergisches Ekzem • Kl. zeigt allergische Hautreaktionen, auslösende Faktoren sind bekannt • Kl. versorgt sich parziell mit Salbe • Kl. äußert Selbstpflegegewohnheiten	• Entzündungsrückbildung • Allergene sind erkannt und vermieden • Intakte, gepflegte Haut	• Beratung: Anwendung der Salben regelmäßig nach Arztanordnung • Parfüms und Haarspray weglassen • Duschen mit seifenfreien Waschzusätzen, Lotionen oder Ölbädern • Der Haut anschließend Fett zuführen, z. B. Basissalben, »Linola-Fett«, pflanzliche Öle ohne chem. Zusätze
41. Fettige Haut (im Gesicht) Ursachen: spezieller Hauttyp, Parkinson-Symptom • Kl. wäscht Gesicht selber • Kl. ist bereit, Gesichtspflege mehrmals durchzuführen	• Gepflegtes Aussehen und Wohlbefinden • Klient wäscht Gesicht selber • Normalisierter Hautzustand	• Mehrmals täglich Gesicht und Hände waschen (*Häufigkeit genau angeben*) • Kl. zur Gesichtspflege anleiten, unterstützen, tlw. übernehmen • Taschentücher zum Abwischen bereithalten • Täglich 1 x mit Gesichtscreme gegen fettige Haut eincremen, evtl. Reinigung mit entfettendem Syndet (Waschzusatz), ph 6

Pflegerische Ist-Situation	Ziel- oder Lösungssituation	Maßnahmen
42. Klebriger kalter Schweiß (z. B. bei Sterbenden) • Kl. kann in Teilbereichen seine Körperpflege allein/unter Anleitung durchführen • Kl. ist positiv empfänglich für Gerüche und Düfte • Kl. vertraut PK, Ursachen für die Kaltschweißigkeit sind bekannt • Kl. nimmt Hilfe, Pflege durch PK gern an	• Wohlbefinden • Haut ist geschmeidig • Kl. übernimmt Pflege selbst/unter Anleitung/mit Unterstützung: ... • Kl. nimmt Pflege von PK an	• 1–2 x/tgl. behutsame lauwarme Waschung und Hautpflege; Schweiß zwischendurch abwischen • Zusätze wie Salbei bei Bedarf oder Wunsch verwenden • Kl. möglichst in Bettwäsche und Nachtbekleidung aus Baumwolle oder Naturstoffen betten; Synthetik vermeiden • Bei sterbenden Kl. darauf achten, dass er trotz Schweiß nicht zu viel Wärme verliert, also nicht zu dünn bedecken • Wärme- und Schutzgefühl vermitteln • Wohlgerüche im Zimmer herstellen • Bei extremem Schwitzen oder offensichtlichem Unwohlsein Hausarzt hinzuziehen
43. Chronische Wunde in der rechten Leiste Ursache: Krebserkrankung Wundzustand siehe Wundprotokoll. An manchen Tagen suppt die Wunde stark, mehrfaches Beziehen des Bettes nötig • Kl. spricht selten spricht darüber, dass er die Wunde nicht mag: »Sieht doch furchtbar aus« • Wundverlauf derzeit positiv	• Wundverlauf weiterhin positiv • Wunde ist stets nach ärztlicher Anleitung versorgt	• Ausführung der Wundversorgung durch PK nach ärztl. Anordnung, 1 x tgl. und nach Bedarf • Schriftliche Dokumentation des Wundverlaufs (tgl.) • Bei Bedarf Bettwäsche wechseln • Weiterhin gute Zusammenarbeit mit der Hausärztin, genaue Visitenvorbereitung, Dokumentation, Kommunikation etc.
44. Intertrigoneigung Unter den Achseln, zwischen den Händen, Fingern und Oberarm und Oberkörper neigt der Kl. aufgrund der Kontrakturen zum Intertrigo	• Gesunde, trockene Haut an den gefährdeten Regionen	• Intertrigoprophylaxe mit intensiver Hautreinigung, gutem Abtrocknen sowie Zwischenlegen von weichem Baumwollstoff – morgens und abends • Kontrolle der Baumwolllappen auf richtigen Sitz bei jeder Positionierung des Kl.
45. Hautdefekte Ursache: Pergamenthaut und zum Teil Druckbelastung • Kl. verletzt sich wegen dünner Pergamenthaut schnell an den Beinen • Kl. entfernt zum Teil die Verbände	• Wundheilung ist gewährleistet	• Jeden zweiten Tag Verbandswechsel nach ärztl. Anordnung • Wundverlauf dokumentieren

46. Mundsoor

Fest haftender, weißer Belag auf der Mundschleimhaut und der Zunge

Mögliche Ursachen: Abwehrschwäche, Fieber, unzureichende Mundhygiene, Unterernährung, schlecht sitzender Zahnprothese

- Kl. ist motiviert zu kauen
- Kl. nimmt unter Anleitung / selbst o. ä. Flüssigkeit zu sich

Ziele:
- Gesunde, feuchte, belagfreie Mundschleimhaut
- Kl. trinkt min. 1,5 Liter Flüssigkeit am Tag *(Menge genau angeben)*
- Kl. hat ein angenehmes Gefühl in der Mundhöhle
- Komplikationen werden rechtzeitig erkannt

Maßnahmen:
- Genaue Beobachtung der Mundhöhle, mind. nach jeder Mahlzeit
- Überprüfung des Sitzes der Zahnprothese durch Zahnarzt
- Kl. zu einer ausgewogenen Ernährung beraten, anleiten
- Wunschgerichte und Wunschgetränke anbieten
- Flüssigkeitszufuhr bilanzieren
- Zur Speichelbildung anregen: z. B. durch feste Speisen, zuckerfreien Kaugummi (auf Wunsch), Pfefferminz und / oder Kamillentee, Dörrobst, trockenes Brot
- Mundpflege lt. Standard nach den Mahlzeiten und im Zuge der Grundpflege *(Häufigkeit angeben)*
- Zusätze wie Myrrhetinktur oder Mundwasser verwenden (ärztlichen Rat einholen)
- Calendula-Essenz 20% bei Stomatitis, Aphten und Druckstellen. Butter bei hartnäckigen Brocken. Salbeitee zum Trinken, Spülen und Gurgeln
- Bei Sterbenden oder Schwerkranken Mundspray und / oder künstlichen Speichel verwenden

47. Fußpilzneigung

- Kl. zeigt in unregelmäßigen Abständen Fußpilz *(Intervall benennen)*
- Kl. stimmt Fußbad zu
- Kl. achtet auf täglichen Wechsel der Baumwollstrümpfe

Ziele:
- Trockene, infektionsfreie Haut an den Füßen
- Komplikationen werden rechtzeitig erkannt
- Kl. stimmt dem Tragen von Baumwollstrümpfen und luftigen Schuhen zu

Maßnahmen:
- Bei Fußpilz werden die betroffenen Hautstellen nach ärztl. Anordnung versorgt
- 2 x tgl. Beobachtung der Haut an den Füßen
- Handschuhe tragen sowie vor und nach dem Kontakt die Hände desinfizieren
- Füße, speziell Zehenzwischenräume gut abtrocknen
- Kl. wird angeregt, täglich die Strümpfe / Socken (möglichst aus Baumwolle) zu wechseln
- Nach Fußbädern wird die Fußbadewanne / -schüssel desinfiziert. Fußnagelset wird sterilisiert
- Besonderheiten dokumentieren

48. Intertrigo

Es besteht die Gefahr der Keimverschleppung, Pilzinfektion. Gefährdete Hautregionen: Frauen unter der Brust; Leistengegend, Hautfalten im Bauchbereich, zwischen Fingern und Zehen, etc.

- Kl. akzeptiert Hilfe durch PK
- Klient erkennt Entstehung eines Intertrigo

Ziele:
- Intakte Haut
- Kl. versorgt betroffene Hautareale selber / unter Anleitung
- Kl. kennt Maßnahmen zur Verhütung eines Intertrigo

Maßnahmen:
- PK führen 2 x tgl. eine Hautbeobachtung durch und dokumentieren das Ergebnis
- Nach der Körperwäsche besonders gut abtrocknen
- In die betroffenen Hautfalten werden Mullstreifen gelegt, so dass nicht Haut auf Haut liegt
- Salben, Tinkturen o. ä. nach ärztl. Anordnung verwenden
- Beratungsgespräch der Kl. hinsichtlich Maßnahmen zur Vermeidung der Hautirritation
- Anleitung der Kl. zur Versorgung der betroffenen Hautstellen

Pflegerische Ist-Situation	Ziel- oder Lösungssituation	Maßnahmen
49. Eigenständiges Kleiden, eingeschränkt Ursache: Bewegungseinschränkungen, kognitive Defizite • Kl. legt Wert auf ein geschminktes Äußeres • Kl. äußert klare Wünsche • Gewünschtes Erscheinungsbild ist von Fotos o. ä. bekannt (falls Kl. sich nicht mehr äußern kann)	• Kl. ist nach Wunsch geschminkt • Kl. ist motiviert, sich selber zu schminken • Kl. ist in Teilbereichen aktiv beim Schminken (Spiegel halten o. ä.)	• Pflegekräfte befragen Kl. oder Angehörige nach ihren Wünschen • Sofern sich Kl. nicht selbst äußern kann, können Pflegekräfte sich anhand von Fotos oder vorhandenen Schminkutensilien ein Bild verschaffen • Utensilien bereitlegen, (Spiegel, Schminke, Lippenstift, Kamm). Anleitung der Kl., sich teilweise selber zu schminken, ansonsten Durchführung durch Pflegekräfte • Bei Kl., die sich nicht teilweise selber schminken können, findet sinnliche Anregung und Erinnerung durch das Schnuppern an vertrauten Düften (Parfüm, z. B. 4711) oder das Berühren von z. B. Lippenstift etc. statt. • Kl. immer hinterher in den Spiegel gucken lassen • Leistung und Besonderheiten dokumentieren
50. Eigenständiges Kleiden, eingeschränkt Ursache: situative Verkennung • Kl. zieht sich selber unvollständig an (möchte z. B. verschmutzte Kleidung anziehen, oder Kleidungsstücke, die nicht zueinander passen, hört zwischendurch auf etc.) • Kl. zieht sich unter Anleitung/mit Unterstützung bestimmte Kleidungsstücke an • Kl. äußert Bekleidungswünsche rt	• Kl. ist mit eigenem Erscheinungsbild/Kleidung zufrieden • Kl. erkennt sich wieder • Kl. erkennt den Vorgang des An-/Ausziehens teilweise • Kl. zieht sich unter Anleitung/mit Unterstützung an	• Frühere Bekleidungsgewohnheiten werden in Gesprächen und durch Beobachtung ermittelt und berücksichtigt • PK führt Kl. zum Kleiderschrank, um Kleidung zu wählen. Oder: • PK bietet zwei Kleidungsvarianten zur Wahl • PK sucht der Witterung entsprechende Kleidung aus • Anleitung (verbal/nonverbal – gewünschte Handlung vormachen)/Unterstützung/teilweise/vollständige Übernahme des Ankleidens durch PK. Morgens nach der Körperpflege, abends beim Auskleiden • Kl. sucht Plätze, an denen er seine Kleidung ablegen/aufbewahren möchte, selber aus
51. Eigenständiges Kleiden, eingeschränkt Ursache: Bewegungseinschränkung • Kl. zieht sich in Teilbereichen/ganz unter Anleitung/mit Unterstützung an und aus *(benennen)* • Kl. akzeptiert die Einschränkung, ist trotzdem motiviert, sich zumindest teilweise anzuziehen • Kl. nutzt Hilfsmittel • Frühere Selbstpflegefähigkeiten/Kleidungsgewohnheiten sind bekannt	• Kl. zieht sich in Teilbereichen selbst/unter Anleitung/mit Unterstützung an/aus • Kl. ist motiviert, sich möglichst allein anzuziehen • Kl. geht sicher mit Hilfsmitteln um • Kl. nimmt Hilfe von PK an	• Kleidungsstücke in Reichweite legen • Anziehhilfen bereitstellen und Handhabung erklären, sinnvollen Einsatz mit Ergotherapie abklären • Verbale/nonverbale Anleitung/Unterstützung/Teilübernahme des Ankleidens morgens nach der Körperpflege, abends beim Auskleiden durch PK • Zuerst evtl. beim Anziehen der Unterwäsche und Strümpfe helfen; Hilfestellung nach und nach einstellen • Kl. für Erfolg loben, immer wieder ermuntern • Bei Kleiderauswahl darauf achten, dass leicht zu öffnende Kleidung benutzt wird • Evtl. Angehörige in die Hilfestellung einbeziehen

Problem	Ziele	Maßnahmen
52. Eigenständiges Kleiden, eingeschränkt Ursache: mangelnde Motivation • Kl. zeigt keine Motivation, sich selber (auch in Teilbereichen) zu kleiden • Kl. äußert auf Nachfragen, dass er für diese Leistung zahle • Körperliche Fähigkeiten zum selbstständigen Ankleiden sind vorhanden	• Kl. erkennt Vorteile der Selbstpflege • Kl. zieht sich selbst (evtl. teilweise) an • Kl. versteht, warum PK die Hilfestellung ablehnen • Ursachen für Verhalten sind geklärt	• Gespräch über Situation mit Kl. und Bezugspflegekraft sowie evtl. Angehörigen. Befragung über frühere Kleidungsgewohnheiten • PK berührt im Kontakt verschiedene Antriebe des Kl., z. B. Stolz, Fleiß, Religion etc., spricht diese durch Stichworte an, um zur Selbstpflege anzuregen • Wenn Beratung wenig/keinen Sinn hatte, Kl. etwas beim An- und Auskleiden unterstützen, ihn dabei aber viel selber machen lassen
53. Eigenständiges Kleiden, eingeschränkt Ursache: Desorientierung, Apraxie • Kl. kleidet sich durchschnittlich 4–5 x tgl. an/aus/um, meist unvollständig und in ungewöhnlicher Reihenfolge • Kl. nimmt Hilfe an • Ca. 4 x tgl. hat Kl. nasse Unterkörperbekleidung (zieht meist vorher die Inko-Einlagen heraus) durch Urinieren • Kl. äußert sich wenig zu Bekleidungsvorschlägen, möchte jedoch tgl. sein Sakko tragen • Kl. legt Wert auf ordentliche Kleidung • Unter Anleitung zieht Kl. sich sehr langsam an, ø 20 Minuten Zeitbedarf	• Motivation, sich selbst zu kleiden, bleibt • Kl. ist mit seiner Bekleidung zufrieden • Kl. nimmt weiter Hilfe an, lässt Kleidungswechsel zu • Kl. äußert Wohlbefinden und trägt trockene Kleidung	• Kleidungsstücke einzeln anreichen, zum Anziehen anleiten (Häufigkeit, Zeitpunkt benennen) • Zieht Kl. sich nicht selber an, so übernimmt dies die PK vollständig • Wenn Kl. aus seinem Zimmer kommt, dezent den Sitz seiner Kleidung überprüfen, ggf. freundlich richten/beim Richten unterstützen
54. Eigenständiges Kleiden, eingeschränkt • Kl. ist deprimiert über die nötige Hilfe beim An- und Auskleiden • Kl. hat Vertrauen zu PK • Kl. ist motivierbar, Zustand ist nur vorübergehend • Kl. kann sich teilweise selber anziehen	• Kl. akzeptiert Hilfestellungen • Kl. ist motiviert, sich möglichst selbst anzuziehen • Kl. spricht über seine Gefühle	• Hilfestellung beim An- und Auskleiden soweit wie nötig (Zeitpunkt, Art der Maßnahme genau schildern), dabei empathisch auf Stimmungen und Gefühle eingehen • Motivieren, sich so weit wie möglich selbst zu kleiden, Kl. loben. Dabei bleiben, Zeit lassen • Hilfestellung beim An- und Ausziehen von Slip, Strümpfen und Schuhen, je nach Bedarf • Wenn Hilfestellung durch Hilfsmittel zu erwarten ist, den Gebrauch mit dem Kl. einüben

Pflegerische Ist-Situation	Ziel- oder Lösungssituation	Maßnahmen
55. Ablehnung des Kleiderwechsels (1) Ursachen: Kl. friert schnell; hat kein Vertrauen in die aktuelle Situation, Angst, Scham, situative Verkennung, Gewohnheit • Kl. möchte seine Kleidung abends nicht ausziehen • Kl. hat Vertrauen zu bestimmten Personen • Kl. zieht sich in der Nacht selber um / aus	• Kl. akzeptiert Kleidungs-wechsel, ggf. mit Unter-stützung einer PK • Es wird toleriert, dass der Kl. seine Wunschkleidung trägt bzw. mit Kleidung ins Bett geht	• Validierende Grundhaltung • Für entspannenden Tagesausklang sorgen • Kl. ruhig ins Zimmer begleiten, nicht bedrängen, sondern vorsichtig fragen, ob er sich ausziehen möchte • Kl. evtl. noch etwas allein im Zimmer lassen • Evtl. nur bestimmte Kleidungsstücke ausziehen, die z. B. verschmutzt sind • Akzeptieren, dass Kl. sich mit Kleidung ins Bett legt • Schlafkleidung so bereitlegen, dass sie gut zu finden ist
56. Ablehnung des Kleiderwechsels (2) Ursachen: Kl. friert schnell; Kl. hat kein Vertrauen in die aktuelle Situation, Angst, Scham • Kl. möchte seine Kleidung nicht wechseln, läuft z. B. über einen längeren Zeitraum mit verschmutzter Kleidung herum	• Kl. akzeptiert Kleidungs-wechsel bei starker Verunreinigung • Kl. hat ein Gefühl dafür entwickelt, sich seines Äußeren bewusst zu sein	• Validierende Grundhaltung • Beratungsgespräch mit Bezugspflegekraft über die Situation. Gründe herausfinden, Möglichkeiten und Alternativen aufzeigen. Tieferen Sinn / Antrieb des Handelns erfahren und Kl. ggf. überzeugen, wie angenehm frische Wäsche sein kann • Biografische Informationen, Gewohnheiten erfragen und berücksichtigen. (Vielleicht gibt es Tage, an denen der Kl. seine Kleidung gewechselt hat, z. B. samstags) • Bei Bedarf Hilfestellung anbieten; Zeiten berücksichtigen (*Häufigkeit, Art der Maßnahme und Zeitpunkt benennen*)
57. Eigenständiges Kleiden, eingeschränkt Ursachen: situative Verkennung und Bewegungseinschränkung (Hüfte) • Kl. zieht sich bei Impulsgabe und Anleitung Unterhemd, Hemd, Unterhose und Hose an und aus. An die Füße reicht er nicht heran • Kl. wählt Kleidung aus, wenn diese gezeigt wird, äußert Wünsche • Kl. trägt gerne korrekte Kleidung	• Kl. zieht sich weiterhin zum großen Teil selbst an und aus • Kl. nimmt Unterstützung der PK an • Kl. ist zufrieden mit seinem Aussehen	• Morgens vor der Körperpflege mit Kl. zum Schrank gehen, Kleidungs-vorschläge machen, ihn auswählen lassen (angemessene Kleidung vorschlagen) • Nach der Körperpflege Kleidung in sinnvoller Reihenfolge anreichen, während Kl. auf Stuhl sitzt. Verbal anleiten, ggf. Impuls geben • Kl. soll sich so weit wie möglich allein anziehen • PK zieht Socken und Schuhe an, hilft bei bestimmten Kleidungsstücken • Abends beim Ausziehen auf der Bettkante anleiten, unterstützen • Tagsüber warme Strickjacke bereitlegen

Problem	Ziel	Maßnahmen
58. Zeitaufwändiges Aus- und Ankleiden Ursachen: Schmerzen, Bewegungseinschränkungen • Kl. möchte sich möglichst allein an- und auskleiden, braucht aber sehr lange dazu • Pflegepersonal hat nicht genügend Zeit, um abzuwarten • Kl. reagiert darauf verständnislos, da er ja bemüht ist	• Kl. ist weiterhin motiviert, sein An- und Auskleiden soweit wie möglich selber durchzuführen • Kl. hat Verständnis für die Situation des Pflegepersonals	• Hilfestellung im Bezugspflegesystem, sodass der Kl. verlässliche Ansprechpartner hat • PK spricht mit dem Kl. den genauen Ablauf und Zeitpunkt/Zeitumfang der Hilfestellung durch. Diese Verabredung wird dann verlässlich eingehalten • PK erklärt dem Kl. bei Bedarf immer wieder, warum sie nur einen bestimmten Zeitpunkt zur Verfügung haben; evtl. Angehörige hinzuziehen • Freundlich und einfühlsam bleiben • Über Bewegungsübungen und Physiotherapie/Ergotherapie dafür sorgen, dass der Kl. den Zustand seiner Beweglichkeit erhält bzw. verbessert. • Mit Ergotherapie über evtl. Hilfsmitteleinsatz sprechen; mit dem Kl. einüben
59. Eigenständiges Kleiden, eingeschränkt Ursache: adipositas-bedingte Bewegungseinschränkung • Kl. wählt bei guter Tagesform Kleidung selber aus, lässt sich jedoch gern von PK Kleidung bereitlegen und auswählen • Kl. sieht notwendigen Kleidungswechsel nicht immer ein • An- und Ausziehen der Unterkörperbekleidung fällt schwer, dadurch geringe Motivation • Kl. zieht sich selber in der Nacht die Kleidung aus	• Kl. wählt Kleidung weiterhin selber aus • Kl. zieht sich weiterhin in Teilbereichen selber an und aus	• Morgens im Beisein der PK Kleidung auswählen lassen. Anziehen der Unterkörperbekleidung im Liegen durch PK • Anziehen des BH durch PK, ansonsten Kleidungsstücke anreichen und beim Anziehen unterstützen
60. Eigenständiges Kleiden, eingeschränkt Ursache: hohe Bewegungseinschränkung, fehlende Motivation • Kl. wählt aus bereitgehaltener Kleidung aus, akzeptiert vollständigen Bekleidungswechsel durch PK • Kl. friert schnell, bekommt kalte Füße (äußert dieses)	• Kl. wählt weiterhin aus bereitgehaltener Kleidung aus • Kl. äußert weiterhin Wünsche • Kl. fühlt sich warm	• 1 x tgl. morgens Kleidungswechsel (Oberkleidung bereithalten und auswählen lassen) • Abends Nachthemd anziehen • Wünsche erfragen

Pflegerische Ist-Situation	Ziel- oder Lösungssituation	Maßnahmen
61. Eigenständiges Kleiden, eingeschränkt • Kl. kann mit Hilfe von PK Kleidung auswählen • Kl. verträgt alle Stoffe • Kl. legt großen Wert auf gute Kleidung und Aussehen Trägt gerne Hosen • Kl. kleckert beim Essen und wünscht dann einen Oberbekleidungswechsel • Kl. hebt beim An- und Auskleiden unterstützend die Arme und Beine hoch/an	• Kl. äußert Zufriedenheit über Kleidung und Aussehen • Kl. wählt weiterhin Kleidung aus • Kl. bewegt weiterhin Arme und Beine unterstützend mit	• Morgens Kl. mit Rollstuhl oder Rollator zum Kleiderschrank fahren und Kleidung auswählen lassen • Kl. im Sitzen ankleiden, ermöglichen, so viel wie möglich selbst zu tun z. B. Beine anheben. Ebenso beim Auskleiden abends verfahren, Nachthemd anziehen • Bei Bedarf tagsüber Oberkörperkleidung wechseln • Abends Schmutzwäsche wechseln • Saubere Wäsche wird wieder einsortiert
62. Eigenständiges Kleiden, eingeschränkt Ursachen: Bewegungseinschränkung und Überforderung • Wird Oberbekleidung angereicht, »schlüpft« Kl. hinein. Unterkörperbekleidung an- und ausziehen durch schmerzhafte Bewegungen nicht möglich • Kl. äußert manchmal Kleidungswünsche. Trägt gern warme Kleidung • Kl. »verkramt« Kleidung im Schrank, auch Schmutzwäsche • Kl. knöpft Kleidung bis oben hin zu • Kl. legt sich zur Abendbrotzeit nahezu jeden Tag halb ausgezogen ins Bett	• Kl. ist wunschgemäß gekleidet • Kl. schlüpft weiterhin in die Kleidung hinein	• Kl. zum An- und Ausziehen anleiten, Kleidungsstücke so hinhalten, dass er hineinschlüpfen kann • Ansonsten komplette Übernahme des An- und Auskleidens durch PK, 1 x morgens und abends • Abends zur Abendbrotzeit setzt sich Kl. in Decke oder Morgenmantel, an den Tisch, danach erst ausziehen. Situation beachten • Auf warme und saubere Kleidung achten • Morgens bei der Versorgung, wenn Kl. auf der Toilette sitzt, im Zimmer auf verschmutzte Kleidung achten
63. Eigenständiges Kleiden, eingeschränkt Ursache: Bewegungseinschränkung • Kl. wählt selber Kleidung aus, bereitet diese vor • Kl. ist bemüht, Oberkörperkleidung so oft wie möglich an- und auszuziehen • Kl. nimmt ansonsten Hilfe in Anspruch	• Kl. wählt weiterhin Kleidung aus • Kl. ist weiterhin bemüht, Oberkörperkleidung an- und auszuziehen • Gepflegtes Äußeres	• Morgens nach der Körperpflege Unterkörperbekleidung komplett anziehen. Bei Oberkörperkleidung übernimmt PK dort, wo Kl. es selber nicht geschafft hat • Abends in umgekehrter Reihenfolge • Bei Bedarf Schmutzwäsche entsorgen

64. Eigenständiges Kleiden, eingeschränkt • Kein eigenes An- und Auskleiden möglich • Kl. äußert keine Wünsche • Wegen starker Kontrakturen ist es Kl. nicht möglich, den Ärmel des Nachthemdes anzuziehen, es scheint ihn nicht zu stören	• Kl. akzeptiert weiterhin die Kleidungssituation	• Kl. 1 bis 2 x tgl. neues Flügelhemd anziehen, Arme aussparen, Schultern mit Nachthemd und Bettdecke bedecken. Komplette Übernahme durch PK
65. Eigenständiges Kleiden, eingeschränkt Ursache: kraftlose, unkoordinierte Bewegungen • Kl. wählt keine Kleidung aus • Kl. mag leichte Kleidung, legt scheinbar keinen Wert auf die Kleidung • Kl. bevorzugt praktische Kleidung, geht z. B. barfuß • Kl. äußert keine Wünsche, führt keinerlei Selbstpflege im Bereich An- oder Ausziehen aus	• Kl. trägt bequeme und saubere Kleidung • Kl. trägt ausschließlich Baumwollkleidung	• Morgens nach der Körperpflege im Bett Nachthemd vorschlagen, dieses mit 2 PK anziehen • Bei starkem Schwitzen oder Verunreinigung Nachthemdwechsel mit 2 PK
66. Eigenständiges Kleiden, eingeschränkt Ursachen: situative Verkennung, Kraftlosigkeit • Kl. wählt keine eigene Kleidung aus, scheint ihn nicht zu interessieren • Kl. akzeptiert Kleidungsauswahl der PK, bewegt Arme/Beine beim An- und Auskleiden bei guter Tagesform unterstützend mit • Kl. trägt eher Hosen als Röcke • Kl. akzeptiert An- und Auskleiden durch PK eher als die Übernahme der Körperpflege	• Kl. akzeptiert weiterhin An- und Auskleiden durch PK • Kl. akzeptiert weiterhin Kleidungsauswahl • Kl. bewegt weiterhin Arme/Beine beim An- und Auskleiden bei guter Tagesform mit	• Morgens komplette Übernahme des Ankleidens durch PK; incl. Auswahl geeigneter Kleidung, abends komplettes Ausziehen nach Pflegestandard. • Kleidungsstücke werden so so hingehalten, dass Kl. durch Bewegen der Arme und Beine aktiv am Geschehen beteiligt ist

Pflegerische Ist-Situation	Ziel- oder Lösungssituation	Maßnahmen
67. Eigenständiges Kleiden, eingeschränkt Ursachen: Bewegungseinschränkung und Myogelosen • Wegen Bettruhe ausschließliches Tragen von Nachthemden • Kl. hebt die Arme beim An- und Ausziehen an • Kl. trägt eigene Nachthemden	• Kl. fühlt sich immer wohl und warm	• 1 x tgl. morgens Nachthemd- und Bettsöckchenwechsel • Beim Raussetzen Bettjäckchen anziehen
68. Eigenständiges Kleiden, leicht eingeschränkt • Kl. trägt gern warme Kleidung, adrettes Äußeres • Kl. erkennt verschmutzte Kleidung nicht, zieht sich selber in ungeschickter Reihenfolge an • Wird Kleidung angereicht, zieht sich Kl. dementsprechend an • Kl. trägt gern eine Mütze • Liegt Kleidung im Zimmer herum, zieht Kl. diese von sich aus in ungeschickter Reihenfolge an	• Kl. ist nach Wunsch und Gewohnheit gekleidet • Kl. zieht sich weiterhin unter Anleitung an und aus • Kl. äußert auf Nachfragen Wohlbefinden	• Abends gemeinsames Aussuchen und Bereitlegen der Kleidung, diese über Nacht verschließen • Morgens nach der Körperpflege Kleidungsstücke einzeln anreichen und ggf. beim Anziehen unterstützen • Abends zum Auskleiden anleiten, Schmutzwäsche aus dem Zimmer nehmen. Wenn Kl. schon mit Kleidung im Bett liegt, ihn bitten, noch einmal aufzustehen und sich auszuziehen
69. Eigenständiges Kleiden, eingeschränkt • Kl. zieht sich nicht selber an oder aus • Kl. äußert keine Kleidungswünsche • Kl. nimmt Übernahme der Leistung von PK hin • Gesamte Kleidung wird durch Tochter gewaschen	• Kl. lässt weiterhin die Übernahme des An- und Auskleidens durch PK zu • Kl. stimmt notwendigem Kleidungswechsel zu	• Morgens und abends komplette Übernahme des An- und Auskleidens durch PK: Anziehen der Unterkörperkleidung im Liegen. Anziehen der Oberkörperbekleidung im Sitzen auf der Bettkante. Hochziehen von Unterhose und Strumpfhose mittels Aufrichter, abends umgekehrt • Warme Kleidung zur Verfügung stellen, da Kl. es gern warm hat. • Immer Strumpfhose anziehen • Nachts Kleidungswechsel bei Bedarf

70. Eigenständiges Kleiden, eingeschränkt • Kl. fordert tagesformabhängig Hilfe zum An- und Auskleiden an, kleidet sich sonst unter Anleitung allein an und aus • Kl. achtet auf Menge und Zustand der Kleidung	• Kl. trägt eigene Kleidung nach Wunsch • Kl. kleidet sich weiter unter Anleitung selber an	• Anleitung zum Ankleiden morgens nach der Körperpflege. Wenn Kl. Hilfe anfordert, situationsabhängige Übernahme des Ankleidens durch PK • Zum Schlafengehen erhält Kl. tagesformabhängige Anleiten zum Ausziehen oder Übernahme des Auskleidens • Mit Kl. zum Kleiderschrank gehen und Wäsche und Kleidung sichten
71. Eigenständiges Kleiden, eingeschränkt Ursache: kognitive Überforderung • Kl. zieht sich in »falscher« Reihenfolge an, lässt Kleidungsstücke weg, zieht Kleidung über Nachthemd etc. • Kl. wählt aus bereitgehaltener Kleidung aus • Kl. ist sehr bemüht, sich in kleinen Schritten an- und auszukleiden, hebt unterstützend die Beine und Arme an • An- und Auskleiden der Unterkörperbekleidung durch eingeschränkte Hüftbewegung nicht möglich • Kl. legt Wert auf ein gepflegtes, hübsches Äußeres, bekleckert Kleidung jedoch schnell, knöpft schief	• Kl. ist mit Äußerem und eigener Erscheinung zufrieden • Kl. wählt weiterhin Kleidung aus • Kl. zieht sich weiter in kleinen Bereichen an und aus • Kl. nutzt Servietten	• Morgens vor dem Schrank zwei Kleidungsvarianten zeigen, Kl. wählen lassen • Morgens nach Vorbereitung der Kleidung Anleiten zum Anziehen einfacher Kleidungsstücke. Restliches Anziehen wird komplett von PK übernommen • Abends ausziehen durch PK • Zu den Mahlzeiten Stoffserviette angeben, Kl. überzeugen, diese zu tragen • Bei Bewohnerkontakt Kleidungszustand dezent überprüfen, ggf. korrigieren (z. B. falsch geknöpft etc.)
72. Tragen von verschmutzter und stark riechender Kleidung • Kl. trägt am liebsten alte, verbrauchte Kleidung, verdreckt und urinbefleckt; wechselt so selten wie möglich • Kl. besitzt sehr viele schöne, neue Kleidung, die er aber nicht trägt • Kl. nimmt Hinweise zum notwendigen Kleidungswechsel nicht an • Kl. trägt nasse Kleidung, trocknet diese dann auf der Heizung und zieht sie am nächsten Tag wieder an	• In Ausnahmesituationen nimmt Kl. weiterhin Hinweise an beim Umziehen an, z. B. Arztbesuch • Kl. behält gesundes Selbstbewusstsein bzgl. der Kleidung	• Nach dem Duschen sofort Kleidung wechseln • Bett beziehen, 1 x wchtl. nach dem Duschen • Bei verschmutzter Kleidung geben die PK Hinweise und schlagen einen Kleidungswechsel vor • Bei Bedarf Betreuerin hinzuziehen

5.6 FEDL »Essen und Trinken«

Essen und Trinken gehört zu den elementarsten Bedürfnissen des Menschen. Das Aufnehmen von Speisen und Getränken dient nicht nur dem physischen, sondern auch dem psychischen Wohlbefinden: »*Essen und Trinken hält Leib und Seele zusammen*« heißt es im Sprichwort. Die Nahrung und Flüssigkeit, die aufgenommen werden, versorgt nicht nur mit der lebensnotwendigen Energie. Das gesamte Lebensgefühl wird durch eine appetitlich angerichtete und wohlschmeckend zubereitete Mahlzeit positiv beeinflusst. Oder negativ, wenn die Speisen unangenehm riechen, eine unschöne Farbe oder Konsistenz haben.

Über Geschmack lässt sich bekanntlich nicht streiten. Die meisten Menschen essen gern Süßes und wenige gern Bitteres. Es gibt Speisen, deren Zusammensetzung die Laune hebt, z. B. die Schokolade oder auch Nudeln, da in ihnen sogenannte »Glückshormone« (Serotonine) enthalten sind.

Essen und Trinken sind von vielen Faktoren abhängig: vom unmittelbaren Hunger- und Durstgefühl, der Umgebungsgestaltung, dem Kalorienbedarf und den Gewohnheiten. Speisenzusammensetzung und Essgewohnheiten wiederum sind an Traditionen, religiöse Aspekte, ökonomische Bedingungen oder den jahreszeitlichen Verlauf und das Wissen um gesunde Ernährung gebunden. Jeder ist davon geprägt, was er als Kind schon aß; welche Ansichten über gesunde Ernährung er vertritt; wie viel Geld ihm zur Nahrungsbeschaffung zur Verfügung steht und welchen Anteil die Nahrungsaufnahme an seiner Alltagsgestaltung hat.

Der Bereich der Ernährung ist anfällig für Störungen. So können falsche Vorbilder, Unruhe, Lärm, schlechte Kaufähigkeit, Krankheiten, Angst, Schmerzen, Kummer, Sorgen, Einsamkeit, Liebe etc. Störungen im Essverhalten oder bei der Nahrungsaufnahme hervorrufen.

Altersbedingte Einschränkungen beeinflussen die Nahrungs- und Flüssigkeitsaufnahme von alten Menschen ganz erheblich. Für unzureichende Ernährung gibt es viele Faktoren:
* Bewegungsmangel (durch Veränderungen und Erkrankungen im Bewegungsapparat)
* nachlassende Leistungsfähigkeit
* Müdigkeit, nicht ausreichende Wachheit
* Atemnot
* Kau- und Schluckprobleme
* nachlassender Geruchs- und Geschmackssinn
* beeinträchtigte Verdauungs- und Ausscheidungsvorgänge (auch der Wunsch, wenig zu trinken, um mühevolle Toilettengänge zu sparen)
* generell diverse Grunderkrankungen, aber auch Aspekte wie depressive Verstimmungen, Demenz, Einsamkeit, Unsicherheit, Trauer, Scham (auch das unangenehme Gefühl, hier Hilfe annehmen zu müssen)
* evtl. von früher bedingte Sparsamkeit und Verzicht sowie evtl. Nebenwirkungen von Medikamenten

Die Beachtung der Regeln gesunder Ernährung sowie die Gestaltung eines entsprechenden Umfelds gehören zu den wichtigsten prophylaktischen Maßnahmen in der stationären Altenpflege. Die Erfassung des Ernährungszustands und die genaue Auswahl der Nahrung wird in Zukunft immer mehr in den Vordergrund rücken. Dekubitusprophylaxe und eine Eiweiß- und Vitamin-C-reiche Nahrung stehen in engem Zusammenhang.

Eine seniorengerechte Nahrungszusammenstellung sollte Folgendes berücksichtigen:
- Kalorienbedarf von 30 kcal/kg Körpergewicht;
- Eiweißbedarf von 0,8 mg/kg Körpergewicht (vgl. *Nestlé, clinical nutrition.* Sonderheft Dekubitus, München)

Die tägliche Mischkost sollte Milch, Milchprodukte, Fleisch, Fisch, Obst und Gemüse enthalten, wobei ballaststoffreiche Anteile berücksichtigt werden sollten.

5.6.1 Aspekte der FEDL »Essen und Trinken«

»Man unterstützt die Bewohner bei ihren individuellen Bedürfnissen und Gewohnheiten in Bezug auf Essen und Trinken. Beim Essen beachtet man die Menge der Nahrungsaufnahme, den Appetit und das Geschmacksempfinden des pflegebedürftigen Menschen sowie die Art der Nahrungszubereitung (passierte Kost, Diäten, Sondenkost, parenterale Ernährung). Beim Trinken beachtet man, wie Flüssigkeiten aufgenommen werden und wie groß die Trinkmenge ist, die der pflegebedürftige Mensch zu sich nimmt. Auch die Zähne spielen in diesem Zusammenhang eine Rolle (Zahnstatus, Situation des Zahnfleisches, Zustand der Zahnprothesen). Das Kauen und Schlucken (Lippenschluss, Speichelfluss, Mundboden-, Zungen-, Wangenmuskulatur, Gaumensegel, Zäpfchen) und die Koordination von Kauen und Schlucken sind ebenso zu berücksichtigen wie die Verträglichkeit von Speisen und Getränken (Übelkeit, Erbrechen)« vgl. *Sowinski* et al. 2000)

Die FEDL »Essen und Trinken« erweitert diese Aspekte noch:
- Erfassung des Ernährungszustandes und Flüssigkeitsstatus des Bewohners
- Auswahl geeigneter Hilfsmittel und Anleitung für den Umgang
- Beachtung der multikulturellen Gesellschaft besonders in der Speisenauswahl. Spezielle Ernährungsformen wie vegetarische Gericht, oder Ernährungsanforderungen bestimmter Religionen (z. B. Menschen moslemischen oder jüdischen Glaubens), aber auch die Gestaltung eines nachvollziehbaren Jahreslaufes anhand der Speisen- und Getränkeauswahl und regionale Besonderheiten werden in das Pflegekonzept integriert
- Aktivierende Aspekte innerhalb der FEDL »Essen und zu Trinken« sind Förderungsmöglichkeiten durch Kochgruppen und ähnliche Mitmachangebote
- Gestaltung einer angenehmen und individuellen Tischkultur

5.6.2 Aspekte der Qualitätsentwicklung

- Werden alle relevanten Gewohnheiten bzgl. des Ess- und Trinkverhaltens eines Bewohners erfasst und berücksichtigt?
- Wird ein Ernährungsstatus erhben, so dass Potentiale und Risiken erfast sind und evtl. Maßnahmen in die Wege geleitet werden können?
- Werden biografische Aspekte des »Essens und Trinkens« erfasst und beachtet
- Wird je nach unterschiedlicher Tagesform die individuelle Befindlichkeit berücksichtigt?
- Sind die Pflegekräfte ausreichend über zweckmäßige Hilfsmittel informiert, sind diese ausreichend vorhanden und werden Bewohner entsprechend im Umgang damit angeleitet?
- Werden diverse Nahrungsformen angeboten? Also nicht nur feste Nahrung und passierte Kost, sondern gibt es noch Zwischenstufen wie Gabel weiche Kost, nur das Fleisch passiert etc.?
- Ist die Nahrung abwechslungsreich? Werden verschiedene Gerichte angeboten, kann der Bewohner auswählen?
- Sind die Mahlzeiten sinnlich anregend? Werden die Mahlzeiten unter ästhetischen Gesichtspunkten angerichtet? Können Wohlgeruch und guter Geschmack wahrgenommen werden?
- Sind die Essenszeiten variabel?
- Wird bei Ablehnung von Nahrungs- oder Flüssigkeitsaufnahme mit »drohendem Krankenhausaufenthalt«, dem Legen einer Sonde oder ähnlichem gedroht, oder wird nach Möglichkeiten der Motivation und Einsicht gesucht?
- Nehmen Pflegekräfte mit Bewohnern mit Demenz gemeinsam die Mahlzeiten ein?
- Werden verschiedene Diäten angeboten?
- Reagiert die Küche auf Bewohnerwünsche?
- Finden die Speisewünsche der Bewohner Beachtung bei der Gestaltung des Speiseplanes?

5.6.3 Die FEDL »Essen und Trinken« unter dem Aspekt der MDK-Begutachtungsrichtlinien

Nahrungsaufnahme wird in der Regel nur dreimal täglich angerechnet. Bestimmte Notwendigkeiten, die weitere Mahlzeiten notwendig machen, sollten genau begründet werden. Dies trifft zu bei Diabetikern mit notwendigen Zwischen- und Spätmahlzeiten zu, bei kachektischen Bewohnern und bei Bewohnern, die nicht alles essen, denen also mehrer Speisenangebote gemacht werden.

Hervorzuheben sind Situationen, in denen sich die Mahlzeit eines Bewohners durch bestimmte Faktoren in die Länge zieht. So z. B. bei starker Unruhe, wenn der Bewohner während der Mahlzeit hin und her läuft, wenn kein Sättigungsgefühl vorhanden ist und der Bewohner deshalb bei Mahlzeiten beaufsichtigt werden muss. Wenn ein Bewohner Mahlzeiten ablehnt, z. B. die Lippen zusammenkneift oder den Mund nicht aufmacht oder sehr langsam kaut. Situationen, in denen der Bewohner Nahrung, Essen oder Speisereste versteckt, müssen dargestellt werden, um anerkannt zu werden.

Diese Faktoren gelten ähnlich für die Flüssigkeitsaufnahme. Wenn ein Bewohner stark ausgetrocknet ist, einen erhöhten oder auch nur normal hohen (mindestens zwei Liter pro Tag) Flüssigkeitsbedarf hat und nicht von selber trinkt, kein Durstgefühl hat, die angereichte Flüssigkeit immer wieder ausspuckt oder aus dem Mund laufen lässt, Trinkangebote abwehrt, nur in sehr kleinen Schlucken trinken kann, etc. sollte dies innerhalb der Pflegeplanung begründet werden. Hier ist besonders die Dokumentation der häufig erbrachten Leistungen wie beispielsweise ein Trinkplan (oder Einfuhrplan) erforderlich.

Kann ein Bewohner seine Nahrung oder Mahlzeiten nicht selbstständig vorbereiten, wird diese Vorbereitung dreimal am Tag angerechnet. Wenn diese Leistung auch mehr als dreimal täglich erbracht wird, muss auch hier eine Begründung her: z. B. wenn der Bewohner angeleitet wird, dieses selber zu tun.

Vollzieht sich bei einem Bewohner die Nahrungsaufnahme durch Sonde, wird dieses einmal täglich angerechnet.

Erschwerende Faktoren in diesem Bereich können z. B. sein: Bewohner erbricht die Sondenkost häufig; er verträgt die Sondenkost nicht oder schlecht; der Bewohner muss bei der Sondenkostgabe beaufsichtigt werde, da er am Sondenschlauch oder der PEG manipuliert; wenn die PEG nur für die Flüssigkeitsaufnahme genutzt wird und von daher häufigere Gaben notwendigen sind. (vgl. König: Der MDK).

Merkmale	Einstufung
Bedarfsgerechte Entscheidung und Realisierung der Nahrungsaufnahme erfolgt selbstständig.	selbstständig
Isst selbstständig, braucht mehr Zeit und/oder Hilfsmittel, z. B. Schnabeltasse, Trinkhalm, Antirutschfolie, spezielles Besteck und/oder Geschirr, selbstständige Handhabung der Sondenernährung.	bedingt selbstständig
Braucht zeit-/teilweise Hilfe beim Essen und Trinken sowie bei der mundgerechten Zubereitung und/oder bei der Nahrungsaufnahme.	teilweise unselbstständig
Die Ernährung kann nur unter ständiger personeller Hilfe erfolgen, wie z. B. Aufforderung zur Nahrungsaufnahme, ständiges Erinnern, Anleiten, Führen der Hand zum Mund, Eingeben/Anreichen von Nahrung.	unselbstständig

5.6.4   Pflegeplanungsbeispiele

Pflegerische Ist-Situation	Ziel- oder Lösungssituation	Maßnahmen
1. Eigenständiges Essen und Trinken, eingeschränkt (1) Ursache: Situative Verkennung, Vergesslichkeit • Kl. vergisst z. B. während der Mahlzeit weiterzuessen, unterbricht den Vorgang immer wieder • Kl. isst gern mit anderen zusammen • Kl. isst unter Anleitung meist gut • Kl. hat ausreichend Appetit • Kl. benennt Lieblingsessen, bzw. ist bekannt • Kl. sieht sich bei anderen ab, wie man isst, erinnert Abläufe durch Beobachten • Kl. ist körperlich uneingeschränkt	• Kl. isst unter Anleitung • Kl. holt sich weiter Anregung von anderen • Kl. nimmt nach Unterbrechung das Essen wieder auf • Vorlieben sind bekannt • Kl. ist motiviert, so selbstständig wie möglich zu essen	• Essgewohnheiten und Vorlieben bzw. Abneigungen ermitteln; Informationen aus Biografie einholen • Gestaltung eines entsprechenden Milieus • Tgl. 4–5 kleine Mahlzeiten anbieten, auf zeitliche Gewohnheiten des Kl. achten • Kl. bei der Vorbereitung der Mahlzeiten einbeziehen • Kl. den Anfang selbstständiger Nahrungszubereitung allein / mit Fremdimpuls durchführen lassen. (So können manche Menschen mit Demenz ihr Brot besser essen, wenn sie es selbst geschmiert haben. Sie haben sich an den im Altzeitgedächtnis gespeicherten Vorgang erinnert) • Anleitung / Unterstützung zum eigenständigen Essen geben *(Häufigkeit etc. bennen)* • Nur eingreifen, wenn Kl. sich gefährdet (Schluckstörungen), eine Handlungsanbahnung braucht, signalisiert / oder ausspricht, dass er Hilfe möchte • Ruhige Atmosphäre während der Mahlzeiten schaffen
2. Eigenständiges Essen und Trinken, eingeschränkt (2) Ursache: Bewegungseinschränkung • Kl. isst unter Anleitung / mit Unterstützung Mahlzeiten • Kl. führt (evtl. mit Anleitung / Unterstützung) Besteck zum Mund • Kl. signalisiert Appetit • Kl. ist motiviert, eine Nahrungsaufnahme immer wieder zu versuchen	• Selbstständiges Essen so weit wie möglich *(beschreiben)* • Kl. ist motiviert, trotz Bewegungseinschränkung so weit wie möglich selbst zu essen • Kl. akzeptiert Hilfestellung / Hilfsmittel • Kl. isst unter Anleitung / mit Unterstützung	• Ursachenabklärung mit Arzt, Ergo- und Physiotherapie • Spezielles Essbesteck (bei Bedarf) anbieten • 4–5 x tgl. mundgerechte Vorbereitung der Mahlzeiten • 4–5 x tgl. Anleitung / Unterstützung / Übernahme der Nahrungsaufnahme • Beim Essen Zeit lassen, Warmhalteteller benutzen • Speisen appetitanregend anrichten(besonders bei passiertem Essen), evtl. Fleisch klein schneiden, Getränke bereitstellen • Kl. loben • Bei Hilfestellung durch das Pflegepersonal darauf achten, dass der Kl. sich nicht als pflegebedürftig empfindet. So kann es ihm z. B. helfen, dass eine fröhliche, entspannte Stimmung während der Mahlzeit besteht

3. Eigenständiges Essen und Trinken, eingeschränkt		
Bedingt durch situative Verkennung • Kl. nimmt bei guter Tagesform mundgerecht vorbereitete Nahrung zu sich • Kl. vergisst zwischendrin weiterzuessen • Kl. greift nicht selbst nach Tasse oder Besteck • Kl. hat seit einem Krankenhausaufenthalt eine Peg-Sonde, die lt. Aussage des Hausarztes liegen bleiben soll • Durchschnittliche Trinkmenge 1000 ml.	• Fehlernährung ist vorgebeugt • Kl. ist motiviert, weiterhin kleine Mahlzeiten zu sich zu nehmen • Kl. schluckt Nahrungsmittel und Getränke beschwerdefrei • Einstichstelle der Sonde ist infektionsfrei • Gewicht bleibt stabil • Kl. erhält eine ausgewogene Ernährung • Trinkmenge liegt bei tgl. 2000 ml Flüssigkeit	• Kl. erhält 5 x tgl. mundgerecht vorbereitete, gehaltvolle Mahlzeiten (ca. 1700 kcal, Eiweiß-, mineralstoff- und energiereiche Kost) • Kl. in eine Position bringen, in der er beschwerdefrei schlucken sowie die Mahlzeit gut erkennen kann • Kl. die Utensilien in die Hand geben (Tasse, Löffel, o. ä.) • Verbal und nonverbal anleiten. Während des Schluckens dabei bleiben • Trinkangebote mehrfach über den Tag verteilt, ca. 15 x • Nachts um 2 Uhr lt. Ärztlicher Anordnung Verabreichung von 500 ml Sondennahrung, wenn Kl. weniger als Portionen am Tage gegessen hat. (Eiweiß-, ballaststoff- und vitaminreiche Kost) • 1 x mtl. wiegen • Jeden 2. Tag Wundeversorgung der Einstichstelle nach ärztl. Anordnung durch PK
5. Eigenständiges Essen und Trinken, eingeschränkt		
Ursachen: situative Verkennung, kognitive Einschränkungen (Diagnose Demenz) • Kl. isst sehr langsam, nimmt sich viel Zeit, da er zwischendurch den Vorgang unterbricht oder einschläft • Kl. äußert auch auf Nachfragen keine Vorlieben • 1–2 Mal tgl. und an 4–5 Tagen vergisst er, dass er schon gegessen hat, erkennt die Nahrung auf dem Teller nicht als seine; sagt, dass er satt ist, isst dann weiter. • Mittagsmahlzeit dauert ø 30–40 Minuten • >Gewicht ... kg	• Gewicht bleibt stabil • Kl. erkennt Mahlzeiten, isst selbstständig	• Mahlzeiten werden 4 x tgl. vorbereitet (Frühstück, Zwischenmahlzeit, Mittag, Nachmittagskaffee). Kl. wird ermuntert, die Mahlzeit selbst zu gestalten. Ist das nicht möglich, wird mundgerecht vorbereitet • Während der Mahlzeiten verbale und nonverbale Anleitung (4 x tgl.) • Bei den Mahlzeiten (evtl. auch in der Therapie) Gespräche über Mahlzeiten, Rezepte etc. führen, Kochbücher ansehen • Kl. in das Kochen der Mahlzeiten einbeziehen

Pflegerische Ist-Situation	Ziel- oder Lösungssituation	Maßnahmen
6. Eigenständiges Essen und Trinken, eingeschränkt Kl. isst mundgerecht vorbereitete Nahrung tagesformabhängig selber. • Kl. ist von der eigenen Brotzubereitung überfordert, führt dieses nicht aus. • Kl. äußert jeden morgen Brechreiz. Äußert nicht, dass sie Hunger hat, nimmt sich nichts selber. • Trinkt ausschließlich unter Anleitung, derzeitige Trinkmenge 1–1,5 Liter. BMI … • Äußert keine Wünsche oder Vorlieben. Mag keinen Fisch • Kl. ist gerne Süßigkeiten. • Kl. isst gerne im Speisesaal • Kl. liegt oftmals schon zur Abend-brotzeit im Bett	• Gewicht bleibt stabil • Kl. trinkt 1,5 Liter Flüssigkeit täglich • Kl. äußert auf Nachfragen, dass er satt ist • Kl. isst weiterhin mundgerecht zubereitete Nahrung selber • Kl. isst weiterhin im Speisesaal	• Kl. wird motiviert, Frühstück und Mittagessen im Speisesaal einzunehmen. Kaffee trinken und Abendbrot erfolgen im Zimmer, da Kl. dann müde ist • Wenn Kl. zur Abendbrotzeit schon im Bett liegt, wird er an den Tisch gesetzt • Kl. wird bei allen Kontakten zum Trinken angeregt, z. B. gleich morgens das erste Glas bei der Körperpflege • Trinken wird derzeit nicht dokumentiert, da Kl. durchschnittlich 1,5 Liter trinkt • Zu allen Mahlzeiten wird die Nahrung mundgerecht zubereitet • Beim Mittagessen erhält Kl. die Mahlzeit portioniert
7. Eigenständiges Essen und Trinken, eingeschränkt Ursache derzeit unklar, vermutlich nach Krankenhausaufenthalt • Kl. sagt sehr schnell, »das ist zuviel«. Isst derzeit weniger als sonst, lehnt häufig ab. Sie isst unter Anleitung, sitzt sonst davor und macht nichts. • »Das ist scheußlich« sagt sie, mag keine passierte Kost. BMI bei 21. Leichte Gewichtsabnahme. • Zusatznahrungsgabe wurde wieder eingestellt. • Durchschnittliche Trinkmenge 1 Liter, lehnt Trinken ab. Mag gerne Süßes und Äpfel.	• BMI bleibt bei 21 • Gewicht bleibt über 48 kg • Kl. äußert Zufriedenheit über das Essen • Trinkmenge liegt bei 1200 ml tgl. • Hausarzt legt genaue Einfuhrmenge fest	• Kl. bekommt 3 Haupt- und 2 Zwischenmahlzeiten im Speisesaal bereitgestellt. Überwiegend Anleitung zum Essen geben • Mahlzeiten werden mundgerecht vorbereitet, z. B. Äpfel klein schneiden • Bei allen Kontakten zum Trinken anregen, ø 6 pro Schicht. Bevorzugt Säfte geben • Hausarzt wird um eine exakte Angabe einer ungefähren Trinkmenge gebeten, regelmäßig überprüfen

8. Eigenständiges Essen und Trinken, eingeschränkt diagnosebedingt • Schluckstörungen, Kl. isst breiige Kost, derzeit ohne Gebiss. Mag weiche, süße Kost. z. B. Brot in Tee eingeweicht. • Kl. bekommt Fresubin, und Andickung von Flüssigkeit. • Kl. isst ausschließlich angerichtete Nahrung. • BMI bei 17,1, nimmt derzeit ab. • Trinkt ø über 1000 ml am Tag. • Kl. äußert Hunger- und Durstgefühl	• BMI bleibt bzw. steigt auf 18 • Kl. äußert weiterhin Hunger- und Durstgefühl	• Ein- und Ausfuhr, Ernährung, Essverhalten dokumentieren • Kl. bekommt nach Wunsch passierte Kost, z. B. süß • Kl. erhält 3 Hauptmahlzeiten und 2 Zwischenmahlzeiten komplett im Bett angereicht. Bei Bedarf auch z. B. nachts • Flüssigkeiten bei allen Kontakten anbieten
9. Eigenständiges Essen und Trinken, eingeschränkt Ursachen: Schwäche und Bewegungseinschränkung • Kl. isst seit kurzem nicht mehr selber • Kl. isst kleine Menge (schluckweise) angereichtes Essen sehr langsam • Kl. kaut nicht mehr • Kl. trinkt wenig, nur schluckweise • ø Trinkmenge bei 900 ml	• Kl. ist mit ausreichend Kalorien versorgt. • Trinkmenge liegt bei 800 bis 1000 ml • Kl. nimmt weiterhin angereichte Kost zu sich	• Hausarzt informieren • Tagsüber mindestens jede Stunden Getränk anbieten, langsam und schluckweise trinken lassen • Kl. erhält 5 x tgl. passierte (Milchsuppen etc.) Kost
10. Eigenständiges Essen und Trinken, eingeschränkt Ursachen: situative Verkennung, Kraftlosigkeit • Kl. isst mundgerecht vorbereitete Nahrung, isst immer auf, trinkt ausschließlich unter Anleitung. Durchschnittliche Trinkmenge 1400 bis 2000 ml. Trinkt gerne Apfelschorle und Kaffee. Äußert keine Wünsche mehr. BMI liegt bei 18, Gewicht recht stabil	• BMI liegt bei 19 • Gewichtszunahme 1 Kilo/Monat • Kl. nimmt weiterhin mundgerecht vorbereitete Nahrung zu sich • Kl. trinkt weiterhin 1400–2000 ml Flüssigkeit pro Tag	• Vor den Hauptmahlzeiten BZ-Kontrolle durch PK, Insulingabe nach ärztl. Anordnung. Besonderheiten dokumentieren. • Kl. erhält 3 mundgerecht vorbereitete Hauptmahlzeiten (Diabetesdiät) ins Zimmer im Sitzen serviert. Zur Aufnahme flüssiger Nahrung erhält Kl. Unterstützung (Anreichen). Gilt auch für 2 Zwischenmahlzeiten • Getränke (Mineralwasser mit einem Schuss Apfelsaft) werden im Schnabelbecher bereitgestellt. PK leiten mehrfach stündlich zum Trinken an. • Trinkmenge dokumentieren • 1 x mtl. wiegen

Pflegerische Ist-Situation	Ziel- oder Lösungssituation	Maßnahmen
11. Eigenständiges Essen und Trinken, eingeschränkt Ursache: Myogelosen • Kl. isst mundgerecht vorbereitete Mahlzeiten selber, trinkt sicher aus Schnabelbecher mit Strohhalm • Derzeitige Trinkmenge 1400 ml. Mangelernährung • Laut Aussage der Tochter kann Kl. schlecht kauen, und soll deshalb pürierte Kost bekommen	• Kl. isst mundgerecht vorbereitete Nahrung • Kl. trinkt weiterhin mindestens 1500 ml tgl. • Kl. isst wieder normal weiche, geschnittene Kost	• 4 x tgl. mundgerechte Vorbereitung der Mahlzeiten, Mittagessen wird im Zimmer am Tisch serviert, sonst im Bett • Kl. wird zunächst normal weiche Kost angeboten. Kann die nicht gekaut werden, wird püriert • Kl. bekommt um 22.00 Uhr Spätmahlzeit angeboten. • Getränke stehen immer in Schnabelbechern mit Strohhalm bereit, ca. 3 x pro Schicht, incl. Dokumentation
12. Eigenständiges Essen und Trinken, eingeschränkt Ursachen: Schwäche, eingeschränkte Koordinierung • Kl. wiegt derzeit 53,9 kg, nimmt zu • Kl. isst mundgerecht vorbereitete Mahlzeiten unter Anleitung • Kl. hört ohne Anleitung immer wieder auf zu essen bzw. isst nicht alles auf • Kl. trinkt unter Anleitung ø 1200 bis 1500 ml tgl. • Kl. sieht Notwendigkeit von Trinken ein, trinkt jedoch von sich aus weniger als nötig, vergisst das Trinken	• Kl. trinkt weiterhin 1, 5 Liter Flüssigkeit tgl. • Kl. isst mundgerecht vorbereitete Mahlzeiten ohne Anleitung • Kl. nimmt 2 Kilo/Monat zu, bis BMI 22	• Kl. bekommt 3 Hauptmahlzeiten und 2 Zwischenmahlzeiten mundgerecht zubereitet. Kl. zu den Mahlzeiten in den Speisesaal begleiten. Nahrungsaufnahme beobachten, ggf. anleiten • Kl. hat Wunschkost, einmal die Woche wird der Speiseplan zusammen besprochen (ca. 10 Minuten) • Zu allen Mahlzeiten Anleitung zum Trinken geben, Trinkgefäß gefüllt bereitstellen, 4 x/Schicht, nachts 3 x
13. Eigenständiges Essen und Trinken, eingeschränkt • BMI 27,5 (leichtes Übergewicht) • Kl. isst mundgerecht vorbereitete Nahrung unter Anleitung, wenn er mit den anderen Bewohnern im Speisesaal sitzen kann • Kl. trinkt immer, wenn etwas bereitgestellt wird, ø 1,5 bis 2 Liter tgl., greift selber zum Glas • Kl. mag gerne Reis und Nudeln	• BMI ist bei 26 • Kl. bereitet Brote unter Anleitung selber zu • Kl. trinkt weiterhin 1,5 bis 2 Liter tgl.	• Kl. bekommt ab heute zum Frühstück und Abendbrot einen Aufschnittteller mit Brot zum selber schmieren • 2 x verbale Anleitung zum »Brote schmieren« durch PK • Reduktionskost bestellen • Kl. soll sich von anderem Kl. Anleitung und Geselligkeit holen • Tagsüber in der Zeit von 7.00 bis 20.00 Uhr (je nach Anwesenheit der Stationshilfe) stündlich bis halbstündlich Kontrolle der gefüllten Trinkgefäße, incl. Nachschenken und Erinnerung ans Trinken, sonst ca. zweistündlich • In der Nacht wird bei allen Kontrollgängen Flüssigkeit nachgeschenkt • Bei der Menüwahl auf Nudel- und Reisgerichte achten

14. Eigenständiges Essen und Trinken, eingeschränkt **Gefahr eines Flüssigkeitsdefizits** Ursachen: situative Desorientierung, geringe Motivation zum Trinken • BMI 24,7 • Kl. äußert Wünsche, isst mundgerecht vorbereitete Mahlzeiten unter Anleitung • Kl. trinkt immer, wenn man das Glas reicht. Dauert ca. 5 bis 6 Minuten • Kl. trinkt ø 1200 bis 1500 ml • Kl. isst gern zwischendurch etwas in der Küche • Kl. erinnert Abläufe durch Beobachten	• BMI / Gewicht bleiben stabil • Eiweiß und Vitaminzufuhr ist gesteigert (Dekubitusgefahr) • Kl. isst weiterhin mundgerecht zubereitete Nahrung unter Anleitung • Kl. trinkt weiterhin 1200 bis 1500 ml tgl.	• 3 x tgl. mundgerechtes Vorbereiten von 3 Hauptmahlzeiten und 3 Zwischenmahlzeiten. Kl. wird bei allen Mahlzeiten von PK angeleitet (verbal / nonverbal) • Kl. so hinsetzen, dass er sich bei anderen Bewohnern etwas abgucken kann • Spezialbesteck besorgen (*Verantwortung benennen*) • Kl. tagsüber ø alle 1,5 Stunden etwas zu trinken anbieten, ganzen Becher austrinken lassen • 1 x mtl. wiegen (BMI-Erhebung) • Küche wegen gesteigerter Eiweiß- und Vitaminzufuhr ansprechen (*Verantwortung benennen*)
15. Eigenständiges Essen und Trinken, eingeschränkt Ursachen: Zittern, Schwäche • BMI 25,9 • Kl. trägt kein Gebiss, kaut von daher kaum • Kl. zittert so stark und ist schwach (speziell nach mehr als einem Bier), dass er das Besteck nicht halten kann • Kl. führt Hände nicht zum Mund, hängt schief am Tisch • Fähigkeit zu essen phasenweise eingeschränkt (abhängig von Bier und Stimmungen), gut eine Woche im Monat wie beschrieben • Kl. isst bei guter Tagesform isst mundgerecht vorbereitete Nahrung ohne Anleitung • Zum Abendbrot bringt der Sohn Leckereien mit (Tomate, Fisch, etc.) • ø Trinkmenge liegt bei 1500 ml • Kl. trinkt von sich aus Bier und Fanta selber, sonst nur mit Anregung	• BMI bei … • Kl. isst weiter bei guter Tagesform mundgerecht vorbereitete Nahrung selber (so oft wie möglich) • Kl. trinkt weiterhin 1500 ml tgl.	• Kl. erhält tgl. 3 mundgerecht vorbereitete Haupt- und 2 Zwischenmahlzeiten. Passierte Kost, Cholesterinarme Diät • Bei schlechter Tagesform wird Kl. angeleitet, motiviert, ermuntert. Schlussendlich wird Essen dann angereicht oder weggestellt und später wieder angeboten • Bier wird geöffnet bereitgestellt (3 x tgl.) • Anreichen von Flüssigkeit (Schnabelbecher mit Strohhalm) ca. 5 x pro Schicht tagsüber, nachts 2 x. Bei starkem Zittern Trinken angeben • Zum Abendbrot Weißbrot mit Margarine, sodass mitgebrachte Beilagen vom Angehörigen aufgelegt und angereicht werden können

Pflegerische Ist-Situation	Ziel- oder Lösungssituation	Maßnahmen
16. Eigenständiges Essen und Trinken, eingeschränkt, leicht veränderter BZ Ursache: fehlende Motivation, Diagnose Diabetes Typ 2 • BMI bei … • Kl. isst mundgerecht vorbereite Mahlzeiten auf • Lt. eigener Aussage bekam Kl. früher Vollkost, jetzt nach hausärztlicher Anordnung Diät. Darüber äußert er Unmut • Kl. trinkt ausreichend, nimmt Trinkgefäß nach Anleitung selbst in die Hand	• Gewichtsreduktion bis zu BMI … • Kl. isst weiterhin mundgerecht vorbereitete Mahlzeiten und trinkt nach Anleitung • Kl. äußert mind. 4 x pro Woche, dass es schmeckt	• Bezugspflegekräfte sprechen Kl. auf Wünsche zu den jeweiligen Mahlzeiten an (z. B. Quark zum Frühstück) • Weiterhin tgl. 3 Hauptmahlzeiten Diätkost mundgerecht vorbereiten und anbieten • Zwischenmahlzeit anbieten • Ans Trinken erinnern und stündlich bereitstellen, z. B. nach den häufigen Transferleistungen (z. T. werden drei Trinkgefäße hingestellt) • Hausarzt bei starken BZ-Schwankungen informieren • Hauswirtschaftsleitung bitten, dass Koch den Kl. aufsucht
17. Spezielle Mahlzeitenform Ursachen: Situative Verkennung durch Demenz • Kl. bevorzugt ausschließlich kalte Mahlzeiten, nimmt im Laufe des Tages viele kleine Mahlzeiten zu sich • Kl. bereitet sich kleine Brotmahlzeiten o. ä. zu., isst auch mundgerecht vorbereitete Nahrung / Kaltmahlzeiten. Bevorzugt Süßspeisen • Kl. signalisiert einen starken Bewegungsdrang während der Mahlzeiten, sitzt ungern am Tisch. • Gewicht derzeit bei … kg	• Kl. erhält Mahlzeiten nach Wunsch • Kl. isst weiterhin mundgerecht vorbereitete Nahrung • Gewicht: … kg • Ausgewogene Ernährung	• Mit Hausarzt oder Ernährungsberaterin ausgewogene Mahlzeiten zusammenstellen (ca. 1500 bis 1800 kcal) • 7 x tgl. abwechslungsreiche kleine kalte Mahlzeiten (Salat, Rohkost, Obst, Brot- und Quarkspeisen, etc.) reichen. Auch Süßspeisen • Kl. zu allen Mahlzeiten Getränke reichen • Eine entspannte und angenehme Atmosphäre bei Tisch schaffen. Möchte Kl. beim Essen aufstehen, gewähren lassen. Essen in die Hand geben • 1 x mtl. wiegen • Nährstoffbedarf und Ernährungsstatus per BMI (Body Mass Index) feststellen, 1 x mtl.
18. Mangelernährung und Flüssigkeitsdefizit Ursache: massive Ablehnung • Derzeit drastische Gewichtsabnahme: 20 Kilo im letzten halben Jahr • Kl. klagt beim Essenbringen: »Bleibt damit weg, mir wird schlecht!«	• Kl. erlebt, dass Wünsche berücksichtigt werden • Arzt hält weiterhin zum Kl. • Bekannte Essens- und Trinkwünsche werden berücksichtigt	• PK ermuntern Angehörige, weiterhin Lieblingsessen und Getränke mitzubringen und bereiten diese zu • Viele Getränke (Kaffee, Kakao etc.) werden mit Optivit angereichert • Kl. bekommt 4 x tgl. hauseigenen Energydrink (Sahne, Kakao, Erdbeere etc.) im Schnabelbecher angereicht • PK reichen tagsüber viertelstündlich Getränke an, in kleinen Schlucken trinken lassen

Probleme / Ressourcen	Ziele	Maßnahmen
• Kl. mag gelegentlich Kuchen, Torte, Malzbier • Kl. isst derzeit so gut wie nichts. • Kl. lehnt Trinkangebote massiv ab, trinkt tgl. ø 300–400 ml • Kl. hat in einer Verfügung festgelegt, dass er keine lebensverlängernden Maßnahmen möchte • Arzt verordnet derzeit keine Infusion o. ä. Es gibt für ihn keinen Grund, einzugreifen, da Kl. ihn nicht gerufen hat.		• Wünsche des Kl. erfragen und respektieren. Essensmenge dokumentieren. Wenn Kl. Essen verweigert, wie z. B. Mittagessen, später erneut anbieten
19. Gefahr eines Flüssigkeitsdefizits Ursache: mangelnde Motivation • Kl. trinkt ø 1,5 Liter täglich, trinkt ungern, lehnt ab • Kl. mag kein Wasser • Kl. trinkt selber Glas • Kl. trinkt kaum von sich aus	• Hausarzt hat eine ø Trinkmenge festgelegt • Kl. trinkt weiterhin aus dem Glas • Kl. trinkt weiterhin 1,5 Liter tgl.	• PK sprechen mit Hausarzt über die Festlegung einer ø Trinkmenge anleiten, • Bei allen Bewohnerkontakten zum Trinken anleiten, Getränke bereitstellen • Nach Wunschgetränken fragen • Trinkmenge dokumentieren
20. Trinkmenge, gering Bedingt durch mangelndes Durstgefühl, fehlende Motivation • Kl. äußert auch bei Nachfragen kein Durstgefühl, mehrfach tgl. lehnt Trinken von bereitgestellten Flüssigkeiten ab • Wird Flüssigkeit angereicht, wird diese meist ausgespuckt • Tgl. ø Trinkmenge ca. 500 ml, incl. Kaffee • Körperliche Fähigkeiten lassen Trinken aus Glas zu	• Lieblingsgetränke und bevorzugte Trinkgefäße sind bekannt • Kl. sieht Vorteile der erhöhten Trinkzufuhr ein, ist darüber informiert • Hausarzt äußert sich zu einer empfohlenen Trinkmenge • Kl. trinkt weiterhin aus Glas • Tägl. Trinkmenge: 1200 ml (FZ) • Tägl. Trinkmenge: 900 ml (NZ) • Kl. nimmt Trinken als etwas Angenehmes wahr	• Kl. und Angehörige nach früheren Gewohnheiten fragen, evtl. auf alten Fotos nachschauen • Lieblingsgetränke und besondere Trinkgefäße (Emaillebecher, Weinglas etc.) anbieten • Einfuhr bilanzieren • Getränke immer in Reichweite stellen. • PK führt Gespräch mit Hausarzt, welche Trinkmenge akzeptabel ist • Gemeinsame Trinkpausen (tagsüber ca. stündlich anbieten) mit Kl. durchführen • Wenn möglich, Beratungsgespräch über Trinkgewohnheiten führen

Pflegerische Ist-Situation	Ziel- oder Lösungssituation	Maßnahmen
21. Gefahr eines Flüssigkeitsdefizits • Kl. trinkt von sich aus wenig, ohne Erinnerung trinkt sie im Zimmer nicht, jedoch im Speisesaal.	• Trinkmenge ist gesteigert, Kl. ist motiviert, mehr zu trinken (ø 1200 bis 1400 ml tgl.)	• Kl. bekommt im Speisesaal immer Getränke angereicht • Bei allen Bewohnerkontakten an Trinken erinnern, pro Schicht 3 bis 4 x, dazu auch extra ins Zimmer gehen • Trinkmenge wird an manchen Tagen dokumentiert
22. Gefahr eines Flüssigkeitsdefizits Ursachen: Vergessen und mangelndes Durstgefühl • Durchschnittliche Trinkmenge bei 1 Flasche Wasser, abends einem Tee, Kaffee. Wenn er angeleitet, bzw. erinnert wird, dann trinkt er 1,5 bis 2 Liter tgl.	• Kl. trinkt weiterhin 1,5 bis 2 Liter tgl.	• PK führen eine Einfuhrliste • Bei allen Kontakten wird Kl. zum Trinken motiviert, angeleitet • PK stellen Trinken bereit • Kl. wird nach Lieblingsgetränken gefragt
23. Gefahr eines Flüssigkeitsdefizites Ursache. hohe Bewegungseinschränkung • Kl. ist unterernährt, BMI bei 17,5 • Derzeit leichte Gewichtszunahme durch Zusatzkost • Kl. isst nahezu alle angereichten Mahlzeiten auf, bei »Nichtschmecken« lehnt er ab • Schluckbeschwerden durch eingeschränkte Schluckbewegungen der Speiseröhre • Kl. trinkt nicht von sich aus, nur kleine Schlucke aus Blasenspritze • ø Trinkmenge derzeit 1,5 bis 2 Liter	• Gewichtszunahme 1 Kilo pro Monat bis BMI 21 • Trinkmenge weiterhin bei 1,5 bis 2 Liter • Schlucken von Feinpüriertem weiterhin möglich	• Komplette Gabe von 3 Hauptmahlzeiten und 3 Zwischenmahlzeiten, jeweils fein pürierte Nahrung. Anreichen mit Löffel oder Blasenspritze. Vorgabe der Ärztin: Nahrung muss so püriert sein, dass sie durch die Blasenspritze passt • Kl. muss 90° aufrecht im Bett sitzen. PK reichen langsam an, an Schluckfähigkeit angepasst • Anreichen von mit »Thick and easy«-Pulver angedickter Flüssigkeit mit Blasenspritze, zu allen Mahlzeiten und bei allen Bewohnerkontakten. ø 6 x / Schicht • Zwischenmahlzeiten sind mit hochkalorischem Pulver angereichert. • Wiegen 1 x mtl.
24. Gefahr eines Flüssigkeitsdefizits • Kl. trinkt bereitgestellte Flüssigkeiten aus • Bei mehrfacher Anleitung über 24 Stunden kommt Kl. auf ø 1,5 bis 2 Liter • Kl. trinkt auch allein im Zimmer	• Kl. trinkt weiterhin 1,5 bis 2 Liter tgl.	• PK erinnert bei allen Kontakten und zu allen Mahlzeiten ans Trinken und stellt Flüssigkeit bereit • Lieblingsgetränke reichen (Apfelsaft, Milch, Kaffee, schwarzer Tee ....) • Trinkmenge 1 x in der Woche kontrollieren • An heißen Tagen mehr Flüssigkeit reichen

25. Gefahr eines Flüssigkeitsdefizits

Ursachen: Schwäche und eingeschränkte Bewegung in den Armen

- Kl. öffnet zum Essen nicht den Mund, isst nichts Festes
- Kl. isst schluckweise, ausschließlich mit Blasenspritze
- PEG-Sonde wurde durch Patientenverfügung abgelehnt
- BMI bei 26,5 (In der Vergangenheit immer schon sehr ähnliche Körperproportionen)
- Kl. erhält Zusatzpulver Maltodextrin.
- Durchschnittliche Trinkmenge ca. 1200 ml
- Ältere ärztliche Anordnung zur NaCl-Gabe liegt vor
- Kl. ist Vegetarier

• Kl. erhält 1368 kcal tgl. und ca. 60 gr. Eiweiß	• PK spricht mit Hausarzt über die Festlegung einer durchschnittl. Trinkmenge, die eingehalten wird
• Eine Aspiration ist vermieden	• Flüssigkeit wird bei allen pflegerischen Kontakten schluckweise durch Blasenspritze angereicht, mind. 5 bis 6 x pro Schicht
• Max. Tagestrinkmenge ist vom Hausarzt festgelegt und wird eingehalten	• Mahlzeiten werden auch per Blasenspritze angereicht: 3 Hauptmahlzeiten, 2 Zwischenmahlzeiten, hochkalorischer hauseigener Shake (incl. Maltodextrin). Kl. erhält vegetarische Kost
	• Kalorienmenge wird an Küche gemeldet, damit diese die Nahrungszusammensetzung zubereiten können
	• NaCl-Gabe nach ärztl. Anordnung, incl. Dokumentation
	• PK führen Trinkprotokoll

26. Hohes Flüssigkeitsdefizit

- Kl. trinkt ausschließlich Wasser, lediglich schluckweise, kommt am Tag auf ø 1000 ml. Jedoch mit sehr viel Anreichen, Erinnern, bestätigen.
- Kl. hat große Angst, durch übermäßiges Trinken einen weiteren Pleuraerguss zu provozieren (siehe Existenzielle Erfahrungen)
- Lt. Dr. xY kann bei einer subcutanen Infusion die Flüssigkeit im Körper nicht absorbiert werden.
- Sie trinkt aus Glas und Tasse
- Lt. Dr. xY besteht keine Gefahr
- Seit kurzem ist bekannt, dass Kl. abends ein Glas Weißwein getrunken hat.

• Kl. trinkt weiterhin ø 1000 ml Flüssigkeit tgl.	• Mindestens 1 x wchtl. Gespräch über Alternativgetränke (z. B. schwarzen Kaffe) führen. Auch beim Getränkereichen über Alternativen sprechen. Wunsch des »Wassertrinkens« akzeptieren
• Hausarzt hat Situation immer im Blick, verantwortet diese	• Den ganzen Tag über Getränke anbieten. Kl. bei allen Kontakten zum Trinken anregen, Trinkmengen und -zeiten dokumentieren
• Kl. erfährt die Erfüllung der Getränkewünsche	• Hausarzt bei der Visite informieren, ansonsten Info übers Handy
	• Kl. bekommt ab jetzt abends den gewünschten Weißwein. Wird privat besorgt

Pflegerische Ist-Situation	Ziel- oder Lösungssituation	Maßnahmen
27. Gefahr von Mangelernährung und Flüssigkeitsdefizit • BMI liegt bei 19 • Kl. bereitet Brote selber zu, isst kleine Portionen (Frühstück und Abendbrot, Zwischenmahlzeit) auf. • Wenn das Mittagessen nicht gefällt, lässt Kl. es stehen, ohne es zu probieren (siehe Ernährungsprotokoll) • Trinkmenge gering (lt. Einfuhrliste ø 400 bis 800 ml), bei Erinnerung von PK sagt Kl. »er hätte schon getrunken«. Dadurch Dokumentation der täglichen Trinkmenge nicht immer korrekt möglich • Wenn Kl. Mahlzeiten ablehnt und die PK Alternativen anbieten, lehnt Kl. diese häufig ab • Kl. mag gern Fencheltee und Knäckebrot	• Kl. bereit weiterhin selber seine Brote zu • Gewichtszunahme von einem Kilo pro Monat • Trinkmenge liegt bei ø 1200 ml • Kl. trinkt, wenn er daran erinnert wird	• Bereitstellen von 3 Hauptmahlzeiten, 3 Zwischenmahlzeiten, wenn Bewohner ablehnt, immer wieder Alternativen anbieten • Bezugspflegekraft führt ein Beratungsgespräch über die Wichtigkeit des Essens und der Esskultur • Essverhalten beobachten und dokumentieren • 1 x wchtl. wiegen • Wenn Kl. im Speisesaal sitzt, ans Trinken erinnern, 4 x tgl. • Zu den Zwischenmahlzeiten und bei allen Kontakten ans Trinken erinnern • Trinkmenge und Trinkverhalten dokumentieren, Ablehnung akzeptieren • Bei Verschlechterung Arzt informieren
28. Appetitlosigkeit • starke Gewichtsabnahme • ungenügende Versorgung mit Kalorien • BMI liegt bei: ... • Kl. äußert sich über geringen Appetit • Ursachen sind bekannt • Kl. trinkt 1500 ml täglich • Essgewohnheiten sind bekannt • Kl. akzeptiert Flüssigkost, wie z. B. Fresubin	• Appetit ist angeregt • Jetziges Körpergewicht beibehalten • Körpergewicht pro Woche 500 gr. höher • Kl. akzeptiert Flüssigkost, wie z. B. »Fresubin« • Nahrungsvorlieben des Kl. sind bekannt • Ursachen sind bekannt	• Wunschkost / Lieblingsspeisen erfragen, anbieten • Ursachenabklärung durch den Hausarzt. • Auf Regelmäßigkeiten/bzw. Unregelmäßigkeiten der Appetitlosigkeit achten und dokumentieren. Evtl. gibt es Zusammenhänge (wie z. B. der falsche Tischnachbar), die noch nicht bekannt waren • Mahlzeit appetitlich anrichten (»Das Auge isst mit«) • Kl. soweit wie möglich motivieren. Vielleicht macht ihm das Mahlzeitenvorbereiten Freude • Evtl. typische Gerichte aus der Generation anbieten, wie z. B. Falsche Schnitzel, Himmel und Hölle, Grützbratlinge. Biografische Herkunft und Prägung des Kl. berücksichtigen • Evtl. an Kochgruppe teilnehmen lassen • Kleinere Mahlzeiten über den Tag verteilt reichen • Mundpflege (Soor- und Parotitis-Prophylaxe) nach Standard • Bezugsperson des Kl. einbeziehen • Evtl. appetitanregende Mittel wie Pepsin-Wein o. ä. zum einsetzen

29. Kein/wenig Sättigungsgefühl Ursachen: situative Verkennung, organische Erkrankungen, Nervosität, psychische Störungen • Kl. isst alles, was erreichbar ist • Gefahr des Übergewichtes	• Kl. hält aktuelles Gewicht von … kg • Kl. genießt Mahlzeiten • Kl. nimmt Sättigungsgefühl wahr	• 5–6 Mahlzeiten über den Tag verteilt anbieten • Im Kl.-zimmer keine verführerischen Süßigkeiten o. ä. stehen lassen • Hungergefühle zwischendurch mit Obst befriedigen. Kl. beschäftigt sich zeitweise sinnvoll, denkt dann nicht ans Essen. Mahlzeiten durch entsprechende Tischkultur (Tischdecke, Geschirrauswahl etc.) angenehm gestalten • Kl. dadurch unterstützen, dass er sich vorstellen soll, wie sich die schmackhafte Mahlzeit nun im Magen anfühlt. Kl. ermuntern, langsam und ausdauernd zu kauen • Arzt informieren • Viel Flüssigkeit (min. 1,5 Liter tgl.) anbieten
30. Übergewicht Ursachen: Bewegungsmangel, Kummer, Medikamentennebenwirkungen, innere Krankheiten, hormonelle Störungen • Kl. wiegt derzeit: … kg • Kl. hat frühere positive Erfahrungen mit Diäten • Kl. isst viel und gerne, nimmt sich auch Nahrung zwischen den Mahlzeiten • Kl. äußert auf Nachfragen kein Bewusstsein für Übergewicht • Kl. ist motiviert, an einer Gewichtsreduktion mitzuarbeiten • Ursachen sind bekannt • Kl. bewegt sich gern	• Gewichtsreduktion auf Normalgewicht • Kl. nimmt pro Woche … Gramm ab • Kl. akzeptiert Reduktionskost und versteht Zusammenhänge zwischen Übergewicht und Ernährung	• Kl. nach früheren Selbstpflegefähigkeiten und Gewohnheiten fragen • Ursache durch den Arzt abklären • Zur Gewichtsreduktion motivieren und beraten. Vorteile geringeren Gewichts bewusst machen. Erfolge loben • Gesicherte Versorgung besprechen bzw. organisieren (Zubereitung von 4–6 kleinen Mahlzeiten, Versorgung mit ausreichend Flüssigkeit) • Gemeinsamen Ernährungsplan erstellen (gemüsereich, fettarm) • Kochsalzarme, aber gut gewürzte Reduktionskost nach ärztl. Anordnung • Energiearme Lebensmittel anbieten • Einmal wchtl. Gewicht kontrollieren; für evtl. Erfolge loben • Essverhalten evtl. analysieren und beobachten, um Gesetzmäßigkeiten zu erkennen • Mit Arzt und Physiotherapeuten körperliche Aktivitäten absprechen; z. B. Treppen zu Fuß gehen • Kl. anregen, sich so viel wie möglich zu bewegen. Wenn möglich Teilnahme an Sitztanz, Gymnastik o. ä. ermöglichen • Viel Flüssigkeit anbieten, anreichen • Evtl. eine Diätberatung einschalten (bei Bedarf auch Angehörige hinzuziehen)

Pflegerische Ist-Situation	Ziel- oder Lösungssituation	Maßnahmen
31. Übergewicht Ursachen: fettreiche, purinreiche Ernährung, (Alkohol); schlechter Harnsäurespiegel • Kl. sieht Notwendigkeit von Diät ein • Kl. weiß um die Gefahr eines erhöhten Harnsäurespiegels	• Normalgewicht: ... kg • Normaler Harnsäurespiegel • Kl. akzeptiert Diät • Kl. nimmt pro Woche ... Gramm ab • Kl. nimmt mindestens z. B.1800 ml Flüssigkeit zu sich	• Beratung bzgl. mäßiger Reduktionsdiät • Alkoholreduktion oder -verzicht, viel harntreibende Tees, Säfte, Mineralwasser • Purinarme Nahrung mit Küche vereinbaren • 1 x wchtl. Körpergewicht kontrollieren • Bei Bedarf Harnsäurekontrollen durch den Arzt • So viel Flüssigkeit wie möglich anbieten, mind. 1800 ml tgl.
32. Starkes Übergewicht • Kl. hat starkes Übergewicht, bekommt viel Nahrungsmittel von den Kindern mitgebracht, isst viel Süßes. Geringer Kalorienverbrauch • BMI bei 37 • Kl. geht bei zu allen Mahlzeiten in den Speisesaal, außer bei Krankheit • Kl. wird sehr ungern auf ihre Ernährung angesprochen, z. B. »Essen von Schokolade«	• BMI bei 35 • Gewichtsabnahme 1 Kilo monatlich • Kl. geht weiterhin in den Speisesaal • Kl. nimmt Beratung zu gesunder Ernährung an	• Beratungsgespräch bzgl. einer gesunden Ernährung und Gewichtsabnahme durch Arzt, Angehörige, PK oder Ernährungsberater. Vorher mit den Angehörigen über das Mitbringen von Süßigkeiten etc. sprechen • PK spricht mit Küche über Reduktionskost (fettarm) • Das Team tauscht sich über die aktuelle Ernährungssituation des Kl. aus. Dies wird nicht an den Kl. weitergegeben
33. Selbstständiges Essen, Übergewicht • Kl. schmiert Brote selber, isst mit Messer und Gabel • Kl. vergisst das Essen, weiß nicht, wann Mahlzeiten sind • Kl. mag keinen Käse. • BMI 30 • Kl. fragt um Hilfe, wenn er den Speisesaal nicht findet (mehrfach tgl.)	• BMI bei 29 • Kl. isst weiterhin mit Messer und Gabel, bereitet Brote selber zu • Kl. nutzt weiterhin die Hilfe durch PK	• Kl. erhält einen übersichtlich geschriebenen Zettel mit den Essenszeiten • Kl. wird zu allen Mahlzeiten in den Speisesaal begleitet • Frühstück und Abendbrot wird so weit vorbereiten, dass der Kl. allein weitermachen kann. Normales Mittagessen sollte Kl. mit Messer und Gabel essen bzw. selber klein schneiden • 3 Hauptmahlzeiten und 1 x Kaffee am Nachmittag • Über früheres Wohlfühlgewicht sprechen • In der Küche fettreduziertes Essen bestellen • In der Nacht eine Zwischenmahlzeit anbieten (Joghurt, Banane, Brot) • 1 x mtl. wiegen
34. Übergewicht • Übergewicht, BMI bei 30 • Kl. hat in der Vergangenheit gern gegessen, mittlerweile nicht mehr, isst lieber nachmittags als vormittags • Kl. war noch nie richtig schlank	• Kl. ist motiviert, mundgerecht vorbereitete Nahrung zu sich zu nehmen • Kl. trinkt weiterhin 2 Liter tgl.	• Beratungsgespräch bzgl. der Ernährungssituation durch Fachpflegebezugsperson. Möglichkeiten zur Motivation herausfinden. Ebenso Vorlieben erfragen und beachten • PK reichen 3 Hauptmahlzeiten und 2 Zwischenmahlzeiten an. Kl. wird motiviert, selber zu essen. PK reichen erst dann an, wenn Kl. nicht selbst isst

Problem / Ressourcen	Ziele	Maßnahmen
- KI. könnte mundgerecht zubereitete Nahrung zu sich nehmen, führt dieses aber derzeit nicht aus - KI. trinkt jedoch aus Schnabelbecher - KI. isst gern, wenn jemand dabei ist - KI. isst weniger als derzeitiger Kalorienbedarf - Derzeitige Trinkmenge bei durchschnittlich 2 Litern - KI. trinkt gern roten Tee.	- Tägliche Kalorienzufuhr 1500 bis 1800	- Immer einen Schnabelbecher bereitstellen, Trinkmenge dokumentieren - Viel Obst und Gemüse anbieten - 1 x mtl. wiegen
35. Unterernährung, hohes Risiko Ursachen: Schwäche, allg. schlechter AZ, Appetitlosigkeit, Sorgen, Kummer, Unverträglichkeiten, Erbrechen, Durchfall etc. - KI. wiegt derzeit ... kg - KI. nimmt weniger als 1200 Kalorien zu sich - Ursachen sind bekannt - KI. ist motiviert, mehr zu essen - KI. stimmt leichte Mobilisation zu - KI. äußert bei der Nahrungsaufnahme Vorlieben - BMI liegt bei: ...	- KI. nimmt mindestens 1500 Kalorien zu sich - Zunahme von ... kg pro Woche - Kräftezunahme - KI. fühlt sich wohl / kräftig - KI. ist motiviert mehr zu essen	- KI. nach Wünschen und Möglichkeiten befragen / beobachten - Ursachenabklärung durch Hausarzt - Häufige kleine Mahlzeiten 5–7 x tgl. - Verträglichkeitsliste aufstellen, dokumentieren - Schnell resorbierende Kohlenhydrate meiden - Vollwertige Nahrungsmittel bevorzugen - Evtl. Heiltees (Kamille, Melisse) in kleinen Schlucken vor und nach dem Essen, ab und zu ein Glas Rotwein; mit Hausarzt abklären - Energiereiche Spezialkost einsetzen - Evtl. Maßnahmen der forcierten Ernährung (Sonde) mit Arzt besprechen; damit aber nicht drohen - Auf evtl. psychische soziale Ursachen achten und diese, wenn möglich, beheben - KI. für kleine Erfolge loben, zum Essen ermuntern - Evtl. zur Motivation gemeinsame Mahlzeiten mit ihm durchführen - Wenn KI. es gewohnt ist, mit anderen KI. zusammen zu essen und jetzt durch eine vorübergehende Krankheit / Zustand im Zimmer / Bett essen muss, so könnte überlegt werden, den KI. in einem bequemen Sessel / Ruhesessel an den Mahlzeiten teilnehmen zu lassen
36. Erhöhten Elektrolytebedarf Z. B. bei Durchfall und Fieber - KI. ist durch Durchfallerkrankung o. ä. mangelernährt. - KI. trinkt unter Anleitung - KI. nimmt Lieblingsspeisen zu sich - KI. akzeptiert besondere Kostform	- Elektrolythaushalt ist im Gleichgewicht - KI. nimmt tgl. 2 Liter Flüssigkeit zu sich - Komplikationen werden rechtzeitig erkannt und verhindert	- Spezielle elektrolythaltige Nahrung anbieten, anreichen - Gesalzene Suppen oder Hühnerbrühe anbieten - Obst- und Gemüsesäfte reichen - Arzt informieren - Ärztl. Anordnungen ausführen

Pflegerische Ist-Situation	Ziel- oder Lösungssituation	Maßnahmen
37. Mangelernährung bei Dekubitusrisiko • Kl. nimmt viele Eiweißportionen pro Tag zu sich • Kl. isst insgesamt … Kalorien • Kl. isst mundgerecht vorbereitet Mahlzeit selbst/unter Anleitung/mit Unterstützung • Hoher Eiweißbedarf durch Dekubitusrisiko	• Kl. erhält entsprechend reichhaltige Nahrung • Ernährungsstatus ist eingeschätzt • Eiweißzufuhr ist gesteigert	• Gewicht 14-tägig kontrollieren • Kl. bzgl. seines Essverhaltens und der Nahrungszusammensetzung beobachten. Menge der Eiweißportionen etc. dokumentieren • Ärztlich verordnete Zusatzkost reichen • Eiweiß-, Vitamin C-, A- und E-reiche Kost anbieten • Kl. erhält Diät mit hohem Zinkanteil, Arginin und Omega-3-Fettsäuren
38. Gefahr der Mangelernährung Ursachen: kraftlose, unkoordinierte Bewegungen sowie situative Desorientierung • Kl. führt Hände etc. nicht selber zum Mund, sie isst sehr langsam, verschluckt sich leicht – auch bei Flüssigkeiten, keine Kaubewegungen. • Geschmackliche Vorlieben nicht erkennbar. • Mangelnder Appetit. Kl. isst generell sehr kleine Mahlzeiten, äußert verbal: »langsam«, oder »Nicht mehr« • Derzeitige Trinkmenge ca. 500 ml bis 700 ml. Trinkt aus Schnabelbecher. Lehnt Trinken oft ab, dreht Kopf zur Seite, kneift Mund zusammen, sagt »Nein« • Subcutane Flüssigkeitszufuhr ist ihr scheinbar unangenehm, da sie »aua, aua« sagt. • BMI 18	• Tägliche Flüssigkeits-zufuhr 1200 ml • Kl. fühlt sich in Wünschen respektiert • Kl. erhält eiweiß- und vitaminreiche Kost, • Tägliche Kalorienmenge … • BMI bleibt bei 18 (Nahziel), Gewicht bleibt stabil • BMI ist bei 19, Kl. nimmt 1 Kilo/Monat zu (Fernziel)	• Kl. erhält 2 x 200 ml hochkalorische Zusatzkost in Breiform (morgens und abends), Nahrung wird vollständig angereicht • Kl. erhält im Schnabelbecher 1 Liter hochkalorischen Kakaos über den ganzen Tag verteilt angereicht, ca. 1 x stdl. in kleinen Mengen • Mittags erhält Kl. eine ca. 200 ml große Portion passiertes Mittagessen komplett angereicht • Zum Nachmittag erhält Kl. in Kaffee eingeweichte Kekse • Flüssigkeitszufuhr dokumentieren • Laut ärztl. Anordnung erhält Kl. eine subcutane Infusion mit NaCL, wenn 500 ml/Tag nicht erreicht wurden • Fachpflegebezugsperson spricht mit Hausarzt über die Indikation von NaCL und evtl. NaCL-Gabe bzw. deren Menge und Häufigkeit • 1 mtl. wiegen, Hausarzt bei Gewichtsverlust informieren
39. Keine Umsetzung der Diät • Kl. hat eine ärztlich verordnete cholesterinarme Diät. Diese wird von der Küche angeboten • Zum Abendbrot bringt der Sohn individuell gewünschte Spezialitäten mit	• Kl. merkt rechtzeitig, bevor ihm übel ist, dass er zu viel durcheinander gegessen hat. • Kl. akzeptiert, dass PK Zusatzessen einteilen	• Cholesterinwerte messen lassen • Ärztin gibt Toleranzwerte an • Medikamentengabe nach ärztl. Anordnung • Beratungsgespräch mit Sohn und Kl. über neue Regelung der mitgebrachten Lebensmittel. Dabei wird festgelegt, dass Lebens-mittel, die zu Übelkeit führen, im Kühlschrank der PK aufbewahrt

Probleme/Ressourcen	Ziele	Maßnahmen
• Kl. isst insgesamt viel durcheinander, hat eigenen gefüllten Kühlschrank • Kl. klagt ø 1 x die Woche über Übelkeit	• Cholesterinwerte sind im Toleranzbereich, sodass er die individuelle Abendmahlzeit verträgt	und zugeteilt werden
40. Nahrungsaufnahme, unruhig Ursachen können sein: motorische Störung durch Parkinson-Syndrom, Medikamentennebenwirkungen) • Kl. bewegt sich bei den Mahlzeiten stark • Bisher wurde keine Möglichkeit von Ruhe gefunden • Andere Kl. fühlen sich bei gemeinsamen Mahlzeiten gestört • Kl. isst durch Unruhe hastig – Verschluckungsgefahr	• Kl. akzeptiert Hilfsmittel • Kl. führt z. B. gefüllten Löffel zum Munde • Störungsfreie Nahrungsaufnahme • Kl. isst weitgehend selbstständig / unter Anleitung / mit Unterstützung *(benennen)* • Kl. fühlt sich akzeptiert, respektiert • Kl. ist motiviert zu essen • Kl. akzeptiert evtl. Hilfsmittel	• Ursachenabklärung durch Arzt • Verhalten und mögliche Zusammenhänge beobachten und dokumentieren • Auf Nebenwirkungen von Medikamenten achten • Kl. wird, sofern bekannt / gewünscht, auch zu den Mahlzeiten in eine Situation gebracht, in der er sich besonders wohl fühlt (bei Parkinsonkranken besonders auf wohltuende Gesichtspflege / Mundpflege achten). Kl. sollte mit seinem Erscheinungsbild zufrieden sein • Zur Mahlzeit ansprechende, ruhige Atmosphäre herstellen, evtl. begleiteter Essenstisch oder gemeinsame Mahlzeit mit Angehörigen, Bezugspflegekraft • Essen mundgerecht zubereiten (streichen, schneiden) *(Häufigkeit angeben)* • Pflegepersonal greift nur dann unterstützend ein, wenn unbedingt nötig • Verhalten des Kl. akzeptieren, evtl. im Gehen essen lassen oder Essen mit den Fingern akzeptieren • Geeignete Tischpartner finden
41. Schluckstörungen Gefahr der Aspiration besteht Ursachen können sein: Zungenmuskellähmung infolge eines Schlaganfalls, Facialisparese • Kl. kaut / schluckt hastig • Kl. kaut kaum • Beim Essen gibt es kaum Schluckreize • Kl. akzeptiert Hilfestellung durch PK • Kl. ist motiviert, zu essen, möchte Schwierigkeiten bewältigen können • Genaue Ursache ist bekannt	• Kl. nimmt ausreichend Nahrung und Flüssigkeit zu sich *(genau definieren)* • Ursachen sind bekannt • Gefahr einer Aspiration ist rechtzeitig erkannt • Schluckstörungen sind rechtzeitig erkannt • Kl. akzeptiert Hilfe durch PK	• Mit Hausarzt über Ursachen sprechen • Ergotherapie bzgl. Therapiemöglichkeiten und evtl. Hilfsmittel sprechen, anwenden • Während der Mahlzeit Kl. in eine aufrechte Haltung bringen, sodass er besser essen kann, die Nahrung aber auch sieht. Beim Kl. bleiben • Kostform der Schluckfähigkeit anpassen, z. B. passiert, kleingeschnitten, gerieben (gabelweich). Krümel durch dünnen Fettaufstrich binden (zu flüssige Kost kann bei Senioren zu Schluckstörungen führen) • Während der Mahlzeit auf eine entspannte Atmosphäre achten, diese durch Bezugspersonen verbessern. Ruhe ausstrahlen und vermitteln • Nahrungstemperatur kontrollieren • Information und Anleitung zum richtigen Kauen. Kl. für seine Versuche loben • Evtl. Essen reichen *(Häufigkeit angeben)* • Auf ausreichende Funktionalität der Zähne / des Gebisses achten

Pflegerische Ist-Situation	Ziel- oder Lösungssituation	Maßnahmen
42. Unzufriedenheit mit Essen • Kl. äußert verbal/nonverbal Unzufriedenheit mit • dem Essen, »es schmecke nicht« • Kl. ist motiviert, an der Speiseplangestaltung mitzuwirken, beim Kochen mitzutun etc. • Kl. spricht über seinen Unzufriedenheitsgefühle • Kl. isst gerne in Gegenwart anderer/alleine • Kl. teilt sich mit • Kl. isst selbstständig/unter Anleitung etc.	• Ursachen sind bekannt • Kl. äußert eigene Bedürfnisse • Kl. erkennt Möglichkeiten, die Situation zu ändern • Kl. ist mit dem Essen zufrieden • Kl. ist motiviert, an der Speiseplangestaltung mitzuwirken, beim Kochen mitzuhelfen	• Biografie/Ursachen erfragen und berücksichtigen • Kl. in Akutsituation nicht widersprechen, eher das Thema »Ärger« oder »Schlechtes Essen« validierend aufgreifen • Mitarbeit in Kochgruppe o. ä. anbieten • Kl. die Mahlzeiten weitgehend selbst zubereiten lassen, wenn Hilfe notwendig, dann eher unauffällig leisten • Bei Bedarf Kl. im eigenen Zimmer essen lassen (geschützter Raum, größere Intimsphäre)
43. Diätkost, Nichteinhaltung • Kl. hält sich nicht Diabetesdiät • Kl. zeigt in Beratungsgesprächen kein Verständnis/Interesse/etc. für Diätkost • Kl. isst mehrmals tgl. nebenbei (benennen) • Kl. kennt Frühwarnzeichen für entgleisenden Blutzucker	• Kl. versteht den Sinn der Diät • Kl. schätzt bei regelmäßigen Zwischenmahlzeiten sein Hungergefühl ein • Kl. hält vorgeschriebene, abwechslungsreiche Diät ein	• Beratungsgespräch über Diät, Möglichkeiten der Ernährung und Zusammenhang mit Blutzuckerwerten *(Person angeben)* • Abwechslungsreiche Mahlzeiten anbieten *(Art, Häufigkeit und Zeitpunkt benennen)* • Beratungsgespräch über Frühwarnzeichen der Diabetesentgleisung führen *(Person angeben)* • Mit Kl. gemeinsam einen Speiseplan erstellen • Hausarzt informieren (bei Bedarf)
44. Nahrungsaufnahme, Ablehnung Ursache: z. B.: beim Wunsch zu sterben • Kl. lehnt Mahlzeiten verbal/nonverbal ab • Kl. isst ø ... Kalorien/Eiweißmengen/Mahlzeiten tgl. • Kl. vertraut einigen Pflegekräfte • Kl. trinkt ... ml tgl. • Frühere Ernährungsgewohnheiten sind bekannt	• Kl. trinkt mindestens 1,5 Liter Flüssigkeit *(oder Menge individuell angeben)* • Kl. erhält Wunschkost • Kl. fühlt sich in seinen Wünschen respektiert	• Beratungsgespräch mit Bezugspflegekraft, Kl. Angehörigen, Hausarzt über Möglichkeiten • Hausarzt/Betreuer o. ä. akzeptieren diesen Zustand, geben dieses schriftlich an Pflegekraft • Wenn nicht, weitere Beratung mit Hausarzt über Alternativen in der Ernährung • Kl. auf Verhalten und mögliche Gründe hin beobachten • Nach Wunschkost fragen, diese ermöglichen. Rücksprache mit Küche. Viele, kleine appetitliche Mahlzeiten anbieten *(Häufigkeit, Art benennen)* • Biografische Besonderheiten berücksichtigen • Zustand und Verhalten akzeptieren • Flüssigkeit anreichen *(Menge, Häufigkeit angeben)* • Mundpflege, s. FEDL »Pflegen und Kleiden«

45. Verkennung und Horten von Lebensmitteln

Bedingt durch alte Gewohnheit und situative Desorientierung

- Kl. sammelt und hortet seit Jahren Lebensmittel, wobei er nicht mehr wahrzunehmen scheint, ob diese »verschimmelt« sind oder nicht. Nimmt von anderen Tellern, holt sich Essensreste aus Mülleimern und sammelt diese oder nimmt sie mit nach Hause
- Gefahr der Vergiftung

- Kl. fühlt sich sicher und hat das Gefühl, für Notzeiten vorgesorgt zu haben - Kl. nimmt unterstützende Hilfe von Mitarbeitern an - Kl. stehen ausreichend Nahrungsmittel zur Verfügung - Kl. weiß, wo er etwas zu essen bekommen kann	- Kl. während der Mahlzeiten anleiten, sodass Kl. nicht dazu kommt, von anderen Tellern zu essen - Kl. für die Handtasche und auch an anderen Plätzen trockene, evtl. gut verpackte (z. B. eingeschweißte) Nahrungsmittel zur Verfügung stellen - Schränke etc. zugänglich machen, sodass dort gesammelt und nachguckt werden kann - Beim Sammeln von Nahrungsmitteln nicht korrigierend eingreifen, evtl. gemeinsames Sortieren anbieten. Dabei freundlich auf die evtl. »vergammelten« Nahrungsmittel hinweisen. Werden diese aussortiert, Ersatz anbieten - Enge Absprache über die Situation mit den Angehörigen, sodass keine Scham entsteht

46. Unruhe bei der Nahrungsaufnahme

- Kl. isst mundgerecht vorbereitet Nahrung selbst
- Kl. isst von seinem und von anderen Tellern
- Kl. bevorzugt das Essen im Stehen, setzt sich auch bei Anleitung selten zum Essen hin, steht nach 1–2 Min. wieder auf
- Kl. isst gerne mit den Fingern, verwendet Essbesteck selten, wenn dann unsachgemäß
- Andere Kl. fühlen sich dadurch gestört, nutzen Alternativen nicht (z. B. andere Sitzplätze)
- Kl. reagiert bei Anleitung mit verbaler Abwehr, Ablehnung
- Guter Ernährungszustand (BMI: …)

- Ernährungszustand bleibt bei BMI … - Kl. isst weiter mundgerecht vorbereitet Nahrung - Kl. verwendet Essbesteck sinngemäß - Andere Kl. haben Verständnis, sind über Gründe für das Verhalten informiert, nutzen Alternativen	- 3 x tgl. Hauptmahlzeit, 2 x tgl. Zwischenmahlzeiten mundgerecht vorbereiten - Kl. zum Tisch geleiten, zum Sitzen bitten/anleiten, Aufstehen akzeptieren - Umgang mit Essbesteck zeigen, evtl. dabei selber essen und Beispiel sein - Andere Kl., die sich gestört fühlen, in einem Vier-Augengespräch informieren (Person benennen) - 1 x mtl. wiegen, BMI feststellen

Pflegerische Ist-Situation	Ziel- oder Lösungssituation	Maßnahmen
47. Ausspucken angereichter Flüssigkeit • Kl. spuckt beim Anreichen von Flüssigkeiten, z. B. Saft, diesen häufig wieder aus • Kl. drückt beim anreichen von Flüssigkeiten die fest Lippen fest zusammen o. ä. • Kl. wehrt mit der Hand ab, wenn Flüssigkeit durch PK angereicht wird • Lieblingsgetränke sind bekannt	• Geeignete Trinkgefäße sind gefunden • Kl. erkennt Vorgang des Trinkens • Kl. fühlt sich in seinen Wünschen respektiert • Trinkmenge tgl. bei … ml	• Hausarzt informieren • Maßnahmen, siehe oben • Kl. nach Beweggründen fragen. Wenn diese nicht geäußert werden: Verhalten von Kl. in Zusammenhang mit Trinken, Getränkeart, Verhalten der PK bringen • Nach geeigneten Trinkgefäßen suchen (nicht alle Kl. möchten aus einem Schnabelbecher trinken. Manche bevorzugen z. B. alte Porzelantassen, Sammeltassen; Strohhalm etc.) • Flüssigkeitseinfuhr mit Menge, Zeitpunkt, Getränk und Trinkverhalten des Kl. dokumentieren • Information über Wichtigkeit der Flüssigkeitsaufnahme, evtl. häufiger, z. B. 1 x wchtl. wiederholen. Konsequenzen aufzeigen • Frühere Trinkgewohnheiten erfragen und berücksichtigen, incl. Lieblingsgetränken • Mit Bezugspersonen gemeinsam Trinkpausen durchführen
48. Nahrungssammeln in den Wangentaschen Möglich bei: Kl. mit Schlaganfall, Parkinson-Syndrom, Bewusstseinsstörungen • Kl. sammelt bei/nach Mahlzeiten Nahrung in den Wangentaschen • Schiebt diese anschließend hin und her, oder kaut darauf herum • Kl. lässt Mundpflege nach den Mahlzeiten zu/führt diese unter Anleitung durch	• Komplikationen werden rechtzeitig erkannt und verhindert • Kl. lässt Mundpflege nach den Mahlzeiten zu • Kl. entwickelt ein Gefühl für die Wangentaschen	• PK oder Ergotherapeut führt Esstraining durch • Kl. wird angeleitet, die Speisen aus den Wangentaschen zu entfernen bzw. sie dort wahrzunehmen • Kl. bei der Nahrungsaufnahme Zeit geben, den Mund erst wieder füllen lassen, wenn er leer ist • Mit dem Finger von außen die Wangentaschen leer streichen, nach der Mahlzeit, oder dabei (situationsabhängig) • Logopädieverordnung

	Ziele	Maßnahmen
49. Mangelernährung Ursache: mangelnde Motivation • Kl. möchte lt. eigener Aussage wenig oder gar nicht essen. Isst ganz gern mal Torte • Kl. isst wenig: Frühstück: halbe Scheibe Weißbrot, oder kleine Milchsuppe • Mittags: meist viertel bis halbe Portion • Abends: ¾ bis ganze Portion • Kl. mag Milchsuppen, sonst noch keine Vorlieben bekannt • BMI bei 18,9, drastische Gewichtsabnahme • Kl. bekam die letzte Zeit 3 hochkalorische Mahlzeiten am Tag • Kl. geht zu allen Mahlzeiten in den Speisesaal, isst dann mundgerecht vorbereitete Nahrung	• Kl. hat wieder Genuss am Essen • Kl. erlebt, dass Wunschkost tatsächlich möglich ist • Kl. bereitet die Nahrung selber mundgerecht vor	• PK spricht PDL an, diese informiert Küche über Formen und Notwendigkeit der Wunschkost für Kl. • Verantwortliche PK spricht mit Hausarzt über Ernährungssituation und Trinken, ebenso Infogespräch mit Kl. und Angehörigen • Zu allen Mahlzeiten Kl. nach Wünschen fragen. • Umstellung der Ernährungsform auf »Selber vorbereiten« • Bereitstellen von 3 Hauptmahlzeiten und 3 Zwischenmahlzeiten sowie 3 hauseigenen Energiedrinks
50. Mangelernährung und Flüssigkeitsdefizit Ursache: Kl. trinkt nicht von sich aus, hält Becher nur, wenn PK diesen auch hält. Trinkt in kleinen Schlucken, trinkt ø 1,5 Liter unter Anleitung/bzw. Übernahme. • Kl. nimmt tendenziell ab (BMI 17,3), bekommt Optivit. War früher eher schlank • Kl. isst auch mundgerecht zubereitete Nahrung nicht selber, akzeptiert Anreichen • Kl. isst vorgegebene Portion auf • Kl. mag Süßspeisen, isst gern Milchreis	• Gewichtszunahme 2 kg/Monat • Kl. akzeptiert weiterhin das Anreichen durch PK • Kl. bekommt ... Kalorien tgl.	• PK spricht mit Koch über spezielle Diät, um Kalorienzufuhr zu erhöhen • Kl. bekommt 3 x tgl. eine Hauptmahlzeit und 2 Zwischenmahlzeiten komplett vorbereitet und angereicht • 3 x tgl. Optivitgabe durch PK • Bei jeder Mahlzeit darauf achten, wie die Kalorien- und Eiweißzufuhr gesteigert werden kann • Tagsüber alle Viertelstunde (und nachts bei allen Kontrollgängen) Anreichen eines Getränkes, in kleinen Schlucken trinken lassen (evtl. Milchsuppen und Wackelpudding zwischendurch reichen)

Pflegerische Ist-Situation	Ziel- oder Lösungssituation	Maßnahmen
51. Gefahr der Mangelernährung und Flüssigkeitsdefizit Ursache: mangelnde Motivation, ausgeprägter Schlankheitswunsch, lange Gewohnheit • BMI liegt bei … • Kl. äußert keinen Appetit • Kachexie trotz Zusatzkost mit Gewichtszunahme • Speziell das Mittagessen wird massiv abgelehnt, Kl. isst nur 1 bis 2 Löffelchen • Kl. akzeptiert gern Süßes, auch zum Frühstück und zum Abendbrot • Kl. möchte Essen nicht angereicht bekommen, schlägt sonst, äußert sich verbal • Kl. isst mundgerecht vorbereitete Nahrung unter Anleitung selber, in sehr kleinen Portionen • Kl. zeigt keine Einsicht kachektisch zu sein • Hausarzt: »Ja, so war er früher schon«. • Trinkmenge meist weniger als 1 Liter, trinkt schluckweise • Kl. isst gern in Gesellschaft	• Gewicht bleibt bzw. steigt pro Monat um 500 Gramm • BMI bei … • Trinkmenge tgl. 1 Liter und mehr • Kl. isst weiterhin mundgerecht vorbereitete Nahrung • Kl. bekommt tgl. … kcal. und … Eiweißportionen • Hausarzt verantwortet derzeitige Ernährungssituation mit	• Nahrung generell weich anbieten, nicht passiert. Kl. legt sonst Gebiss beiseite • Portionen sehr klein anbieten • Tgl. 3 x Haupt- sowie 3 Zwischenmahlzeiten anbieten sowie Kleinigkeiten zwischendurch (Banane, Milchsuppe, Joghurt, Kekse). Mahlzeiten bereitstellen, dann aus einer Distanz von ca. 3 bis 4 Metern verbal anleiten, mit der Aufmerksamkeit beim Kl. sein. Motivieren und anleiten zu den Mahlzeiten, • Über den Tag verteilt 2 x tgl. hochkalorische Getränke (800 kcal) anbieten (Ressource), 3 x tgl. Optivit • Tagsüber halbstündlich ans Trinken erinnern, Glas mit Strohhalm anbieten • Mehrfach tgl. für die derzeitige »Gute Figur« loben • Kl. zu allen 4 Mahlzeiten in Rollstuhl setzen und in Speisesaal bringen (Geselligkeit!) • Hausarzt attestiert schriftlich den erlaubten Level der Ernährung, damit die biografische Situation des Kl. einbezogen werden kann

248

5.7 »Ausscheidung«

Die Art und Weise der Ausscheidung ist entscheidend für das physische und psychische Wohlbefinden. Die eigene Toilette, das eigene Bad, bietet Schutz beim Ausscheiden und ist individuell eingerichtet. So individuell der Mensch, so individuell sein Toilettengang: da wird gelesen oder sogar gesungen; einige rauchen vorher eine Zigarette, andere trinken eine Tasse Kaffee. In vielen Familien oder Gruppen, wo Menschen zusammen leben, bleibt die Toilettentür verschlossen, bei einigen ist sie offen. Der Bereich der Ausscheidung ist in der modernen Gesellschaft stark tabuisiert.

Im pflegerischen Umgang sind unterschiedliche Beobachtungen bezüglich einer versteckten Ausscheidungseinschränkung oder -unsicherheit zu machen. So finden sich z. B. Urinflecken in der Bettwäsche oder auf der Kleidung, es gibt einen »heimlichen« Gebrauch von Vorlagen (die teilweise aus Handtüchern, Taschentüchern etc. selbst erstellt werden), ständige Benutzung von Damenbinden, Verstecken von verschmutzter Unterwäsche mit dazugehörendem Verleugnen sowie Uringeruch und Schutz der Intimsphäre, indem die Unterstützung durch die Pflegpersonen abgelehnt wird.

Störungen im Bereich der Ausscheidungen werden als sehr weitreichend empfunden. Bei einer krankhaften Veränderung oder auch nur bei Unpässlichkeiten treten nicht nur körperliches Unbehagen auf, sondern auch Auswirkungen auf das Trink- und Essverhalten. Der Bereich der Ausscheidung ist ein höchst sensibler Bereich, indem die Pflegekraft viele Menschen berührt, ihnen Unterstützung gibt, aber auch massiv deren Schamgrenze und Schutzatmosphäre verletzen kann.

Es ist nicht jedermanns Sache, wenn er bei einem Klinikaufenthalt im Beisein seiner Mitpatienten das Steckbecken verwendet oder auch nur morgens nach seinem Stuhlgang gefragt wird. Da findet eine Kontrolle darüber statt, wer wann wie viel abgeführt hat. Es wird darüber in der Pflegedokumentation »Buch geführt«. Altenheimbewohner erleben oftmals die Ausscheidungsvorgänge der anderen gezwungenermaßen mit.

Hinzu kommt, dass wenige über eine eigene Toilette verfügen. Es gibt wenig individuelle Gestaltungsmöglichkeiten und die Gefahr, dass unverhofft jemand (Pflegekräfte, Reinigungskräfte oder andere Bewohner) hereinkommt, ist sehr groß. Viele ältere Menschen möchten Einschränkungen bei der Ausscheidung dadurch reduzieren, dass sie weniger Flüssigkeit zu sich nehmen. Darin liegt selbstverständlich eine große Gefahr. Es kann eine Exsikkose, eine Austrocknung des Organismus infolge einer negativen Flüssigkeitsbilanz auftreten.

Mit dem Expertenstandard »Förderung der Harnkontinenz« liegen neue Anforderungen für die tagtägliche Pflege dieses meist sehr eingefahrenen Bereichs vor. An erster Stelle steht die Einschätzung der Risikofaktoren für eine Harninkontinenz, dann die Beschreibung der möglichen Urininkontinenz sowie des Kontinenzprofils.

Unabhängig erreichte Kontinenz:
Kein unwillkürlicher Harnverlust
Keine personelle Unterstützung notwendig
Selbständige Durchführung von Maßnahmen

Abhängig erreichte Kontinenz:
Kein unwillkürlicher Harnverlust
Personelle Unterstützung bei der Durchführung von Maßnahmen notwendig

Unabhängig kompensierte Inkontinenz:
Unwillkürlicher Harnverlust
Keine personelle Unterstützung bei der Versorgung mit Hilfsmitteln

Abhängig kompensierte Inkontinenz:
Unwillkürlicher Harnverlust. Personelle Unterstützung bei der Inkontinenzversorgung ist notwendig

Nicht kompensierte Inkontinenz:
Unwillkürlicher Harnverlust
Personelle Unterstützung und therapeutische bzw. Versorgungsmaßnahmen werden nicht in Anspruch genommen (vgl. *Messer* 2007).

5.7.1 Aspekte der FEDL »Ausscheidung«

Zur FEDL gehört die geistige und körperliche Fähigkeit, die Ausscheidung selbstständig kontrollieren und realisieren zu können. In der Fähigkeit »Ausscheidung« wird folgendes berücksichtigt und gestaltet:

- Erfassung der Ausscheidungsgewohnheiten des Bewohners bzgl. Zeiten, Dauer des Toilettenganges, möglicher Rituale – Zigarette, Kaffee, Zeitung, Musik etc. – Hilfsmittel, unterstützender Medikamente. Hier wird auch beachtet, dass Toiletten als solche nicht für alle Bewohner zu erkennen sind.
- Beobachtung des genauen Grades von Kontinenz oder Inkontinenz (Urin und Stuhl) – auch in Absprache mit dem Hausarzt oder Urologen.
- Suche nach nach körperlichen Ursachen für die Inkontinenz, aber auch nach möglichen Ursachen im direkten Umfeld des Bewohners.
- Bereitstellung von geeigneten Pflegehilfen zur Bewältigung individueller Inkontinenzprobleme.
- Beobachtung von Menge, Rhythmus, Inkontinenz, Miktionsstörungen, Harnverhalten, Harnwegsinfektionen, Obstipation, Diarrhöe etc.
- Schaffung von förderlichen Rahmenbedingungen, in denen die Gewohnheiten und Förderungsmöglichkeiten der Ausscheidungsfähigkeiten von Bewohnern verbessert werden können.

Zur FEDL »Ausscheidung« gehören aber auch Auswurf von Sputum oder Erbrochenem, die Sekretion von Schweiß, Menstruationsflüssigkeiten oder die Ausscheidungen der Geschlechtsorgane.

5.7.2 Aspekte der Qualitätsentwicklung

- Sind die Ausscheidungsgewohnheiten der Bewohner bekannt?
- Ist den Pflegekräften bewusst, dass Ausscheiden mehr ist als Wasserlassen und Abführen? Beachten sie Aspekte wie Wohlbefinden, Entspannung, Anspannung, Körperkontrolle, Kontrollverlust, Abhängigkeit und Unabhängigkeit, das Gefühl hilflos und ausgeliefert zu sein, hygienische Aspekte, Schamgefühl, Peinlichkeit, das Gefühl zur Last zu fallen, Verletzung gesellschaftlicher Normen, Verletzung individueller Normen, Sexualität u.v.m.?
- Sind ausreichend Hilfsmittel zur individuell veränderten Ausscheidung vorhanden?
- Sind den Pflegekräften, Bewohnern und Angehörigen kontinenzfördernde Maßnahmen bekannt und werden sie angewandt?
- Ist den Pflegekräften der nationale Expertenstandard »Förderung der Harnkontinenz« mit seinen Konsequenzen bekannt, achtet das Management der Einrichtung auf die Ermöglichung?
- Sind die unterschiedlichen Formen von Inkontinenz bekannt und beim Bewohner richtig eingeschätzt bzw. diagnostiziert und werden aktuelle und fachlich einwandfreie Erkenntnisse adäquat umgesetzt?
- Ist den Pflegekräften bewusst, dass Ausscheidungsprobleme als Folge einer bestimmten Medikamenteneinnahme auftreten können (z. B. Diuretika, Antidepressiva, Hypnotika, Barbiturate, Antiparkinson-Mittel, Laxanzien, Herzmedikamente)?
- Werden Schamgrenzen der Bewohner wahrgenommen, beschrieben und in der Pflege respektiert?
- Werden Schamgrenzen der Pflegekräfte und/oder Angehörigen wahrgenommen, beschrieben (z. B. im Team besprochen) und in der Pflege respektiert?
- Wird die Fähigkeit, kontinent oder inkontinent zu sein, ausreichend erfasst und beschrieben?
- Werden Ausscheidungs- oder Miktionsprotokolle geführt?
- Sind Beckenbodentraining und andere kontinenzfördernde Maßnahmen bekannt und werden sie auch in den Alltag z. B. bei Sitzgymnastik etc. integriert?
- Sind die Toiletten durch entsprechende Symbole oder Hinweise leicht auffindbar?
- Können Bewohner ihre gewohnte Häufigkeit des Toilettenganges bzw. der Intimpflege beibehalten?
- Haben Bewohner die Möglichkeit bei der Unterstützung ihrer Ausscheidung, z. B. dem Versorgen mit Inkontinenzeinlagen, zwischen weiblichen und männlichen Pflegekräfte zu wählen?
- Sind die Pflegekräfte in der Lage, dem Bewohner genügend Zeit bei den Ausscheidungsvorgängen zu lassen?

5.7.3 Die FEDL »Ausscheidung« unter dem Aspekt derMDK-Begutachtungsrichtlinien

Die Leistungen bzgl. des Ausscheidens werden vier- bis sechsmal täglich angerechnet. Dazu gehören die Vorbereitung, wie z. B. der Weg zur Toilette, das Entkleiden und die Gestaltung des zeitlichen Rhythmus sowie die Durchführung und Nachbereitung, wie z. B. Intimhygiene, Bekleiden, Umgang mit Hilfsmitteln.

Werden in diesem Bereich aber mehr Leistungen erbracht, so sollte das mit Faktoren begründet werden: Entfernt sich ein z. B. unruhiger Demenzkranker während des Toilettenganges incl. Inkontinenzeinlagenwechsel mehrfach aus dem Badezimmer, so ist auch die Zeit des beruhigenden Gesprächs bzw. Zurückholens des Bewohners darzustellen.

Ist ein Bewohner Dauerausscheider oder zeichnet er sich durch häufigen Durchfall aus? Muss mit Inkontinenzeinlagen (Verstecken, Herausziehen, Zerpflücken, Ablehnung von Einlagen etc.) umgegangen werden? Dauert der Vorgang des Wasserlassens z. B. auf Grund eines Prostataleidens sehr lange, oder ist ein Inkontinenzeinlagenwechsel nur zu zweit möglich? Schmiert der Bewohner mit Stuhlgang, wird an anderen Plätzen als der Toilette uriniert?

Es sollte dargestellt werden:
- die Aufzählung der Hilfsmittel;
- die genaue Verwendung der Hilfsmittel (dabei muss z. B. unterschieden werden, ob es sich um eine Windelhose oder eine Inkontinenzein- oder vorlage handelt);
- die genaue Art der Versorgung oder Unterstützung: z. B. ob der Bewohner nachts zur Toilette oder auf den Nachtstuhl, der neben dem Bett steht, begleitet wird;
- die Häufigkeit der Versorgung/Unterstützung; z. B. bei Bewohnern, die sehr häufig auf die Toilette müssen oder wollen;
- eine genaue Unterscheidung in Unterstützung, Anleitung, Beaufsichtigung, teilweise Übernahme und vollständige Übernahme der Versorgung und Pflege.

Merkmale	Einstufung
Entscheidung und Realisierung der Ausscheidung erfolgt sicher und selbstständig.	selbstständig
Unterstützt selbstständig Miktion und/oder Defäkation durch Hilfsmittel wie z. B. Urinflasche/Steckbecken/Toilettenstuhl, regelmäßige Förderung der Ausscheidung wie z. B. Massage/manuelle Harnlösung, Katheterhygiene, Anus-praeter-Versorgung.	bedingt selbstständig
Braucht zur Ausscheidung zeit-/teilweise personelle Hilfe (z. B. bei der Handhabung der Hilfsmittel, Anleitung zum Kontinenztraining, Aufforderung zum Toilettengang), Intimhygiene muss teilweise (z. B. nach Stuhlgang) übernommen werden.	teilweise unselbstständig
Es ist eine ständige personelle Hilfe bei Miktion und/oder Defäkation erforderlich.	unselbstständig

Im pflegerischen Alltag gibt es eine Reihe von Maßnahmen, die häufig vorkommen. Auf sie wird in der folgenden Pflegeplanung nicht eigens eingegangen. Eine Übersicht mag hier genügen:

- Führen eines Miktionsprotokolls
- Durchführung von Toilettengängen, Toilettentraining nach den im Miktionsprotokoll als günstig angesehenen Zeit
- Bestimmung der Risikofaktoren für eine Harninkontinenz
- Ausstattung mit geeigneten Hilfsmitten
- Beratung der Kienten und ihrer primären Bezugspersonen
- Beobachtung des Auscheideverhaltens
- Genaue Diagnostik durch Fachärzte (Urologe/Gynäkologin)
- Auswahl von indviduell zu nutzenden Hilfsmitteln
- Nutzung biografisch relevanter Ausscheidehilfsmittel
- Angebot der Unterstützung
- Benennung, Zeigen der gewünschten Handlung
- Bestmmung eines Kontinenzprofils
- Abstimmung der Maßnahmen im interdisziplinären Team

5.7.4 Pflegeplanungsbeispiele

Pflegerische Ist-Situation	Ziel- oder Lösungssituation	Maßnahmen
1. Inkontinenz der Blase • Kl. nimmt die Inkontinenz wahr, schämt sich, äußert Angst • Kl. signalisiert Unsicherheit • Kl. nimmt volle Blase wahr • Kl. nimmt Unterstützung von PK an • Kl. scheidet z. T. noch auf der Toilette aus • Einlagen mehrfach tgl. nass	• Kl. nimmt Blasenmuskulatur wahr; hat Gefühl für die gefüllte Blase • Kl. akzeptiert Vor-/Einlagen • Kl. ist motiviert, Toilettengänge durchzuführen • Ausmaß der Inkontinenz/Kontinenzprofil ist bekannt • Kontinenzprofil:	• Genaue Diagnostik durch den Arzt, Miktionsprotokoll führen • Vertrauensvolle, evtl. gleichgeschlechtliche Bezugspflege • Beratungsgespräch bzgl. Inkontinenzhilfsmittel (z. B. Vorlagen, Kondomurinale),Umgang erklären, wenn notwendig – auch den evtl. pflegenden Angehörigen • Ausscheideverhalten beobachten, Miktionsprotokoll führen und auswerten • Erst dann unterstützen, wenn Kl. Hilfe wünscht • In der Nacht Ausscheidungshilfen wie z. B. Steckbecken, Nachtstuhl, Urinflasche bereithalten, beim Gebrauch unterstützen (*Häufigkeit und Zeitpunkt benennen*)
2. Eingeschränktes Ausscheiden, beginnende Inkontinenz Ursache: Überforderung, da die situative Orientierung eingeschränkt ist • Kl. hält über mehrere Stunden den Urin zurück, äußert seit kurzem Überforderung bei den Toilettengängen. • Toilettengänge werden nicht ausreichend durchgeführt, z. B. ungünstige Verwendung der Inko-Einlagen, mehrfache Benutzung von Toilettenpapier und Inko-Einlagen. Unzureichende Intimhygiene nach Stuhlgangausscheidung • Insgesamt reißen die Handlungsabläufe zwischendurch ab • Kl. nimmt Hilfe an und signalisiert Harn- und Stuhldrang • Kl. trägt Tag und Nacht Einlagen, hat diese überwiegend akzeptiert. Wasserlassen und Stuhlausscheidung auf Toilette mit Erfolg	• Kl. bleibt weitgehend kontinent • Kontinenzprofil: … • Kl. geht mit Inkoversorgung praktikabel um, nutzt das Material für sich • Kl. nimmt bei Bedarf Hilfe an	• Miktionsprotokoll führen • Begleitung zu Toilettengängen tagsüber 8–9 x tgl. incl. Anleitung (verbal, nonverbal) und ggf. Unterstützung, Übernahme, incl. Intimpflege und Versorgung mit Inkontinenzeinlagen. Zeiten: Toilettengang ca. alle 2 Stunden, vor den Mahlzeiten und zur Mittagspause • Auf Anzeichen von bevorstehendem Harn- oder Stuhldrang achten, Weg zur Toilette zeigen, dableiben • Täglich den Umgang und den Zweck von Einlagen üben, ansprechen. Bei Abneigung in Ruhe lassen • Nachts 2–3 Toilettengänge anbieten oder auf Nachtstuhl hinweisen

3. Eingeschränktes Ausscheiden bei Harn- und Stuhlinkontinenz • Ursache in diesem Fall: situative Verkennung durch Demenzerkrankung • Kl. nimmt vermutlich (keine eigene Aussage dazu) die notwendige Ausscheidung wahr, erkennt oder findet die Toilette nicht • Kl. scheidet bevorzugt im Zimmer (z. B. Fußboden) aus • Verschmutzte Einlagen werden nicht zweckmäßig entsorgt (z. B. Toilette, Nachtschrank) • Kl. achtet darauf, dass das Bett trocken bleibt • Zum Teil lässt Kl. Urin auf der Toilette • Kl. akzeptiert Inkontinenzslips	• Kontinenzprofil: ... • Kl. nimmt weiterhin Ausscheidungen wahr • Kl. kennt Möglichkeiten, selber in angenehmer Weise auszuscheiden	• FD: 1. Toilettengang gegen 6.15 Uhr, Begleitung und Unterstützung, Vorlagenwechsel und Intimpflege • Danach stündlich Unterstützung beim Toilettengang durch PK (8 x FD, ca. 8 x SD) • Nachtdienst: 3 x Kontrolle. Ist Kl. wach, Unterstützung zum Toilettengang. Schläft Kl., schlafen lassen • Reinigung der Kl. und des Umfeldes bei Bedarf • Versorgung der Kl. mit Inkontinenzmaterial xY (10 x tgl., 2–3 x nachts)
4. Eingeschränktes Ausscheiden Ursachen: Inkontinenz und situative Verkennung • Kl. geht mehrfach tgl. allein zur Toilette, genaue Handlung/Ablauf unklar, da Kl. sie durchführt • Kl. entsorgt Inko-Materialien nicht sinngemäß • Bei Toilettengang mit Begleitung durch PK unterschiedlicher Erfolg beim Wasserlassen • Kl. nimmt Hilfe/Unterstützung von PK an • Vermehrte Harnausscheidung durch Diuretika	• Kl. geht weiterhin aktiv mit seiner Ausscheidung um • Kl. nimmt weiterhin Hilfe an • Kl. kennt Sinn und Zweck des Inko-Materials und Plätze zum Entsorgen • Komplikationen werden rechtzeitig erkannt	• Tagsüber: PK leiten an und unterstützen Kl. alle 2 Std. beim Toilettengang. Dabei Umgang mit Inko-Material zeigen, zur Verwendung anleiten. Mülleimer zeigen, Einlage selber entsorgen lassen • Nachts ebenso: Um ca. 23.45 Uhr und 5.30 Uhr • Versorgung mit ... Einlage • 1 x tgl. morgens auf Anzeichen von Austrocknung achten • 1 x wchtl. wiegen

Pflegerische Ist-Situation	Ziel- oder Lösungssituation	Maßnahmen
5. Geruchsbildung bei Inkontinenz • Kl. ist inkontinent • Starke Geruchsbildung • Kl. möchte Inkontinenz verheimlichen • Kl. versteckt z. B. nasse / dreckige Vorlagen, gibt dreckige Wäsche nicht heraus oder wäscht sie selber durch • Kl. spricht mit bestimmten PK über seine Gefühle / Sorgen • Kontinenz nimmt durch Toilettentraining zu • Beratungsgespräche führen abhängig von Tagesform und Person zu unterschiedlichen Erfolgen	• Körpergeruch normalisiert sich • Kl. akzeptiert Inkontinenz • Kl. kennt sich mit Hilfsmitteln aus und verwendet sie sachgemäß • Kl. nimmt Unterstützung an • Kl. fühlt sich akzeptiert	• Handeln des Kl. akzeptieren • Beratungsgespräch bzgl. Inkontinenzhilfsmittel (z. B. Vorlagen, Kondomurinale, Nachtstuhl, Urinflaschen etc.). Umgang erklären und das Passende auswählen. Evtl. »guten, alten Nachttopf« einsetzen • Kl. unterstützen (verbal und nonverbal), damit andere Kl. (und Mitarbeiter) nicht von seiner Inkontinenz erfahren • Im Gespräch frühere Ausscheidegewohnheiten ermitteln und berücksichtigen • PK leiten an und unterstützen Kl. tagsüber alle 2 Std. beim Toilettengang, nachts 2–3 x. Umgang mit Inko-Material zeigen, zur Verwendung anleiten • Anschließend Intimpflege anbieten, anleiten, ggf. unterstützen • Wenn Kl. die Intimpflege und das rechtzeitige Wechseln der Inkontinenzeinlagen ablehnt, evtl. die Versorgung auf ein für beide Seiten akzeptables Maß zurückschrauben
6. Eingeschränktes Ausscheiden Ursache: Bewegungseinschränkung • Kl. ist harnkontinent, nässt aber infolge eingeschränkter Mobilität (z. B. durch Gelenkrheuma) ein, erreicht Toilette nicht rechtzeitig • Kl. holt b. B. Hilfe per Klingel / Notruf • Kl. ist motiviert, den Zustand zu verbessern • Kl. akzeptiert Vorlage zur Sicherheit, diese ist mehrfach tgl. nass	• Kl. nimmt weiterhin den Harndrang wahr • Kl. ist ausreichend mobilisiert / schmerzfrei • Kl. lässt auf Toilette o. ä. Wasser	• Ausscheideverhalten beobachten • Mit Ergotherapie über den Einsatz geeigneter Hilfsmittel sprechen, sonst selber auswählen, mit Kl. ausprobieren • Durch Bewegungsübungen, evtl. Krankengymnastik, Bewegungsfähigkeit verbessern • PK leiten an und unterstützen Kl. alle 2 Std. beim Toilettengang, incl. Unterstützung beim Vorlagenwechsel. Dabei Umgang mit Inko-Material aufzeigen • Nachts Begleitung wie oben: Um ca. 22.30 Uhr und 4.30 Uhr. Toilette oder Nachtstuhl, Steckbecken • Klingel immer in Reichweite legen • Genaues Dokumentieren von Rhythmus, Tageszeit etc. und Häufigkeit und Art der Hilfestellung
7. Eingeschränktes Ausscheiden bei häufigem Harndrang • Kl. klingelt (oder ruft) wegen Harndrang, z. T. alle 15 Min. • Kl. in der Gegenwart anderer Personen ruhiger • Kl. ist kontinent • Kl. bleibt kontinent	• Kl. akzeptiert einen Toilettengang in längeren Intervallen (bitte genau angeben: z. B. 2–3 stündlich) • Kl. fühlt sich ernst genommen und akzeptiert • Kl. klingelt / ruft seltener	• Kl. festes, regelmäßiges Toilettentraining anbieten • Kl. in die Nähe von anderen Kl. bringen • Ursachenabklärung durch Arzt • Andere Bedürfnisse des Kl. erfragen, beobachten und wenn möglich befriedigen • Kl. Zuwendung vermitteln, ihm auch während der Versorgung Körperkontakt geben, sofern gewünscht • Miktionsprotoll führen • Leistungen und Verlauf dokumentieren

8. Toilettengänge werden vermieden • Kl. vermeidet Toilettengänge, da Toilette als • ungemütlich, unangenehm, kalt o. ä. empfunden wird • Kl. hilft sich mit Eimer, Nachttopf o. ä. • Kl. ist kontinent • Kl. äußert seine konkreten Wünsche/Vorstellungen	• Kl. benutzt Toilette, fühlt sich dort wohl • Ungestörter Toilettengang	• PK achtet darauf, dass die Toilette angenehm und gemütlich gestaltet ist • Biografische Gewohnheiten berücksichtigen • Warme Raumtemperatur herstellen • Tür evtl. abschließbar, sodass ungestörter Toilettengang möglich ist
9. Stressinkontinenz / Belastungsinkontinenz Anfänglich evtl. nur tröpfchenweiser Verlust von Harn beim Lachen, Husten, Niesen, und Lasten heben bis hin zur kompletten Blasenentleerung bei Druckerhöhungen im Bauchraum Mögliche Ursachen: Schwäche der Beckenbodenmuskulatur als Folge von z. B. schweren Geburten oder Übergewicht, Senkung der weiblichen inneren Genitale, Östrogenmangel in den Wechseljahren, evtl. nach Prostata-OP • Kl. scheidet beim Aufstehen und anderen Belastungen Urin aus • Kl. bemerkt dieses • Kl. akzeptiert die Situation • Kl. ist motiviert, die Situation zu verändern • Kl. lebt schon lange mit der Situation und hat bestimmte Formen der Selbstpflege entwickelt • Kl. ist motiviert an Blasentraining mitzumachen	• Kl. ist über Ursachen und Möglichkeiten informiert • Kl. nimmt Blasenmuskulatur wahr. • Kl. führt Beckenbodentraining regelmäßig durch. • Blasenmuskulatur ist gekräftigt • Kl. fühlt sich sauber und gepflegt	• Übungen zum Beckenbodentraining zeigen und Kl. ermuntern, diese min. 3x tgl. 10 Minuten durchzuführen • Elektrostimulation – Ziel ist die Verstärkung reflektorischer Muskelkontraktionen des Beckenbodens in Kombination mit Beckenbodengymnastik. Elektroden können vaginal oder rektal eingeführt werden. Wenn Frauen kein Gespür für den Beckenboden haben, lernen sie, die kontraktionsfähige Muskulatur zu empfinden. Elektrostimulation wird dann mit Beckenbodengymnastik kombiniert. Mit Urologen/Gynäkologen absprechen • In Absprache mit Hausarzt/Gynäkologen/Urologen Möglichkeit der Operation erwägen • Östrogentherapie nach ärztl. Anordnung. • Beratungsgespräch über Hilfsmitteleinsatz, verschiedene Möglichkeiten aufführen, Unterstützung geben • Beobachten der Inkontinenz bzgl. Ausprägung: 1. Bauchpresse, Husten, Heben; 2. Gehen und leichte Belastung; 3. Spontan; 4. Im Liegen • Verlauf dokumentieren

Pflegerische Ist-Situation	Ziel- oder Lösungssituation	Maßnahmen
11. Dranginkontinenz (motorisch und sensorisch) **Motorische Dranginkontinenz** (Störungen der Zentralen Steuerung z. B. bei degenerativen Erkrankungen des ZNS, Demenz, Morbus Alzheimer, Medikamenteneinnahme, wie z. B. Barbiturate, Tumore, Prostatavergrößerung, körperlicher Belastung, psychischer Belastung) **Sensorische Dranginkontinenz** (Blasenerkrankungen wie z. B. Zystitis, Steine, Tumore, Angst, Diuretica, Kaffee, Schwarztee, Alkohol, Atrophie von Blase und Urethra durch Oestrogenmangel, chronische Entzündungen) • Kl. lässt häufig (unfreiwillig) Wasser • Kl. schätzt die Situation richtig ein • Kl. geht mit Hilfsmitteln, wie z. B. Vorlagen, um, dadurch Teilnahme am gesellschaftlichen Leben möglich	• Kl. akzeptiert die Inkontinenz • Kl. schätzt die Situation richtig ein • Fassungsvermögen der Blase ist vergrößert • Kl. findet Rhythmus der regelmäßigen Blasenentleerung • Genaue Diagnostik findet statt	• Einfühlsam mit Kl. umgehen • Beobachten des Urinabgangs bzgl. der möglichen Auslöser: Hautberührung, psychische Belastung, rezidivierende Blasenentzündungen **Pflege bei sensorischer Dranginkontinenz:** • Kl. 2 Liter trinken lassen (kein Kaffee, Tee oder Alkohol) • Für regelmäßige Blasenentleerungen sorgen. Intervalle immer größer werden lassen. Toilettengänge zu festen Zeiten durchführen (*Zeiten, Häufigkeit, Art der Maßnahmen benennen*) • Hilfsmittel wie Nachtstuhl immer in Reichweite stellen • Beratung bzgl. Inkontinenz-Einlagen und Versorgung/Unterstützung damit • Kl. zur Intimpflege anregen, anleiten, ggf. durchführen (Pflegestandard) • Kl. zum Beckenbodentraining anregen/anleiten/motivieren **Pflege bei motorischer Dranginkontinenz:** • Abends das Trinken einschränken (kein Kaffee, Tee oder Alkohol) • Für regelmäßige Blasenentleerungen sorgen (*Zeiten, Häufigkeit und Art der Maßnahme benennen*) • Hilfsmittel in Reichweite halten und ggf. reichen • Leicht zu öffnende Kleidung anbieten • Kl. mit passenden Inkontinenz-Einlagen versorgen (so klein wie möglich), häufig wechseln • Wenn möglich beruhigende Medikamente verringern • Diuretikagabe nur morgens (in Absprache mit Hausarzt) • Wahrung der Intimsphäre • PK achten darauf, dass die Toilette freundlich und angenehm gestaltet ist • Verlauf und Besonderheiten dokumentieren
12. Neurogene Blasenfunktionsstörung Ursachen: z. B. Unterbrechung der überleitenden Nervenbahnen zum Gehirn, z. B. Rückenmark bei Querschnittslähmung, MS, Tumor, Bandscheibenvorfall • Kl. hat eine unfreiwillige reflektorische Blasenentleerung meist ohne Harndrang, Blasenentleerungsstörungen	• Klarer Urin • Harnwegsinfekt wird rechtzeitig erkannt • Kl. hat festen, regelmäßigen Rhythmus bei der Blasenentleerung	• Miktionsprotokoll: Wie oft und nach welchem Getränk entleert sich wann die Blase? • Wenn möglich, regelmäßig die Ausscheidungsmenge messen • Restharn bestimmen lassen • Kl. ermuntern, 2 Liter Flüssigkeit zu sich zu nehmen (kein Kaffee, Tee oder Alkohol) • Wenn abzuschätzen ist, dass eine spontane Entleerung bevorsteht, Toilettengang mit Kl. durchführen

• KI. führt Blasentraining selber durch • KI. spürt den Harndrang und teilt das Bedürfnis mit • KI. versorgt sich mit Inkontinenzhilfsmitteln		• PK führen Klopftechnik durch: Mit den Fingerkuppen rhythmisch auf die untere Bauchregion klopfen. Auch leichtes Streicheln (Unterbauch, Oberschenkelinnenseite) sorgt für eine Blasenentleerung • Toilettentraining zu festen, regelmäßigen Zeiten (*Zeitpunkt, Art der Unterstützung und Häufigkeit benennen*) • Nach Absprache mit Arzt Einmalkatheterismus durchführen • Verlauf und Leistungen dokumentieren.
13. Chronisches Harnverhalten Ursachen hier: Nierenzellen CA, neuromuskuläre Störungen • KI. ist bei stündlichem Toilettengang tagsüber kontinent. Finden die Toilettengänge wg. Bewegungseinschränkung nicht rechtzeitig statt, verliert KI. Urin • Urin geht nicht spontan ab, KI. bleibt einige Minuten auf der Toilette sitzen • KI. sitzt gut auf einer Toilette mit Haltegriffen • KI. gibt tagsüber den notwendigen Zeitpunkt zum Ausscheiden an, d. h. verspürt Harndrang • Wasser trinken während des Toilettenganges unterstützt die Urinausscheidung	• KI. ist weiterhin kontinent • KI. schätzt Ausscheidungsfähigkeit korrekt ein • Toilettengänge sind weiter möglich	• Morgens nach dem Aufstehen Toilettengang ermöglichen. Begleitung zur Toilette. Beaufsichtigung während des Toilettengangs. Intimpflege nach Ausscheiden. Anlegen der Vorlage, Richten der Kleidung, Unterstützung beim Händewaschen • Alle weiteren Toilettengänge tagsüber zweistündlich • Während des Toilettenganges ein Glas Wasser anbieten • KI. für seine Ausdauer, die Toilettengänge immer wieder durchzuführen, loben • Nachts bei Bedarf Steckbecken reichen, meist 3 x; incl. Intimpflege und Vorlagenwechsel
14. Unsachgemäßer Gebrauch von Inkontinenzmaterial • KI. zieht Einlagen mehrfach tgl. aus der Hose heraus, nässt infolgedessen ein • KI. lässt auf der Toilette Wasser • KI. äußert bei Nachfragen Harndrang	• KI. versteht die Funktion der Einlagen und nutzt sie • KI. nimmt Hilfe an	• Beratungsgespräch zur Funktion von Einlagen, verschiedene Materialien, Vorrats- und Entsorgungsplätze ansprechen, anschließend ausprobieren. Evtl. auf Inkontinenz-Einlagen aus Stoff zurückgreifen • Evtl. sehr kleine Vorlagen verwenden, sodass sie bequem empfunden werden • KI. evtl. kurzfristig ohne Einlage lassen, damit er nasse Kleidung wahrnehmen kann und so klare Informationen über den Zusammenhang Harndrang – Wasserlassen erhält • Ruhig und liebevoll bleiben, auf keinen Fall mit dem KI. schimpfen • Im Bedarfsfall zur Verwendung der Inkontinenz-Einlagen anleiten/unterstützen oder teilweise durchführen (*Art, Zeitpunkt/Häufigkeit benennen*)

Pflegerische Ist-Situation	Ziel- oder Lösungssituation	Maßnahmen
15. Nasse Einlagen auf der Heizung • Kl. hängt nasse, benutzte, evtl. mit Wasser ausgespülte Einlagen, z. T. auch nasse Unterhosen auf die Heizung • Kl. ist mit dieser Tätigkeit beschäftigt • Kl. nutzt für das Abführen die Toilette	• Antriebe des Kl. sind bekannt • Keine Geruchsbelästigung • Kl. entdeckt Alternativen	• Verhalten und Regelmäßigkeit beobachten und dokumentieren. Beobachtung hinsichtlich biografischer Prägung / Gewohnheit • Ausreichend Inkontinenzeinlagen in Reich- oder Sichtweite zur Verfügung stellen, evtl. andere Inkontinenz-Einlagen (Stoff o. ä.) und Abwurfbehälter verwenden • Funktion der Einlagen im Bedarfsfall zeigen • Im Rahmen der Alltagsgestaltung und Beschäftigung eine wirklich sinnvolle Beschäftigung / Tätigkeit anbieten • Toilette eindeutig kenntlich machen
16. Harnwegsinfekt Meist bakteriell bedingte Entzündung der ableitenden Harnwege, evtl. Begleiterscheinungen wie z. B. Fieber, allgemeines Unwohlsein und Nierenlagerklopfschmerz. Häufig bei Frauen • Kl. kennt die Situation • Kl. ist bereit, Maßnahmen zur Heilung zu unternehmen bzw. unterstützen • Trinkmenge liegt bei … ml	• Gesundes Blasenmilieu • Schmerzen sind erträglich • Störungsfreies Wasserlassen • Komplikationen werden rechtzeitig erkannt	• Genaue Diagnostik durch den Arzt. Gabe der verordneten Medikamente (Urinprobe unter sterilen Bedingungen entnehmen) • Vitalzeichenkontrolle *(Häufigkeit / Art etc. benennen)* • Ausreichend hygienische Bedingungen schaffen, wie Schutzkittel, Mund- und Nasenschutz, Einmal-Handschuhe. Der Situation entsprechend anpassen • Lokale Wärme mittels Wärmflasche, warme Unterwäsche, feuchtwarme Wickel • Kl. motivieren, so viel wie möglich zu trinken, möglichst auch Blasen-Nierentee (Vorsicht bei zu hoher Flüssigkeitszufuhr bei Kl. mit Herzinsuffizienz – Arzt fragen!) • Aus- und Einfuhr bilanzieren • Öfter Ruhepausen einlegen, bei Bedarf Rückzug ins Bett • Urinkontrollen nach ärztl. Anordnung • Allgemeine Vitalzeichenkontrolle bei Bedarf • Kl. anregen, anleiten und motivieren, ein Toilettentraining durchzuführen, Zeiten dokumentieren

17. Gefahr der Blasenentzündung

Blaseninfektionen aufgrund mangelnder Abwehrschwäche oder reduziertem Allgemeinzustand, nicht fachgerechter Intimpflege, bei DK-Trägern, bei Kl. mit häufig kalten Füßen

- Kl. kennt und nutzt Maßnahmen der Selbstpflege
- Kl. akzeptiert Prophylaxen
- Kl. ist DK-Träger
- Kl. ist motiviert, viel zu trinken und lässt pflegerische Maßnahmen zu

- Intaktes Blasenmilieu
- Komplikationen werden rechtzeitig erkannt
- Kl. trifft Vorsorge- maßnahmen

- Flüssigkeitsaufnahme beachten, mind. 2 l tgl.
- Bilanzierungsbogen anlegen, evtl. Wunschgetränke anbieten (Vorsicht bei zu hoher Flüssigkeitszufuhr bei Kl. mit Herzinsuffizienz – Arzt fragen). Regelmäßig Früchte- oder Zinnkrauttees, verdünnte Obstsäfte, Mineralwasser oder stilles Wasser
- Auf Wärmezufuhr achten, ggf. warme Wickel, Wärmflasche
- Bei Trägern von Dauerkathetern gilt: *Verbindung zwischen Katheter und Urinauffangbeutel darf nur unter aseptischen Bedingungen geöffnet werden. Urinauffangbeutel muss immer unter Blasenniveau liegen. DK-Versorgung und Intimpflege nach Standard. Ggf. mit Hausarzt über Alternativen zum DK sprechen*
- 2 x tgl. Intimtoilette (Motivieren, Anleiten, Unterstützen, Durchführen) *(Häufigkeit und Art dokumentieren)*
- Bei jeder Miktion/Defäkation von der Schambeinregion (bei Frauen) in Richtung After mit Einmalwaschlappen zu wischen und mit Einmalhandtuch (z. B. Gästehandtuch) gründlich abtrocknen
- Hilfsmittel zum Ausscheiden in Reichweite stellen
- Urinausscheidung bzgl. Farbe, Geruch, Menge beobachten *(Dokumentieren)*

18. Tragen eines Dauerkatheters, Ablehnung

Nach Krankenhausaufenthalt oder nach ärztlicher Anordnung liegt eine Verord- nung für einen DK vor

- Kl. ist motiviert, ein Blasen-/Toiletten- training durchzuführen
- Kl. akzeptiert anderen Katheter (z. B. suprapubisch)

- Akzeptanz einer Operation oder eines suprapubischen Katheters
- Kl. fühlt sich in seinen Wünschen respektiert
- Verordnender Arzt entwickelt Alternativen

- Hilfestellungen in Ruhe und unter Wahrung der Intimsphäre durchführen
- Akzeptieren, dass der Kl. den Katheter ablehnt
- Beratungsgespräch bzgl. Erkrankung und Dauerkatheter, über Gründe, mögliche Ängste, Sorgen, Bedenken etc.
- Kl. durch Aufforderung zur Handreichung und Motivation in die Pflege des DK einbinden. Evtl. lässt sich so Scheu oder Berührungs- angst abbauen
- Gespräche mit Betroffenen anregen/ermöglichen
- Mit Hausarzt/Urologen über Alternativen sprechen; evtl. zweiten Arzt fragen
- DK-Pflege nach Standard
- Demonstrieren, dass geschlossenes Ableitungssystem von außen nicht sichtbar ist. Mögliche Befestigungen/Aufhängungsmöglich- keiten für den Urinbeutel ausprobieren
- Über Vorteile einer suprapubischen Harnableitung informieren
- Falls Kl. Eingriff ablehnt und eine Betreuung vorliegt, den Betreuer hinzuziehen
- Kl. durch eine entsprechende Gesprächsführung und Ausstrahlung, dass sein Gefühl vermitteln, dass er sehr ernst genommen wird

Pflegerische Ist-Situation	Ziel- oder Lösungssituation	Maßnahmen
19. Zystitisgefahr bei suprapubischem Blasenkatheter	• Klarer Urin • Gesunder Urinstatus • Kl. kennt Maßnahmen der Selbstpflege	• Beobachtung der Ausscheidungsmenge, der Urinbeschaffenheit, des Entleerungsverhaltens • Bilanzbogen führen • Ausfuhr dokumentieren, bei Verschlechterungen (Flocken, Blutbeimengungen, Geruch etc.) Hausarzt informieren • Geschlossenes Urinableitungssystem verwenden (bei Problemen mit der Verordnung durch den Urologen, unbedingt über die Vorteile wie Keimreduzierung und Wirtschaftlichkeit informieren) • Aseptischer Wechsel/Verbandwechsel, 1–2 x tgl., Desinfektion der Ableitung bis 10 cm vor der Hauteintrittsstelle
20. Obstipationsgefahr Ursachen: Colon CA, Divertikeln, Verwachsungen, nach OP, schmerzhaften Fissuren, Hämorrhoiden, falschen Essgewohnheiten, mangelndem Trinken, Schilddrüsenunterfunktion. Mangelhafter Wahrnehmung des Stuhldranges bei Demenz, Apoplex, Hirn- und Rückenmarksschädigung, diabetischer Neuropathie, Depression, Querschnittslähmung, Medikamentennebenwirkung. Situative Verstopfung wie z. B. reise-, ernährungsbedingte (Tee, Kakao) und emotionale Obstipation). Aus anerzogenem »Anstand«, wenn Pflegeperson daneben steht • Kl. hat eine verzögerte Darmentleerung, Stuhlfrequenz alle 3–4 Tage, harte Stuhlkonsistenz • Kl. ist bereit, geeignete Maßnahmen der Selbstpflege durchzuführen • Kl. führt eigene Toilettengänge durch • Kl. ist über eigene Stuhlganghäufigkeit informiert • Kl. äußert Stuhldrang rechtzeitig • Kl. kennt Ursache und Wirkung von Abführmitteln	• Weicher, wohlgeformter Stuhl • Alle 1–2 Tage ausreichende Darmentleerung • Kl. bleibt gelassen, wenn er jeden 2. oder 3. Tag abführt • Kl. trinkt 2 Liter Flüssigkeit pro Tag • Kl. führt Massage der Bauchdecke durch	• Auf ausreichende Flüssigkeitszufuhr (mindestens 2 l pro Tag) achten, Bilanzbogen anlegen • Als Zwischenmahlzeit Joghurt mit Weizenkleie oder Müsli mit Obst und Weizenkleie in der Küche bestellen, oder Leinsamen, Trockenobst, Sauerkrautsaft, Pampelmusensaft (s. Standard Obstipationsprophylaxe) • Kl. motivieren, sich so viel wie möglich zu bewegen • Darmmassage durchführen, dazu anleiten • Kolonmassage: Entlang des Verlaufs des Dickdarms wird, beginnend im rechten Unterbauch, mit massierenden Bewegungen die Darmtätigkeit gefördert. Sanfte drückende Bewegungen im linken Unterbauch können die Peristaltik anregen • Unbedingt Rücksprache mit dem Arzt, da die Verordnung eines stuhlerweichenden Medikamentes eine mögliche Verbesserung herbeiführt • Wenn möglich, Kl. sitzend auf der Toilette abführen lassen, evtl. die Arme über den Kopf heben lassen(so geht Stuhl besser ab) • Ggf. Unterstützung beim Toilettengang und der Intimpflege anbieten

21. Durchfall

Ursachen: z. B. Nebenwirkungen von Medikamenten, Angst bei Veränderungen, Magen-Darm-Infekt

• Ursachen sind bekannt	• Ursachenabklärung und evtl. Medikamentverordnung durch den Hausarzt
• Ausgewogene Versorgung mit Mineralien und Flüssigkeit	• Beobachtung der Stuhlqualität und -häufigkeit (Dokumentieren)
• Kl. führt dünnflüssig ab *(Toilette, Inkontinenzartikel benennen)*	• Flüssigkeitszufuhr: tgl. 2000 ml; s. Fedl »Essen und Trinken«
• Kl. fühlt sich wohl, nimmt am gewohnten Tagesablauf teil	• Evtl. Diät mit Nahrungsmitteln (z. B. Zwieback, Kräutertees)
• Körperliche Überforderung der Lebensqualität	• Evtl. Hilfsmittel wie Toilettenstuhl, Steckbecken anbieten, damit eine Ausscheidungsmöglichkeit schnell gegeben ist
• Kl. empfindet kaum Einschränkung der Lebensqualität	• Klingel in Reichweite, sodass schnelle Hilfe möglich ist
• Kl. nimmt Durchfallattacke rechtzeitig wahr	• Kl. bei der Ausscheidung (Intimpflege, Versorgung mit Inko-Material) anleiten, unterstützen, teilweise übernehmen *(Zeitpunkt, Häufigkeit und Umfang der Maßnahmen benennen)*
• Kl. akzeptiert evtl. kurzfristig Inkontinenzeinlagen	• Intimpflege und Hilfe beim Toilettengang nach Standard *(Häufigkeit dokumentieren)*
• Kl. holt rechtzeitig evtl. Hilfe	• Genaue Hautbeobachtung und Hautpflege
	• Auf einen geschützten Raum für Kl. achten
	• Bei Geruchsbelästigung des Raumes und des Kl. für eine ausreichende Lüftung und evtl. Aromatisierung des Raumes mit frischen Düften sorgen

22. Blähungen und Magenkrämpfen

Ursachen: z. B. blähende Nahrungsmittel, kohlensäurehaltige Getränken; auch Anzeichen einer Leberzirrhose oder Darmerkrankungen

• Komplikationen werden rechtzeitig erkannt	• Hausarzt informieren, seine Anordnungen ausführen
• Winde gehen ab	• Blähungslindernde Tees verabreichen
• Kl. fühlt sich wohl und ist schmerzfrei	• Kl. anregen, in kleinen Bissen zu essen und gut zu kauen (bei Bedarf)
• Kl. fühlt sich unwohl, äußert Blähungen und Unwohlsein	• Getränke ohne Kohlensäure verabreichen
• Auslösende Faktoren (z. B. bestimmte Nahrungsmittel) sind bekannt	• Kräutertees verabreichen (Anissamen, Fencheltee, Kümmeltee, Pfefferminz, Zimtnelke und Ingwer)
• Klient kennt Maßnahmen der Selbstpflege	• Wärmeanwendung wie z. B. feucht-heiße Bauchwickel (z. B. Kamille- oder Salzwasserzusatz)
	• Insgesamt für Wärmegefühl, z. B. Wärmflasche, sorgen
	• Verlauf und Besonderheiten dokumentieren

Pflegerische Ist-Situation	Ziel- oder Lösungssituation	Maßnahmen
23. Anus Praeter-Versorgung, eingeschränkt • Kl. hat einen **Anus praeter**, ist in der selbstständigen Versorgung eingeschränkt • Kl. akzeptiert die Situation • Haut am Darmausgang ist reizfrei / intakt	• Akzeptanz des Anus praeter • Sicherheit in der Versorgung • Komplikationen werden rechtzeitig erkannt	• Beratungsgespräch führen, Einfühlung und Respekt entgegenbringen. Versorgungsmöglichkeiten und Selbstpflegemöglichkeiten aufzeigen • Stomatherapeuten hinzuziehen • Wenn vom Kl. gewünscht, Kontakt zu Selbsthilfegruppe herstellen • Kl. in der Versorgung des Stomas so weit wie möglich anleiten; wenn nicht möglich, Versorgung durch PK • Auswahl eines geeigneten Versorgungssystems (gemeinsam mit Stomatherapeuten) • Hautbeachtung auf allergische Reaktionen, Pilzinfektionen, Nekrosen, Durchblutungsstörungen, Einziehung des Stomas, Vorfall, Stenose, Hernien sowie Beschaffenheit der Ausscheidung • Kleine Mahlzeiten reichen (5–6), keine blähenden Nahrungsmittel; zellulosereiche Nahrung wie z. B. Spargel, Trauben, Mandarinen, Pilze, Nüsse, etc. meiden • Wechsel des Stomabeutels wie folgt: – Kl. informieren, Hände desinfizieren, Handschuhe tragen. Kl. mit dem Oberkörper leicht hoch lagern, Utensilien und Abwurf bereitlegen – Kolostomiebeutel vorsichtig von oben nach unten lösen. Keinen Zug auf die Haut ausüben, nachlaufenden Stuhl mit Zellstoff aufnehmen. Beutel verwerfen – Illostomiebeutel öffnen, in Steckbecken oder Nierenschale abfließen lassen. Beutelausflussöffnung mit Kompresse und Desinfektionsmittel reinigen und wieder mit Klammer verschließen – Stomaumgebung grob mit Zellstoff von außen nach innen reinigen – Stomaumgebung mit Wasser und alkalifreier Waschlotion von außen nach innen reinigen, mit klarem Wasser nachreinigen – Stoma mit Kompressen und Wattestäbchen reinigen, trocknen, evtl. vorsichtig fönen. Stomafalten müssen trocken sein – Stoma und Umgebung inspizieren – Keine Öle, Äther, Alkohole oder Pflegeschaume zur Hautreinigung verwenden, da sie die Haut reizen – Evtl. Haare mit Einmalrasierer entfernen – Neuen Stomabeutel systemabhängig anbringen, mit Berater absprechen – Kl. evtl. mit Spiegel zuschauen lassen, so kann er lernen – Material entsorgen und Versorgung dokumentieren – Wahrung der Intimsphäre

Problem/Ressource	Ziel	Maßnahmen
24. Abführmittelmissbrauch • Kl. hat das/äußert das Bedürfnis, sehr häufig **Abführmittel** zu nehmen, obwohl er mindestens jeden zweiten Tag Stuhlgang hat • Evtl. werden Abführmittel gehortet und viele auf einmal genommen • Kl. ignoriert in Gesprächen evtl. die erfolgte Stuhlausscheidung • Kl. weiß um die Gefahr des Abführmittelmissbrauches	• Kl. nimmt wahr, dass er ausreichend Stuhlgang hat • Kl. ist über die Gefahr des Abführmittelmissbrauchs informiert • Kl. stimmt zu, dass er bei Bedarf Abführmittel nach ärztl. Anordnung erhält	• Mit Hausarzt über die Möglichkeit der Irrigation sprechen, um dem Kl. Zeiten der Kontinenz zu verschaffen • Ausscheidungsschema (Stuhlgang) mit Kl. führen • Beratungsgespräch über die Möglichkeiten der Selbstpflege, der Vor- und Nachteile von Abführmitteln, Alternativen zur Stuhlregulierung; evtl. mit Hausarzt gemeinsam
25. Selbstpflegedefizit Ausscheiden Ursache hier: Verkennung der Situation • Kl. sagt mehrfach tgl., er hätte keinen Stuhlgang gehabt, das WC in seinem Zimmer weist jedoch Stuhlspuren auf • Kl. verlangt vom PK Abführmittel (ca. 1–2 x tgl.), obwohl er abgeführt hat • Kl. bekommt nach ärztlicher Anordnung Abführmittel	• Kl. erkennt Sinn und Zweck der verordneten Abführmittel • Kl. weiß, dass er abgeführt hat	• Überwachung der Stuhlganghäufigkeit durch WC-Kontrolle (3 x tgl.) • Überwachung und Gabe des Abführmittels • Kl. im Bedarfsfall auf erfolgten Stuhlgang hinweisen, evtl. Spuren im WC zeigen
26. Schmerzhafte Hämorrhoiden • Kl. äußert schmerzhaftes Abführen oder Brennen und Jucken im Analbereich • Hämorrhoiden sind bei der Intimpflege (o. ä.) zu erkennen • Kl. hat regelmäßigen Stuhlgang (*Häufigkeit benennen*) • Kl. versorgt sich selbst mit Salben • Kl. nimmt Hilfe an	• Stuhlgang alle 1–2 Tage • Ausmaß der Erkrankung ist richtig eingeschätzt • Schmerzfreiheit • Kl. versorgt sich selber mit Salben o. ä. • Komplikationen werden rechtzeitig erkannt	• Arzt hinzuziehen und ärztl. Anordnungen durchführen • Ernährungsberatung bzgl. ballaststoffreicher Kost • Ballaststoffreiche Kost anbieten • Hämorrhoiden bzgl. Blutungen, Ausbildungen von Nekrosen und Ulzerationen beobachten • Obstipationsprophylaxe (*Art, Umfang, Häufigkeit benennen*) • Waschen der Analregion nach jedem Stuhlgang • Verabreichung von Salben. Kl. dabei unterstützen, diese selbst anzuwenden • Evtl. Sitzbäder mit Kamille • Kalte, feuchte Umschläge anbieten; mit Arzt abklären • Kl. zu Bewegung und Spaziergängen motivieren • Darauf achten, dass Kl. nicht zulange sitzt • Evtl. nach ärztl. Anordnung Schmerzmittelgabe vor dem Stuhlgang • Flüssigkeitszufuhr, s. FEDL »Essen und Trinken«

Pflegerische Ist-Situation	Ziel- oder Lösungssituation	Maßnahmen
27. Starke Verkotung / Stuhlgangschmieren Ursache hier: Situative Desorientierung bei Demenz • Kl. merkt, wenn Stuhlgang im Inko-Material ist, äußert sich verbal dazu nicht, auch nicht bei bevorstehender Darmentleerung • Kl. scheint sich unwohl zu fühlen, versucht mit den Händen, das Inko-Material zu entfernen; dabei werden Kl. und Umfeld mit Kot verschmiert	• Kl. kennt Zeichen, wie er sich verständlich machen kann (bei Stuhldrang) • PK bemerken Toilettenwunsch so schnell wie möglich • Wohlbefinden durch frische Inko-Einlagen • Wohlgeformter, täglicher Stuhlgang	• Kl., Ausscheideverhalten, Stuhlbeschaffenheit und -häufigkeit beobachten. Möglichkeiten zur Beschäftigung bei Bettlägerigkeit geben • Kl. morgens bei der Körperpflege auf den Toilettenstuhl setzen, bei Bedarf öfter am Tag, da bleiben • Wechsel der Inko-Einlage incl. Intimpflege: 3 x FD, 3x SD, 2 x Nacht • Mit Kl. bei jedem Kontakt die Klingel ausprobieren, ihm diese in die Hand geben, ggf. Glocke o. ä. verwenden
28. Kotsteine Ursache hier: Bewegungsmangel • Kl. führt dünnflüssig ab, nicht jeden Tag • Geringe Stuhlmengen werden ausgeschieden • Stuhlausscheidung im Inko-Material	• Wohlgeformter, fester Stuhlgang 1 x tgl. • Kl. ist schmerzfrei • Komplikationen werden rechtzeitig erkannt	• Hausarzt informieren, ärztliche Anordnungen ausführen • Ausreichend Flüssigkeit anbieten, anreichen. Ernährungsberatung bzgl. ballaststoffreicher Kost • Ballaststoffreiche Kost anbieten, s. FEDL »Essen und Trinken« • Nach ärztl. Anordnung Klistiere, Stuhlzäpfchen o. ä. verabreichen • Inkontinenzversorgung über 24 Stunden alle 2–2,5 Stunden incl. Intimpflege • Ausscheiden auf Steckbecken oder Toilettenstuhl ausprobieren. Verlauf und Ergebnis dokumentieren • Ausscheidungsprotokoll führen, Ausscheidungsverhalten beobachten und dokumentieren • Für ausreichend Bewegung und Aktivität sorgen (*Art, Ausmaß und Häufigkeit benennen*) • Digitales Ausräumen, wenn vorherige Maßnahmen erfolglos waren: – Abwurfsack, Zellstoff etc. bereitstellen – Kl. wird die linke Seite lagern. Fingerling wird über den Schutzhandschuh von Zeigefinger und Mittelfinger gestreift und mit Vaseline gleitfähig gemacht. Bei Hämorrhoiden wird nur ein Finger benutzt – Finger behutsam in den Anus einführen und die Darmwand zirkulär mit den Fingern stimulieren, um die Kotsteine zu lockern – Kot in kleinen Portionen entfernen. Kotballen mit Zellstoff vom Finger abstreifen – Häufig muss diese mehrmals wiederholt werden, bis auch der harte Kot aus den oberen Darmabschnitten ausgeräumt ist. – Anschließend Analbereich reinigen und Kl. bequem lagern – Leistung und Stuhlbeschaffenheit dokumentieren

Ambulante Pflege

29. Harninkontinenz bei Dauerkatheter

- Kl. spürt den Harndrang vermutlich nicht, äußert diesen nicht
- DK-Indikation bedingt durch Pilzbesiedlung im Intimbereich und geringes Vorlagenwechselintervall durch Angehörige
- Es gibt keine Hinweise dass Kl. sich von DK gestört fühlt
- Bisher keine negative Urinbeschaffenheit feststellbar
- Angehörig leert Urinbeutel mehrfach tgl. aus

Ziele	Maßnahmen
• Harninfektion ist vermieden • Gute Urinbeschaffenheit bleibt • Störungsfreier Urinabfluss • Tochter ist weiterhin in der Lage, Urinbeutel zu leeren	• Dauerkatheterpflege nach Standard, morgens und abends durch Pflegedienst • Angehörige erhält Anleitung und Beratung zur DK- Versorgung • Flüssigkeitsaufnahme steigern: Beratung der Angehörigen über Bilanzierung und Dokumentation sowie Notwendigkeit der Erhöhung der Flüssigkeit (bei jedem Einsatz) • DK-Wechsel durch PK alle 4 Wochen nach Standard

30. Leichte Tröpfcheninkontinenz

- Kl. geht allein zur Toilette (Tag und Nacht)
- Kl. möchte zur Sicherheit Vorlagen
- Kl. lässt einen Wechsel der Vorlage ausschließlich bei Durchfallerkrankungen zu. Keine nasse Kleidung
- Kl. meldet sich selber bei Verstopfung

Ziele	Maßnahmen
• Kl. fühlt sich sauber und gepflegt • Kl. geht weiterhin zur Toilette • Kl. geht weiterhin selber mit ihren Vorlagen um, entsorgt diese in Eimer • Kontinenzprofil: unabhängig erreichte Kontinenz	• Einmal tgl. Intimpflege im Bett (morgens) • 2 x tgl. Entsorgen der verwendeten Vorlagen, Eimer leeren • Nachts 3 x Unterstützung beim Toilettengang anbieten • Tagsüber ø 3 x pro Schicht Unterstützung beim Toilettengang anbieten

31. Leichte phasenweise Tröpfcheninkontinenz

- Kl. geht selber zur Toilette, trägt zur Sicherheit eine Vorlage
- Kl. nutzt nachts den Toilettenstuhl am Bett, leert ihn nicht selbst

Ziele	Maßnahmen
• Kl. geht weiterhin selber zur Toilette (tagsüber und nachts) • Kl. erfährt weiterhin Sicherheit durch das Tragen von Vorlagen • Kontinenzprofil: unabhängig erreichte Kontinenz/ unabhängig kompensierte Kontinenz	• 2 x tgl. (morgens und abends) Unterstützung und teilweise Übernahme des Vorlagenwechsels • Morgens Leeren und Wegräumen des Toilettenstuhls

Pflegerische Ist-Situation	Ziel- oder Lösungssituation	Maßnahmen
32. Obstipationsneigung • Kl. achtet auf Stuhlganghäufigkeit und Laxantiengabe • Kl. spricht Stuhlgangunregelmäßigkeiten an	• Obstipation ist vermieden • Kl. achtet selber auf Stuhlgangfrequenz und Medikation	• 3 x tgl. Gabe der ärztl. verordneten Abführmedikamente • Für Beratungsgespräche zur Verfügung stehen
33. Leichte Tröpfcheninkontinenz • Kl. geht allein zur Toilette (auch nachts), schafft es nicht immer schnell genug, verliert dann einige Tröpfchen in der Vorlage • Stuhlganghäufigkeit durchschnittlich alle 1 bis 2 Tage • Kl. trägt kleine Vorlagen (Tena Lady blau) • Ca. alle 2 Wochen findet sich morgens im Bett eine nasse Vorlage • Gepflegte Haut im Intimbereich • Wenn Kl. den Toilettengang allein durchführt, legt er die Vorlage verrutscht in die Hose, nimmt eine evtl. Feuchtigkeit der Vorlage nicht wahr	• Weiterhin gepflegter Intimbereich • Kl. geht weiterhin allein zur Toilette • Kl. nimmt Unterstützung z. B. bei der Vorlagenkorrektur durch PK an • Kontinenzprofil: unabhängig erreichte Kontinenz	• Kl. allein zur Toilette gehen lassen, Vorlage und richtigen Sitz beim Hochziehen der Kleidung achten. Häufigkeit: FD: 3 x, SD: 3 x, nachts: 3 x • Bei Bedarf Intimpflege durchführen, stehend vor dem Waschbecken • Stuhlganghäufigkeit beobachten (Spuren in der Toilette, Vorlage etc.)
34. Leichte Inkontinenz • Kl. vergisst vermutlich die Toilettengänge oder braucht sehr viel Zeit vom Wahrnehmen des Harndrangs bis zur Toilette • Tagsüber meist unabhängig erreichte Kontinenz, bzw. unabhängig kompensierte Inkontinenz • Seit dem Einzug ist Kl. in der Nacht leicht inkontinent, Vorlage nass. Mehrfach wchtl. auch tagsüber, beginnende nicht kompensierte Inkontinenz • Kl. geht dennoch tagsüber und nachts zur Toilette • Bisher keine Stuhlinkontinenz erkennbar	• Kl. geht weiterhin selber zur Toilette • Kl. akzeptiert weiterhin Vorlagen • Kl. ist mit Toilettentraining kontinent, hält dauerhaft unabhängig erreichte Kontinenz	• Beratung über evtl. dauerhafte Kontinenz, z. B. durch Hilfsmittel, Unterstützung durch PK. Beratung, wenn möglich, durch männl. PK • Ab heute pro Schicht 3 x Unterstützung bei den Toilettengängen (incl. evtl. Vorlagenwechsel) anbieten, Verhalten beobachten und dokumentieren • Nach der morgendlichen Körperpflege eine Vorlage anlegen. Ansonsten auf die Vorlagen im Badezimmer hinweisen

35. Obstipationsgefahr
Ursache hier: möglicherweise Nebenwirkung des Durogesic-Pflasters
- Kl. erhält laut ärztl. Anordnung tgl. Laxoberal
- Stuhlganghäufigkeit derzeit nicht erkennbar, da Kl. allein abführt

• Stuhlganghäufigkeit ist bekannt • Tgl. normal fester Stuhlgang (keine Obstipation)	• Während der Begleitung der Toilettengänge auf Stuhlgangfrequenz und -qualität achten • Tgl. nach Stuhlgang fragen, dokumentieren • Gabe der ärztl. verordneten Medikamente • Ballaststoffreiche Kost anbieten, Bewegungsförderung ermöglichen

36. Eingeschränkte Kontinenz
- Wechselnd (Tagesformabhängig) abhängig erreichte Kontinenz und abhängig kompensierte Inkontinenz bei kontinuierlichen Toilettengängen
- Kl. gibt Ausscheidungsbedarf an
- Kl. möchte zur Sicherheit Vorlagen tragen
- Obstipationsneigung

• Kl. gibt weiterhin Ausscheidungsbedarf an • Mehr als 50 % der Ausscheidesituationen sind abhängig erreichte Kontinenz • Alle 1–2 Tage wohlgeformter, normal weicher Stuhlgang • Kontinenzprofil: abhängig erreichte Kontinenz	• Miktionsschema erstellen • Nach den Zeiten einer abhängig erreichen Kontinenz Zeitplan für Toilettengänge erstellen • Danach dann tagsüber (ca. alle 2 Stunden) eine teilweise Übernahme oder Unterstützung des Toilettenganges anbieten, incl. Intimpflege und ggf. Vorlagenwechsel. Je nach Tagesform auf verbale Bedürfnisäußerung achten • Nachts gegen 23.00 Uhr, 3.00 Uhr und in den frühen Morgenstunden Toilettenstuhlnutzung anbieten • Angemessene Beratung zur Kontinenzförderung und Obstipationsprophylaxe • Stuhlganghäufigkeit dokumentieren • Ballaststoffreiche Ernährung fördern, Flüssigkeitsaufnahme steigern • Arzt informieren

37. Eingeschränkter Toilettengang
Ursache: Bewegungseinschränkung
- Kl. trägt Vorlagen, geht mehrfach tgl. zur Toilette
- Kl. neigt zu Obstipation, nimmt Dulcolax
- Kl. fordert mehrfach Begleitung beim Toilettengang an, da ihm das Aufstehen und Hinsetzen schwerfällt

• Kl. bleibt kontinent • Kl. führt weiterhin viele Toilettengänge selber durch	• Morgens und abends Begleitung zum Toilettengang anbieten, bei Bedarf öfter • Stuhlgang dokumentieren, Kl. tgl. fragen • Laut Hausarzt Kl. Dulcolax im Zimmer

38. Harnverhalten
- Kl. hat seit letztem Klinikaufenthalt einen DK
- Zwecks aktivierender Pflege wurde dieser neu gezogen, seitdem unregelmäßige Urinausscheidung
- Kl. klagt ab und zu über Schmerzen
- Kl. scheidet mindestens 3 x tgl. Urin aus

• Kl. scheidet mindestens 5 x tgl. Urin aus	• Harnausscheidung dokumentieren • Hausarzt informieren • 3 x pro Schicht Wechsel der Vorlage, incl. Intimpflege durch PK

Pflegerische Ist-Situation	Ziel- oder Lösungssituation	Maßnahmen
39. Komplette Harn- und Stuhlinkontinenz • Kl. zeigt keine Hinweise darauf, dass er einen Harn- oder Stuhldrang verspürt • Kl. lässt auch Urin beim Auf-die-Seite-Legen • Kl. akzeptiert die Vorlagen, zeigt darüber keine Scham mehr • Kl. reagiert z. T. mit leichtem Unbehagen auf die Inkontinenzversorgung, speziell wenn er dazu auf die Seite gelegt wird • Abhängig kompensierte Kontinenz • Kl. neigt zu Obstipation, Stuhlgang ø 3 bis 4 x die Woche (mit Laxantiengabe)	• Obstipation ist vorgebeugt • Kl. empfindet kein Unbehagen mit der Abführsituation • Kl. nimmt weiterhin komplette Hilfestellung durch PK an	• 3 x pro Schicht, meist kurz vor der Mahlzeitengabe und bei Bedarf, Kontrolle und Wechsel der Vorlage incl. Intimpflege • Kl. im Vorfeld über die Tätigkeit informieren • Geduld und Haltung des Kl. loben, anerkennen • Stuhlganghäufigkeit im Zimmer dokumentieren. • Bei starker Stuhlverschmutzung mit zwei PK arbeiten • Laxantiengabe nach ärztl. Anordnung
40. Eingeschränktes Ausscheiden (Stuhlgang) • Kl. hat nach fachärztl. Anordnung einen DK (Dekubitusprophylaxe, reagiert mit Hautrötungen auf Urinkontakt am Gesäß) • Kl. führt durchschnittlich 1 x tgl. in Vorlage ab. Weicher Stuhlgang, scheint dieses nicht mehr zu bemerken • Kl. neigt zu Durchfall • Kl. führt keine eigene Intimpflege durch • Kl. akzeptiert DK	• Sauberer, gepflegter Intimbereich • Klarer Urin • Ungestörter Urinabfluss • 1 x tgl. Stuhlgang	• DK-Pflege nach Standard, 2 x tgl. morgens und abends und bei Bedarf • Intimpflege (vollständige Übernahme) morgens und abends im Zuge der Körperpflege mit 2 PK, bei Stuhlverschmutzung öfter • Kontrolle der Vorlage alle 2 bis 3 Stunden, wenn Kl. einen Positionswechsel erhält, und bei Bedarf. Inko-wechsel • Ausfuhr dokumentieren
41. Eingeschränktes Ausscheiden bei Inkontinenz Ursachen: situative Verkennung, Kraftlosigkeit • Kl. ist stuhl- und harninkontinent • Kl. trägt und akzeptiert einen DK • Stuhlgang mehrfach tgl. in der Einlage • Kl. äußert verbal und nonverbal bei der Intimpflege Unbehagen, z. B. »Aua!« • Kl. führt ausschließlich in Vorlage ab, nutzt Toilette nicht mehr	• Kl. akzeptiert weiterhin DK • Klarer, heller Urin • 1 x tgl. Stuhlgang • Kl. fühlt sich sicher bei der Intimpflege • Kontinenzprofil: abhängig erreichte Kontinenz	• Morgens, mittags, abends komplette Übernahme der Intimpflege nach Ausscheiden, incl. Vorlagenwechsel und hauseigener Hautschutzpflege • DK-Pflege nach Pflegestandard (2 x tgl.), morgens bei der Körperpflege, abends bei Teilwaschung im Bett • Ausfuhr dokumentieren • Bei allen Vorgängen sensibel und freundlich ansprechen, auf Abwehr und Angst validierend reagieren • Wohnbereichsleitung spricht Hausarzt wegen evtl. Änderung der Lactulosegabe an, damit Stuhlgang nur 1 x tgl. erfolgt

42. Angeordneter Dauerkatheter (Indikation durch erzwungene Bettruhe) • Kl. trägt seit Klinikaufenthalt einen DK. Es wirkt so, als wenn es ihm angenehm ist • Kl. trägt kleine, blaue Vorlagen • Seit Klinikaufenthalt schleimiger Durchfall, den er nicht halten kann, hohe Scham. Kl. gibt dazu keine Anzeichen • Zystitisgefahr	• Kl. akzeptiert weiterhin den DK • Ursachen für Durchfall sind geklärt • Kl. führt normal festen Stuhlgang ab • Kl. erfährt respektvollen Umgang mit Schamgefühl	• DK-Pflege nach Standard • Stuhlgang hinsichtlich Absetzungstermin beobachten, Antibiotika verabreichen, danach Arzt informieren • Intimpflege incl. Vorlagenwechsel bei allen zweistündlichen Positionswechseln. Gereizte Haut an der Analregion nach mündl. ärztl. Empfehlung mit Mirfulansalbe eincremen • Kl. deutlich machen, dass z. B. die Versorgung bei Durchfall normal für PK ist. Es macht einem nichts aus
43. Nichtauffinden der Toilette • Kl. ist komplett kontinent, findet jedoch Toilette nicht, holt sich dann Hilfe bei PK • Kl. führt allein ab, Kontrolle daher nicht möglich, häufig Kotspuren in der Unterhose	• Stuhlgangfrequenz ist bekannt • Kl. geht weiterhin selber zur Toilette • Geeignetes Hilfsmittel zum Erkennen der Toilette ist gefunden • Kontinenzprofil: unabhängig erreichte Kontinenz	• PK bitten Zivi, ein Schild an die Badtür zu hängen (gemeinsam ein Symbol überlegen) – Termin! • Morgens vor der Körperpflege einen Toilettengang anbieten, ansonsten den Weg zur Toilette zeigen, wenn Kl. suchend auf dem Flur steht • Bei der abendlichen Kleiderauswahl auf Kotspuren in der Unterhose achten
44. Komplette Harn- und Stuhlinkontinenz • Obstipationsneigung • Kl. scheidet komplett in Vorlagen aus, gibt keine Anzeichen auf bevorstehende Ausscheidung. • Kontinenzprofil: Abhängig erreichte Kontinenz • Kl. führt ø tgl. ab • Kl. akzeptiert Vorlagenwechsel und Intimpflege durch PK, signalisiert dann Erleichterung • Intakte Haut im Intimbereich	• Intakte Haut im Intimbereich • Weiterhin mindestens alle 2 Tage Stuhlgang • Kl. erfährt weiterhin Erleichterung durch Vorlagenwechsel	• Tagsüber und nachts mindestens 2 x pro Schicht, bei Abführen 3 x (bedarfsabhängig) komplette Übernahme des Vorlagenwechsels und Intimpflege • Stuhlganghäufigkeit dokumentieren, Molical-Gabe nach ärztl. Anordnung

Pflegerische Ist-Situation	Ziel- oder Lösungssituation	Maßnahmen
45. Eingeschränktes Ausscheiden bei Inkontinenz Ursachen: situative Verkennung, Kraftlosigkeit • Kl. ist stuhl- und harninkontinent. Trägt lt. Urologen einen DK, den er akzeptiert • Stuhlgang mehrfach tgl. in der Einlage • Kl. äußert verbal und nonverbal bei der Intimpflege Unbehagen, z. B. »Aua!« • Kl. führt ausschließlich in Vorlage ab, nutzt Toilette nicht mehr	• Kl. akzeptiert weiterhin DK • Klarer, heller Urin • 1 x tgl. Stuhlgang • Kl. fühlt sich sicher bei der Intimpflege	• Morgens, mittags, abends komplette Übernahme der Intimpflege nach Ausscheiden, incl. Vorlagenwechsel und hauseigener Hautschutzpflege • DK-Pflege nach Pflegestandard 2 x tgl. (morgens bei der Körperpflege, abends bei Teilwaschung im Bett). Ausfuhr dokumentieren • Bei allen Vorgängen sensible, freundliche Ansprache, auf Abwehr und Angst validierend reagieren • Wohnbereichsleitung spricht Hausarzt wegen möglicher Änderung der Lactulosegabe an, damit Stuhlgang nur 1 x tgl. erfolgt
46. Eingeschränktes Ausscheiden Kl. gibt keine Hinweise auf notwendige Ausscheidung, geht bei allen Toilettengängen mit (fragt, ob er auch wieder zurückkommt), lässt Urin auf Toilette sowie in Vorlage • Kl. lässt Stuhl auf der Toilette, verteilt diesen sofort mit den Händen • ø tgl. Stuhlgang • Kl. führt bevorzugt in der Nacht ab, verteilt diesen auch sofort im Bett • Kl. lässt Urin in kleinen Mengen	• Kl. bleibt frei von Obstipation • Kl. scheidet weiter auf Toilette aus • Kl. nimmt weiterhin Hilfe an • Kontinenzprofil: abhängig erreichte Kontinenz	• Tagsüber Bewohner zur Toilette begleiten, 2–3 x/Schicht, incl. Vorlagenwechsel und Intimpflege. Diskret dabeibleiben, damit Kl. den Stuhlgang nicht verschmiert. Nachts drei Toilettengänge, speziellen Kleiderschutz anziehen (festsitzende Strumpfhose und Overall), Zeitbedarf: ca. 8–10 Minuten • Hautpflege nach Intimpflege nach ärztl. Anordnung, 2 x tgl. mit Mirfulansalbe • Bei starker Stuhlverschmutzung duschen
47. Leichte beginnende Urininkontinenz • Kl. geht bei guter Tagesform allein zur Toilette, erreicht diese nicht immer rechtzeitig, hat dann eine nasse Vorlage. Entfernt Vorlage und geht danach ohne Vorlage weiter • Kl. akzeptiert Unterstützung von PK • Kl. reinigt sich nach Stuhlausscheidung unzureichend • Kl. hat tgl. Stuhlgang	• Kl. geht weiterhin allein zur Toilette, nimmt Unterstützung an • Kl. fühlt sich sauber und gepflegt • Kl. führt weiterhin tgl. ab • Kontinenzprofil: unabhängig erreichte Kontinenz	• Tagsüber 3 x pro Schicht Toilettengang anbieten, oder Kl. dann aufsuchen, wenn er gehen will. Auf der Toilette alleinlassen. PK steht vor der Tür und passt Moment ab, dann Anleitung zur Intimpflege und Vorlagenwechsel, incl. teilweiser Übernahme bei Bedarf. Anleitung zum Händewaschen • In der Nacht 1–2 x Begleitung, tlw. Übernahme bei Toilettengang, öfter ins Zimmer kommen, um einen wachen Moment abzupassen

48. Eingeschränkter Umgang mit beginnender Inkontinenz Ursache: unklar • KI. geht selber auf die Toilette • KI. lässt aber auch beim Herumgehen oder im Liegen oft Urin • KI. läuft mit nasser Hose herum, merkt dies nicht, lässt sich nicht darauf ansprechen, trägt nasse Kleidung weiter und trocknet diese auf der Heizung • KI. versorgt sich bzgl. ihrer Inkontinenz auch mit Toilettenpapier • KI. gibt Hinweise, wenn er keinen Stuhlgang hatte	• KI. nutzt bereit gestellte Inkontinenzvorlagen und Eimer • KI. erkennt nasse Kleidung und wechselt diese bei Bedarf • KI. geht weiterhin selber zur Toilette • Kontinenzprofil: unabhängig erreichte Kontinenz	• PK stellen gelbe Einlagen zur Verfügung • KI. bekommt Plastikeimer mit Deckel ins Zimmer. Dieser wird tgl. durch PK geleert • Bei Bedarf, auch nachts, wird Hilfe beim Toilettengang angeboten
49. Teilweise Urininkontinenz Kontinenzprofil: Abhängig erreichte Kontinenz. Kein unwillkürlicher Harnverlust. Personelle Unterstützung bei der Durchführung von Maßnahmen notwendig • Da KI. nicht allein gehen und aufstehen kann, führt er Toilettengänge mit Unterstützung der PK durch • KI. meldet sich oft zu spät, sodass Vorlage nass ist • KI. achtet sehr auf Körperhygiene • 1 x tgl. Stuhlgang	• KI. schätzt Zeit zischen Wahrnehmung Harndrang und dem Erreichen der Toilette so ein, dass er rechtzeitig zur Toilette kommt. • KI. bleibt weiterhin kontinent • KI. bleibt weiter obstipationsfrei • Kontinenzprofil: unabhängig erreichte Kontinenz	• Komplette Übernahme des Toilettenganges tagsüber 3–4 x pro Schicht durch PK. Es gibt keine festen Zeiten, da Aufstehzeit wechselt. ø alle 2 Stunden. incl. Vorlagenwechsel bei Bedarf und Intimpflege und Händewaschen. Toilettengang bei Stuhlgang dauert ca. 10 Minuten, sonst ø 5 Minuten. • Nachts 3 x Vorlagenwechsel, da KI. sich nicht selber meldet

Pflegerische Ist-Situation	Ziel- oder Lösungssituation	Maßnahmen
50. Veränderte Ausscheidung Ursache: derzeit noch unklar (lt. Pflegebericht »war mal was früher an der Blase«) • Kl. sagt mehrfach in der Stunde, dass er zur Toilette muss, lässt dann auch Wasser • Vorlage bleibt trocken, wenn Toilettengänge kontinuierlich durchgeführt werden. Dadurch Kontinenz • Kl. bekommt derzeit Antibiotika • Kontinenzprofil: Abhängig erreichte Kontinenz: Kein unwillkürlicher Harnverlust. Personelle Unterstützung bei der Durchführung von Maßnahmen notwendig • Kl. nutzt nachts das Steckbecken, nachdem er geklingelt hat (z. T. sofort, wenn er im Bett liegt	• Abhängig erreichte Kontinenz bleibt • Ursache für häufigen Harndrang ist bekannt • Kl. fühlt sich mit seinem Ausscheidungsbedürfnis ernst genommen	• Miktionsprotokoll in den nächsten 2 Wochen führen • Urologisches Konsil bzw. Ultraschall der Blase organisieren • Kl. zu folgenden Zeiten einen Toilettengang anbieten: 6. 30 Uhr Steckbecken, 8.00 Uhr, 9.30, 12.00, 13.30, 15.00, 16.30, 18.00 und 19.30 Uhr. Drei Tage durchführen und abwarten, was passiert • Nachts mindestens 3 x Steckbecken anbieten bzw. Toilettenstuhl ans Bett stellen • Verhalten des Kl. auf neue Anzahl der Toilettengänge beschreiben Anmerkung: Seit gestern Nachmittag profitiert Kl. von zweistündlichen Toilettengängen, bleibt dann auch eine Viertelstunde sitzen, ist ruhig geblieben und ruft nicht
51. Leichte Tröpfcheninkontinenz • Kontinenzprofil: Unabhängig erreichte Kontinenz: Kein unwillkürlicher Harnverlust. Keine personelle Unterstützung notwendig. Selbstständige Durchführung von Maßnahmen • Kl. geht selber zur Toilette, scheidet dort aus, nutzt aber auch Papierkorb • Kl. trägt Vorlage (Mini), entfernt diese mehrfach tgl. und verteilt sie im Zimmer (auf Tisch, in Schränke, etc.) • Ohne Vorlagen ist die Hose nass • Ist der Kl. beschäftigt, z. B. durch Rauchen, vergisst er die Dringlichkeit des Toilettengangs • Kl. nimmt auch Stuhldrang wahr, äußert diesen, geht dann zur Toilette • Nachts scheidet Kl. bevorzugt auf Fußböden und im Flur aus	• Geeignetes Ausscheidegefäß als Alternative zum Papierkorb wird gefunden • Kl. geht weiterhin allein zur Toilette • Kl. nimmt weiterhin Hilfe an, wenn er welche braucht • Kontinenzprofil: unabhängig erreichte Kontinenz	• Tagsüber 5 x pro Schicht zur Toilette begleiten. Dort zum Toilettengang auffordern, incl. Anleitung zum Wechsel der kleinen Vorlage • Im Team wird überlegt, einen Emailleeimer zum Wasserlassen zur Verfügung zu stellen • Vorlagen dezent wegräumen, wenn sie herumliegen • Medikamentenumstellung zur Förderung der Nachtruhe bei gleichzeitiger Steigerung der Kontrollgänge in der Nacht, mindestens alle 2 Stunden • Beim nächtlichen Wasserlassen auf Fluren etc. Ort reinigen, erneuten Toilettengang anbieten, neue Vorlage einlegen, ins Bett bringen • Verhalten dokumentieren

52. Eingeschränktes Ausscheiden Ursache; unklar • Kontinenzprofil: Unabhängig kompensierte Inkontinenz: Unwillkürlicher Harnverlust. Keine personelle Unterstützung bei der Versorgung mit Hilfsmitteln • Kl. gibt keine Hinweise auf Ausscheidungsdrang, erträgt Vorlagenwechsel trotz Scham • Obstipationsneigung (Bedarfsmedi)	• Neue Indikation für Molicolgabe ist durch Hausarzt festgelegt (Obstipation ist vermieden.) • Kl. erträgt weiterhin die Inkontinenzversorgung durch PK • Kontinenzprofil: Unabhängig kompensierte Kontinenz	• Urologen- bzw. Gynäkologenkonsil • Kontrolle des Inkomaterials 6 x pro Schicht, incl. vollständiger Übernahme der Intimpflege und Wechsel von Inkontinenzmaterial bei Bedarf. Nachts 3 x • Stuhlganghäufigkeit und Miktion dokumentieren • PK spricht Hausarzt an, damit dieser die Spanne für Molicolgabe neu festlegt (Schmerzmedikamenten-Gabe-Änderung)
53. Leichte Inkontinenz Ursache: vermutlich Lähmung des Unterkörper • Kl. schwankt zwischen den beiden Profilen (1) Abhängig erreichte Kontinenz: Kein unwillkürlicher Harnverlust. Personelle Unterstützung bei der Durchführung von Maßnahmen notwendig, und (2) Abhängig kompensierte Inkontinenz: Unwillkürlicher Harnverlust. Personelle Unterstützung bei der Inkontinenzversorgung ist notwendig • Kl. gibt Toilettengang z. T. nicht rechtzeitig an • Kl. trinkt viel, scheidet viel aus • Kl. nutzt z. T. nachts das Steckbecken • Kl. scheidet in Vorlagen oder geschlossene Inko-system aus • Schamgefühle	• Kl. ist motiviert, sich einige Minuten vor der bevorstehenden Harnausscheidung zu melden • Kl. akzeptiert die Verbindung Transfer / Stehübung mit Toilettengang • Kontinenzprofil: abhängig erreichte Kontinenz so oft wie möglich.	• Miktionsprotokoll für die nächsten 2 Wochen erstellen, Toilettengänge danach ausrichten • Durchführung von Toilettengängen gegen ca. 7.45 Uhr, nach dem Frühstück um 10.30 Uhr, nach dem Mittagessen, vor dem Kaffeetrinken ca. 15.30 Uhr, zwischen 16.00 und 17.00 Uhr, nach dem Abendbrot und vor dem Schlafengehen, 19.00 Uhr durch eine PK, incl. evtl. Vorlagenwechsel und ggf. Intimpflege • PK bespricht nächtliche Ausscheidesituation mit Nachtdienst, Klärung weiterer Maßnahmen
54. Subjektive Verstopfung • Obstipation (Kl. scheidet ø alle 2–3 Tage aus), bekommt Movicol • Kl. äußert, dass sie manchmal 10 Tage nicht abgeführt hat • Bedarfsmedikation • Stuhlinkontinenz zeitweise, tagesformabhängig	• Stuhlgang weiterhin alle 2 bis 3 Tage • Kl. nimmt wahr, dass er Stuhlgang hatte und merkt es sich	• Stimmungsabhängig bei einem Toilettengang an erfolgten Stuhlgang erinnern • Im Gespräch Sorge darüber nehmen • Bei Veränderungen Hausarzt informieren • Weiterhin Buttermilch reichen

5.8 »Ruhen, Schlafen, Wachsein«

Rund ein Drittel der Lebenszeit verbringt der Mensch mit Schlafen. Die Fähigkeit zu ruhen und zu schlafen ist eng verknüpft mit dem individuellen Lebensstil, aber auch der Gestaltung von Tag und Nacht. So lange ein Mensch ohne Störungen schlafen kann, ist er sich der Qualität des Schlafs oft nicht recht bewusst.

Erst wenn es Veränderungen oder Störungen gibt, stellt man fest, wie sehr ein guter oder schlechter Schlaf die Lebensqualität beeinflusst. Das kann das Schlafen in ungewohnten Betten (z. B. bei Hotelaufenthalten) sein; Störungen durch Schnarchen; ein neugeborenes Kind, das gestillt werden möchte; Geräusche; andere Personen etc. Daneben gibt es zahlreiche Faktoren, die das Ruhen und Schlafen erschweren können:

- Psychische Einflussfaktoren (Fröhlichkeit, Verliebtheit, Trauer, Angst, Sorgen, Fehlen von Lebenssinn, Gefühle, die durch Mobbing oder Arbeitslosigkeit entstehen, Stress, belastende Lebensereignisse)
- Ökologisch-kulturelle Faktoren (ungewohnte und unbequeme Schlafstätte, Geräusche und Nähe von anderen Menschen, Temperatur, Raumluftqualität, visuelle Reize, Abhängigkeit von Wetterlage und Mondstand)
- Physiologische Einflussfaktoren (Lebensalter, Bewegung und körperliche Aktivität, notwendige Müdigkeit und Erschöpfung, Essen und Trinken, Herz- und Kreislauferkrankungen, Lungenerkrankungen, Stoffwechselstörungen, neurologische Erkrankungen, Schlafapnoe, restless legs, Nykturie).

Hinzu kommen die unterschiedlichen Schlaftypen: Kurz- oder Langschläfer, Morgenmenschen, die morgens besonders leistungsfähig sind und Nachtmenschen, die ihr Leistungshoch am späten Abend bis in die Nacht hinein haben. Dennoch: Jeder Mensch braucht Ruhepausen und seinen Schlaf, in dem sich Körper und Geist erholen kann, damit die Phase des Wachseins als angenehm, energiereich und produktiv erlebt werden kann. Erst die Ausgewogenheit von Phasen des Schlafs und des Wachseins verhilft dem Menschen zu einem lebenswerten Leben. Im Schlaf regeneriert sich nicht nur das Energiepotenzial des Körpers, auch das Immunsystem würde leiden, wenn der Mensch zu wenig schläft. Der erwachsene Mensch benötigt durchschnittlich ca. sieben bis acht Stunden Schlaf. Diese Schlafmenge verringert sich mit zunehmendem Alter auf ca. 5,5 Stunden.

In vielen stationären Einrichtungen beginnt die Nacht für die Heimbewohner um ca. 19.00 Uhr und dauert bis 6.30 Uhr. Dies ist nicht nur in den organisatorischen Rahmenbedingungen (Dienstplanung, Dienstzeiten, Personalbesetzung im Spät- und Nachtdienst) begründet. Viele Heimbewohner haben sich über die Jahre ihres Wohnens im Altenheim an diese Zeiten gewöhnt. Andere wiederum gehen ohnehin gern um diese Zeit ins Bett, weil der Abend keine Anreize bietet und sie den Rückzug ins Bett schätzen. Sie spüren, dass es den Pflegekräften in den schwach besetzen Spät- und Nachdiensten schwer fällt, besondere »Zu-Bett-Geh-Wünsche« zu erfüllen. Oftmals möchten »alle« Bewohner gleichzeitig nach dem Abendessen ins Bett. Doch dann folgen oft viele Stunden, die nicht nur mit Schlaf gefüllt sind, sondern mit Sorgen und Grübeleien. Stunden, in denen körperliche Unruhe und der Wunsch nach menschlicher Nähe entsteht. Gefühle von Hunger und Durst entstehen, Schmerzen werden bewusster wahrgenommen, der Gang zur Toilette stellt manchmal eine willkommene Unterbrechung dar.

Für viele Heimbewohner birgt auch der Tag seine Ruhephasen. So bevorzugen viele Heimbewohner ein Nickerchen auf der Couch im Tagesraum oder sie legen sich zum Mittagsschlaf ins Bett. Ruhen dient der kurzzeitigen Erholung. Ruhen bedeutet Innehalten, Träumen, die Zeit einen kleinen Moment anhalten, sich aus der Realität herausziehen, Kräfte sammeln. Nach kurzen Ruhepausen fühlen wir uns wieder fit.

5.8.1 Aspekte der FEDL »Ruhen, Schlafen, Wachsein«

- Beobachtung des Ruhebedürfnisses, des Schlafverhaltens und des Anteils von aktiven Phasen beim Bewohner.
- Erfassung seiner jeweiligen Gewohnheiten und ihre Berücksichtigung in der Gestaltung von Pflegesituationen.
- Unterstützung der individuellen Schlaf-, Ruhe-, Erholungs- und Wachseinsbedürfnisse der Bewohner.
- Beobachtung (und Beseitigung) von möglichen Schlafstörungen hinsichtlich ihrer Ursache und Wirkung.
- Gestaltung des Abends und der Nacht ruhig und bewohnerorientiert.
- Maßnahmen oder Beschäftigungsangebote bei Schlaflosigkeit.
- Gestaltung des Tagesablaufs so, dass es ausreichend Möglichkeit zur Aktivität gibt, sodass abends eine entsprechende Erschöpfung und Müdigkeit erreicht wird.
- Toleranz gegenüber Schlafgewohnheiten (Schlafen im Tagesraum, viel schlafen, Schlafen zu zweit etc.).
- Einsatz von Schlafmedikamenten wird, wenn möglich vermieden, wobei eine gute Kooperation mit Hausärzten erforderlich ist.
- Entwicklung von schlaffördernden Ritualen (ruhiges Gespräch auf der Bettkante, Gute-Nacht-Lied, Abendgebet, gemeinsamer Dämmerschoppen, Einsatz von schlaffördernden Tees oder warmer Milch, Spät- oder Frühmahlzeiten.

5.8.2 Aspekte der Qualitätsentwicklung

- Ist den Pflegekräften bewusst, dass das Schlafbedürfnis der Heimbewohner bei ca. 5 Stunden liegt?
- Gibt es innerhalb des Wohnbereiches eine Tages- und Nachtgestaltung, die genügend Raum für Ruhe, aber auch Aktivität lässt?
- Werden die Schlafgewohnheiten und Schlafrituale der Bewohner beobachtet und akzeptiert?
- Werden mögliche Schlafstörungen aus Sicht des Bewohners ernstgenommen und wenn möglich beseitigt?
- Ist die Gestaltung des Abends schlafförderlich?

- Sind die Pflegekräfte über die physiologischen und psychischen Einflussfaktoren des Schlafes ausreichend informiert und können sie Probleme in diesem Bereich adäquat einschätzen?
- Wird die Arbeit in der Nacht als hochwertige Pflegearbeit anerkannt?
- Werden in der Nacht Bewohner bei der Körperpflege unterstützt oder wird diese nächstens durchgeführt?
- Sind ausreichend Nachtwachen im Wohnbereich, um auch Krisensituationen im Sinne der Bewohner zu meistern?

5.8.3 Die FEDL »Ruhen, Schlafen, Wachsein« unter dem Aspekt der MDK-Begutachtungsrichtlinien

Das Aufstehen und Zubettgehen wird je einmal innerhalb von 24 Stunden angerechnet. Ist eine Unterstützung oder Mehrleistung in diesem Bereich häufiger nötig, muss diese auch hier begründet werden.

Dazu können folgende erschwerende Faktoren beitragen: Tag-Nacht-Umkehr eines Bewohners; mehrfaches Aufstehen und/oder Hin- und Herlaufen in der Nacht; Mittagsschlaf, Lagerungswechsel in der Nacht (siehe unter der FEDL »Bewegung«). In jedem Fall sollten auch evtl. psychisch begründete Pflegeprobleme oder extrem häufiges Klingeln (beides mit genauer Begründung und entsprechendem Nachweis) angegeben werden.

Im pflegerischen Alltag gibt es eine Reihe von Maßnahmen, die häufig vorkommen. Auf sie wird innerhalb der folgenden Pflegeplanung nicht eigens eingegangen. Eine Übersicht mag hier genügen:
- Biografie berücksichtigen: Gab es frühere Gewohnheiten, die einen Rhythmus vorgaben; (z. B. Beruf Bäcker, Bauer, Nachtschwester)?
- Bei Bedarf validieren.
- Für Wohlgefühl und Sicherheit sorgen; dabei selber ruhig bleiben.
- Mit ruhiger, sanfter Stimme mit dem Bewohner sprechen.
- Angenehme Raumatmosphäre herstellen,
- Beobachtungen bzgl. Schlafverhalten, Ruhe- und Wachphasen.
- Schlafrituale entdecken, beobachten, fördern.
- Störfaktoren ausschalten (Raumtemperatur, Nachtbekleidung).
- Abendangebot machen.
- Bewohner ruhigen Platz im Tagesraum anbieten.
- Spät-, Nacht- oder Frühmahlzeit anbieten.
- Zum Besuch des Nachtcafés anregen, oder andere Beschäftigungen, die an alten Rhythmus oder Gewohnheiten erinnern anbieten; z. B. auch Fotoalben anschauen, entspannende Musik hören.
- Bestimmte Regelmäßigkeiten wie z. B. Vollmond werden beobachtet, dokumentiert.
- Milieutherapeutische Aspekte der Betreuung beachten.

- Pflegepersonal gibt dem Bewohner durch regelmäßige Kontrollgänge das Gefühl, für ihn dazu sein.
- Pflegepersonal steht auch in der Nacht für Gespräche, einen kleinen Nachtimbiss (andere wohltuende Beschäftigungen wie ein Gebet, eine erzählte Geschichte, dabei sitzen etc.), warme Milch mit Honig bereit.
- Arzt informieren.
- Ausführung ärztlicher Anordnungen.

Merkmale	Einstufung
Altersentsprechender Tag-/Nachtrhythmus vorhanden, bewältigt gelegentliche Schlafstörungen.	selbstständig
Durch häufige Anwendung von Einschlaf- und Durchschlafhilfen ist die Nachtruhe überwiegend gewährleistet, wie z. B. spezifische schlaffördernde Rituale, medikamentöse Unterstützung, Anti-Schnarchmaske usw.	bedingt selbstständig
Tags und/oder nachts Unruhe, ständige Schläfrigkeit, zeit-/teilweise personelle Hilfe zur Aufrechterhaltung des unselbstständigen Tag-Nacht-Rhythmus erforderlich.	teilweise unselbstständig
Tag-Nacht-Rhythmus ist stark beeinträchtigt (z. B. nächtliche schwere Unruhe, ständige Somnolenz, Tag-/Nachtumkehr.	unselbstständig

5.8.4 Pflegeplanungsbeispiele

Pflegerische Ist-Situation	Ziel- oder Lösungssituation	Maßnahmen

1. Tag-Nacht-Umkehr, Veränderung Tag-Nacht-Rhythmus
• Kl. ist nachts regelmäßig wach, schläft am Tage mehr
• Kl. reagiert positiv auf Validation
• Rituale, Antriebe und Bedürfnisse des Kl. sind bekannt
• Früherer Tagesrhythmus ist bekannt
	• Kl. schläft nachts durch und ist am Tage wach
	• Kl. schläft nachts phasenweise
	• Kl. erkennt die Nacht als Nacht
	• Kl. schläft ø 7–8 Stunden tgl.
		• Biografie einbeziehen: Gab es frühere Gewohnheiten, die diesen Rhythmus vorgaben (z. B. Beruf Bäcker, Bauer, Nachtschwester)?
		• Kl. tagsüber neben der angemessenen Mittagsruhe durch sinnvolle Alltagsgestaltung vom Schlafen abhalten (z. B. Tisch decken lassen), körperliche Betätigung und / oder kleine Aufgaben, siehe FEDL »Beschäftigung«
		• In der Nacht: Bei Erkennung der Antriebe validieren (mit welchem Thema ist Kl. beschäftigt?)
		• Beruhigend einwirken. Kl. bei der Hand nehmen, sich zu ihm setzen, Zeit für ihn nehmen. Festhalten, Körperkontakt
		• Schlafrituale entdecken, dokumentieren und fördern
		• Tagsüber Bewegung, möglichst an frischer Luft
		• Kl. spät ins Bett gehen lassen. Schlafgewohnheiten beachten und Störfaktoren möglichst ausschalten (Raumtemperatur, Nachtbekleidung)
		• Zum Besuch des Nachtcafés anregen, oder andere Beschäftigungen, die an alten Rhythmus oder Gewohnheiten erinnern, anbieten: z. B. Fotoalben anschauen, entspannende Musik hören
		• Wenn möglich, abends keine bedrohlichen oder angstauslösenden Themen im TV schauen lassen
		• Vitalzeichenkontrollen und ggf. Arztinformation
		• Abends schlaffördernde Getränke anbieten (z. B. Tee, Milch, Rotwein)
		• Bei Kl. mit Multi-Infarkt-Demenz, die nachts aufwachen (niedriger RR) und nicht wieder einschlafen können: Tasse Kaffee anbieten
		• Auch an andere Ursachen der Schlafstörungen denken, wie z. B.:
		  – Schmerzen
		  – Hypoglykämie (Spätmahlzeit / Traubenzucker)
		  – Hunger / Durst
		  – Harndrang
		  – Angst
		  – Wahnvorstellungen usw.
		• Im Extremfall auf ärztl. angeordnete Zusatzmedikation zurückgreifen
		• Bestimmte Regelmäßigkeiten, wie z. B. Vollmond, beobachten, dokumentiert.
		• Evtl. Aromatherapie mit Düften wie Lavendel
		• Evtl. den Kl. in den Arbeitsablauf integrieren, damit er nicht allein in

den Fluren herumläuft. Ihn in die Pause oder Sitzrunde der Nachtwachen einbeziehen
- Evtl. gemeinsame Mahlzeit, Trink- oder Zigarettenpause durchführen
- Milieutherapeutische Aspekte der Betreuung und Einrichtung beachten

2. Einschlafstörungen Einschlafzeit dauert länger als 30 Min. Häufigste Ursache für Einschlafstörungen im Alter sind psychosozialer Natur, im Altenheim noch durch frühe Zu-Bett-Geh-Zeiten verstärkt • Kl. äußert, nicht einschlafen zu können • Kl. signalisiert motorische Unruhe, wälzt sich im Bett • Kl. geht mehrmals hintereinander zu Bett, steht kurz danach wieder auf	• Kl. schläft ein • Kl. fühlt sich morgens ausgeschlafen • Einschlaffördernde Faktoren sind bekannt	• Beruhigendes und klärendes Gespräch mit dem Kl. suchen • Ursachenabklärung mit Hausarzt/Facharzt • Feste, gleichmäßige Abendrituale schaffen, z. B. Nachtcafé mit anderen, Lesen etc.; frühere Gewohnheiten beachten • Schlaffördernde Teemischungen, z. B. Weißdornblüten, Melissenblätter, Baldrianwurzeln • Warmes Bad vor dem Einschlafen, sofern gewünscht und leistbar • PK gibt Kl. durch ein Gespräch und evtl. regelmäßige Kontrollgänge das Gefühl, für ihn dazu sein (*Umfang und Häufigkeit benennen*) • Medikamente nach Arztanordnung verabreichen und überwachen (Medikamente sollten nicht vorschnell gegeben werden, die Gefahr der Gewöhnung an schlaffördernde Medikamente ist groß) • Bettruhe erst bei Müdigkeit, bis dahin Teilnahme am Nachtcafé, evtl. eine sinnvolle Aufgabe für den Kl. zum Abend finden, die ihn auch an frühere Zeiten erinnert
3. Durchschlafstörung Nächtliche Wachzeit min. 30 Minuten, erst wenn dieses Symptom mehr als 3 x pro Woche über 4 Wochen lang auftritt, spricht man von chronischer Schlafstörung • Kl. ist mehrfach nachts länger als 30 Minuten wach • Kl. schläft nach nächtlicher Versorgung nicht gleich wieder ein • Kl. beschäftigt sich in den Wachphasen mit …	• Kl. fühlt sich morgens ausgeschlafen • Ursachen für Durchschlafstörung sind bekannt • Kl. schläft nach Aufwachen gleich wieder ein	• Ursachenabklärung mit Hausarzt/Facharzt • Beruhigendes und klärendes Gespräch mit dem Kl. • Feste, gleichmäßige Abendrituale schaffen, z. B. Nachtcafé mit anderen, Lesen etc.; frühere Gewohnheiten beachten • Schlaffördernde Teemischungen, z. B. Weißdornblüten, Melissenblätter, Baldrianwurzeln • Evtl. Nachtlicht o. ä. • Am Tage Bewegung und sinnvolle Beschäftigung ermöglichen • Pflegepersonal gibt Kl. durch regelmäßige Kontrollgänge das Gefühl, für ihn dazu sein (*Zeitpunkt und Häufigkeit benennen*) • PK steht auch in der Nacht für Gespräche, einen kleinen Nachtimbiss (andere wohltuende Beschäftigungen wie ein Gebet, eine erzählte Geschichte, dabei Sitzen etc.) zur Verfügung • Medikamente nach Arztanordnung verabreichen und überwachen (Medikamente sollten nicht vorschnell vergeben werden, die Gefahr der Gewöhnung an schlaffördernde Medikamente ist groß) • Bettruhe erst bei Müdigkeit, bis dahin Teilnahme am Nachtcafé, evtl. eine sinnvolle Beschäftigung für den Kl. zum Abend finden, die ihn an frühere Zeiten erinnert

Pflegerische Ist-Situation	Ziel- oder Lösungssituation	Maßnahmen
4. Schlafstörungen Ursache: nächtliches Wasserlassen, Ödeme, Nykturie • Durch häufiges nächtliches Wasserlassen erlebt Kl. Schlafstörungen • Kl. scheidet mit Hilfsmitteln wie Nachtstuhl, Urinflasche, Steckbecken etc. allein oder mit personeller Unterstützung aus *(benennen)*	• Ungestörte Nachtruhe (so weit möglich) • Kl. scheidet nicht mehr in der Nacht aus • Wasserlassen ist gut möglich • Ausmaß der Störungen ist für den Kl. akzeptabel, er schläft nach Toilettengang wieder ein • Kl. findet einen geregelten Schlaf-Wach-Rhythmus • Nächtliches Wasserlassen ist reduziert	• Gespräch mit Hausarzt über Veränderungen in der Therapie, sodass nächtliches Wasserlassen reduziert ist • Verordnete Diuretika nach Absprache mit dem Arzt am Morgen geben • Flüssigkeitsbilanzierung und Einschränkung der Trinkmenge (nach Arztanordnung oder pflegerischer Einschätzung) • Urinausscheidung beobachten • Nachtstuhl nebens Bett stellen, regelmäßige Hilfestellung bei der Miktion anbieten; andere Hilfsmittel. • Haupttrinkmenge bis 16.00 Uhr, danach nur noch 1–2 Tassen • Beim letzten Toilettengang vor dem Einschlafen Kl. viel Zeit geben; so spät wie möglich durchführen
5. Schlafstörungen Ursachen hier: Erkältungserscheinungen, evtl. starkes Schwitzen, Fieber, oder Schüttelfrost • Kl. erlebt nächtliche Schlafstörungen durch Fieber, Schnupfen etc., fühlt sich morgens unwohl • Kl. kennt und nutzt eigene Hausmittelchen zur Selbstpflege	• Ausreichend Ruhe und Schlaf, Kl. fühlt sich ausgeruht • Linderung der Beschwerden • Kl. empfindet ein Gefühl von Fürsorge und Umsorgtsein	• Tagsüber Hustentee trinken; Abends Melisse, Hopfen oder Baldriantee empfehlen • Evtl. Inhalieren lassen • Visite durch Hausarzt. • Ggf. Einreibungen und Luftbefeuchtung • Evtl. Wärmezufuhr durch heiße Getränke und warme Bettdecke, Zusatzdecke. • Bei Fieber nach Pflegestandard handeln, oder Wadenwickel, dünnere Bettdecke, kalte Getränke, kalte Waschungen und Abreibungen, ggf. Medikamentengabe nach ärztl. Anweisung • Entsprechenden Kleidungswechsel, s. FEDL »Vitale Funktionen« • PK gibt Kl. durch ein Gespräch und evtl. regelmäßige Kontrollgänge das Gefühl, für ihn dazu sein *(Umfang und Häufigkeit benennen)*

6. Erschöpfung

Ursache: Kl. mutet sich zu viel zu, überanstrengt sich

- Kl. hat schlechten AZ, kleine Maßnahmen der Selbstpflege überanstrengen ihn
- Kl. ist morgens müde, Schlafphasen wirken kaum erholsam

Ziele	Maßnahmen
• Kl. nimmt Ruhe und Entspannung wahr • Motivation und Freude erhalten bzw. wiederherstellen • Kl. kennt und/oder akzeptiert eigene Grenzen • Kl. fühlt sich erholt	• Ursachen erforschen, Verhalten des Kl. genau beobachten, mögliche Bedürfnisse und Antriebe erkennen • Anleiten, sich öfter am Tag auszuruhen, Rahmenbedingungen dafür schaffen • Ruhe vermitteln • Zu Entspannungstechniken anleiten (*Art, Umfang, Zeitpunkt und Häufigkeit benennen*) • Zu Geduld mit sich ermuntern • Ggf. Vitalzeichenkontrolle und Rücksprache mit dem Arzt • PK beachtet die biografischen Gewohnheiten und schafft eine Atmosphäre, in der der Kl. sich in kleinen Phasen während des Tages entspannen und ausruhen kann • Snoezelenangebote machen (sofern möglich) • Den Tagesablauf auf Station überprüfen; ist er angemessen?

7. Schlafstörungen

Ursache: Ruhelosigkeit

- Nächtliches Grübeln hindert Kl. am Schlafen
- Kl. steht unter Druck, einschlafen zu wollen/müssen
- Kl. macht durch Rufen und Klingeln auf sich aufmerksam
- Kl. nennt auf Nachfrage von PK folgenden Grund: ...
- Nähe von anderen Menschen, z. B. PK, wird gern angenommen
- Kl. empfindet z. B. ein Gespräch mit Seelsorger/Pastor etc. als erleichternd
- Kl. nimmt Angebote am Tage zur Aussprache an

Ziele	Maßnahmen
• Kl. entwickelt Strategien, mit der Schlafstörung umzugehen bzw. diese zuzulassen • Kl. teilt sich im Gespräch mit • Kl. hat ausreichend Schaf, fühlt sich morgens ausgeruht	• Möglichkeit zum Gespräch anbieten, zuhören; dabei auf eine gute, einfühlende Gesprächsführung achten. (*Inhalt und Dauer dokumentieren*) • Träume und Gedanken während des Wachseins äußern lassen, zuhören und Kl. Sicherheit geben • Höchstmögliche Freiheit und Selbstkontrolle fördern, z. B. durch nicht zu häufige Kontrollgänge; nicht vorschnell Ratschläge geben, sich im Hintergrund halten • Möglichst wenig Verhaltensregeln und Überwachung • Bezugspflege fest verankern • Ruhe vermitteln, ausstrahlen • Über alle notwendigen Maßnahmen und pflegerischen Versorgungen gut informieren • Beobachtung: Medikamentennebenwirkungen oder andere Regelmäßigkeiten • Ermuntern, die Vorteile des Wachseins zu nützen, z. B. Lesen, Ruhe der Nacht genießen, etc. • Evtl. mit »fürsorgendem« Kl. zusammen wohnen lassen • Mit Hausarzt/Heilpraktiker über leichte medikamentöse Unterstützung (Baldrian, Hopfen, Johanniskraut, evtl. Homöopathie, Bachblüten) sprechen • Andere Ursachen, wenn möglich, ausschalten

Pflegerische Ist-Situation	Ziel- oder Lösungssituation	Maßnahmen
8. Beeinträchtigte Schlafqualität Ursachen: z. B. Lähmung oder anderes krankheitsbedingtes Empfinden, wie z. B. taubes Gefühl, Verspannungen, Schmerzen • Kl. äußert verbal/nonverbal eine beeinträchtigte Schlafqualität • Kl. benennt Gründe klar • Kl. kennt und nutzt frühere Maßnahmen der Selbstpflege	• Schlafstörende Faktoren sind beseitigt • Kl. schläft gut • Kl. fühlt sich entspannt, um gut zu schlafen	• Biografische Schwerpunkte, Temperament, Antriebe und Wünsche des Kl. schon bei der Zimmerbelegung beachten. Manche Kl. möchten ein Einzelzimmer, andere ein Doppelzimmer, weil der Andere ihm das Gefühl gibt, nicht allein zu sein • Grundgefühl/Grundbedürfnis erkennen und, wenn möglich, befriedigen • Durch ruhiges, sicheres Handeln Sicherheit vermitteln • Bei Versorgung und Lagerung/Bewegung auf Mimik und nonverbale Reaktionen achten • Sicherheit in der Pflegebeziehung und im Dialog wird durch Bezugspflege ermöglicht • Einschlafgewohnheiten erfragen und berücksichtigen, notwendige Maßnahmen organisieren • Bei Kl. mit einer Halbseitenlähmung das Bett möglichst flach stellen, kein Haltegriff von oben. Dabei die Befindlichkeit beachten • Pflege, Einrichtung des Zimmers sowie Lagerung nach Pflegestandard »Bobath-Konzept« (bei Kl. mit Halbseitenlähmung Kl. häufig auf der gelähmten Seite lagern, um die Wahrnehmung zu fördern (*Zeit, Umfang, Art und Häufigkeit der Bewegung benennen*) • Alle 2–3 Stunden Bewegungsveränderung. Vor dem Bewegen Gelenke lockern; nicht gegen Widerstand bewegen • Häufige kleine Lageveränderungen zur Druckentlastung – Mikrobewegungen • Klingel in Reichweite legen, Sicherheit durch regelmäßige, leise Kontrollgänge und Hilfeangebote vermitteln (*Zeitpunkt und Häufigkeit benennen*) • Bei Bedarf schmerzende Körperpartien einreiben, ausstreichen, leicht massieren • Bei Bedarf Rücksprache mit dem Arzt. • Tagsüber für Bewegung, frische Luft und entsprechende Erschöpfung des Kl. sorgen, sodass abends und nachts eine Müdigkeit vorhanden ist
9. Suche nach alternativen Schlafplätzen • Kl. sucht sich zum Schlafen andere Schlafplätze als das eigene Bett • Kl. äußert (verbal/nonverbal) den Wunsch nach Nähe zu anderen Menschen	• Kl. findet einen angenehmen Schlafplatz • Kl. schläft wohl und sicher	• Pflegekonzept und Milieugestaltung lässt andere Schlafplätze (Sofa auf dem Flur etc.) zu • Zimmer des Kl. wird so gestaltet, dass er sich dort wohl und zu Hause fühlt • Akzeptanz der Schlafplatzsuche • PK achten darauf, dass der Kl. am Schlafplatz alles hat, was er braucht (Decke, Kissen, Klingel, Getränk, Licht etc.) • Schlafverhalten beobachten und dokumentieren

10. Nächtliche Unruhe
Ursache hier: situative Desorientierung
- Kl. ist ca. jede dritte Nacht unruhig, nestelt an PEG-, DK-Schlauch oder Einlage, schmiert mit Kot, wackelt am Bettseitenteil, sodass evtl. Mitbewohner aufwachen

- Ursachen für Verhalten sind bekannt
- Kl. schläft durch, ist morgens ausgeruht

- Verhalten/Unruhe in Zusammenhang mit anderen Ereignissen stellen, z. B. Teegabe über Sonde, notwendiger Stuhldrang, Wachheit, situative Desorientierung, Langeweile etc.)
- Schlafenszeit in den späteren Abend legen, angenehmes Abenderlebnis verschaffen (Nachtcafé, Geschichten, Sitzecke im Wohnbereich, Dämmerschoppen etc.)
- Kl. für die Nacht etwas in die Hände geben. Evtl. große Kissenschlange, um etwas spüren zu kommen
- Nächtliche Kontrollgänge alle 2 Stunden. Bei Unruhe dableiben (sofern Nachtdienstsituation dies hergibt), Körperkontakt, Singen, Nähe etc.
- Zur Beruhigung kleines Licht anlassen, beruhigende Düfte in Aromalampe (Lavendel, o. ä.)

---

11. Nächtliches Herumirren
Ursache hier: Desorientierung
- Kl. legt sich nachts in andere Betten, hat Durchschlafstörungen.
- Z. T. wird Kl. bei der nächtlichen Inko-Versorgung wach, steht anschließend auf und wird dann in einem anderen Bett gefunden
- Bei Hinweisen, dass dies nicht sein Bett sei, reagiert er mit verbaler und nonverbaler Abwehr/Ablehnung
- Er schläft ca. 5 Std. ruhig in der Nacht

- Kl. schläft nachts in seinem Zimmer
- Kl. schläft nach der nächtlichen Inko-Versorgung weiter
- Schlafphase erhöht sich auf 6 Stunden
- Kl. fühlt sich sozial integriert

- WBL spricht mit Hausarzt über pflanzliche oder medikamentöse Unterstützung
- Abend- und Einschlafrituale schaffen (Gebet, Lied, Schoppen, Likörchen etc.), auf Wirksamkeit überprüfen
- Schlafverhalten beobachten und dokumentieren
- Kl. freundlich ansprechen, wenn er in einem anderen Bett liegt. Kontakt und Sicherheit geben. Sofern es keinen anderen stört, Kl. in diesem Bett liegen lassen
- Bett oder Sofa in der Nähe der Nachtwachen (Gemeinschaftsbereich) zur Verfügung stellen, Kl. dort schlafen lassen
- Nächtliche Inko-Versorgung minimal ausführen, erst zum Schlafengehen, dann evtl. erst wieder frühmorgens. Geeignetes Inko-Material verwenden

---

12. Schlafstörungen
- Kl. schläft trotz Schlafmedikament nicht gut
- Kl. hat Schlafstörungen wegen Schmerzen und Atemnot
- Kl. schläft dann gern bis zum Frühstück.

- Kl. ist morgens ausgeschlafen
- Schlafstörende Ursachen sind beseitigt

- Verantwortliche PK führt ein Gespräch mit Hausarzt über mögliche Medikamentenänderung, PK engagiert sch wegen verbesserter Schmerztherapie
- Klärendes Gespräch (PK/Kl.) über Ursachenbeseitigung und weitere Möglichkeiten der Schlafförderung, z. B. Rituale, Entspannungsformen, Musik, Tees, etc. Einzelne Maßnahmen gemeinsam planen, wochenweise ausprobieren
- Ansonsten Gabe der Schlafmedikamente
- Tagsüber kleine Ruhephasen ermöglichen

Pflegerische Ist-Situation	Ziel- oder Lösungssituation	Maßnahmen
13. Schlaf- und Wachrhythmus verändert • Kl. hat in der Nacht oft die Augen geschlossen, schläft auch am Tage mal fest, ist dann nicht zu wecken • Nachts ist Kl. leicht wach • Genaue Schlafqualität ist unklar	• Kl. hat tagsüber Wachphasen • Kl. ist morgens ausgeschlafen • Kl. kann aufgrund von Reizen und Erlebnissen aus der Umgebung Tag und Nacht unterscheiden	• Tagsüber läuft stundenweise das Radio • In der Nacht leuchtet ein kleines Dämmerlicht • Tagsüber mind. stündliche Besuch im Zimmer, sodass Kl. Gesellschaft erlebt • Im Team Aktivitäten überlegen, wie Kl. den Tagesablauf erlebnisreich erlebt (s. FEDL »Beschäftigung«) • Kl. erhält zum Abend ein Medikament zur Beruhigung
14. Unterschiedlicher Schlafrhythmus • Kl. schläft auch tagsüber, liegt nachts wach • Kl. ist bei Ansprache sofort wach, wird bei kleinen Geräuschen wach • Kl. mag nachts offene Tür / Fenster und kleines Licht • Kl. möchte zum Teil nachts aufstehen, wirkt zeitlich und situativ desorientiert • Kl. ruft in der Nacht, stört andere Bewohner	• Andere Bewohner fühlen sich nicht gestört • Kl. fühlt sich nachts sicher und erfährt, dass er bei Bedarf Hilfe bekommt	• Nach ärztl. Anordnung Bedarfsmedikament. Fachpflegebezugspflege spricht Hausarzt auf genaue Indikation an (*Was genau ist starke Unruhe? Bitte beschreiben*) • Licht in der Toilette brennen lassen, Badtür offen stehen lassen, Gardine offen lassen. • Nachts drei Kontrollgänge, incl. Positionierung und Inko-kontrolle. Ca. 11.00, 2.00 und gegen 4 Uhr. Darüber hinaus wird bei jedem Vorbeigehen auf dem Flur kurz ins Zimmer geguckt, sodass Kl. sich behütet fühlt • Wenn Kl. laut ruft, Kontrollgänge erhöhen, evtl. in Absprache mit Kl. Tür schließen
15. Guter Schlaf • Kl. schläft nach nächtlichen Störungen wieder ein, schläft auch mal am Vormittag • Kl. schläft durchschnittlich 10 bis 11 Stunden • Bedarfsmedikation bei Einschlafstörungen	• Weiterhin 10 bis 11 Stunden Schlaf • Kl. schläft nach Störungen weiterhin wieder ein	• 3 x nächtliche Kontrollgänge, incl. Toilettengang, s. FEDL »Ausscheidung« • Schlafverhalten auf Auffälligkeiten hin beobachten

5.9   »Aktivieren – Anregen«

Unter den Begriffen Aktivieren oder Aktivierung versteht man eine Tätigkeit oder etwas in Tätigkeit setzen *Georg/Frowein* definieren die Aktivierung; sie ist als *Prozess der Bereitstellung bzw. Intensivierung von Hirn- und Körperfunktionen, der als unspezifischer Begleitvorgang der Informationsverarbeitung des Organismus angesehen werden kann. Der Organismus befindet sich ständig in verschiedenen Aktivierungszuständen ...«* (vgl. *Georg, Frowein* 1999).

Aktivitäten vollziehen sich also fortwährend im gesamten Organismus, im ganzen Menschen. Was ist dann mit »Aktivierender Pflege« gemeint? Klare Hinweise dazu finden sich im Pflegeversicherungsgesetz. So heißt es im SGB XI: »*Die Leistungen der Pflegeversicherung sollen helfen, ein möglichst selbstständiges und selbstbestimmtes Leben zu führen*« und weiter: »*Die Leistungen der Pflegeversicherung sind darauf auszurichten, die körperlichen, geistigen und seelischen Kräfte des Pflegebedürftigen wiederzugewinnen und zu erhalten (aktivierende Pflege)*«

Im § 28 Abs. 4 SGB XI heißt es: »*Die Pflege soll auch die Aktivierung des Pflegebedürftigen zum Ziel haben, um vorhandene Fähigkeiten zu erhalten und, soweit dies möglich ist, verlorene Fähigkeiten zurückzugewinnen.*« ... »*Unter der aktivierenden Pflege ist eine Pflegepraxis zu verstehen, die die Selbständigkeit und Unabhängigkeit des Patienten fördert. Diese berücksichtigt ständig die Ressourcen des Patienten, so dass dieser unter Beaufsichtigung bzw. Anleitung selbst aktiv sein kann. ... Aktivierende Pflege setzt eine bestimmte Geisteshaltung der Pflegenden voraus, nämlich die Abkehr vom Bild des passiven, zu verwahrenden, pflegebedürftigen Menschen*« (*König* 2000).

»*Aktivierende Pflege ist keine Technik, sondern ein Ziel. Pflege soll die Aktivität fördern und diese nicht durch gutgemeinte Hilfsmaßnahmen überflüssig werden lassen*« (vgl. *Lehr* 1983).

Der Begriff »Aktivierende Pflege« ist also äußerst umfangreich. Eine der wesentlichsten Aufgabe der Pflege besteht darin, die Lebensweise eines Bewohners so unterstützen, dass er eine größtmögliche individuelle Lebensqualität hat und dass Gesundheitsschäden verhindert oder verringert werden. Diese Einflussnahme muss selbstverständlich behutsam erfolgen, denn der Bewohner ist durch lebenslange Gewohnheiten und seine persönliche Lebensgestaltung geprägt und jede Aktivierung, die ihm angedeihen soll, ist zunächst etwas Fremdes. Demgegenüber steht der Nutzen der Aktivierung, die zu mehr Lebensqualität führen soll. Doch zunächst geht es darum, zwischen den persönlichen Wünschen und Bedürfnissen des Bewohners und dem (aktivierenden) Auftrag der Pflege zu vermitteln.

Aktivierende Pflege wird vielfach falsch verstanden: »*Mit zunehmender Pflegebedürftigkeit und Bewegungseinschränkung werden Menschen zu Adressaten der aktivierenden Pflege (besonders wenn sie Leistungen aus der Pflegeversicherung beanspruchen) – in der weiteren Entwicklung scheint dieser Umstand eine große Rolle zu spielen. Wenn Menschen mehrmals erleben, das sie «herausgesetzt» werden, dort unbequem sitzen und nicht ohne weiteres wieder ins Bett können, verweigern sie möglicherweise die nächste Aktivierung. Durch das Postulat der aktivierenden Pflege ist es in Altenheimen und anderen Einrichtungen verpönt, bettlägerige Bewohner aufzuweisen. Möglichst jeder Mensch verlässt mit aufwändiger Hilfe zumindest für eine halbe Stunde am Tag die Liegestatt; allerdings wird hier hierbei ein sehr enger Begriff von Aktivierung zugrunde gelegt. Nicht selten wird darunter eine kurzfristige, anstrengende körperliche Ortsveränderung verstanden, etwa wenige Meter entfernt in eine Sessel, ohne das Anreize geboten würden, sich außerhalb des Bettes wohl zu fühlen«(Abt-Zegelin 2005)*

Diesen Ansatz möchte ich mit dieser FEDL aufgreifen. Es geht nicht um die große Aktivierung, es geht um die Anregung des Menschen.

Ein Beispiel:
Ich begegnete einer alten Dame, die Monate ihres Lebens im Bett verbracht hat. Sie sprach nicht mehr aktiv, öffnete aber bei guter Tagesform und intensiver Pflege ihre Augen. Als ich erfuhr, dass sie früher Krankenschwester an der Charité in Berlin gewesen war, eröffnete sich mir eine Menge an Möglichkeiten, sie anzuregen. Ich wandte mich ihr zu und sprach in ruhigen, klaren Sätzen von Berlin: *»Der Blick auf das große Gebäude der Charité, die vielen Stockwerke, ganz in der Nähe das Brandenburger Tor, das Geräusch der S-Bahn, die Arbeit als Krankenschwester, die Begegnungen mit anderen Menschen ...«*

So wird die Motivation angeregt und das ist der Punkt, an dem eine Verhaltensänderung möglich wird. Für viele Maßnahmen, die Pflegekräfte vorschlagen, ist eine Motivation unumgänglich. So sagt *Erwin Böhm*: *»Erst muss die Seele bewegt werden.«*

Die pflegerische Herausforderung besteht daher darin, dass zuerst die Seele des alten Menschen bewegt werden muss und nicht wie üblich, die Beine. Dies kann erst geschehen, wenn klar ist, wie ein Mensch **anzuregen** ist, wo seine Motivation liegt.

Auch bei der aktivierenden Pflege wird ein Ziel gelegentlich erst über einen Umweg erreicht, denn fast jede Aktivierung ist eine grundlegende Änderung für den Bewohner. Wenn ein pflegebedürftiger Bewohner, der dekubitusgefährdet ist, aktiviert werden soll, dann wird er nicht nur gelagert und mobilisiert, sondern seine Aktivierung setzt ganzheitlich ein.

Seine persönliche Sichtweise muss dabei an erster Stelle stehen. Wie und vor allem was nimmt er aus seiner unmittelbaren Umwelt wahr? Was hat für ihn Bedeutung? Welchen Reizen ist er ausgesetzt: Guckt er stundenlang an die Decke? Gibt es ausreichend visuelle Reize, sodass er gern die Augen aufmacht? Und wenn ein Bewohner die Augen geschlossen hat – dabei aber nicht schläft – welche inneren Bildern hat er? Diese inneren Bilder geben Aufschluss über seine Phantasie und bieten damit mögliche Ansatzpunkte zur Motivation und Anregung. Sind die Geräusche und Töne in seiner Umgebung so, dass der Bewohner munter wird, vielleicht sogar sein Bett verlassen will?

Der Begriff der FEDL »Aktivieren - Anregen« ist bewusst gewählt worden, um das Ziel der pflegerischen Maßnahmen und Bemühungen deutlich zu machen. Das wesentliche Ziel soll die Aktivierung und Anregung des pflegebedürftigen Menschen sein. Er soll angeregt werden, seine Selbstpflege weitgehend durchzuführen. Gefahren aus unnötiger Passivität heraus sollen vermieden bzw. richtig eingeschätzt werden.

Kann der Bewohner seine Selbstpflege nicht mehr selber ausführen, so übernehmen Pflegekräfte diese Pflege für ihn. Natürlich mit der Absicht, ihn weiterhin in das Geschehen um ihn herum einzubeziehen. Der pflegebedürftige Mensch soll nicht passiver werden, als er ohnehin schon auf Grund seiner Pflegebedürftigkeit ist. Selbstverständlich soll er Ruhepausen einlegen dürfen. Aktivieren heißt nicht Unruhe um jeden Preis. Aktivierende, anregende Pflege ist eine wohl ausgewogene Mischung aus Anregung, Aktivität, Motivation und Entspannung sowie Ruhe.

Es kommt bei der FEDL »Aktivieren – Anregen« darauf an, mit welchem Maß der Erfolg gemessen wird.

Für einen schwachen oder geschwächten Menschen kann es »das Tagesereignis« sein, sich einmal aufgesetzt, aufgerichtet zu haben oder gar aufgestanden zu sein. Anders herum gilt für die Pflegekräfte, nicht in Aktionismus zu verfallen, in »Überaktivierung«, in Fördern um jeden Preis. Grundlage jeder aktivierenden Pflege sind die Fähigkeiten und Kräfte des Bewohners.

Die Pflegekräfte befinden sich damit in einem schwierigen Spannungsfeld: »Aktivierende Pflege« soll – so steht es im SGB XI – umgesetzt werden und dies natürlich mit möglichst wenig Personal. Doch jede Pflegekraft weiß aus Erfahrung, dass z. B. die Anleitung eines Bewohners mit Demenz zur Ganz- oder Teilkörperwäsche sehr viel zeitaufwändiger ist als der Prozess, ihn »schnell selber zu waschen«.

Innerhalb des Pflegeprozesses müssen sich die Pflegekräfte aus den Rahmenbedingungen der FEDL lösen und den Menschen ganzheitlich betrachten. Ein Mensch, der nicht angeregt oder aktiviert ist, ist dies nicht nur in einem Teilbereich nicht, sondern meist in nahezu allen Lebensbereichen.

Ein Beispiel: Ein Bewohner, der nicht motiviert ist, mundgerecht vorbereitete Nahrung zu sich zu nehmen, ist höchstwahrscheinlich auch nicht motiviert, sich unter Anleitung zu waschen.

Der Mensch mit Pflegebedarf sollte auf all seinen Sinnen und Ebenen angesprochen und angeregt werden, wobei das natürliche Bedürfnis nach Rückzug, Ruhe und »nicht-aktiv« sein berücksichtigt werden muss.

5.9.1 Aspekte der FEDL »Aktivieren – Anregen«

- Betrachtung des Grads von Selbstständig- und Unselbstständigkeit (nach *Naumann/ Wahl*).
- Physische Unselbstständigkeit: auf Grund körperlicher Gebrechen (z. B. Rheuma, MS, Schlaganfall).
- Psychische Unselbstständigkeit: Unfähigkeit, sich räumlich, zeitlich zurechtzufinden (z. B. bei zerebralen Durchblutungsstörungen).
- Emotionale Unselbstständigkeit: abhängig von Lob und Zuspruch anderer Personen.
- Kognitive Unselbstständigkeit: Inanspruchnahme von Hilfe auf Grund eigener Defizite in der geistigen Leistungsfähigkeit.
- Soziale Unselbstständigkeit: Unvermögen, soziale Kontakte einzugehen, sie zu entwickeln und aufrechtzuerhalten.
- Ökonomische Unselbstständigkeit: Abhängigkeit von materiellen Hilfen (Hilfen zum Lebensunterhalt).
- Umgebungsbezogene Unselbstständigkeit: Unvermögen, steile Treppen zu steigen, fehlender Fahrstuhl, fehlende Gehhilfen.
- Innerhalb dieser Faktoren erfolgt eine genaue Beobachtung von Selbsteinschätzungen (*»Jetzt bin ich alt, ich brauche nichts mehr tun«*) und Gewohnheiten. Spezielle Angebote der Pflege sowie Ergotherapie, Physiotherapie, Logopädie, Beschäftigungstherapie und des sozialtherapeutischen Dienstes erfolgen.
- Wahrnehmung, Verbesserung und/oder Erhaltung der unterschiedlichen Fähigkeiten und Ressourcen des Bewohners.
- Förderung des Bewohners hin zu größtmöglicher Selbstständigkeit und Unabhängigkeit. So kann z. B. während der Durchführung oder Unterstützung bei der Ganzkörperwaschung, das Gesicht des Bewohners gewaschen, aber nicht abgetrocknet werden, um einen Anreiz (über das Gefühl »nasse Haut« zu haben) zu geben.
- Beobachtung, ganz besonders der demenzkranken, Bewohner, ob sie beschäftigt oder angeregt sind. Viele Bewohner sind mit elementaren Aufgaben beschäftigt (z. B. dem Beschaffen von Nahrung), die ein Außenstehender nicht auf den ersten Blick erkennt.
- Schaffung eines Milieus, in dem Aktivität und Rückzugsmöglichkeiten ausgewogen sind.

Aktivierung reicht weit über das Ausführen von Prophylaxen heraus. Therapeutische Ansätze wie Basale Stimulation (Anregung aller Sinne), Snoezelen, Festhalten, Musik- und Tiertherapie, Selbsthilfetraining, Validation, Förderpflege, das Gestalten eines Bewohner orientierten anregenden Umfelds gehören ebenfalls in diese FEDL.

5.9.2 Die FEDL »Aktivieren – Anregen« unter dem Aspekt der MDK-Begutachtungsrichtlinien

Der Medizinische Dienst der Pflegekassen behält sich vor, die Einrichtungen der Altenpflege zu kontrollieren, d. h. es findet eine Überprüfung der Pflegeleistung statt. Beim Begriff der aktivierenden Pflege, der sich auf die körperlichen, geistigen und seelischen Kräfte des Menschen bezieht, können die Pflegeleistungen nicht nur der FEDL »Bewegung« zugeordnet werden.

Es muss auf jeden Fall dargestellt werden, welche Prophylaxen wie häufig durchgeführt werden; wie die konkrete Mobilisation eines Bewohners gestaltet ist; wie häufig Bewegungsübungen mit ihm gemacht werden. Ebenso müssen die Teilnahme an Beschäftigung, des therapeutischen Angebots und der Alltagsgestaltung etc. dargestellt werden. Eine evtl. Zusammenarbeit mit Ergo- und/oder Physiotherapeuten muss deutlich gemacht werden. Die individuellen Aktivierungserfolge müssen bei Qualitätsprüfungen den Erfordernissen des § 80 sowie §§ 112, 114 SGB XI genügen.

5.9.3 Pflegeplanungsbeispiele

Pflegerische Ist-Situation	Ziel- oder Lösungssituation	Maßnahmen
1. Wunschäußerung, »in Ruhe gelassen« zu werden • Kl. zeigt wenig oder kein Interesse, an Mobilisierungsmaßnahmen bzgl. seiner evtl. eingeschränkten Mobilität aktiv mitzuwirken. • Kl. möchte Bett nicht verlassen • Kl. liegt über 24 Stunden im Bett (bettlägerig) • Gefahr von Isolation, Kontrakturen etc. • Kl. ist motiviert zu ... • Antriebe ... sind bekannt	• Kl. ist über den Sinn der notwendigen Maßnahmen informiert, erkennt Zusammenhänge mit seiner Situation • Kl. akzeptiert ... *(Maßnahmen etc. genau benennen)* • Kl. ist motiviert, die eigene Situation zu verändern • Kl. ist in seiner Wahrnehmung gefördert	• Beratungsgespräche durch Bezugspflegekräfte über jetzige Situation und Möglichkeiten • Antriebe und biografische Prägung zur Anregung nutzen (z. B. bei einem stark religiösen Menschen: »Sie wollen dem Herrgott den Tag stehlen?«) • Aktivierende, fördernde Pflege (genau benennen, z. B. während der Durchführung oder Unterstützung bei der Ganzkörperwaschung, wird das Gesicht des Kl. gewaschen, aber nicht abgetrocknet, um einen Anreiz (über das Gefühl »nasse Haut«) zu haben)) • Bewegungsübungen etc. nach Bedarf (genau benennen, z. B.: 2–3 x täglich passive und assistive Bewegungsübungen innerhalb des Bettes durchgeführt) • Kl. spezielle Beschäftigung anbieten, z. B. sitzend im Therapiestuhl (stundenweise) • Klassische Mobilisierung durchführen, z. B. 2 x tgl. auf die Bettkante setzen, evtl. kurz Stehen lassen. Vorher Vibraxmassage mit Hand oder Massagegerät • Visuelle Anreize in der Nähe des Bettes anbringen (Fotos, Bilder, Objekte, die Bedeutung für den Kl. haben) • Anregende Düfte innerhalb der Pflege und Raumaromatisierung verwenden, z. B. Orangenöl • Taktile Reize über stimulierende Ganzkörperwäsche, Materialien, Tastbretter etc. berühren lassen. Auch mit den Füßen und Fußsohlen • Auditive Reize durch z. B. schwungvolle Lieder oder Musik, evtl. gemeinsam singen (biografisch arbeiten) • Tagesformabhängige Stimmungen beobachten und gute Zeiten zur Anregung und Mobilisierung nutzen

2. Eigeninitiative (reduziert) • Kl. wäre/ist in der Lage eine weitgehende Selbstpflege durchzuführen, ist jedoch wenig motiviert • Kl. fordert PK auf/bittet oft *(Situation und Häufigkeit benennen)* um Übernahme der Pflege • In/Nach Beratungsgesprächen bisher keine Veränderungen • Kl. scheint die Übernahme der Pflege durch PK zu genießen (verbale und nonverbale Hinweise)	• Kl. entdeckt Vorteile von Selbstpflege • Kl. ist motiviert, sich in Teilbereichen selber zu pflegen • Antriebe sind bekannt • Kl. erlebt sich ernst genommen und beachtet	• Beratungsgespräche durch Bezugspflegekräfte über jetzige Situation und Möglichkeiten. Vorteile von Selbstpflege aufzeigen, gemeinsam nach Lösungen suchen. Ideen und Motive des Kl. ins Zentrum der Beratung stellen • Kl. einen Schritt-für-Schritt-Plan vorschlagen, in dem er eigene Aktionen und Tätigkeiten übernimmt • Pflege nach dem Prinzip von Aktivierung gestalten. Kl. bei jeder Handlung Anreize geben, es selbst durchzuführen, loben, anerkennen • Wenn der Kl. mehr Selbstpflege übernimmt, nicht weggehen, sondern dableiben • Führt Kl. weiter wenig Selbstpflege durch, dies evtl. akzeptieren und ihm zeigen, dass man gern für ihn da ist (situationsabhängig)
3. Ganzheitliche Wahrnehmung, eingeschränkt Ursache hier: Hirnorganisches Psychosyndrom • Kl. bekommt wenig intensive, wohltuende Reize, erlebt die Pflege evtl. stark auf das Körperliche bezogen • Hören und Gehen ist eingeschränkt • Beeinträchtigung des Körpergefühls durch PEG-Sonde und DK (Schläuche aus und in den Körper)	• Kl. erhält über alle 5 Sinne wohltuende Stimulierung • Kl. spürt alle 5 Sinne • Kl. erlebt mehrfach tgl. beruhigende und anregende Stimulation • Ganzheitliches Wohlgefühl	• Bei der Körperpflege ätherische Öle verwenden: Morgens anregend, z. B. Orange, Mandarine, Limone etc., abends Lavendel o. ä. • Morgens belebende Ganzkörperwaschung oder auch Massage der Füße mit duftendem Körperöl, s. FEDL »Pflegen und Kleiden« • Vormittags bewusstes Musikhören und/oder gemeinsames Singen, in kleinen Gruppen, evtl. im Zimmer • Zwischendurch Betrachtung von Bildern, Blumen, Garten- oder Naturbüchern etc. ermöglichen, gerne mit PK • 4–5 x tgl. von Parfüm auftragen, ritualisieren • Nach der Mittagspause kurze Fußmassage • Snoezelenmöglichkeiten geben • Abends Dämmerschoppen, gemeinsames Singen anbieten • Zur Nacht beruhigende Ganzkörperwaschung im Bett, verschiedene Wickel oder ASE durchführen • Mehrmals täglich validieren *(Art, Inhalt, Form und Häufigkeit benennen)* • Mehrmals tgl. bewusst Augenkontakt herstellen, Hand berühren etc. • Unterschiedliche Materialien in die Hände geben, zum Fühlen animieren • Nachts Duftlampe und evtl. visuelle Reize (bewegende Lampe)

Pflegerische Ist-Situation	Ziel- oder Lösungssituation	Maßnahmen
4. Motivation, eingeschränkt • Kl. ist an vielem interessiert, allerdings beobachtet er die Dinge eher, als dass er aktiv wird • Kl. sitzt viel herum und beobachtet das Geschehen • Kl. bleibt bei Aufforderungen (egal ob bei Beschäftigung oder auch Unterstützung zur Pflege) zurückhaltend, freundlich, allerdings macht er Handlungen nach • Kl. orientiert sich vermutlich an etwas, was er sehen kann • Kl. handelt nicht von allein • Ausgeprägter kinästhetischer Sinn: Kl. fasst gerne Dinge an, kramt	• Möglichkeiten der Motivation sind gefunden • Kl. orientiert sich weiter an Dingen, die er sieht	• Alle gewünschten Dinge vormachen. Wenn möglich, die dazugehörenden Materialien in die Hände geben • Mit Sätzen wie: »Schauen Sie mal ...«, »Darf ich Ihnen das zeigen ...?« oder »Möchten Sie mal sehen, wie ...?« zum Handeln auffordern (z. B. beim Essen, Pflege, bei der Beschäftigung o. ä.) • Themen aufgreifen, die im Langzeitgedächtnis noch aktiv sind, darüber aktivieren
5. Unausgeglichene Reizstimulierung • Kl. reagiert stark mit kinästhetischen Sinn, berührt gern Dinge, bewegt sich gern	• Kl. erhält ausgewogene Stimulierung über alle Sinne	• Morgendliche Körperpflege durch Düfte anreichern (Orange, Lavendel) • Zwischendurch tagsüber stimulieren (Musik, gemeinsames Singen, Düften, Parfüms) (Art, Umfang und Zeitpunkt benennen) • Bei starker Unruhe Gegenstände und unterschiedliche Materialien in die Hände geben, sodass Kl. sich damit beschäftigen kann: Stimulierung des taktilen Sinnes • Zum Ausruhen Fußmassagen ausprobieren (wohltuende Öle) • Visuellen Sinn mit Bildern stimulieren: Bilder anschauen, Blumen betrachten, bewusst gemeinsam etwas anschauen
6. Taktile Wahrnehmung, eingeschränkt • Ursachen: z. B. bei Bettlägerigkeit, Lähmungen, Orientierungsstörungen etc. Wahrnehmungsmöglichkeiten der Haut, der Muskulatur und der Gelenke, Körperwahrnehmung, Bewegungs- und Berührungswahrnehmung, etc. eingeschränkt • Ausmaß der Wahrnehmungsfähigkeit des Kl. ist unklar	• Taktile Wahrnehmung ist gefördert • Kl. erhält stimulierende Reize aus der Umgebung	• Da der Kl. vermutlich viel Zeit liegend verbringt, müssen hier Reize über verschiedene Materialien, Stoffe, Füllungen von Lagerungsmaterialien gesetzt werden. Keine Superweichlagerung, da diese das Körperschema noch weniger wahrnehmen lässt. (Eine komplette Superweichlagerung reduziert die Dekubitusgefahr ganz erheblich, fördert aber die Inaktivität des Kl. und führt zu einem nahezu völligen Verlust jeglichen Körpergefühls) • Mehrfach tgl. Auswechseln des Kissens unter den Füßen (unterschiedliche Materialien und Füllungen beachten) • Verschiedene Bewegungen und Positionsveränderungen durchführen (30°-Seitenlagerung, Rücken, Bauch, 90°- und 135°-Lagerungen; T-, V-

und A-Kissenlagerungen). Dabei sollte der Kl. auch mit Beinen, Armen und Händen unterschiedlich liegen bzw. diese berühren lassen *(Art der Bewegung/Lagerung, Zeitpunkt und Häufigkeit benennen)*

- Kl. im Bett nicht nur pflegeleichtes »Flügelhemdchen« anziehen, sondern unterschiedliche Kleidungsstücke, die Informationen an den Körper weitergeben. (Z. B. ist ein Kontinenztraining ohne Unterhose schlecht möglich. Eine Unterhose fördert das Gefühl, den Unterleib zu spüren)
- 2 x täglich Kl. auf die Bettkante setzen, wenn möglich kurz zum Stehen bringen
- Wannen- und Bewegungsbäder anbieten, Duschbäder, Teilbäder (Hand-, Sitz- und Fußbad)
- Basalstimulierende Ganzkörperwäsche (immer dieselbe PK) mit Waschhandschuh oder Frotteesocken, Genitalbereich ausgespart. Ob belebend oder beruhigend orientiert sich an der Körperbehaarung
- Atemstimulierende Einreibungen, basalstimulierende Haarwäsche, Fuß- und Beinmassage, Ganzkörpermassage
- Kl. unterschiedliche Materialien in die Hand geben (nicht immer Waschlappen oder Schaumgummi, sondern Kartoffeln, Blätter, geknülltes Papier, Holz, Knäckebrot, Stoffe, Kastanien, kleine Zweige, Muscheln etc.)
- Körperkontakt mit anderen. Angehörige oder PK sollten sich, wenn Kl. es zulässt, zeitweise in das Bett des Kl. legen. Nähe spürbar machen! Andere Formen des Körperkontaktes spürbar machen

- Weiteres genau beschreiben: …
- Kl. empfindet Berührungen als angenehm, reagiert mit Entspannung, tiefer Atmung o. ä.

Pflegerische Ist-Situation	Ziel- oder Lösungssituation	Maßnahmen
7. Visuelle Wahrnehmung, eingeschränkt Ursachen: z. B. Schlaganfall, Desorientierung, Medikamentennebenwirkungen, Depression • Kl. nimmt eingeschränkt visuelle Reize aus der Umgebung wahr • Situationsgegeben wenig visuelle Reize z. B. durch schlichte Umgebung, weiße Wände und Decke etc. • Kl. nimmt auditive, taktile, gustatorische und olfaktorische Reize wahr	• Kl. nimmt visuelle Reize wahr • Visuelle Wahrnehmung ist gefördert • Vorlieben des Kl. sind bekannt	• Konsultation eines Augenarzt anregen, durchführen • Große Fotos nahe am Bett (Kinder, Enkel, Tiere, Motive aus dem Arbeitsleben oder Hobby, Garten, Lieblingsessen) • Bilder und andere visuelle Reize sollten in jeder Lagerungsvariante zu sehen sein • Sanft farbige Stoffe übers Bett hängen. Farbwirkungen beachten! Gelb: sanft reizend, kommunikativ, leicht, kreativ, aktiv, positiv stimmend. Orange: reizend, aktiv, gesellig, positiv, aufhellend. Rot: stark aktivierend, leidenschaftlich, geistig belebend, dynamisch, kraftvoll, spannend. Grün: ausgleichend, passiv, beruhigend • Farbveränderungen durch farbige Glühbirnen • Hell-Dunkel Akzente setzen (z. B. Vorhänge zu / auf) • Kalender, Uhr und andere Infos sichtbar aufhängen • Keine Dauerberieselung durch Fernsehen • Blick nach draußen, in die Natur ermöglichen • Maßnahme und Reaktion dokumentieren
8. Auditive Wahrnehmung, eingeschränkt Ursachen: z. B. Schlaganfall, Desorientierung, Medikamentennebenwirkungen, Depression • Kl. ist im Bereich Hören und Wahrnehmung der Umgebung über die Ohren stark eingeschränkt • Kl. erhält wenig auditive Reize über die Hören • Biografische Vorlieben/Themen sind bekannt.	• Kl. nimmt auditive Reize wahr • Auditive Wahrnehmung ist gefördert	• Konsultation des HNO-Arztes anregen, durchführen • Unterschiedliche Musik einsetzen (Musik aus der Jugendzeit des Kl.). Evtl. Angehörige oder den Kl. befragen. Bestimmte Musikstücke sind mit emotionaler Bedeutung verbunden. Keine Dauerberieselung • An musiktherapeutischem Angebot auf dem Wohnbereich teilnehmen lassen (Trommeln, Rhythmus etc.) • Geräusche wie Spieluhr, tickende Uhr, Glockengeläut, Vogelstimmen etc. ganz bewusst einsetzen • Zu zweit oder in Gruppen mit Kl. singen, vorsingen. • Gedichte, Gebete (je nach Vorlieben) sprechen
9. Geschmackssinn, beeinträchtigt Viele alte Menschen haben eine altersbedingte verminderte Geschmackswahrnehmung, auch teilweise durch neurologische und / oder gerontopsychiatrische Erkrankungen bedingt • Kl. nimmt geschmacksbezogene Reize wahr • Kl. äußert verbal / nonverbal, wenig zu schmecken	• Kl. nimmt geschmacksbezogene Reize wahr • Wahrnehmung im Bereich Schmecken ist gefördert	• Ideenreichtum / Erfahrungsschatz von Angehörigen einbeziehen. • Evtl. kennen sie frühere Vorlieben • Vor dem Essen das Nahrungsmittel in die Hand geben, sodass Kl. es erfühlen und auch sehen kann • Die Verabreichung von passierter Kost überprüfen. Nicht jeder Kl. braucht passierte Kost. Bestimmte Nahrungsmittel können z. B. gabelweich belassen werden • Unterschiedliche Geschmäcker anbieten: süß, sauer, salzig, frisch, knackig, weich, krümelig. Z. B. Apfelschnitze, Karamellbonbons,

Probleme / Ressourcen	Ziele	Maßnahmen
• Frühere geschmackliche Vorlieben sind bekannt • Kl. bekommt wegen Ernährungssonde wenig Geschmacksreize über den Mund		• Veilchenpastillen, Salzgurken, Obst- oder Gemüseschnitze • Falls Schluckstörungen oder Aspirationsgefahr besteht, können die Materialien in eine Baumwollkompresse eingebunden und ausgelutscht werden
10. Geruchssinn, beeinträchtigt Viele alte Menschen haben eine altersbedingte verminderte Geruchswahrnehmung, auch teilweise durch neurologische und/oder gerontopsychiatrische Erkrankungen bedingt	• Kl. nimmt geruchsbezogene Reize wahr • Wahrnehmung im Bereich Riechen ist gefördert • Gerüche werden in einem vertrauten Sinnzusammenhang erlebt	• Ideenreichtum / Erfahrungsschatz von Angehörigen einbeziehen. Evtl. kennen sie frühere Vorlieben • Aromaöle einsetzen • Einsatz von Kl.-eigenen Körperpflege- und Kosmetikprodukten, auf traditionelle Düfte zurückgreifen (Schmierseife, Tosca, Nivea etc.) • Unterschiedliche Düfte und Gerüche anbieten: Parfüm, Erfrischungstücher, Toilettenwasser, Kräuter und Blumen, Aromaöle (Gewohnheiten und Traditionen berücksichtigen: Werktags- und Sonntagsseife-/Duft etc.) • Unterschiedliche und abwechslungsreiche Düfte anbieten • An den Vorlieben und Interessen des Kl. orientieren (Ein ehemaliger Friseur riecht evtl. gern Rasierwasser, eine Hausfrau freut sich am Duft von frisch Gebackenem) • PK nimmt eigenen Geruch wahr, achtet auf persönliche Wohlgerüche (Mundgeruch, Zigarettengeruch etc. können positiv / negativ auf den Kl. wirken)
11. Interessenlosigkeit Ursache hier: Depression • Es ist für Kl. wichtig, pünktlich zu essen, Pflege zu erhalten, den Sitzplatz vor der Toilette zu bekommen. Darüber hinaus zeigt er an nichts Interesse • Bei Einladung zu Aktivitäten des Hauses sagt er: »Nein«, »Ich habe Angst« oder: »Ich will nicht«. Er geht nicht mit • Kl. liegt mehrere Stunden angezogen auf dem Bett, das Gesicht zur Wand gedreht	• Gründe für den Rückzug sind bekannt • Kl. erlebt positive Dinge im Alltag • Kl. erfährt Zuwendung, Akzeptanz und Wertschätzung • Kl. fühlt sich sicher • Kl. erkennt sein Selbstpflegepotenzial	• Bezugspflege (wichtig!) • WBL regt Neurologen-Psychiaterkonsil an • Bei Pflegehandlungen und Kontakten Gespräche über Lieblingsthemen anbieten • Wertschätzen und anerkennen, wenn Kl. etwas selbst gemacht hat (z. B. bei der Selbstpflege). Darauf hinweisen, was er noch kann, Vorteile der Selbstpflege aufzeigen • Wenn Kl. etwas selber macht, in der Nähe bleiben. So erfährt er Zuwendung • 2–3 x wchtl. Einzeltherapie durch Beschäftigungstherapie, z. B. Lebensbuch schreiben • Sicherheit geben durch verlässliche Zusagen

Pflegerische Ist-Situation	Ziel- oder Lösungssituation	Maßnahmen
12. Rückzugswunsch, stark • Kl. äußert verbal: »Ich möchte im Zimmer bleiben«, wenn er zu Angeboten des Hauses eingeladen wird • Körpersprache signalisiert Traurigkeit (Kopf hängt) • Keine eigenen Gesprächsinitiativen. • Nach kleinen Aktivitäten, wie z. B. Essen, möchte er sich sofort wieder hinlegen. • Kl. liegt tagsüber viel (... Stunden) auf dem Bett • Auf Nachfragen zu seiner Stimmung dreht Kl. den Kopf weg, beschwichtigt	• Kl. zeigt Interesse an den Aktivitäten des Hauses • Kl. fühlt sich mit ihrem Rückzugswunsch akzeptiert • Kl. erfährt kleine Kontakte als angenehm, fühlt sich sicher dabei • Kl. erfährt, dass Gespräche mit PK angenehm sind (fasst Vertrauen) • Geeignete Anregung (Antrieb) ist gefunden	• Bezugspflege • Bei den Versorgungen wird Kl. in Gesprächsthemen verwickelt, die ihm zusagen • Positive Reaktionen dokumentieren • Kl. zu Aktivitäten einladen, Rückzug akzeptieren • Mit Kl. über frühere Pflichten, Wünsche, Tätigkeiten, sprechen. • Als Möglichkeit der Anregung nutzen • Patenklienten finden • Mit anderen Kl. aus seinem Heimat- und Lebensort zusammenbringen, z. B. zu den Mahlzeiten
13. Antriebsarmut Ursache: Demenz mit depressiven Phasen • Kl. hat von sich aus kaum eigene Initiative, sich zu pflegen oder den Tag zu gestalten. • Bis auf Spaziergänge möchte Kl. am liebsten im Bett bleiben. Dies ist speziell morgens beim Aufstehen der Fall, Kl. gibt dann Schmerzen oder Übelkeit an • Kl. reduziert Selbstpflege auf ein Minimaß, fordert Hilfe von PK ein, nutzt Anleitung • Kl. verlässt sich auf das, was die PK sagen • Kl. ist immer nett und höflich	• Kl. fühlt sich in ihren Wünschen respektiert • Kl. äußert auf Nachfragen Wohlbefinden • Kl. traut sich mehr zu • Kl. holt weiterhin Hilfe und nutzt Anleitung • Kl. verlässt sich weiterhin auf das, was die PK sagen	• PK übernehmen die Terminplanung. Teilen dem Kl. dies verlässlich mit. Einträge im Kalender durch PK • Immer Hinweise auf das geben, was gerade passiert. Situationen überschaubar machen. Dinge in der Reihenfolge erklären • Weiterhin zu allen Aktivitäten (auch denen der Selbstpflege) motivieren, z. T. überreden (»Es gibt auch eine schöne Tasse Kaffee«), evtl. begleiten • Freundlich bleiben, auch wenn Kl. oft klingelt • Anerkennung geben und so oft wie möglich loben, Selbstvertrauen stärken

5.10 »Beschäftigung«

Jeder Mensch möchte seinen eigenen Lebensraum gestalten. Jede Beschäftigung, jede Tätigkeit soll sinnvoll sein und dem Menschen die Möglichkeit geben, sich als aktiver Teil der Gesellschaft, der Menschheit zu fühlen. Wer sich in seinem Sinne sinnvoll beschäftigt, nimmt am Leben teil und erfährt über diese Teilnahme Befriedigung: Beschäftigung ist mehr als ein Lohnerwerb oder eine simple Abwesenheit von Langeweile. Wer beschäftigt ist, ist auch produktiv. Wer beschäftigt ist, leistet einen Beitrag zu seinem eigenen Leben und zum Leben anderer. Eine sinnvolle Beschäftigung ordnet die Zeit und gibt dem Alltag einen Rhythmus.

Jede Beschäftigung kann als sinnvoll erlebt werden. So individuell der Mensch, so individuell sein Erlebnis von Beschäftigung. Was für den Einen die Arbeit ist, ist für den Anderen die Gartenpflege oder Kochen oder aber Rätselraten. Die Gestaltung des eigenen Lebensumfeldes ist abhängig von psychisch-geistigen Faktoren (Haltung, Einstellung, geistige Werte, Kunst und Kultur), soziokulturellen Faktoren (Geschichte und biografische Prägung, die Bedingungen der Arbeitswelt, die Auswirkungen der Freizeitindustrie, das Beziehungsnetz sowie Gesellschaftsnormen und -strukturen), Umgebungsfaktoren (Wohnraum, Klima, Umwelt, Natur, Einflüsse von Licht etc. künstliche Lebensräume) und physiologisch-biologischen Faktoren (Anlage und Bewegungstrieb, körperliche Funktionen, Lebensphase und Alter). (vgl. *Juchli* 2000).

Die Gestaltung der Zeit beeinflusst das Leben des Menschen existenziell. Normalerweise wechseln sich erlebnisärmere mit erlebnisreicheren Zeiten ab. In der Zeitgestaltung ist der Mensch teils aktiver, teils passiver Teilnehmer. Immer aber kann er die erlebte Zeit von der allgemein gelebten Zeit unterscheiden.

Der alte Mensch beschäftigt sich auch und er möchte das oft bis zuletzt tun können. Die Beschäftigungen oder Handlungen des alten Menschen messen sich weniger am Jetzt, als vielmehr an der Lebenserfahrung und biografischen Prägung. Sich sinnvoll und intensiv innerhalb von Raum und Zeit beschäftigen zu können kann heißen, dass berufliche Fähigkeiten, Neigungen und Wissen auch nach dem Ausscheiden aus dem aktiven Arbeitsleben weiter benutzt werden.

Um Heimbewohnern ein würdevolles Leben anzubieten, müssen die entsprechenden Rahmenbedingungen (räumlich, personell und konzeptionell) geschaffen werden. Das Angebot muss so flexibel und reichhaltig sein, dass individuelle Interessen und biografische Besonderheiten entsprechend den geistigen und körperlichen Möglichkeiten berücksichtigt werden können.

So müssen einerseits sinnvolle Beschäftigungsmöglichkeiten und Tätigkeiten angeboten werden. Andererseits muss der Alltag für pflegebedürftige Bewohner, besonders wenn sie unter einer Demenzerkrankung leiden, klar strukturiert werden. Es muss auf ausreichenden Spielraum für Individualität, unterschiedliches Temperament und Rhythmus geachtet werden. So sollten die Angebote sich eindeutig an den Interessen, Möglichkeiten und Normen der Generation orientieren. Die alten Menschen brauchen Beschäftigungsangebote, die sie sowohl allein als auch in der Gruppe wahrnehmen können. Auch für Bewohner, die ihr Bett nicht oder nur schwer verlassen können, müssen entsprechende Beschäftigungsangebote gemacht werden.

Mögliche Angebote sind: Gruppen, Bewegungsmöglichkeiten wie Sitztanz, Versorgung von Tieren, Zeitungsrunden, Hauswirtschaftliche Tätigkeiten (Wäsche, Kochen, Stoffe, Bügeln, Wasser, Seife etc.), Singen, Musik, Tanz, Rate- und Gedächtnisspiele, 10-Minuten Aktivierung etc.

5.10.1 Aspekte der FEDL »Beschäftigung«

Die AEDL »Sich beschäftigen« wird folgendermaßen definiert: »*Bei diesem Lebensbereich spielen die Tagesgestaltung, Hobbys, Interessen, selbstständige Aktivitäten eine Rolle sowie die Aktivitäten, die zusammen mit anderen Personen (z. B. Angehörigen, Pflegekräfte, Physiotherapeuten, Ergo- und Logopäden) unternommen werden*« (vgl. Sowinski 2000).

In der FEDL »Beschäftigung« wird zudem Folgendes berücksichtigt und gestaltet:
- Die Fähigkeit, seine Zeit sinnvoll einzuteilen und sich entsprechend zu beschäftigen. Diese Fähigkeit zur selbstständigen Strukturierung des Tages ist in hohem Maße geprägt durch Erlebnisse und Gewohnheiten in »gesunden Zeiten« und hat einen engen Bezug zu allen anderen FEDL.
- Beobachtung und Unterstützung der Bedürfnisse, biografischen Besonderheiten und Gewohnheiten des Bewohners. Gleichzeitig wird ihm im Rahmen von Tagesgestaltung und Beschäftigung ein entsprechendes Angebot gemacht. Menschen, die sich nicht pausenlos beschäftigen, können zumindest die Gegenwart anderer Menschen erfahren, ohne gleich in Aktionen und Handlungen zu verfallen. Auch das Beieinander-Sein kann eine tiefe Beschäftigung sein.
- Schaffung eines sinnvollen Alltagslebens durch so genannte Beschäftigungsmöglichkeiten. Hier orientiert man sich am Erhalt oder Wiedererlernen der Fähigkeiten zur Bewältigung des Alltags (alle FEDL), die darüber hinaus auch der Förderung von Beziehungen und der sozialen Integration dienen.

Dieser Bereich der Pflege wird im interdisziplinären Team gestaltet, gemeinsam mit Angehörigen, Physiotherapeuten, Ergo- und Beschäftigungstherapeuten. In der FEDL »Beschäftigung« sollten Aktivitäten aus folgenden Bereichen beachtet werden: Biografiearbeit, Erinnerungsarbeit, 10-Minuten-Aktivierung, Gedächtnistraining, Musik- und Tiertherapie, Snoezelen, Basale Stimulation, Religion etc.

Werden die Bedürfnisse der alten Menschen beachtet, so erhalten sie nicht nur Liebe und Zuwendung, sondern können diese auch anderen geben. Wer sich sinnvoll beschäftigen kann, fühlt sich sicher und geborgen, er besitzt einen Status, ist produktiv. Individuelle Beschäftigungsangebote, die darauf eingehen, dass der Bewohner z. B. Bäcker war oder Gärtner, ermöglichen das Ausleben von alten, gelebten Rollen und dienen so der Identität.

5.10.2 Aspekte der Qualitätsentwicklung

- Werden die wirklichen Bedürfnisse der Bewohner nach sinnvoller Beschäftigung erkannt und berücksichtigt?
- Werden diese Bedürfnisse individuell berücksichtigt?
- Werden seine Gewohnheiten (wie bestimmte Zeiten oder Materialien, soziale Interessen) berücksichtigt?
- Werden die Lebensräume der Bewohner individuell mit eigenen Möbeln, Bildern, Erinnerungsgegenständen im Sinne von Wohnlichkeit gestaltet?
- Orientiert sich die Einrichtung der öffentlichen Flächen des Wohnbereichs am Geschmack, den Werten und Gewohnheiten der Bewohner?
- Werden verschüttete Fähigkeiten wieder geweckt?
- Ist das Angebot der Tagesgestaltung/Alltagsgestaltung/Beschäftigungstherapie überschaubar und für die Bewohner als ein solches zu erkennen?
- Werden Bewohner immer wieder zur Teilnahme an den Aktivitäten motiviert?
- Wird es geduldet, dass Bewohner, die sich passiv verhalten, auch an Beschäftigungsgruppen teilnehmen, weil sie sich gern in Gegenwart der Gruppe aufhalten?

5.10.3 Die FEDL »Beschäftigung«
unter dem Aspekt der MDK-Begutachtungsrichtlinien

Es gibt keinerlei Leistungen aus diesem Bereich, die von den Leistungen der Pflegeversicherung abgedeckt werden.

Merkmale	Einstufung
Selbstständig in der Tagesgestaltung.	selbstständig
Braucht zeitweise Anleitung/Hilfe in der Tagesgestaltung.	bedingt selbstständig
Braucht überwiegend Anregung von außen in der Tagesgestaltung.	teilweise unselbstständig
Aus eigenem Antrieb keine Tagesgestaltung.	unselbstständig

5.10.4 Pflegeplanungsbeispiele

Pflegerische Ist-Situation	Ziel- oder Lösungssituation	Maßnahmen
1. Scheinbar »unsinnige« Handlungen Ursachen: Beschäftigungsdefizit, demenzielle Symptomatik, Verkennen der Handlungen durch PK • Kl. beschäftigt sich selber, z. B. mit Herumkramen in Zimmern, Schränken, Taschen etc. • Kl. führt Bewegungen aus, deren Sinn PK nicht erkennen, er scheint beschäftigt zu sein • Kl. ist konzentriert mit einer Tätigkeit, Bewegung beschäftigt • Aus der Biografie ist ... bekannt • Kl. lehnt evtl. »gesteuerte« Aktivitäten / Beschäftigungen des Hauses ab	• Kl. hat das Gefühl, tun und lassen zu können, was er möchte • Ursachen bzw. Antriebe für das Handeln sind bekannt • Kl. erlebt sich akzeptiert und wertgeschätzt	• Fähigkeiten und Fertigkeiten des Kl. ermitteln und eine entsprechende Beschäftigung suchen, die Spaß und Sinn bereiten und das Gefühl gibt, noch gebraucht zu werden • Biografische Besonderheiten, Gewohnheiten einbeziehen • Material, Raum zum »Kramen« etc. zur Verfügung stellen • Gewähren lassen • Umfeld / Wohnbereich mit stimulierendem Material (Schnüre, Stoffe, Tastwände, Wandbehänge aus unterschiedlichen Materialien etc.) ausstatten • Pflege- und Betreuungspersonen versuchen Antriebe und Bedürfnisse des Kl. durch genaues Beobachten und Nachfragen herauszubekommen und diese in Zusammenhang mit seinem Tun zu bringen. Diese Bedürfnisse sollen soweit wie möglich befriedigt werden • Diverse Angebote zur Beschäftigung machen, die möglichst an frühere Berufstätigkeiten erinnern
2. Sinnvolle Beschäftigung, eingeschränkt • Kl. drückt verbal / nonverbal einen Mangel an geeigneter Beschäftigung aus • Kl. äußert, dass ihm eine Aufgabe fehlt • Beschäftigungswünsche werden aktiv / passiv geäußert • Kl. hat früher gerne bestimmte Tätigkeiten, wie z. B. Handarbeiten, Kochen, Werken oder Nähen ausgeführt • Kl. ist gern mit anderen zusammen / beschäftigt sich gern alleine	• Kl. erlebt Beschäftigung positiv • Kl. fühlt sich gefordert, sinnvoll • Kl. erlebt durch die Beschäftigung ein positives Selbstwertgefühl	• Beratungsgespräch bzgl. möglicher Beschäftigungen, Vorlieben und Interessen. Jetzige Möglichkeiten einschätzen • Geeignete Aktivitäten anbieten (Gruppen- und Einzelangebote) • Besuchsdienst einrichten (evtl. Rücksprache) • Zeitungsbestellung anregen, Kreuzworträtselheft, Radio, Computer, Telefon (nach Rücksprache) • PK achten darauf, mit welchen / m anderen Kl. sich der Kl. wohl fühlt, sodass die beiden evtl. gemeinsam am Beschäftigungsangebot teilnehmen können • Evtl. bestimmte Aufgaben, wie z. B. Blumengießen, sich um andere Kl. kümmern, übertragen • Bei Klienten, die überwiegend im Bett liegen: Einzelbetreuung, Beschäftigung mit unterschiedlichen Materialien. Wenn möglich, Kl. im Bett oder Therapiestuhl in die Gemeinschaftsaktivitäten einbeziehen. Vorlesen, Spielen, Singen, Handarbeiten o. ä. im Bett anbieten

	Ziel	Maßnahmen
3. Antriebslosigkeit • KI. zeigt kein/wenig Interesse an Aktivitäten des Hauses • KI. wünscht sich eher Einzelbegleitung durch Beschäftigungstherapie (Spazierengehen, Fotos anschauen etc.) • Frühere Vorlieben und Interessen sind bekannt	• KI. erlebt sich in der Beschäftigung/Tagesgestaltung positiv • KI. genießt Kontakt mit anderen • KI. wird an frühere Zeiten erinnert, in denen er sich gut gefühlt hat; an Tätigkeiten, die er gern ausgeführt hat. • KI. fühlt sich in seinen Wünschen respektiert	• Beratungsgespräch bzgl. möglicher Beschäftigungen, alter Vorlieben und Interessen. Einschätzung der jetzigen Möglichkeiten • Geeignete Aktivitäten anbieten (Gruppen- und Einzelangebote, sofern möglich) • Besuchsdienst einrichten (evtl. Rücksprache) • Zeitungsbestellung anregen, Kreuzworträtselheft, Radio, Computer, Telefon (Rücksprache) • PK achten darauf, mit welchen/m anderen KI. sich der KI. wohl fühlt, so dass die beiden evtl. gemeinsam am Beschäftigungsangebot teilnehmen können • Evtl. bestimmte Aufgaben, wie z. B. Blumengießen, sich um andere KI. kümmern, übertragen • Angstfreies, geborgenes Umfeld schaffen, z. B. durch kleine, überschaubare Gruppen, kontinuierliche Bezugspersonen und Angebote • Nichtteilnahme des KI. an Aktivitäten des Hauses akzeptieren
4. Eingeschränkte Konzentration bei der Beschäftigung • KI. ist für kurze Zeit konzentriert (... Minuten) • KI. reagiert dann mit Unruhe, steht z. B. auf o. ä. • KI. ist schnell abgelenkt/lenkt Aufmerksamkeit woanders hin • KI. hat Lieblingsaktivitäten	• Konzentration ist gesteigert • Geeignete Beschäftigung ist gefunden • KI. fühlt sich akzeptiert	• Beratungsgespräch bzgl. Wunschaktivitäten • Bei Beschäftigungsangebot auf reizarme Umgebung achten • Bezugspersonen führen Beschäftigungsangebot aus, konstante Gruppenzusammensetzung • Beschäftigungsangebot ist so gemischt, dass es aktive und ruhigere Phasen gibt
5. Beschäftigungsdefizit Ursache hier: situative Desorientierung • KI. äußert, dass er sich beschäftigen möchte, schlägt von sich aus aber nichts vor. Hat von früher Interessen und liest Zeitung, TV und Radio • KI. nimmt an Aktivitäten des Hauses teil, wenn er begleitet wird • Tochter oder Ehefrau stehen täglich für Spaziergang zur Verfügung • Biografische Vorlieben, Gesprächsthemen und Interessen sind bekannt	• KI. erlebt den Tagesablauf als sinnvoll	• KI. in einem Gespräch evtl. mit Ehepartner befragen, was er gern tun möchte, dieses realisieren • Teilnahme an Hausveranstaltungen und Gruppen ermöglichen (Weinfest, Singstunde, etc.) • Tägliches Spaziergehen ermöglichen • Beschäftigungen, die an frühere Tätigkeiten erinnern, anbieten: Schreibarbeiten, alten Menschen helfen, lesen, Rechtsauskünfte geben. • Gesprächsthemen über Ritter, Fasching, etc. anbieten

Pflegerische Ist-Situation	Ziel- oder Lösungssituation	Maßnahmen
6. Ausleben einer persönlich sinn-voll Beschäftigung, eingeschränkt • Kl. geht kurzfristig dem Beschäftigungs-angebot des Hauses nach, bei aus-dauernden Tätigkeiten reagiert er mit Aufstehen und Herumgehen. • Frühere Interessen waren: Garten, Reisen, Kochen	• Kl. erlebt den Tagesablauf als sinnvoll • Geeignete Tätigkeiten / Beschäftigungen sind gefunden	• Während der Pflege Gespräche über frühere Themen anbieten, sofern Konzentration dies zulässt. • Kl. tagsüber Material zur Verfügung stellen (z. B. Haushaltsgegen-stände, Kochutensilien), ihn in die Blumenpflege einbeziehen • Mitarbeiter des Sozialen Dienstes / der Beschäftigungstherapie bieten kurzfristige Aktivitäten an • Wenn Kl. sich selber Beschäftigungen sucht, wie z. B. Kramen, Suchen, Sortieren, gewähren lassen
7. Alltagsgestaltung, stark eingeschränkt Ursache hier: Desorientierung • Kl. handelt häufig (mehrfach täglich) nicht situationsgerecht, sammelt und hortet Dinge (Lebensmittel etc.) und führt Handlungen nicht zu Ende • Von sich aus ist er – abgesehen vom Sammeln und Kramen – beschäfti-gungslos • Kl. nimmt freundlich am Angebot des Hauses teil, wobei er bei Bastelarbeiten sehr viel Geduld und Feinmotorik zeigt • Kl. ist sparsam, achtet z. B. auf die Beleuchtung	• Kl. erlebt seinen Alltag als sinnvoll • Kl. erfährt Bestätigung	• Kl. in die Haushaltsaktivitäten des Wohnbereichs einbeziehen (Frühstück, Zwischenmahlzeit, Mittag, Aufräumen, Dekorieren, Eindecken etc.) • Teilnahme am Beschäftigungsangebot (Malen, Basteln, Handarbeiten etc.), 2 x tgl. • Jeden Morgen Teilnahme an Morgenrunde • Motivation, s. FEDL »Aktivieren – Anregen«
8. Langeweile, veränderte Lebensführung Ursache: krankheitsbedingter Rückzug • Kl. hat wegen Schwäche kaum aktive Beschäftigungsmöglichkeiten, hört jedoch ab und zu Radio • Kl. möchte nicht außerhalb des Zimmers sein	• Kl. nimmt geringfügig am Leben des Hauses teil	• In Rollstuhl setzen, s. FEDL »Bewegung« • Bei Wunsch Radio anstellen

9. Eingeschränkte Erledigung persönlicher Angelegenheiten • KI. kommt wegen des stationären Aufenthaltes nicht überall hin, z. B. Einkaufen • Eine spezielle Pflegekraft des Hauses (begleitender Dienst) ist bereit, kleine Besorgungen zu erledigen	• KI. hat Gelegenheit, kleine Besorgungen ausführen zu lassen	• MA des begleitenden Dienstes übernimmt die folgenden Leistungen: Beratung, Tagesstrukturierung, Erledigung persönlicher Angelegenheiten etc.
10. Ausleben einer persönlich sinn-vollen Beschäftigung, eingeschränkt Ursache: Eingeschränkter Aktionsradius durch das Leben im Bett, Kraftlosigkeit • KI. ist anregbar über alte Erinnerungen und Erlebnisse, z. B. Fotos. Ehemalige Beschäftigungen waren vermutlich Lesen, Reisen, Segeln, Tagesgeschehen • Wenn KI. in der Vergangenheit etwas wollte, konnte er es vermutlich schnell umsetzen • KI. unterhält sich gern, versucht es und mag es, wenn jemand mit ihm spricht • KI. äußert keine Wünsche mehr bzgl. TV etc.	• Erinnerungen sind geweckt • KI. erfährt die Unterstützung seiner Bedürfnisse	• Während der pflegerischen Maßnahmen Gespräche über frühere Erlebnisse führen (z. B. Reisen, Segeln), Fotos, Bilder hinzuziehen • KI. hört gern Radio Niedersachsen, beim Verlassen des Zimmers leise anstellen • Wenn zwischendurch kurz Zeit ist, KI. für kleine Gespräche besuchen
11. Ausleben einer persönlich sinn-vollen Beschäftigung, eingeschränkt Ursache: Leben im Bett • KI. lebt jetzt ausschließlich im Bett, guckt ab und zu TV • KI. lebte früher gern allein im Zimmer, nahm nicht an Hausaktivitäten teil • KI. war früher sehr zufrieden mit dem Leben hier, genügsam. War nie gesellig • KI. freut sich (mimisch erkennbar) über Besuch von PK • Religion hatte eine stärkende Bedeutung. • KI. sieht im Menschen immer das Gute, war früher Krankenschwester • Macht einen zufriedenen Eindruck	• KI. ist weiterhin in religiösem Gefühl gestärkt • KI. guckt weiterhin TV	• Fernseher wird tagsüber angestellt (NDR). Sonntags werden Kirchensendungen angestellt • Bei allen Kontakten mit dem KI. über den Tag oder das Leben hier sprechen • Post bei Bedarf vorlesen • PK, die gern singen oder auch einen religiösen Bezug haben, üben religiöse Rituale mit KI., z. B. Singen

Pflegerische Ist-Situation	Ziel- oder Lösungssituation	Maßnahmen
12. Ausleben einer persönlich sinn-vollen Beschäftigung, eingeschränkt • Kl. nimmt gern an Veranstaltungen und Gruppenaktivitäten des Hauses teil • Kl. hält sich gern beim begleitenden Dienst auf • Sonst sitzt Kl. gern passiv vor dem TV, »kramt« im Zimmer herum • Kl. geht gern spazieren (immer dieselbe Runde) • Kl. singt gern • Kl. kümmerte sich früher um die Versorgung der Familie, um die Ernte, den Garten, ums Einkochen	• Kl. erfährt Lebensfreude • Kl. nutzt weiterhin das Angebot des Hauses	• Wird an Veranstaltungen erinnert und abgeholt • Kl. nimmt 2 x wchtl. an der Gruppe für »Menschen mit Demenz« teil. • In Gesprächen und Aktivitäten wird die alte »Hausfrau- und Familien-kompetenz« angeregt • Gemeinsame Spaziergänge durchführen
13. Ausleben einer persönlich sinn-vollen Beschäftigung, eingeschränkt • Kl. arbeitete in der Vergangenheit zu Hause gern handwerklich, war früher Schneiderin. • Kl. äußert Wunsch nach Beschäftigung	• Kl. äußert Zufriedenheit über die Beschäftigung • Kl. fühlt sich in der alten Kompetenz als Näherin bestätigt	• Hauswirtschaftsleitung ansprechen, ob diese leichte Näharbeiten mitbringen kann • Weiterhin Angebot des Begleitenden Dienstes nutzen, möglichst das Betreuungsangebot erhöhen

5.11 »Zufriedenheit und Emotionalität«

Diese Fähigkeit ist von zentraler Bedeutung für die Pflege. Zufriedenheit bedeutet Lebensqualität und diese Lebensqualität kann sich auf die unterschiedlichsten Bedürfnisse beziehen. Werden Bedürfnisse nicht befriedigt, kommen Gefühle wie Unsicherheit, Angst oder Frustration auf.

Der Trend zur verstärkten Qualitätsentwicklung bringt viele Einrichtungen der stationären oder ambulanten Pflege dazu, die Zufriedenheit ihrer Bewohner, Patienten, Kunden und Angehörigen zu erfragen. Zufriedene Kunden werden scheinbar immer wichtiger für die Qualität einer Einrichtung. Doch Zufriedenheit ist ein höchst individuelles Gut: Zufriedenheit kann für einen alten, pflegebedürftigen Menschen bedeuten, dass er eine größtmögliche Unabhängigkeit von anderen Menschen und weitgehende Selbstständigkeit erlebt. Auf der anderen Seite kann Zufriedenheit auch bedeuten, Hilfe und Fürsorge anzunehmen. Inwiefern das für die Qualität einer Einrichtung dann Richtschnur sein kann, diese individuelle Zufriedenheit zu dokumentieren, sei dahin gestellt. Wichtiger ist, dass die individuelle Zufriedenheit der Bewohner ein zentrales Qualitätsmerkmal von Pflege und Betreuung ist. Von daher wird sie innerhalb der FEDL ausdrücklich benannt.

Es ist nach wie vor traurig, wie wenig die Sexualität der alten Menschen in den verschiedenen Einrichtungen gelebt werden darf. Es beschämt den einen, löst Begierde oder Ängste aus.

Auf dem Weg nach Nähe zwischen Menschen gibt es vielfältige Möglichkeiten des Ausdrucks und der Form. Dies zu bewerten sollten wir in jeden Fall den Klienten überlassen.

Vor kurzem fand ich eine alte Frau sehr zufrieden wirkend und ganz selbstvergessen masturbierend auf dem zentralen Platz des Wohnbereiches.
Es entstand große Aufregung:
- »Das kann sie doch nicht machen?«
- »Igitt, so was macht man doch nicht!«
- »Was sollen denn die anderen sagen?«

Man kann auch folgendermaßen reagieren:
- »Wie gut, dass sie darauf achtet, dass sie sexuelle Gefühle hat!«
- Es ist ein Wunder, dass sie sich auf dem zentralen Platz des Wohnbereiches so wohl und zuhause fühlt, dass sie sich traut, zu onanieren.«

Auch hier plädiere ich für einen wertschätzenden Ansatz. Wenn Pflegekräfte hier im Problem-Ressource-Dilemma denken, dann haben sie auf jeden Fall ein Problem, die Bewohnerin hatte jedenfalls keines.

5.11.1 Aspekte der FEDL »Zufriedenheit und Emotionalität«

- Beobachtung des Bewohners hinsichtlich seines Ausdrucks von Gefühlen (Mimik, Gestik, körperliche Symptome, Beobachtung des Verhalten, verbale Äußerungen).
- Schaffung eines Umfeldes, in dem der Ausdruck von individuellen Gefühlen möglich ist.
- Beachtung und Berücksichtigung individueller Bewohnerzufriedenheit unter folgenden möglichen Gesichtspunkten: Kommunikations- und Beziehungsqualität, Echtseinsqualität, Qualität in allen anderen FEDL, in der Orientierung, in der Validation, in der Kultur und Alltagsgestaltung.
- Unterstützung des Bewohners, seine Gefühle auszudrücken.
- Akzeptanz von Gefühlen. Dies kann auch der Ausdruck von unangenehmen Gefühlen sein wie Aggression.
- Aggression kann als Umkehr bedeuten: Ein Bewohner achtet auf die Wahrung seiner Wünsche, er möchte sich anders behandelt wissen.
- Beobachtung des Bewohners: Kann er sein inneres Befinden korrekt wahrnehmen und nach außen deutlich machen und steuern?
- Gestaltet er Beziehungen aktiv oder sind inneres Befinden und äußere Realität nicht mehr aufeinanderbezogen? Sind Antrieb und Affektkontrolle stark verändert? Gibt es in Beziehungen geringen oder keinen Rapport und wie ist sein Befinden diesbezüglich?

5.11.2 Aspekte der Qualitätsentwicklung

- Sind Pflegekräfte in der Lage, ihre eigenen Gefühle wahrnehmen und respektieren zu können?
- Achten sie auf Übertragungen und ungeklärte eigene Themen, um die Pflegebeziehungen davon frei zu halten.
- Wird der Bewohner mit seiner individuellen Gefühlswelt und seinen individuellen Gefühlsäußerungen wahrgenommen und respektiert?
- Werden seine Gefühle akzeptiert?
- Wird offen und respetvoll mit Sexualität umgegangen? Wrden auch andere Wege (wie z. B. Besuch von Protituierten, Ansehen von Sexmagazinen etc.) ausprobiert?
- Wird der Aspekt der individuellen Zufriedenheit in den Pflegeprozesse integriert? (Auch wenn er kontraproduktiv zur aktuellen Pflegesituation ist?)
- Sind den Pflegekräften die Grundlagen der einfühlsamen und klientenzentrierten Gesprächsführung (Echtsein, Kongruenz, sich selbst einbringen, Beziehungsgestaltung, Empathie) bekannt und wenden sie diese an?
- Sind therapeutische Ansätze wie Validation bekannt?
- Wird bei herausforderndem (vormals aggressivem) Verhalten von Bewohnern auch die Umgebungsgestaltung bei der Klärung der Situation hinzugezogen?

5.11.3 Die FEDL »Zufriedenheit und Emotionalität« unter dem Aspekt der MDK-Begutachtungsrichtlinien

Leider findet sich innerhalb des Pflegeversicherungsgesetzes keinerlei Leistung, die primär auf die Zufriedenheit von Bewohnern angerechnet werden können. Es gilt hier, die Gesamtheit von Maßnahmen und Leistungen mit dem Ziel der größtmöglichen Zufriedenheit und Kongruenz der Gefühle zu vereinen. Die individuelle Bewohnerzufriedenheit wird bei Qualitätsprüfungen gemäß § 80, 112, 114 SGB XI durch den MDK geprüft.

Im pflegerischen Alltag gibt es eine Reihe von Maßnahmen, die häufig vorkommen. Eine Übersicht:

- Validierende Grundhaltung
- Bezugspflege
- Basale Stimulation
- Realitätsorientierende Maßnahmen (s. FEDL »Orientierung«)
- Biografische Situation, Besonderheiten erfragen, beobachten und berücksichtigen
- Bedürfnisse und Wünsche berücksichtigen
- Bewohner genau beobachten und anschließend dokumentieren
- Schon für kleine Erfolge loben
- Immer wieder Gespräche anbieten, nach dem Befinden erkundigen
- Vertrauensvolle Pflege und Kontaktgestaltung durch Pflegekraft
- Geborgenheit vermitteln (auch durch angemessenen Körperkontakt)
- Zuhören, Stimmungen aushalten
- Eigenes Verhalten überprüfen
- Worte und Taten überein stimmen lassen
- Genaue Diagnosestellung durch den Arzt / Neurologen (bei psychiatrischen Erkrankungen)
- Angehörige einbeziehen

5.11.4 Pflegeplanungsbeispiele

Pflegerische Ist-Situation	Ziel- oder Lösungssituation	Maßnahmen
1. Regressives Verhalten Ursachen: z. B. psychiatrische Erkrankungen, demenzieller Symptomatik, soziale Faktoren, evtl. Angst) • KI. zieht sich aus dem Leben im Wohnbereich zurück • KI. wirkt verschlossen, reagiert wenig auf Ansprache, Nachfragen • KI. lehnt Aktivitäten, Gemeinsamkeiten o. ä. ab • KI. redet wenig • Evtl. starrer, teilnahmsloser Blick • Bewegungsarmut bis hin zu einer embryonalen Körperhaltung (beschreiben) • KI. vernachlässigt die persönliche Pflege • KI. zeigt wenig Selbstvertrauen • Gründe für Verhalten sind erkennbar / nicht erkennbar • KI. spricht/nicht über seine Situation	• KI. erlebt sich als Person • KI. erhält Reize aus der Umgebung • KI. sieht keinen/oder so wenig Grund wie möglich, sich zurückzuziehen • Gründe für Verhalten sind erkennbar • KI. fühlt sich akzeptiert	• Validierende Grundhaltung • Biografische Situation, Besonderheiten erfragen, beobachten und berücksichtigen • Genaue Diagnosestellung durch den Arzt/Neurologen • Beobachtung von eigenem Verhalten, Wirkung auf KI., Verhalten des KI., mögliche Antriebe, Bedürfnisse etc. Erkenntnisse und Besonderheiten dokumentieren • Maßnahmen der Basalen Stimulation, s. FEDL »Aktivieren – Anregen *(Art und Umfang, Zeitpunkt und Häufigkeit der Maßnahme benennen)* • Mit KI. gemeinsam überlegen, was ihm wichtig ist, was er möchte und welche Angebote der Alltagsgestaltung er wahrnehmen möchte. Teilnahme oder auch Einzelbegleitung ermöglichen • Rückzug akzeptieren • Mit dem Arzt über evtl. stimmungsaufhellende Medikation sprechen (Bachblüten)
2. Traurigkeit Ursachen: z. B. bei Neueinzug, Verlust eines nahen Angehörigen oder Bekannten, Angst, Schmerzen, Kummer, Weinen über früher nicht verarbeitete Erlebnisse • KI. weint einige / mehrere Stunden *(benennen)* am Tag • KI. gibt auf Nachfragen Gründe für Traurigkeit an / nicht an • KI. sucht Kontakt / Unterstützung durch: ...; bei: ... • KI. verschafft sich Erleichterung durch Weinen • KI. hat Vertrauen zu bestimmten PK	• KI. empfindet Trost • KI. spricht über seine Trauer • KI. fühlt sich ernst genommen	• Täglich Zeit nehmen zum Zuhören, Gespräche anbieten, nach dem Befinden fragen • Vertrauensvolle Pflege, sensibler Kontakt, einfühlsame Grundhaltung. Geborgenheit vermitteln, auch durch angemessenen Körperkontakt • Bedürfnisse und Wünsche erkennen und möglichst befriedigen • Trauerphasen zulassen (Schock, Verleugnung, Aggression, Verhandeln, Zustimmung) • Zuhören, Stimmungen aushalten • Später Neuorientierung suchen (Anhaltspunkte aus Biografie und Gegenwart verknüpfen) • Mit KI. gemeinsam überlegen, was ihm gut tun würde, was ihn interessiert. Danach ein Angebot gestalten • KI. evtl. mit einem KI. zusammenbringen, dem es ähnlich geht • Wenn möglich, Angehörige einbeziehen • Den KI. innerhalb der Pflege/Betreuung immer wieder spüren lassen, dass man ihn gern versorgt

3. Angst vor der Zukunft

- Kl. weiß nicht, was ihn erwartet, hat Angst z. B. vor dem Tod, Einzug, Verlust von Nähe und / oder Menschen, Schmerzen, Ungewissheit
- Kl. teilt sich mit, spricht über seine Ängste, Sorgen
- Kl. reagiert positiv auf Vertrauen / Kontakt etc.

Ziele:
- Kl. fühlt sich geborgen
- Kl. spricht über seine Angst
- Kl. fühlt sich verstanden
- Kl. empfindet die Angst als geringer

Maßnahmen:
- Täglich Zeit nehmen zum Zuhören, Gespräche anbieten, nach dem Befinden fragen
- Vertrauensvolle Pflege, sensibler Kontakt, einfühlsame Grundhaltung. Geborgenheit vermitteln, auch durch angemessenen Körperkontakt
- Mit Kl. genau besprechen, was jetzt als nächstes geschehen wird (z. B. Arztbesuch, Krankenhauseinweisung, Umzug, Beerdigung, Einzug in ein neues Doppelzimmer)
- Nach Sorgen und Gedanken befragen, Ängste aussprechen lassen, einfühlsam zuhören, Kl. ernst nehmen
- Reale Hilfen und Möglichkeiten aufzeigen
- Kl. in dem bestärken, was er gut kann. Mit ihm gemeinsam schrittweise den Kontakt im Wohnbereich aufbauen
- Bei starker, akuter Angst beim Kl. bleiben. Evtl. Angehörige oder andere Kl. um Hilfe bitten
- Situation genau dokumentieren
- Insgesamt sinnbringende Aufgaben übertragen, Selbstvertrauen fördern *(Art und Umfang, Zeitpunkt und Häufigkeit der Maßnahme benennen)*

4. Selbstvertrauen, eingeschränkt

Ursachen: plötzliche, die Lebensqualität einschneidenden Veränderungen etc.
- Kl. signalisiert wenig, geringes Selbstvertrauen
- Kl. gibt schnell auf
- Kl. äußert verbal / nonverbal »Ich kann das sowieso nicht«
- Kl. teilt sich mit
- Kl. signalisiert Vertrauen zu …
- Gründe für Verhalten sind erkennbar / nicht erkennbar

Hinweis: Zum Teil kann es sich hier um alte Glaubenssätze oder Grundannahmen über sich selber handeln, die durch »normale« Pflege nicht veränderbar sind.

Ziele:
- Kl. empfindet Leben als lebenswert
- Kl. erkennt (wieder) positive Anteile in sich
- Kl. schöpft Mut

Maßnahmen:
- Beratungsgespräch bzgl. der Situation, möglicher Gründe. gemeinsam Lösungen für die Situation finden
- Erfolgserlebnisse sichern durch Lieblingsaktivitäten
- Behilflich sein, die verbliebenen Fähigkeiten zu sehen und zu schätzen, z. B. im Gespräch oder bei der Versorgung
- Aktivitäten herausfinden, die der Kl. früher gern ausgeführt hat. Biografie beachten
- Wenn der Kl. früher Sport getrieben hat, politisch, religiös, familiär, musikalisch, kulturell aktiv war, mit ihm darüber sprechen.
- Gemeinsam alte Fotos oder Erinnerungsstücke anschauen und an Erfolge und Kompetenzen erinnern

Pflegerische Ist-Situation	Ziel- oder Lösungssituation	Maßnahmen
5. Misstrauen infolge nachlassender Sehkraft • Kl. äußert verbal/nonverbal Angst, z. B. bestohlen oder überfallen zu werden • Kl. äußert verbal/nonverbal Sorgen, keinem mehr zu trauen zu können etc. *(benennen)* • Kl. vertraut bei guter Tagesform … • Kl. ist orientiert/bei guter Tagesform orientiert	• Kl. empfindet Vertrauen • Kl. erkennt die Personen, die sein Zimmer betreten, rechtzeitig • Kl. hat das Gefühl, dass alle wichtigen Dinge und Gegenstände um ihn herum vorhanden sind • Kl. fühlt sich ernst genommen	• Vor Eintritt ins Zimmer anklopfen. Darauf hinweisen, wenn das Zimmer verlassen wird • Sich vorstellen (evtl. etwas Persönliches von sich erzählen), Kl. die Hand zur Begrüßung und zum Abschied geben • Laut und deutlich sprechen. Auf verbale Kommunikation achten, der Kl. sieht die Körpersprache nicht • Nicht ins Zimmer gehen, wenn der Kl. nicht da ist • Nichts ohne das Einverständnis des Kl. im Zimmer verrichten • Erklärungen bei allen Handlungen • Mit dem Kl. häufig seine Sachen durchgehen, nachschauen, ob noch alles an seinem Platz ist • Augenarztkontrollen
6. Unsicherheit, Hemmungen • Kl. scheint ungern über seine Situation/Sorgen/Gedanken etc. zu sprechen • Kl. beschwichtigt beim Nachfragen • Kl. wirkt nervös, unsicher *(Verhalten beschreiben)* • Kl. entwickelt Vertrauen zu bestimmten Personen	• Kl. äußert sich bei Bedarf • Kl. fühlt sich sicher • Kl. fühlt sich ernst genommen • Kl. hat Interesse an seiner Situation	• Vertrauen durch Bezugspflegeperson aufbauen. • Kl. nach Empfinden befragen und einfühlsames, professionelles Gespräch führen (evtl.mit Angehörigen) • Stimmung (Mimik, Gestik) beobachten. Davon evtl. Sorgen oder Stimmungen ableiten, wenn diese nicht verbal geäußert werden • Insgesamt für eine freundliche Umgebung und Situation sorgen (Angebot, Stimmung, andere Kl., Farben, Einrichtung, Musik etc.)
7. Misstrauen Ursachen: diverse Erkrankungen, Veränderungen, demenzielle Symptomatik; Stadium der mangelhaften/unglücklichen Orientierung nach Feil etc. • Kl. äußert verbal/nonverbal, er sei bestohlen worden; es käme jemand in sein Zimmer; jemand verschmutze seine Toilette; das Essen sei vergiftet etc. *(genau beschreiben)* • Kl. wendet sich an PK • Gründe für Misstrauen sind bekannt/nicht bekannt	• Kl. fasst zunehmend Vertrauen • Kl. fühlt sich sicher • Kl. erkennt die Hintergründe des Misstrauens und verändert es	• Vertrauensvolle, wertschätzende Pflegebeziehung • Pflege ist transparent und überschaubar gestaltet • Kl. wird in seinen Fähigkeiten und Ressourcen richtig gedeutet und gefördert • Sämtliche relevanten Vorgänge und Situationen erklären • Kl. in alle Entscheidungen mit einbeziehen. • Nach Befinden und Bedürfnissen befragen und diese, wenn möglich, befriedigen • Im Beisein des Kl. nicht über ihn in der 3. Person sprechen • Herausfinden, was genau Kl. misstrauisch macht. Dies, wenn möglich, verändern • In Akutsituationen nicht diskutieren, sondern verständnisvoll reagieren. Nicht widersprechen, keinen zu direkten Augenkontakt und Körperkontakt herstellen • Nach Verhaltensweisen suchen, die weiterhelfen: z. B. gemeinsames Aufräumen, Gespräch über die Zeit, als der (jetzt vermisste) Gegenstand geschenkt worden ist o. ä., gemeinsam Kaffee trinken

8. Verbale Herausforderung
- Kl. schreit andere an
- Kl. sagt/ruft/schreit mehrfach/einmal tgl. ... (*Häufigkeit benennen*):
- Kl. wirkt angespannt
- Andere Klienten äußern, dass sie sich verletzt/abgewertet o. ä. fühlen
- Auf Nachfragen äußert Kl. ...
- Tagesformabhängig ist Kl. bewusst, dass er die Grenzen im Miteinander evtl. verletzt hat.

- Ursachen/Auslösende Faktoren sind bekannt
- Kl. wird seinen Unmut adäquat los
- Kl. entwickelt Alternativen für Verhalten (wenn möglich)

- Beratungsgespräch mit Kl. über Situation, Beweggründe und Bedürfnisse sowie seine Möglichkeiten. Was genau stört ihn, oder bringt ihn auf und was kann er tun, um dieses Gefühl zu verändern? Wie ging er früher mit solchen Situationen um?
- Beobachtung und Klärung im unmittelbaren Umfeld des Kl./auf dem Wohnbereich. Gibt es etwas, was ein herausforderndes Verhalten verstärkt/initiiert? Wenn möglich, beseitigen
- Information an Fach- oder Hausarzt, falls noch nicht geschehen. Genaue Diagnostik
- Validierende und/oder akzeptierende Grundhaltung
- Eigenes Verhalten und Übertragungen beobachten, provozierendes Verhalten vermeiden
- Kl. nach Befinden und Bedürfnissen fragen (darauf achten, welche Botschaft dahinter liegen könnte)
- Genaue Verlaufsbeobachtung und Dokumentation, auf mögliche Regelmäßigkeit achten
- Im Akutfall andere Kl. oder den herausfordernden Kl. entfernen
- Sich als PK nicht angegriffen fühlen, nicht auf evtl. Beleidigungen eingehen
- Wenn möglich, die Energie des herausfordernden Verhaltens in eine sinnvolle Handlung umlenken

Pflegerische Ist-Situation	Ziel- oder Lösungssituation	Maßnahmen
9. Körperliche Herausforderung gegen Andere • Kl. verhält sich herausfordernd gegen andere, indem er z. B. handgreiflich wird, kneift, spuckt, beißt, tritt, schlägt, droht etc.) • Kl. wirkt angespannt … • Andere Klienten äußern, dass sie sich verletzt/abgewertet o. ä. fühlen • Auf Nachfragen äußert Kl. … • Tagesformabhängig ist Kl. bewusst, dass er die Grenzen im Miteinander evtl. verletzt hat. • Gründe für Verhalten sind erkennbar	• Ursachen/Auslösende Faktoren sind bekannt • Kl. wird seinen Unmut adäquat los • Kl. entwickelt Alternativen für Verhalten (wenn möglich)	• Mit dem Kl. ein Gespräch unter vier Augen führen, ihm sein Verhalten und die Konsequenzen (z. B. Ausgrenzung) aufzeigen. Mit ihm gemeinsam nach Verhaltensalternativen suchen, aber auch Ursachen suchen. Was genau stört ihn, oder bringt ihn auf und was kann er tun, um dieses Gefühl zu verändern? Wie ging er früher mit solchen Situationen um? • Beobachtung und Klärung im unmittelbaren Umfeld des Kl./auf dem Wohnbereich. Gibt es etwas, was ein solches herausforderndes Verhalten verstärkt/initiiert? Möglichst beseitigen • Information an Fach- oder Hausarzt, falls noch nicht geschehen. Genaue Diagnostik • Validierende und/oder akzeptierende Grundhaltung • Eigenes Verhalten und Übertragungen beobachten, provozierendes Verhalten vermeiden • Kl. nach Befinden und Bedürfnissen fragen (darauf achten, welche Botschaft dahinter liegen könnte) • Genaue Verlaufsbeobachtung und Dokumentation, auf Regelmäßigkeiten achten • Im Akutfall andere Kl. oder den herausfordernden Kl. entfernen • Wenn sich die Aggression gegen Gegenstände richtet, dann im Umfeld des Kl. nur Gegenstände erlauben, mit denen er sich und/oder andere nicht verletzen kann • Als PK nicht angegriffen fühlen, nicht auf evtl. Beleidigungen eingehen • Wenn möglich, die Energie des herausfordernden Verhaltens in eine sinnvolle Handlung umlenken. • Evtl. ungewöhnlich reagieren: »Ach, das Messer hatte ich gerade gesucht, Danke, dass Sie es mir geben …« • Generell ruhig auf Kl. zugehen, nicht von hinten ansprechen
10. Unzufriedenheit, hoch • Kl. äußert verbal/nonverbal Unzufriedenheit über (Essen, andere Klienten, Zimmer, Pflege etc.) *(genau benennen)* • Kl. äußert, dass man ihm nichts recht macht, o. ä. • Kl. verschafft sich emotional Luft durch … • Kl. spricht über seine Gefühle	• Kl. fühlt sich in seinen Wünschen und seiner Unzufriedenheit akzeptiert und ernst genommen • Kl. äußert Zufriedenheit • Kl. signalisiert Zufriedenheit	• Klare Bezugspersonen und Ansprechpartner, auch für die Angehörigen • Gespräch mit Kl., nach Gründen für Unzufriedenheit fragen und nach gemeinsamen Lösungen suchen • Eingabe in Beschwerdemanagementverfahren der Einrichtung • Wenn Kl. nach Beseitigung der Missstände weiterhin unzufrieden ist, dieses evtl. als Ausdruck eines Menschen im Stadium der unglücklichen/mangelhaften Orientierung (nach *Feil*) begreifen und entsprechend handeln

• Gründe für Unzufriedenheit sind bekannt/nachvollziehbar/wiederkehrend		• Sinnstiftende Angebote in der Alltagsgestaltung geben • Kl. in mitbestimmenden Gremien des Hauses mitwirken lassen, z. B. Heimbeirat, Speiseplanrunde etc.
11. Stimmungsschwankungen Ursache hier: hirnorganisches Psychosyndrom • Kl. wirkt ruhig und ausgeglichen, wenn er sich in Ruhe gelassen fühlt, er reagiert aufbrausend, wenn Pflegekräfte etwas gegen seinen Willen tun • Kl. lehnt er Handlung oder Kontakt ab, reagiert, indem er mit der Hand nach der betreffenden PK schlägt	• Kl. fühlt sich in seinen Wünschen respektiert • Kl. fühlt sich wohl und sicher	• Bezugspflege durch gleichgeschlechtliche PK • Pflege und Pflegehandlungen werden mit Kl. besprochen, sodass er das Gefühl hat, die Pflege und den Alltag maßgeblich mitzubestimmen • PK spüren nach, welche Stimmung sie selber ausstrahlen und klären ggf. eigene Stimmungsschwankungen vor dem Kontakt • Kl. mit echtem Vertrauen und Nähe begegnen • Kl. kein Verhalten aufzwingen oder durchsetzen, eigenen Willen lassen • PK zieht sich bei abwehrendem Verhalten kurzfristig zurückziehen, eigene Abwehr klären. Pflegehandlung erneut versuchen. Ruhe und Vertrauen ausstrahlen • Niemals Verhalten von Kl. nachtragen. Wenn er bspw. schlägt, ist PK nicht als Person, sondern in ihrer Rolle als PK gemeint
12. Gefühl von Nutzlosigkeit • Kl. äußert mehrfach tgl., dass er sein jetziges Leben als nutzlos empfindet, in Gesprächen nennt er keine klaren Gründe • Kl. sagt z. B: »Ich fühle mich abgeschoben und sinnlos«	• Kl. fühlt sich ernst genommen und aufgehoben • Kl. sieht/empfindet Hoffnung im jetzigen Leben • Kl. drückt Gefühle aus	• Vertrauen durch Bezugspflege herstellen • In Gesprächen über Sinnlosigkeit nicht beschwichtigen, sondern mit Trost und Nähe zur Seite stehen, mitfühlen • Möglichkeiten bieten, sich im Alltag positiv zu erleben, s. FEDL »Beschäftigung« • Halt durch Kontakt zu anderen Klienten geben, z. B. Zimmer-Mitbewohnerin • Mit Kl. in der Erinnerungsarbeit an angenehme Situationen und Gefühle wachrufen, diese intensiv nacherleben lassen • Kl. vermitteln, dass man ihn mag und schätzt • Evtl. Pastor o. ä. hinzuziehen
13. Fassadenverhalten Ursache hier: demenzielle Symptomatik • Kl. lächelt entschuldigend bei Ansprache, äußert keine eigenen Wünsche und wirkt mehrere Stunden täglich stark verunsichert. Dann Fassadenverhalten • Kl. hat überwiegend gleichbleibende Grundstimmung • Bei hohem Beobachtungsgrad sind kleine Unzufriedenheitsäußerungen (allerdings verdeckt) wahrzunehmen	• Kl. fühlt sich sicher • Kl. fühlt sich in seinen Gefühlsäußerungen verstanden • Kl. lebt zufrieden, so weit möglich	• Bezugspflegekräfte beobachten Kl. auf Stimmungen hin genau, speziell auf das Ursache-Wirkung-Prinzip hin. Worauf reagiert Kl. wie? Besonderheiten dokumentieren • Mit Gefühl auf die Stimmungen reagieren • Kl. in Handlungen und Verhalten bestätigen • Aktive Zuneigung und Sympathie geben und zeigen

Pflegerische Ist-Situation	Ziel- oder Lösungssituation	Maßnahmen
14. Hohes Bedürfnis nach Körperkontakt • Kl. drückt Wünsche und Bedürfnisse teilweise unselbstständig aus, äußert diese z. T. nonverbal oder auf Nachfragen • Kl. wünscht sich häufigen Körperkontakt und möchte gebraucht werden. Dieses drückt er stark aus • Kl. pflegt auf liebevolle Weise den Kontakt zu anderen Menschen, gibt angemessen Zärtlichkeit	• Kl. empfindet ein größtmögliches Maß an Zufriedenheit • Kl. fühlt sich verstanden und wohl, äußert dieses auf Nachfragen • Kl. fühlt sich gebraucht und nützlich, wertvoll	• Beziehungspflege durch vertraute Pflegepersonen • Gestik und Mimik genau beobachten, Grundgefühl und Bedürfnis erspüren • Bei Kontakt Körperkontakt herstellen und halten, mit Zuwendung und Gefühl reagieren • Körperkontakt zu anderen Kl. tolerieren, sofern von diesen akzeptiert • Kl. intensiv in das Leben des Wohnbereiches einbeziehen, vornehmlich in Haushaltstätigkeiten • Kl. wichtige Aufgaben zumuten, seine Leistung, Wichtigkeit, Persönlichkeit und Anwesenheit betonen • Kl. häufiger sagen, dass man ihn schätzt, dieses auch zeigen
15. Unglücklichsein, zeitweise • Kl. weint oft (3–4 x tgl.) besonders stark, wenn die Kinder (o. a.) zu Besuch waren • Kl. weint, wenn andere Klienten ihn auf ihre Töchter ansprechen • Klassische Tröstungs- und Beruhigungsversuche sind wenig erfolgreich	• Kl. empfindet Trost • Kl. fühlt sich respektiert und ernst genommen • Kl. sieht Veränderungsmöglichkeiten für die Situation	• Bei Traurigkeit empathisch auf Kl. reagieren. Gefühle ernst nehmen und bestätigen: »Ja, es ist schwer, wenn einem die Kinder fehlen.« – »Sie sehen traurig aus. Kommen Sie, wir setzen uns einen Moment zusammen hin.« – »Was ist passiert?« – »Sind Sie traurig wegen Ihrer Kinder? Vermissen Sie sie?« Danach kurz Kontakt halten, berühren • Bilder der Kinder betrachten. Vielleicht gibt es Dinge (Pullover, Tuch, Parfüm etc.), die an sie erinnern. Trost und Nähe spenden • Nicht oberflächlich trösten. Die Traurigkeit muss ausgesprochen werden
16. Stimmungsschwankungen bis hin zu herausforderndem Verhalten • Auf Handlungen, die dem Kl. nicht gefallen (Wecken zur falschen Zeit, Auskleiden bei starker Verkotung, etc.) reagiert er mit körperlicher Abwehr, schlägt z. B: mit dem Arm nach PK • Manchmal nach 10–30 Minuten oder Personalwechsel eine positive Veränderung/Nachlassen der Abwehrhaltung	• Abwehr wird rechtzeitig erkannt • Kl. fühlt sich in seinen Wünschen respektiert	• Bei Ansprache/Pflegetätigkeiten etc. des Kl. auf nonverbale/verbale Signale achten • Bei Anbahnung von Spannung verändert PK die Handlungen, lässt Kl. in Ruhe, später zweiter Versuch • Situation mit Ursache, Verhalten, Maßnahmen etc. genau beschreiben

17. Sexualverhalten, verändert Ursachen: gerontopsychiatrische Erkrankungen, Suchtfolgen, veränderte Persönlichkeitsstruktur, soziale Faktoren • Kl. zieht sich z. B. in unpassenden Situationen aus *(benennen)* • Kl. äußert verbal / nonverbal sexuelle Wünsche • Kl. berührt andere Klienten an geschlechtsspezifischen Stellen • Kl. onaniert in öffentlichen Bereichen des Wohnbereichs • Kl. entblößt sich bewusst vor anderen	• Kl. lebt sexuelle Gefühle angemessen aus • Kl. schätzt / respektiert die Grenzen anderer	• Frühere Gewohnheiten und Werte des Kl. hinzuziehen • Biografische Besonderheiten beachten • Klares, ruhiges, ausgeglichenes Auftreten gegenüber dem Kl. • Nicht belächeln oder mit Macht reagieren • Beratungsgespräch über Bedürfnisse und Verhalten führen; nach Lösungsmöglichkeiten suchen. Eigene Grenzen und die anderer akzeptieren • Pflege evtl. durch gleichgeschlechtliche PK • Verhalten und evtl. Gesetzmäßigkeiten beobachten • Kl. Möglichkeiten schaffen, Sexualität auszuleben (ungestörtes Zimmer, Anklopfen, Kuschelzonen, spanische Wand etc.) • Selbstbefriedigung zulassen • Ein sinnvolles Beschäftigungsangebot machen • Für ausreichend Bewegung sorgen • Evtl. gleichgeschlechtliche Gruppen gestalten; z. B. Männerabende, -gruppen. (In fast allen Altenheimen sind Männer in der Minderheit, Klientinnen und weibliche Pflegekräfte in der Überzahl)
18. Starkes Bedürfnis nach Zärtlichkeit • Kl. wünscht sich intensiven Kontakt zum Pflegepersonal (dieser Wunsch kann so stark sein, dass der Kl. Geld für körperliche Zuwendung anbietet)	• Kl. schätzt eigenes Verhalten und Bedürfnisse ein • Kl. nimmt Grenzen anderer wahr • Kl. entwickelt Möglichkeiten, die eigene Sexualität auszuleben	• Beratungsgespräch über Möglichkeiten, die Sexualität auszuleben, auch über Gefühle der Pflegekräfte, in den Situationen, in denen sexuelle Wünsche an sie herangetragen werden • Kl. bei starkem Wunsch nach Zärtlichkeit – wenn der Wunsch nach Zuwendung das Pflegepersonal zu sehr unter Druck setzt – klare Grenzen aufzeigen. Deutlich sagen, dass man das nicht möchte; dass man sich verletzt fühlt • Wenn Kl. während der Körperpflege übermäßige Zärtlichkeit einfordert, mit festen, klaren Bewegungen und Berührungen zu Ende waschen, oder ihm anbieten, dass man später wieder kommt und ihn vorerst allein lassen • Bei Wunsch nach Selbstbefriedigung störungsfreie Situation anbieten / schaffen • Wahrung der Intimsphäre • Taktvoller Umgang mit der Situation

Pflegerische Ist-Situation	Ziel- oder Lösungssituation	Maßnahmen
19. Starkes selbstbewusstes Verhalten • Kl. formuliert klar und deutlich ihre Wünsche, weiß genau, was er will und was nicht • Kl. nimmt Beratung und Kritik (z. B. Übergewicht) ungern an, verschließt sich dann • Das Zimmer ist seine eigene »Welt« • Insgesamt ist Kl. sehr freundlich, unterhält sich gerne, möchte aber gern Distanz zu PK	• Kl. äußert Zufriedenheit • Kl. sagt weiterhin, was er möchte und was nicht • Kl. erfährt eine Beachtung seiner Wünsche	• Kl. in allen Dingen, Verhaltensweisen etc. respektieren • Bei gesundheitlicher Gefährdung Beratung anbieten • Gewünschte Distanz wahren
20. Kl. bevorzugt weibliche Pflegekräfte • Kl. zeigte in der Vergangenheit ein schamhaftes Verhalten gegenüber Männern, männlichen PK, speziell bei der Intimpflege oder wenn sie unbekleidet war	• Kl. fühlt sich in seinen Wünschen respektiert und sicher	• Kl. wird ausschließlich von weiblichen PK versorgt • Darüber hinaus wird Kl. über alle anstehenden Pflegemaßnahmen verbal informiert
21. Klassisches ehemals »typisches« weibliches Verhalten, Erinnerung an Mutterrolle und Liebesleben • Kl. verhält sich öfter in Kontakten mit Männern klassisch »weiblich«; wartet z. B. beim Tanzen auf Aufforderung • Kl. macht bei Gruppenaktivität auch Witze über Liebe, ehemalige Sexualität etc. mit • Kl. spricht aktiv über ihre Mutterrolle, die guten und schweren Zeiten als Mutter • Kl. trauert manchmal über ehemaligen Lebensgefährten (spricht gern über ihn)	• Kl. erinnert sich weiterhin gern an Zeiten der Mutterschaft und als Lebensgefährtin zurück • Kl. fühlt sich in ihrem weiblichem Verhalten bestätigen	• Diese Erinnerungen weiterhin fördern (begleitender Dienst und auch Pflege), in Gesprächen und Aktivitäten, beim Anschauen von Fotos etc.

22. Depressive Stimmungsschwankungen

Ursachen: z. B. Alkoholabusus, Demenz

- Phasenweise (mehr als 50 % der Zeit) ist Kl. niedergeschlagen: weint schnell, redet nicht, meidet Blickkontakt, zieht sich zurück
- Kl. fordert dann unverzüglich absolute Hilfe und Aufmerksamkeit. Wenn er diese nicht bekommt, bekommt er Atemnot, unkontrolliertes Zucken und Zittern, diverse Schmerzen, bzw. Zeichen von Hilflosigkeit
- Kl. ist dann stark auf seinen Sohn fixiert. In diesen Phasen behauptet er, dass PK lügen, versucht, PK untereinander auszuspielen.
- Kl. klingelt pro Stunde ø 3 bis 4 x (Wunsch zur Toilette, Bier, hinlegen etc.)
- PK versuchen immer, ihm eine hohe Aufmerksamkeit zu geben
- Kl. war einer der ersten Bewohner hier und es waren zu Anfang wenige Bewohner, sodass er deutlich mehr Aufmerksamkeit hatte, wobei es jetzt 3 bis 4 Besuche pro Stunde sind. Ebenso intensive Betreuung durch begleitenden Dienst
- Kl. ist gern in Gesellschaft

- Kl. fühlt sich sicher und geschätzt, auch wenn die PK nicht durchgehend bei ihm sind
- Kl. entwickelt Kompensationsmöglichkeiten und kann einige Minuten allein sein

---

- Bei allen Besuchen Kl. informieren bzw. mit ihm reden. Erklären, dass es nicht möglich ist, sofort bei ihm zu sein, da es noch andere Kl. gibt, die Hilfe brauchen. Trotzdem Sympathie zeigen
- Kl. zu allen möglichen Beschäftigungsangeboten bringen
- Beschäftigungen anbieten, sodass Kl. lernt, allein zu sein, z. B. Lesen, Fernsehen, bei schönem Wetter auf die Terrasse etc.
- Auf den nachmittäglichen Besuch vom Sohn hinweisen, evtl. telefonieren lassen

Pflegerische Ist-Situation	Ziel- oder Lösungssituation	Maßnahmen
23. Reduzierter emotionaler Ausdruck Ursache: vermutlich aufgrund einer passiven Grundhaltung zur Lebenssituation, vor kurzem sind Schwester und Ehemann gestorben • Kl. spricht mit wenig bzw. kaum erkennbarer Emotion. Wirkt abgeklärt, z. T. traurig. Sagt bei Tätigkeiten, die sie selbst tun könnte, häufig: »Ich kann das nicht« (z. B. wenn sie mit ihrem Rollstuhl selbstständig ins Zimmer fahren soll) • Kl. gibt verbal zu erkennen, dass sie sich über Kontakt zu vertrauten PK freut (Strahlen im Gesicht, verbale Äußerung) • Kl. genießt intensive Betreuung durch vertraute PK und äußerst ihr Nähebedürfnis, indem sie viele Male am Tag »Schwester« ruft	• Kl. gibt positiv zu erkennen, dass sie sich über Nähe und Beziehung zum Pflegepersonal freut • Erlebnisse, die Freude machen, sind bekannt • Kl. sagt nicht sofort: »Ich kann das nicht«, sondern traut sich mehr zu • Kl. erfährt positive Bestätigung von PK, wenn sie etwas selber macht	• In Verbindung mit FEDL »Beschäftigung«: Für vertraute Beschäftigung Näharbeiten zur Verfügung • Wenn Zeit ist, mit Kl. einen kurzen Spaziergang machen etc. • Im Kontakt mit Kl. für eine frische Stimmung sorgen, andere Verhaltensmuster ausprobieren (z. B. Singen, Scherzen etc.) • Kontakte zu anderen Kl. intensivieren • Kleine Erfolge dokumentieren
Ambulante Pflege **24. Sexualität, unausgelebt** Ursache: starke/massive Einschränkungen der Selbstpflege • Kl. teilt sich verbal über seine sexuelle Vergangenheit mit, gibt an, PK »schön zu finden«, »wird an frühere Freundin erinnert« • Bei der Intimpflege bittet Kl. um mehr Berührungen als notwendig • Kl. fordert PK z. T. auf: »Küss mich doch mal« oder ähnlich • Kl. hat z. Z. keine Möglichkeit, seine Sexualität aktiv auszuleben • Kl. nimmt verbal/nonverbal gesetzte Distanz der PK an • Finanzsituation schwach • Mutter befürwortet keine Prostituiertenbesuche	• Kl. erfährt Anerkennung in seiner Männlichkeit • Kl. respektiert weiterhin die Grenzen der PK • Kl. sieht Möglichkeiten, seine (Lebens)-situation positiv zu ändern • Kl. äußert Zufriedenheit über seine Sexualität	• PDL führt Beratungsgespräch (auch bei Pflegevisite) über die Situation und diverse Möglichkeiten. Termin festlegen • Mitarbeiter, die sich in dieser Pflegesituation sehr unwohl fühlen, kommen nicht zum Einsatz • Männliche PK sprechen mit Kl. während der Pflege über seine erlebte sexuelle Vergangenheit • Weibliche PK bringen gegenüber dem Kl. Wertschätzung und Respekt sowie gesunde individuelle Distanz zum Ausdruck • PDL spricht mit Mutter, um auf Möglichkeiten des Auslebens von Sexualität hinzuweisen, z. B. alte Filme des Kl.

5.12 »Sicherheit«

Das Bedürfnis nach Sicherheit ist eines der elementarsten menschlichen Bedürfnisse. Halt und Orientierung im Leben, Sichersein, Gewissheit, Vertrauen, Sorglosigkeit, Geborgenheit, Schutz und Stabilität: All diese Faktoren beeinflussen das Gefühl des Sicher Seins. Das Gegenteil davon sind Angst, Unsicherheit, Sorge, Unklarheit.

Maslow beschreibt das Sicherheitsbedürfnis als ein Bedürfnisensemble, das immer dann auftaucht, wenn die physiologischen Bedürfnisse (Bewegung, Körperkontakt, Essen, Schlafen, Wärme, Sinneseindrücke, Freisein von Angst, Bedrohung und Chaos) relativ gut befriedigt sind.

Nach *Erickson* leben die Menschen in der Spannung zwischen Urvertrauen und Urangst, zwischen Sicherheit und Unsicherheit (vgl. *Juchli* 2000). Diese Spannung ist (fast) jedem Menschen ständig bewusst. *Kors* und *Seuke* bringen in ihrem Buch »*Gerontopsychiatrische Pflege*« (1997) ein sehr schönes Beispiel für den Umgang mit Sicherheit. »*Sobald wir den Bauch gefüllt und gut geschlafen haben, suchen wir nach Sicherheit und innerer Ruhe. Wir bekämpfen unsere Ängste, indem wir Versicherungen abschließen und einen festen Arbeitsplatz anstreben. Stabilität, Schutz und Ordnung sind die Schlüsselworte auf dieser Stufe. Ein eigenes Heim trägt sehr dazu bei, dass wir uns sicher und geborgen fühlen. In einer fremden Umgebung fühlen wir uns unbehaglich. Unser einziger Halt ist dann der persönliche Besitz, den wir bei uns tragen. In einem gerontopsychiatrischen Pflegeheim finden wir dann auch Frauen, die ihre Handtasche festhalten, als hinge ihr Leben davon ab!*«

Da keine Pflegekraft auf den ersten Blick zu sagen weiß, ob sich ein Bewohner sicher oder unsicher fühlt, gilt es hier besondere Aufmerksamkeit zu zeigen. Für einige Heimbewohner bedeutet Sicherheit z. B. die immer wieder gleiche Anordnung von Utensilien (Wecker, Uhr, Taschentücher, Hautcreme, Telefon etc.) auf ihrem Nachttisch oder der Stammplatz im Speiseraum. Das Beispiel von *Kors* und *Seuke* macht überdies deutlich, dass pflegebedürftige Heimbewohner ein starkes Bedürfnis nach Sicherheit und Geborgenheit haben.

Der Aspekt der aktivierenden, fördernden Pflege findet sich in der FEDL »Aktivieren – Anregen«. Der Aspekt »persönliche Sicherheit« ist sehr umfangreich, wenn diese FEDL beispielsweise im Zusammenhang mit speziellen Situationen wie die Pflege sterbender oder demenzkranker Bewohner betrachtet wird.

5.12.1 Aspekte der FEDL »Sicherheit«

- Beobachtung und Befragung der individuellen Bedürfnisse des Bewohners bzgl. Sicherheit. Dabei spielen Äußerungen und Verhalten des Bewohners sowie Symbole und Gegenstände eine große Rolle: Wo fühlt sich der Bewohner sicher? Wo besteht Unsicherheit, Risiko oder gar Gefährdung? Es gilt, mögliche Gefahren einzuschätzen und im Sinne des Bewohners Schaden zu verhüten, indem seine Fähigkeiten (Sehen,

Hören, Wahrnehmen, Fühlen, Einschätzen, Bewegen etc.) richtig eingeschätzt werden und eine geeignete Wohnraumanpassung, die Auswahl geeigneter Hilfsmittel und der Umgang damit vorgenommen wird.

- Einhaltung von hygienischen Mindestverordnungen.
- Unterstützung bei der Erhaltung bzw. Wiedererlangung einer gesunden Lebensweise.
- Folgende Faktoren werden insbesondere beobachtet, eingeschätzt und ggf. unterstützt, bzw. übernommen:
- soziale Sicherheit (Lebensunterhalt, Ernährung, Wohnung, Kleidung);
- der feste Platz in einem sozialen System (Familie, Gruppe, Wohnbereich, Situation Doppelzimmer);
- ein verlässlicher Rahmen (Regeln, Gesetze, Ordnungen auch für die Werte und Erinnerungen dieser jetzt zu versorgenden Generation, speziell der demenzkranken Bewohner), der die Umgebung, die Freiheit gewährleistet und Gefährdungen eingrenzt (Umgang mit freiheitsentziehenden Maßnahmen, Aufbewahrung von Medikamenten, Unfallverhütung, prophylaktische Maßnahmen).

Wahrnehmung und Unterstützung der unterschiedlichen inneren Bedürfnisse nach Sicherheit des Bewohners, z. B. durch die Achtung und Wahrung persönliche Lebensgewohnheiten, die Wahrung der Intimsphäre, ein Herstellen von dauerhafter Vertraulichkeit (Schweigepflicht und Datenschutz), generelle Aspekte von Sauberkeit und Hygiene.

5.12.2 Aspekte der Qualitätsentwicklung

- Sind die individuellen Unsicherheitsfaktoren des Bewohners bekannt und werden sie richtig eingeschätzt?
- Äußern die Bewohner (verbal/nonverbal), dass sie sich gut aufgehoben, beschützt, sicher aber auch frei genug fühlen?
- Werden freiheitsentziehende Maßnahmen durchgeführt? Geschieht dies in rechtlicher Absicherung und in Absprache mit Bewohner und/oder Angehörigen?
- Ist der Umgang mit freiheitsentziehenden Maßnahmen in seiner Auswirkung auf den Bewohner allen Pflegekräften bewusst?
- Gibt es ausreichend unterschiedliche Möglichkeiten (individuell erreichbar und nutzbar), damit der Bewohner Hilfe holen kann?
- Haben alle Bewohner ein Notrufsystem?
- Kann jederzeit ein Rufen von Bewohnern, die nicht mit der Rufklingel umgehen können, wahrgenommen werden (z. B. in der Nacht, während Übergaben oder in Pausenzeiten)?
- Gibt es einen Hygieneplan? Wird dieser auf dem aktuellen Stand der Wissenschaft gehalten?
- Haben alle Pflegekräfte an einem Erste-Hilfe-Kurs teilgenommen, wird dieses Wissen und Können regelmäßig aufgefrischt?
- Wird allen Hinweisen auf mögliche Diebstähle nachgegangen?
- Werden Medikamente sachgerecht aufbewahrt?
- Wird auf die Einhaltung des Datenschutzes geachtet?

5.12.3 Die FEDL »Sicherheit« unter dem Aspekt der MDK-Begutachtungsrichtlinien

Laut MDK gehört in diese FEDL die Fähigkeit, Risiken für die Integrität des eigenen Körpers und anderer Personen zu vermeiden, z. B. durch intakte Orientierungs- und Entscheidungsfähigkeit. Direkte Leistungen aus diesem Bereich können nicht angerechnet werden.

Merkmale	Einstufung
Kann Risiken vermeiden.	selbstständig
Nach Elimination bzw. Reduktion von Risiken durch sächliche Vorsorgemaßnahmen ist die Sicherheit gewährleistet.	bedingt selbstständig
Die Sicherheit ist nur durch zeitweilige personelle Hilfe gewährleistet.	teilweise unselbstständig
Dauernde Beaufsichtigung notwendig.	unselbstständig

5.12.4 Pflegeplanungsbeispiele

Pflegerische Ist-Situation	Ziel- oder Lösungssituation	Maßnahmen
1. Eigenständige Medikamenteneinnahme, eingeschränkt Ursache hier: demenzielle Symptomatik • Kl. kennt weder Dosierung noch Wirkung der verordneten Medikamente • Kl. nimmt die Hilfe der Pflegekräfte an, vertraut diesen	• Kl. erhält Medikamente zur richtigen Zeit • Kl. akzeptiert weiterhin die Medikamentengabe durch PK	• Medikamenten-Gabe nach ärztl. Anordnung, Nebenwirkungen beachten • Kl. bei Nachfrage über Medikamente und deren Wirkung informieren • PK begleitet Hausarzt bei Hausbesuchen
2. Selbstgefährdung durch verdorbene Nahrungsmittel Ursache: z. B. demenzielle Symptomatik • Kl. sammelt verdorbene Nahrungsmittel und hortet diese im Zimmer • Kl. verlässt auf der Suche nach Nahrungsmitteln und dem Ausleben alter Gewohnheiten das Haus • Kl. nimmt mehrfach wöchentlich verdorbene Nahrungsmittel aus öffentlichen Abfalleimern oder Mülltonnen • Tochter ist verantwortlich für Fragen der Betreuung	• Kl. erleidet keinen Schaden und lebt in sicherer Umgebung • Kl. fühlt sich ernst genommen	• Klärungsgespräche mit Kindern über Handlungsspielraum durch Fachpflegebezugsperson • Kennzeichnung aller Kleidungsstücke mit Namen und Anschrift/Tel. • Genügend haltbare Nahrungsmittel zur Verfügung stellen, so dass Kl. keine suchen muss • PK durchsuchen gemeinsam mit Kl. 1 x wchtl. oder häufiger (angeben) das Zimmer auf evtl. verdorbene Lebensmittel. Es wird so sortiert, dass immer Nahrungsmittel zu Verfügung stehen • Kl. in Beschäftigungsangebot des Hauses einbinden, vorzugsweise Haushaltsaufgaben
3. Unsichere Lebensführung Ursache: starke Desorientierung • Kl. ist in seiner Sicherheit stark eingeschränkt, erkennt die richtige Dosierung seiner Medikation nicht, führt keine Behörden- und Geldgeschäfte mehr • Kl. schätzt Situationen nicht mehr ein • Es liegt keine aktive Selbst- und Fremdgefährdung vor • Kl. nimmt gern Hilfe und Unterstützung an	• Kl. erfährt eine sichere Lebensführung • Betreuungsangelegenheiten sind in seinem Sinne geregelt • Kl. erhält verbale und nonverbale Informationen, über alle ihn betreffenden Dinge, sofern er nicht überfordert ist	• Wohnbereichsleitung/Bezugspflegekraft halten guten Kontakt zu Kindern, die die Betreuungsaufgaben übernommen haben • PK verabreichen Medikamente, halten Kontakt zu Ärzten und Fachärzten • PK informieren Kl. verbal und nonverbal über wichtige Dinge (z. B. Speiseplan, private Post, Veranstaltungseinladungen etc.) • Vor allen Handlungen informieren • Alte Handtasche des Kl. zur Verfügung stellen, evtl. Börse mit »altem« Geld zur Verfügung stellen • Ausführung ärztl. Anordnungen

Problem	Ziel	Maßnahmen
4. Eigenständige Medikamenteneinnahme, eingeschränkt Ursachen: kognitive Defizite, Verwahrlosung, Überforderung durch zu viele Medikamente • KI. weiß nicht um Dosierung, Zeit und Wirkung. • KI. vertraut dem Pflegepersonal • KI. lässt sich helfen, indem er die Medikamente vom Pflegepersonal gerichtet einnimmt	• KI. bekommt alle Medikamente zur richtigen Zeit in der richtigen Menge • KI. weiß um die Wirkung der Medikamente • KI. akzeptiert die Medikamentengabe durch das Pflegepersonal	• Der Hausarzt spricht innerhalb der Visite mit dem KI., welche Medikamente er weshalb verschreibt • Das Pflegepersonal erläutert diese Informationen bei Bedarf immer wieder • Das Pflegepersonal achtet darauf, dass der Hausarzt die verordneten Medikamente in der Pflegedokumentation korrekt festhält • Das Pflegepersonal stellt/richtet die Medikamente nach Anweisung und verabreicht sie dem KI. • Bei Komplikationen Rücksprache mit dem Arzt
5. Der KI. lehnt die Medikamenteneinnahme ab • KI. hat z. B. Angst, vergiftet zu werden. Oder er tut so, als wenn er sie einnehmen würde und versteckt sie dann im Zimmer • KI. hat zu bestimmten PK/Mitarbeitern Vertrauen • KI. reagiert positiv auf Validation	• KI. nimmt die wichtigsten Medikamente ein • KI. weiß um die Wichtigkeit der Medikamenteneinnahme • KI. hat keinen Anlass zu denken, dass er vergiftet werden soll • KI. fühlt sich sicher	• Die Bezugspflegekraft versucht generell ein Vertrauensverhältnis zum KI. aufzubauen und seine Bedürfnisse und Ängste zu erkennen • Der Hausarzt spricht mit dem KI. über die Medikamente • PK spricht mit dem KI. auch über die Wirkung der Medikamente • KI. sollte so viel wie möglich von dem Richten der Medikamente übernehmen (z. B. Ausdrücken aus der Packung) • PK ist immer bei der Medikamentengabe dabei • Niemals Medikamente heimlich geben • Falls der KI. die Medikamentengabe ablehnt, dieses dokumentieren • Arzt informieren • Situation dokumentieren
6. Unsicherheit bei finanziellen Belangen und persönlicher Post Ursache: kognitive Einschränkungen • KI. hat einen Betreuer • KI. akzeptiert Hilfestellung durch andere	• Die finanziellen Dinge und die Post sind erledigt • KI. hat diesbezüglich ein Gefühl von Sicherheit • Der Betreuer handelt im Sinne des KI.	• Die Situation wird vertrauensvoll mit dem KI. und evtl. seinen Angehörigen besprochen • Es wird mit ihm gemeinsam überlegt, wer diese Aufgabe für ihn übernehmen könnte. • Der Sozialdienst des Hauses nimmt sich dieser Angelegenheit an • Eine Betreuung wird bei Bedarf angeregt • Dem KI. wird, so weit er das wünscht, immer Auskunft darüber gegeben, was gerade passiert

Pflegerische Ist-Situation	Ziel- oder Lösungssituation	Maßnahmen
7. Sturzgefahr aus dem Bett • Die Gefahr von häufigen Verletzungen besteht • Kl. akzeptiert das Bettgitter • Kl. wünscht sich das Bettgitter	• Kl. liegt sicher in seinem Bett • Kl. fühlt sich mit dem hochgezogenen Bettseitenteil wohl • Kl. fühlt sich sicher	• Der Kl. wird gefragt, ob er sich mit einem Bettgitter sicherer fühlen würde. Wenn er zustimmt, wird dieses dokumentiert • Es werden Bettgitter verwendet, in denen der Kl. nicht das Gefühl hat, eingesperrt zu sein • Bei Ablehnung durch den Kl. amtsrichterliche Erlaubnis beantragen • Es wird im Pflegeteam über Alternativen nachgedacht; wie z. B. niedriges Bett und Matratze davor, damit der Kl. bei einem Sturz weich fällt
8. Hilfe holen nicht möglich Ursachen: z. B. kognitive Defizite, Demenz, Verwirrtheit, große Angst, Blindheit • Kl. ist durch regelmäßige Kontrollgänge und Besuche durch PK beruhigt • Kl. hält die Klingel in der Hand, nachdem man sie ihm gegeben und erklärt hat • Kl. kann durch Rufen auf sich aufmerksam machen	• Kl. hat bei Bedarf rechtzeitig Hilfe • Kl. kann Klingel oder Funkfinger bedienen	• Mit dem Kl. über die Anschaffung eines Funkfingers sprechen • Dem Kl. immer wieder die Klingel erklären und sie ihm in Reichweite geben • In der Nacht und evtl. auch tagsüber regelmäßige Kontrollgänge, um dem Kl. das Gefühl zu geben, dass jemand nach ihm guckt • Dem Kl. innerhalb der Versorgung das Gefühl geben, dass man ihn liebevoll versorgt • Nach Bedürfnissen fragen und möglichst befriedigen
9. Einschränkung bei der Erledigung persönlicher Angelegenheiten Ursachen: reduzierter Lebensradius und Bewegungseinschränkung, evtl. eingeschränkte Orientierung • Gefahr des selbstständigen Verlassens des Bettes besteht lt. amtsrichterlicher Ansicht nicht, deshalb dürfen Bettseitenteile hochgezogen werden • Kl. vertraut bzgl. der Erledigung persönlicher Angelegenheiten dem Neffen, darüber hinaus hat Kl. eine gesetzliche Vertretung • Kl. hat selber eine Verfügung ausgestellt, lt. der er keine lebensverlängernden Maßnahmen möchte • Kl. kann im Bedarfsfall keine Hilfe holen	• Kl. erfährt Sicherheit • Die persönlichen Angelegenheiten sind im Sinne des Kl. geregelt	• PK klären genaue Betreuungssituation • Beim Verlassen des Zimmers wird das Bettseitenteil hochgezogen • Engmaschige Kontrollen des Kl., tagsüber mind. stündlich, nachts 3–4 x • Kontakt zum Betreuer halten • Kl.-Verfügung wird im Bedarfsfalle beachtet

10. Selbstgefährdung Ursachen: situative Verkennung, Kraftlosigkeit • Kl. erkennt notwendige Insulin- und Medikamentengabe nicht • Kl. schätzt persönliche Angelegenheiten nicht mehr richtig ein • Kl. nimmt jedoch in allen diesen Bereichen Hilfe und Unterstützung an • Kl. betätigt Klingel nicht	• Komplikationen werden rechtzeitig erfasst • Kl. nimmt weiterhin Hilfe und Unterstützung an • Kl. erfährt Unterstützung	• Medikamenten- und Insulingabe nach ärztl. Anordnung • PK halten guten Kontakt zur Tochter, damit Angelegenheiten bzgl. der Betreuung gut funktionieren • Klingel tgl. anbieten und zur Verwendung anleiten, darüber hinaus auf »Rufen« achten, s. FEDL »Kommunikation«, tagsüber halbstündliche Kontrolle, nachts 3 x
11. Gefahr der Selbstgefährdung Ursache: situative Verkennung • Kl. erkennt persönliche Risiken nicht, kann persönliche Belange nicht mehr regeln, akzeptiert Betreuung • Sicherheitsbedürfnis scheint befriedigt zu sein • Kl. holt Hilfe über ihr Rufen. • Kl. fühlt sich unsicher, wenn andere Bewohner ins Zimmer kommen • Akute Sturzgefahr, da Kl. aufstehen will, aber nicht laufen kann	• Kl. fühlt sich sicher • Kl. holt weiterhin Hilfe über Rufen • Kl. liegt sicher im Bett	• Pflegedienstleitung setzt sich mit dem Amtsgericht bzgl. einer Genehmigung für das Hochziehen des Bettseitenteiles zusammen • Wenn möglich, auf Rufen hören und Kl. im Zimmer aufsuchen • Damit Kl. sich an den Beinen und den Bettseitenteilen nicht verletzt, werden diese mit Kissen und Schoner abgepolstert • Fachpflegekräfte und PDL wenden sich bei Bedarf an bestellte Betreuerin
12. Starke Verunsicherung Ursache hier: Zustand nach Sturz • Auch in der Vergangenheit legte Kl. Wert auf Einhaltung von Abläufen, wurde bei Veränderungen nervös und ängstlich • Jetzt hat Kl. Angst zu stürzen. Ist stark auf die Hilfe anderer angewiesen • Kl. nimmt die Medikamente nicht selber (Myogelosebedingt) • Kl. holt Hilfe durch Taster, nutzt Rufanlage	• Kl. erfährt Sicherheit – fühlt sich sicher • Kl. erfährt, dass Wünsche beachtet werden • Kl. erhält die Medikamente nach der 5 R-Regel	• 3 x tgl. Stellen und Gabe der Medikamente • Aufmuntern, ruhig zu klingeln, Hilfe ist jederzeit da • Nach Bedürfnissen und Wünschen fragen, diese möglichst befriedigen • Auf Wunsch des Kl. immer das Bettseitenteil hochziehen

Pflegerische Ist-Situation	Ziel- oder Lösungssituation	Maßnahmen
13. Unsichere Lebensführung, Ursache: Leben im Bett • Kl. ist nicht in der Lage, für persönliche Belange und Sicherheiten zu sorgen, hat selber die ehemalige Nachbarin zur Betreuerin gewählt • Unselbstständige Medikamenteneinnahme. Die Betreuerin bringt PK gegenüber hohes Vertrauen zum Ausdruck, Sohn ebenso	• Persönliche Angelegenheiten sind nach Wünschen des Kl. geregelt • Weiterhin guter Kontakt zur Betreuerin	• Nach pflegerischen Tätigkeiten das Bettseitenteil hochziehen • PK pflegen Kontakt zur Betreuerin. Bei wichtigen Angelegenheiten wird diese telefonisch informiert • PK stehen immer für Auskunft zur Verfügung • Medikamente werden bestellt, gerichtet und verabreicht, durch PK nach ärztl. Anordnung
14. Persönliche Sorge, eingeschränkt. Ursache: eingeschränkte Orientierung • Kl. interessiert sich nicht mehr für persönliche Dinge wie z. B. Post • Kl. übernimmt keine Verantwortung für Geld etc., Sohn erledigt diese Angelegenheiten. Er darf alles entscheiden, die PK soll in allen Dingen den Sohn fragen • Kl. hat keinen Überblick über seine Medikamente, lässt sich diese geben • Kl. kann keine Hilfe holen, außer durch Rufen	• Kl. nimmt weiterhin die Medikamente • Kl. erhält das richtige Medikament zur richtigen Zeit • Sohn übernimmt weiterhin die Aufgabe, für Kl.-Angelegenheiten zu sorgen • Kl. fühlt sich sicher	• Medikamentengabe nach ärztl. Anordnung, Arztinfo bei Besonderheiten • Ca. 1 x mtl. Anruf bei Sohn, um Anliegen des Kl. zu klären • Mehrfach tgl. und nachts Kontrolle (nachts 3–4 x)
15. Nichtnutzen der Klingel • Kl. erkennt die Funktion der Rufanlage nicht • Kl. holt Hilfe über lautes Rufen, verlässt dazu das Zimmer (liegt in der Nähe des Dienstzimmers) • Erklärungen zur Nutzung der Kingelanlage werden gleich wieder vergessen, nicht umgesetzt	• Kl. holt im Notfall/Bedarfsfall weiter Hilfe • Kl. erfährt darüber Sicherheit	• Während des Dienstes auf Geräusche aus dem Kl.-Zimmer achten • Nachfragen, wenn Kl. vor der Tür steht

5.13 »Soziale Bereiche und Beziehungen«

Die meisten Menschen erleben sich als soziale Wesen: Sie stehen mit ihrer Familie, ihren Freunden, Kollegen, Nachbarn, mit ihren Vereinskollegen oder Teamkameraden in ständigem Kontakt. Diese Kontakte geben dem Menschen das Gefühl, ein Teil des Ganzen zu sein, dazuzugehören.

Veränderungen im sozialen Gefüge sind sofort zu spüren und sie können sich ganz erheblich auf die Lebensqualität auswirken. Durch Wohnungswechsel, Arbeitsplatzwechsel, Auslandsaufenthalte etc. werden auch soziale Gefüge aufgebrochen und müssen neu gestaltet werden. Gelingt diese Neugestaltung nicht, vereinsamt der Mensch. Im Gegenzug dazu wird die Möglichkeit, Kontakt zu halten, immer bequemer: Im Internet wird gechattet, per E-Mail werden Gedanken ausgetauscht, per Telefon und Handy ist man stets erreichbar.

Die Fähigkeit, sich sozial zu verhalten, Beziehungen einzugehen, ist individuell sehr unterschiedlich ausgeprägt. Es gibt wahre Einsiedler, die sehr zurückgezogen leben. Es gibt Menschen, die ständig von Menschen umgeben sind, die nicht allein sein möchten.

Im Laufe des Lebens entwickeln sich unterschiedliche Gewohnheiten, die selbstverständlich auch im Alter noch vorhanden sind. Die Fähigkeit »Soziale Bereiche und Beziehungen« ist eng an die Fähigkeit »Kommunikation« gebunden, denn ohne Kommunikation können Menschen nur wenig soziale Beziehungen erleben.

Wer nicht sozial integriert ist, der ist sozial isoliert. Wenn ein Mensch über einen längeren Zeitraum sozial isoliert lebt, kann dies bis zur Desozialisation führen. »Unter Desozialisation verstehen wir einen Prozess, in dessen Verlauf soziale Fähigkeiten »verlernt« werden. Ist dieser Prozess erst einmal in Gang gesetzt, entsteht rasch ein Teufelskreis: Der Verlust sozialer Fähigkeiten führt zu einer stärkeren Isolation, die einen um so größeren Verlust sozialer Fähigkeiten zur Folge hat« (vgl. Köther, Gnamm 2000).

Alte Menschen sind auf Grund verschiedener Faktoren stark gefährdet, in einem immer dünner werdenden sozialen Netz zu leben: Alte Menschen werden von anderen (jüngeren, aber auch gleichaltrigen) gemieden, wenn ihre Merk- und Konzentrationsfähigkeit nachlässt, daraus unangemessenes Verhalten resultiert, das andere abstößt, verletzt oder verärgert. Schwerhörigkeit sorgt dafür, dass der Betroffene aus Gruppen ausgeschlossen wird. Vor allem, wenn auch noch behauptet wird, »man höre alles«, sind andere schnell verärgert.

Wenn demenzielle Veränderungen dazu kommen, ist eine zunehmende Verwahrlosung möglich und auch hier besteht wieder die Gefahr, aus Gruppen und sozialen Gefügen ausgeschlossen zu werden. Körperliche Einschränkungen wie Verlust der Gehfähigkeit erschweren die Kontaktaufnahme zu anderen Menschen, die z. B. nicht im selben Wohnbereich oder Altenheim wohnen. Ohnehin birgt das Leben in stationären Einrichtungen eine Gefahr der Desozialisation in sich. Es kann passieren, dass nachbarschaftliche Kontakte und Besuche nicht mehr möglich sind. Auf der anderen Seite bietet das Leben im Altenheim die Chance, ein neues soziales Netzt zu spinnen.

Im Laufe des Lebens wird es für den alten Menschen immer wichtiger, in einem verlässlichen Rahmen zu leben und Beziehungen zu vertrauten Menschen aufrechtzuerhalten. Das heißt, die Pflege muss sehr aufmerksam die Fähigkeit der Sozialen Beziehungsgestaltung beobachten und nötigenfalls intervenieren.

Krohwinkel beschreibt den Inhalt der AEDL »Soziale Bereiche des Lebens sichern« folgendermaßen: »*Bei diesem Lebensbereich unterstützt man ältere Menschen darin, bestehende Beziehungen aufrechtzuerhalten, und versucht, ihre Integration in ein selbstgewähltes soziales Umfeld zu fördern und sie vor sensorischer Deprivationen (Entzug von o. Mangel an anregenden Umweltreizen. Mögliche Folgen bei längerer Dauer: Beeinträchtigung des Denkens, Änderung des Körperschemas, Verlust der willentlichen Kontrolle, Halluzinationen, Hospitalismus (vgl. PflegeLexikon) und Isolation zu schützen. Auch die sozialen Beziehungen zu Lebenspartnern, Freunden, Nachbarn, Bekannten und den primären persönlichen Bezugspersonen werden beachtet sowie der Beruf, die gegenwärtigen und früheren beruflichen Aktivitäten des Betroffenen und seine im Beruf verbundene Verantwortung, ferner private Verpflichtungen, z. B. Sorge tragen für den Lebenspartner. Außerdem gehört die Wohnung in diesen Bereich. Die Vor- und Nachteile der örtlichen Gegebenheiten, die Risiken wie Stufen oder Treppen sowie die Angemessenheit von Wohnräumen, Toiletten, Flur und Badezimmerausstattung sind nach Krohwinkel ebenfalls zu berücksichtigen.*« (vgl. *Sowinski* et al. 2000). Diese Definition möchte ich der Einfachheit halber übernehmen.

5.13.1 Aspekte der FEDL »Soziale Bereiche und Beziehungen«

- Pflege und Entwicklung der Gewohnheiten und Ausprägungen des Bewohners bzgl. seines sozialen Lebens, seine Vorlieben bzgl. Geselligkeit, seine Fähigkeit, aktiv oder passiv sein soziales Netz oder soziale Kontakte zu halten.
- Erhebung des tatsächlichen Hilfebedarfs.
- Betrachtung und Unterstützung hinsichtlich des individuellen Ausmaßes von Einsamkeits- bzw. Integrationsgefühl. Zu Anfang des Pflegeprozesses, schon mit dem Erstgespräch in der Wohnung des Bewohners (also vor Heimeinzug) findet die Kontaktaufnahme von Seiten Pflege/Sozialtherapeutischer Dienst zum zukünftigen Bewohner sowie evtl. Angehöriger statt. Der Aufbau einer vertrauensvollen Beziehung zu beiden, in der gesunde Nähe und Distanz gewahrt wird, ist oberstes Ziel zu Beginn und im Verlauf der Pflegebeziehung. Im Rahmen der Alltagsgestaltung wird ein Milieu und Klima geschaffen, in dem die Bewohner ihren individuellen sozialen Wünschen nachkommen können. Bei der Betrachtung von Problemen, die der Bewohner in diesem Bereich zeigt oder hat, wird darauf geachtet, dass aus Sicht der Pflegekraft nicht gewertet, sondern akzeptiert wird. Gleichzeitig wird beachtet, dass Einschränkungen beim Bewohner immer im sozialen Kontext auch zu anderen Menschen wie Mitbewohner und Angehörige stehen. Sofern keine soziale und sensorische Deprivation zu befürchten ist, wird nicht unbedingt interveniert. Erst wenn soziale Ausgrenzung zu

spüren ist, findet nach den individuellen Vorlieben, Fähigkeiten und Wünschen des Bewohners eine Unterstützung statt.

- Betrachtung der Fähigkeit des Bewohners, soziale Bereiche seines Lebens zu gestalten – in engem Zusammenhang mit der Fähigkeit zu kommunizieren und den existenziellen Erfahrungen. Besonderheiten wie andere Kultur, Religion, Mundart, soziale Prägung usw. werden individuell gefördert.
- Sensible Gestaltung von besonderen Situationen wie die Pflege von sterbenden oder demenziell erkrankten Bewohnern.
- Beachtung der Aspekte wie Sicherheit, das Ausleben der persönlichen Rolle, Wahrnehmen und Erleben der unmittelbaren Realität und/oder Umgebung.
- Einsatz von Hilfsmitteln und fördernden Rahmenbedingungen (kommunikative Bereiche: Sitzgelegenheiten, Klönecken, Tagesräume, Wohnzimmer, gute Stube, Treffpunkte, gemütliche Ecken, Einbett- oder Zweibettzimmer; Hilfsmittel: seniorengerechte Telefone, Rufanlagen, Seh- und Hörhilfen, Computer, Internet, Fernsehen, Radio; Feiern und Gruppenaktivitäten, Nachtcafé, Kontakt zu Menschen außerhalb des Hauses, Apotheke, Selbsthilfegruppen, Ärzte, Kindergarten, Vereine, Nachbarschaftscafes, Friseur, Kiosk, Einkaufsmöglichkeiten, Wissensbörse, Reisen u.v.m.).

5.13.2 Aspekte der Qualitätsentwicklung

- Ist das soziale Netz des Bewohners bekannt? Besteht Kontakt von Seiten der Pflege zu den wichtigsten Bezugspersonen?
- Haben der Bewohner und seine wichtigsten Bezugspersonen jederzeit qualifizierte Ansprechpartner?
- Wird dem Bewohner ermöglicht, seine sozialen Kontakte aufrechtzuerhalten?
- Werden Hilfestellungen in bezug auf private, berufliche und finanzielle Verpflichtungen angeboten bzw. geleistet?
- Werden dem Bewohner alle gewünschten und benötigten Hilfsmittel zur Verfügung gestellt?
- Sind die baulichen Gegebenheiten funktional, kommunikationsfördernd, einladend und bieten Sie auf der anderen Seite auch die Möglichkeit des Sich-Zurückziehens?

5.13.3 Die FEDL »Soziale Bereiche und Beziehungen« unter dem Aspekt der MDK-Begutachtungsrichtlinien

Laut MDK wird dieser Bereich wie folgt definiert: »*Hierzu gehört die Fähigkeit, soziale Kontakte aufzunehmen und aufrecht zu erhalten. Bei dieser Lebensaktivität ist das Augenmerk insbesondere auch auf die Pflegeperson/en zu richten. Jede Einschränkung infolge von Krankheit oder Behinderung, besonders wenn es sich um psychische Störungen handelt, hat nicht nur Auswirkungen auf den Betroffenen, sondern immer auch auf seine Angehörigen, Freunde und Nachbarn. Ist der Betroffene nicht mehr in der Lage, sich selbstständig zurecht zu finden, muss eine personelle und/oder sächliche Unterstützung durch Dritte erfolgen.*« Direkte Leistungen lassen sich daraus nicht ableiten.

Wohl aber wird im Pflegeversicherungsgesetz die Einbeziehung von Angehörigen gewünscht. Dieses sollte nachgewiesen werden. Es heißt dort auszugsweise: *»Für jeden Bewohner ist eine individuelle Pflegeplanung unter Einbezug der Informationen des Bewohners, der Angehörigen oder anderer an der Pflege Beteiligten durchzuführen.«*

Merkmale	Einstufung
Soziale Kontakte nicht eingeschränkt.	selbstständig
Soziale Kontakte auf unmittelbare Familie / Nachbarn.	bedingt selbstständig
Soziale Kontakte auf Bezugsperson eingeschränkt.	teilweise unselbstständig
Keine oder kaum soziale Kontakte / Kontaktunfähigkeit.	unselbstständig

5.13.4 Pflegeplanungsbeispiele

Pflegerische Ist-Situation	Ziel- oder Lösungssituation	Maßnahmen
1. Ausleben sozialer Beziehungen, eingeschränkt Ursachen: Einschränkungen in der Selbstpflege, krankheitsbedingte Veränderungen, Einschränkungen in der Selbstständigkeit • Kl. signalisiert verbal / nonverbal eine Einschränkung, seine sozialen Beziehungen und Kontakte zu leben *(benennen)* • Kl. äußert auf Nachfragen … • Kl. äußert bei Nachfragen, dass er unter der Situation leidet • Ursachen sind bekannt • Kl. fasst Vertrauen zu bestimmten Personen • Kl. hat Möglichkeit, sich sinnvoll zu verständigen • Kl. hat Interesse an sozialen Beziehungen	• Kl. hat für sich ausreichend soziale Beziehungen • Kl. erlebt sich positiv mit anderen • Ursachen sind bekannt • Kl. fühlt sich integriert	• Bezugspflege • Beratungsgespräche über Möglichkeiten und Wünsche. Frühere Gewohnheiten und Bedingungen berücksichtigen • Möglichst Besuchsdienst für Kl. einrichten • Evtl. ein Gespräch mit Angehörigen führen, um die genauen Ursachen und Gewohnheiten zu berücksichtigen • Patenschaft durch anderen Klienten anregen • Wenn der Kl. Kontakt zu bestimmten Klienten aufgebaut hat, ihn so oft wie möglich mit diesen zusammenbringen; z. B. bei den Mahlzeiten oder Arztbesuchen etc. • Interessen und Fähigkeiten erfassen und Kontakt zu Gleichgesinnten ermöglichen (z. B. Selbsthilfegruppen) • Kl. bei größeren Veranstaltungen begleiten. • Angebote machen, die ihm entsprechen
2. Angehörige werden vermisst, obwohl diese häufig kommen Ursachen: Demenzielle Symptomatik etc. • Kl. fragt PK, wann Angehörige heute kommen (evtl. mehrfach tgl.; *Häufigkeit und Inhalt der Frage benennen)* • Kl. geht auf dem Wohnbereich auf und ab und fragt nach den Angehörigen *(Verhalten beschreiben)* • Kl. ruft Angehörige an • Kl. nutzt jede Gelegenheit, über Angehörigen zu sprechen	• Verlustgefühle sind erträglich • Kl. drückt weiterhin Gefühle aus, verschafft sich dadurch Entspannung • Bedürfnisse und Antriebe des Kl. sind bekannt • Kl. erfährt Zuwendung und Liebe	• Pflegekräfte sprechen mit Angehörigen über Möglichkeiten von erhöhter Besuchsfrequenz • Mit Kl. gemeinsam werden Erinnerungsgegenstände (Photos, Kleidung, Parfüme, etc.) der vermissten Angehörigen herausgesucht. • Diese werden beim »Angehörigen vermissen« dazu genommen und es wird aktiv mit Kl. an eine angenehme Erinnerung erinnert. • Ärger- und Frustgefühle tolerieren, im Sinne der Validation bestätigen, z. B.: »Es ist ja auch ärgerlich ….« • Kl. im Bedarfsfalle in Alltagstätigkeiten einbinden

Pflegerische Ist-Situation	Ziel- oder Lösungssituation	Maßnahmen
3. Soziales Umfeld, bewusstes Heraussziehen Ursachen: z. B. Scham, Nachdenklichkeit, Angst, Gewohnheit etc. • Kl. zieht sich aktiv aus seinem sozialen Umfeld heraus • Kl. möchte allein sein • Kl. lebt von sich aus keine sozialen Beziehungen aus • Ursachen/Gründe sind bekannt	• Kl. hat ein ausgewogenes Verhältnis von Rückzug, Alleinsein und Kontakt • Kl. fühlt sich ernst genommen und akzeptiert	• Befinden des Kl. erfragen und beobachten. Kontaktpflegefähigkeit und evtl. ungesundes Ausmaß von Isoliertheit erfassen • Beratungsgespräch mit Kl. • Pflege und soziale Kontakte planen • Verhalten akzeptieren
4. Ausgrenzung durch andere Ursachen: z. B. beginnende Verwahrlosung, beginnende und ignorierte Inkontinenz • Andere grenzen Kl. z. B. aufgrund seines Verhaltens, Aussehens, Geruchs etc. aus • Kl. leidet darunter • Kl. liegt sehr viel an der Anerkennung durch die anderen Kl. • Kl. lässt Gespräche über seine Situation zu.	• Kl. wird akzeptiert/fühlt sich akzeptiert • Kl. fühlt sich in die Gemeinschaft integriert • Ursachen der Ausgrenzung sind behoben • Andere Klienten verändern ihr Verhalten	• Mit dem Kl. einfühlsame Gespräche führen und ihm die Situation und das Handeln der anderen Kl. erklären • Kl. zum Finden gemeinsamer Lösungen anregen • Bei Verwahrlosungstendenzen etc. entsprechende Maßnahmen herbeiführen/anregen • Kl. ausschließlich mit Klienten zusammenbringen, die ihn akzeptieren bzw. schätzen • Einzelbetreuung, sofern Kapazitäten frei sind
5. Pflege von sozialen Beziehungen, stark eingeschränkt Ursachen hier: Demenz und einge-schränkte Kommunikation • Kl. pflegt derzeit aktiv keine sozialen Beziehungen außerhalb des Hauses • Kl. wendet sich an PK und z. T. auch an andere Klienten • Kl. fühlt sich in Gegenwart der Kinder wohl	• Kl. empfindet sich als soziales Wesen/fühlt sich sozial integriert • Kl. erfährt Unterstützung beim Pflegen der sozialen Kontakte	• Wohnbereichsleitung/Bezugspflegekraft pflegt Kontakt zu Kindern (persönlich, telefonisch). Sie bittet die Kinder mehrmals wöchentlich um einen Anruf bei der Mutter, gibt Beratung, wie ein Telefon-gespräch trotz eingeschränkter Kommunikation geführt werden kann • Kl. wird in alle geeigneten Gruppenangebote und Veranstaltungen integriert und dorthin begleitet • Kl. hat einen Stammplatz beim Essen/im Wohnbereich, neben Bewohnern, die ihm sympathisch sind • Bezugspflege • Kinder werden animiert, abwechselnd zu kommen • Evtl. Patenschaft (andere Klienten) im Hause anregen. • Fotos von Angehörigen im Zimmer aufhängen • Gespräche über Familie etc. führen. • Ggf. Einzelbetreuung durch sozialen Dienst anregen

Problem/Situation	Ziel	Maßnahmen
6. Kl. beschwert sich bei Angehörigen über die Pflege/Situation • Kl. ruft aufgrund von Unzufriedenheit mehrfach tgl. (Häufigkeit benennen) Angehörigen an. Diese wiederum rufen dann die PK an und tragen Anliegen/Beschwerde vor. Als Gründe werden genannt, dass PK sich selten um Kl. kümmern, Pflegeeinsätze und -häufigkeit sind im Pflegebericht nachzulesen • Kl. wünscht Besuche der Kinder • Kl. weint am Telefon	• Kl. fühlt sich verstanden und ernst genommen • Kl. fasst Vertrauen zu PK, • Kl. traut sich, Anliegen auszudrücken • Kl. spricht zuerst mit PK über Situation	• Anwendung des Beschwerdemanagements • 2 PK sprechen mit Kl., um Probleme/Unzufriedenheiten etc. in Zukunft rechtzeitig zu erkennen • Kl. mehrfach tgl. von sich aus ansprechen • Einbeziehung der Angehörigen in Gespräche, Pflegeprozess etc. Festen Gesprächstermin anberaumen, Anliegen entgegennehmen • Feste Ansprechpartner und Bezugspersonen anbieten
7. Trennung von Ehefrau • Kl. lebt von seiner Ehefrau getrennt lebend. • Kl. hat bisher noch nie darüber gesprochen, spricht viel über seine Schwiegertochter. (Diese meldet sich wegen des gleichen Nachnamens mit Vor- und Nachnamen am Telefon) • Kl. zeigt manchmal eine traurige Grundstimmung	• Kl. weiß, dass er sich bei evtl. Gesprächsbedarf an PK wenden kann	• PK stehen für Gespräche zur Verfügung, bieten diese an • PK ermöglichen Teilnahme an Männergruppen im Hause (z. B. Skatabend)
8. Einsamkeitsgefühle • Kl. hat wenig Kontakte zu anderen Bewohnern, jedoch mit Pflegepersonal • Kl. war gern allein • Kl. fand mit anderen Bewohnern keine gemeinsamen Gesprächsthemen. Manchmal kommt Post vom Neffen • Kl. kann aufgrund der eingeschränkten verbalen Kommunikation nicht mehr telefonieren	• Kl. erfährt weiterhin stabile, warmherzige Beziehungen zu den PK • Kl. erinnert sich gern an frühere Freundschaften	• Bezugspflege, persönlichen Kontakt herstellen, durch vertrauliche Gesprächsform Beziehung pflegen • In Gesprächen an frühere Freunde erinnern • Beraten und Anregen, es noch einmal mit anderen Bewohnern zu versuchen. Mögliche gemeinsame Interessen vorher erkunden • Sozialen Dienst hinzuziehen

Pflegerische Ist-Situation	Ziel- oder Lösungssituation	Maßnahmen
9. Kl. ist gern in Gemeinschaft • Kl. hat guten und warmherzigen Kontakt zu Angehörigen und Mitarbeitern des Hauses • Kl. wird traurig, wenn andere Bewohner ihn »bevormunden« oder negativ ansprechen • Kl. nimmt gern am geselligen Leben des Hauses teil • Kl. will informiert sein • Kl. drückt Freude über geselliges Beisammensein aus	• Kl. hat Möglichkeiten, die Traurigkeit schnell zu verarbeiten • Kl. genießt und nutzt weiterhin die Geselligkeit im Hause	• Kl. zu allen gesellschaftlichen Aktivitäten des Hauses begleiten • In der Pflegebeziehung den freundschaftlichen Aspekt betonen • Besuche der Angehörigen jederzeit ermöglichen. PK pflegen guten Kontakt zu den Angehörigen (informieren diese z. B. über Termine, sodass sich Veranstaltungen des Hauses nicht mit Besuchen überschneiden)

5.14 »Existenzielle Erfahrungen des Lebens«

Existenzielle Erfahrungen berühren den Kern des Menschen. Diese Erfahrungen können durch einschneidende Erlebnisse, aber auch durch normale Alltagsereignisse ausgelöst werden. Unter existenziellen Erfahrungen sind jene Erfahrungen zu verstehen, die für den Menschen so bedeutend, einschneidend oder gravierend sind, dass sein Leben und/oder seine Sicht der Welt während und nach dieser Erfahrung eine grundsätzlich andere sind.

So gilt für jede existenzielle Erfahrung, dass sie grundsätzlich unantastbar und einzigartig ist. Überträgt man diese Ansicht z. B. auf den Einzug in ein Heim, so gilt: Es gibt alte Menschen, die sich auf den Einzug und das Leben im Heim freuen, ihn schon lange vorbereitet haben, dort vielleicht schon Kontakte aufgebaut haben etc. Andere wiederum möchten unbedingt zu Hause, in ihrer eigenen Häuslichkeit bleiben, haben vielleicht »Schlechtes« über das Leben im Altenheim gehört, werden aber eines Tages so stark pflegebedürftig, dass ein Einzug ins Heim unvermeidlich ist. Diese unterschiedlichen Ansichten und Aspekte sollten durch das Pflegepersonal in Betracht gezogen werden.

Krohwinkel hat mit der Entwicklung der AEDL »Existenziellen Erfahrungen« einen sehr wertvollen Beitrag für die Versorgung von alten Menschen geleistet. Sie ordnete den »Existenziellen Erfahrungen« drei Subkategorien:

1. Die Existenz gefährdenden Erfahrungen wie z. B. Verlust von Unabhängigkeit, Sorge/Angst, Misstrauen, Trennung, Isolation, Ungewissheit, Hoffnungslosigkeit, Schmerzen, Sterben. (Hinzufügen lassen sich: *soziale Integration, Gemeinschaftserlebnisse, Geborgenheit, intensives Alleinsein, Ethik, Moral, Liebe und verliebt sein, Sexualität, Erotik, Freundschaft, Sinn und Sinnfindung, das Erkennen einer positiven Lebensbilanz, religiöse, spirituelle und mystische Erfahrungen, Erfahrung der Harmonie in der/mit der Natur, Geburt (z. B. von Enkelkindern, Erinnerungen an eigene Geburt, Vaterschaft)* (vgl. *KDA* 1998).

2. Existenzfördernde Erfahrungen wie z. B. die Wiedergewinnung von Unabhängigkeit, Zuversicht, Freude, Vertrauen, Integration, Sicherheit. Und: *Verlust der Privatsphäre, Fremdbestimmung/einschränkung der Selbstbestimmung, Wahrnehmung/Bewusstwerden eigener geistiger und/oder körperlicher Einschränkungen/Behinderungen, Beobachtung von bzw. Konfrontation mit demenziell erkrankten MitbewohnerInnen, Beobachtung von bzw. Konfrontation mit körperlichen Einschränkungen/Behinderungen von MitbewohnerInnen, Verlust von sozialen Beziehungen, Isolation und verlassen sein (bzw. werden); Einsamkeit. Abschied von Personen (z. B. durch Tod oder Scheidung/Trennung, familiäre Konflikte, abnehmendes Interesse von Angehörigen); Verlassen der gewohnten Umgebung bzw. Umzug ins Heim; Abschied von Gegenständen und Tieren; Angst, Sorgen, Krieg und andere lebensbedrohliche Situationen sowie die Erinnerung daran; Stress, finanzielle Not, Ungewissheit, Hoffnungslosigkeit, Schmerzen (körperlicher/psychischer Schmerz, z. B. als tief sitzender Groll aufgrund von Unzufriedenheit mit dem bisherigen Leben, Leid); Trauer; Sterben; Sprachlosigkeit gegenüber und Tabuisierung von existentiellen Erfahrungen* (vgl. *KDA* 1998).

3. Erfahrungen, die die Existenz fördern oder gefährden wie z. B. kulturgebundene Erfahrungen wie Weltanschauungen, Glauben und Religionsausübung; lebensgeschichtliche Erfahrungen.

Diese Aufzählung und die Ergänzungen durch das KDA Qualitätshandbuch sollen Anregungen für die Praxis geben. Es lassen sich hier viele Beispiele bringen, bei deren näherer Betrachtung allerdings festgestellt werden muss, dass sie oftmals schwer von den anderen AEDL oder FEDL zu trennen sind. So wirkt sich Angst beispielsweise in fast allen Bereichen des Lebens aus. Echte Angst kann sich in der Fähigkeit »Zufriedenheit und Emotionalität« ebenso auswirken wie in den FEDL »Ausscheidung«, »Essen und Trinken«, »Bewegung« und »Kommunikation«.

Aus diesem Grunde kann es hilfreich sein, diese »Existenziellen Erfahrungen« übergeordnet zu betrachten, z. B. anhand der Religionsausübung: Ein Bewohner, der dem jüdischen Glaubens angehört, richtet seine Lebensgestaltung anhand seines religiösen Glaubens aus. Dies wirkt sich auf andere FEDL, z. B. den Bereich Essen (spezielle Kostform) sowie die sichere Umgebung (unterschiedliche Reinigungsvorgänge beim Geschirrspülen) und letztendlich auch auf die FEDL »Beschäftigung« aus, denn der jüdische Glaube gibt bestimmte feierliche Rituale innerhalb des Wochenverlaufs auf. Um die existenziellen Erfahrungen eines Bewohners mit in den Pflegeprozess zu integrieren, ist es unbedingt notwendig, biografisch zu arbeiten, d. h. es müssen biografische Besonderheiten und Daten des Bewohners erfragt werden.

Pflegekräfte müssen sich bewusst machen, dass es u. a. bei der Beobachtung und Erfassung von »Existenziellen Erfahrungen« schnell passieren kann, dass diese (bewusst oder auch unbewusst) gewertet werden. Es ist von daher unbedingt notwendig, die Aussagen des Bewohners (oder auch der Angehörigen) wertfrei zu akzeptieren und nicht zu korrigieren, denn das Erleben dieser Erfahrungen ist auf Seiten des Bewohners, nicht auf Seiten der Pflegekräfte. Die haben ihre eigenen »Existenziellen Erfahrungen«.

Das genaue Ausmaß von »Existenziellen Erfahrungen« bei demenziell erkrankten Bewohnern wirft eine andere Problematik auf. Auf Grund ihrer demenziellen Veränderungen kann es sein, dass sie sich im jetzigen Moment mit »Existenzellen Erfahrungen« beschäftigen, die sie sehr viel früher erlebt haben. Da sie häufig im Altzeitgedächtnis leben, sind diese Situationen immer noch sehr real. Das heißt, sie sind in Sorge um ihre Kinder, die noch klein sind; sie erleben Kriegssituationen oder verarbeiten eine evtl. Fehlgeburt. Die Pflegekräfte müssen quasi von außen versuchen, diese »Existenziellen Erfahrungen« in ihrer Auswirkung auf den Bewohner zu erfassen.

5.14.1 Aspekte der FEDL »Existenzielle Erfahrungen des Lebens«

Bei den existenziellen Erfahrungen *»meint Krohwinkel, dass Pflegekräfte die Bewohner begleiten in der Auseinandersetzung mit existentiellen Erfahrungen wie Angst, Isolation, Ungewissheit, Sterben und Tod. Pflege unterstützt ebenso bei existenzfördernden Erfahrungen* *wie Integration, Sicherheit, Hoffnung, Wohlbefinden und Lebensfreude. Auch Erfahrungen, die die Existenz fördern oder gefährden können, z. B. kulturgebundene Erfahrungen, Weltanschauungen, Glaube, Religionsausübung, lebensgeschichtliche Erfahrungen, Biographie spielen hier eine Rolle.«* (vgl. Sowinski et al. 2000).

Hier seien noch die Suche nach dem Sinn und die Aufgabe zu altern (Lebensbilanz zu führen) hinzu gefügt. Alle Menschen stellen sich in unterschiedlichen Abständen die Frage nach dem Sinn und den eigentlichen Werten ihres Lebens. Unterschiedliche Bedrohungen (Krieg, Wirtschaftskrisen, ökologische Katastrophen, politische Entwicklungen etc.) führen zu Krisen, in denen Menschen nach Lösung und Sinn suchen. Gleichzeitig beschäftigt sich der alte Mensch mit dem Altern und dem bevorstehenden Lebensende. Die Bewohner können in diesen Erfahrungen unterstützt werden, indem ihre Fähigkeiten bzgl. ihres Umgangs und Erlebens von »Existenziellen Erfahrungen« beobachtet werden. Die Bewohner müssen befragt werden, damit ihr Verhalten und ihre Reaktionen verständlich werden.

Wünschenswert ist eine Atmosphäre, in der Bewohner offen über ihre Situation sprechen können, ihre Erlebnisse weitgehend ausleben können, sich akzeptiert fühlen, Geborgenheit, Zuwendung und Zuverlässigkeit erfahren. Dabei ist eine Zusammenarbeit mit Angehörigen, Seelsorgern, Pastoren, Sozialarbeitern etc. erforderlich und auch weitgehend selbstverständlich. Ebenso ist das Schweigen eines Bewohners zu seinen »Existenziellen Erfahrungen« zu akzeptieren.

5.14.2 Aspekte der Qualitätsentwicklung

- Sind die jeweiligen »Existenziellen Erfahrungen« der Bewohner den Pflegekräften bewusst?
- Sind den Pflegekräften die emotionalen Auswirkungen der »Existenziellen Erfahrungen bewusst?
- Werden biografische Daten und Besonderheiten des Bewohners erfasst und in der Pflege berücksichtigt?
- Sind den Pflegekräften die individuellen Verhaltensweisen und Lebensbedingen der Bewohner bekannt, werden diese in der Pflege beachtet?
- Können Pflegekräfte unterschiedliche Qualitäten von Angst, Hoffnung, Schmerz, Freude bei einem Bewohner wahrnehmen und hat dies Auswirkung auf ihr Verhalten?
- Sind die Pflegekräfte in der Lage (auch im Hinblick auf organisatorische Rahmenbedingen) Lebens- und Sterbebegleitung über den Tod hinaus zu leisten?
- Können die Pflegekräfte die wesentlichen Merkmale von psychischen und gerontopsychiatrischen Erkrankungen erkennen und einordnen?
- Sind die Pflegekräfte über die wesentlichsten Merkmale, Bedingungen, Ereignisse, Werte, Normen etc. der jetzigen Generation von alten Menschen innerhalb ihrer Lebensspanne informiert?
- Wahren die Pflegekräfte notwendige Nähe und Distanz, können sie angemessen unterscheiden?

5.14.3 Die FEDL »Existenzielle Erfahrungen des Lebens« unter dem Aspekt der MDK-Begutachtungsrichtlinien

Innerhalb der MDK-Begutachtungsrichtlinien findet sich keine Möglichkeit, Leistungen, die im Zusammenhang mit »Existenziellen Erfahrungen« stehen, anzuerkennen. Einige Aspekte der »Existenzellen Erfahrungen« gehören jedoch zu den erschwerenden Faktoren (Abwehrverhalten mit Behinderung der Übernahme z. B. bei geistiger Behinderung / psychischen Erkrankungen; stark eingeschränkte Sinneswahrnehmung; starke therapieresistente Schmerzen).

Natürlich wird die individuelle Zufriedenheit des Bewohners beachtet und von daher müssen Probleme oder Bedürfnisse, die aus »Existenziellen Erfahrungen« resultieren, beachtet werden.

Innerhalb der Prüfanleitung zum Erhebungsbogen zur Qualitätsprüfung in der Pflegeeinrichtung und beim Bewohner finden sich weitere Hinweise. So wird verlangt, dass Informationen zur Biografie der Bewohner erfasst werden, wie etwa: *»Werden Ihre Wünsche und Erwartungen respektiert?«* – *»Fühlen Sie sich in Ihrer Privatsphäre respektiert?«* – *»Werden Sie von den Mitarbeitern immer so angesprochen, wie Sie es wünschen?«* – *»Haben Sie sich bei der Pflegeeinrichtung schon einmal beschwert?«* – *»Ist das Zimmer des Bewohners bzw. sein Wohnbereich individuell gestaltet?«*

5.14.4 Pflegeplanungsbeispiele

Pflegerische Ist-Situation	Ziel- oder Lösungssituation	Maßnahmen
1. Unsicherheit / Angst bei Einzug • Kl. kommt ganz neu auf den Wohnbereich und hat Angst, möchte nicht dort bleiben; zeigt sich z. B. ärgerlich, möchte nach Hause • Unsicherheiten, Ängste werden verbal / nonverbal geäußert • Angehörige wirken unterstützend / nicht unterstützend / sind selber ängstlich, verunsichert etc. (benennen) • Kl. zieht auf eigenen / nicht auf eigenen Wunsch in die Einrichtung • Einzug wurde gut / nicht gut vorbereitet (Erstbesuch, persönliche Einrichtungsgegenstände, Probewohnen, etc.	• Kl. äußert auf Nachfragen Sicherheit oder wirkt sicher • Kl. nimmt Hilfe / Beratung / Informationen etc. an	• Beratungsgespräche durch Wohnbereichsleitung / PK / PDL / sozialer Dienst etc. Nach Wünschen und Bedürfnissen fragen, möglichst erfüllen. Mit Kl. über seinen Einzug und die Notwendigkeit dazu sprechen; ihm evtl. aufzeigen, dass es anderen Kl. ähnlich ging. Kontakt zu diesen herstellen • Kl. über alle für ihn wichtigen Dinge informieren: z. B. Mahlzeiten, Essensversorgung, Wäscheregelung, Kosten • Kl. in einem Hausrundgang die Einrichtung zeigen • Eindeutige Bezugspersonen zuteilen. Diese gestaltet mit Kl.die ersten Wochen • Kontakt zu Heimbeirat herstellen. • Angehörige einbeziehen • Kontaktkreis u. ä. schrittweise vergrößern • Besuch / Visite durch vertrauten Hausarzt ermöglichen
2. Verlust von Unabhängigkeit Ursachen: z. B. bei akuter oder chronischer Erkrankung, Verlust eines unterstützenden Angehörigen etc.) • Kl. äußert verbal / nonverbal, dass er sich in seiner Unabhängigkeit eingeschränkt fühlt • Kl. nimmt Pflege durch andere Menschen an • Kl. drückt durch … aus, dass ihm seine Selbstständigkeit sehr fehlt (benennen) • Es gibt Angehörige, die Informationen über Vorlieben, Bedürfnisse und Gewohnheiten des Kl. kennen und weitergeben	• Kl. fühlt sich angenommen und akzeptiert • Kl. bringt Gefühle zum Ausdruck • Kl. empfindet Hoffnung • Kl. entdeckt Möglichkeiten der Veränderung / Kompensation	• Bezugspflege, einfühlsame Grundhaltung • In Beratungsgesprächen mit Bezugspflegefachkraft die Pflege gemeinsam planen • Kl. versichern, dass man gern für ihn da ist, ihn aber auch in seiner Selbstständigkeit unterstützen möchte • Selbstpflegefähigkeit und Emotionalität beobachten, verbale und nonverbale Signale / Hinweise wahrnehmen und richtig deuten • Angemessene aktivierende Pflege in allen anderen FEDL • Dem Kl. gegenüber selber echte Gefühle zeigen und ihn u. a. damit ermutigen, seine Gefühle und Stimmungen auszudrücken • Kontakt zu Therapeuten herstellen, sodass evtl. Rehamaßnahmen schnell starten können

Pflegerische Ist-Situation	Ziel- oder Lösungssituation	Maßnahmen
3. Ängstlichkeit, nach häufigen Klinikaufenthalten oder Institutionswechseln • Kl. lehnt Krankenhauseinweisungen, Umzüge etc. verbal/nonverbal ab *(benennen)* • Kl. signalisiert verbal/nonverbal Angst vor Krankenhauseinweisungen • Gründe sind bekannt/nicht bekannt • Kl. spricht/spricht nicht über seine Ängste • Kl. signalisiert Vertrauen zu … • Evtl. steht eine direkte Krankenhauseinweisung an	• Kl. fühlt sich sicher • Kl. ist über mögliche nächste Schritte genau informiert • Kl. ist über Situation/Rechte/Möglichkeiten informiert • Kl. vertraut …	• Verhalten des Kl. auf Anzeichen und Signale bzgl. Angst beobachten. Stimmungen einschätzen • Beratungsgespräch über Ist-Situation und Möglichkeiten • Klientenzentrierte Gesprächsführung • Kl. von unangenehmen Erfahrungen berichten lassen und aufmerksam, akzeptierend zuhören • Mit Kl. die bevorstehende Situation besprechen. Informationen geben, über das, was kommt • Kl. vor allen Handlungen genau informieren • Kl. nach seinen Wünschen und Möglichkeiten genau befragen und diese möglichst in der Pflege und Betreuung berücksichtigen • Bezugspflege
4. Lebenssinn, geschwächt • Kl. äußert, dass er nicht mehr leben möchte, wirkt häufig niedergeschlagen *(benennen)* • Kl. reduziert Selbstpflege/Kommunikation/Kontakte, aufgrund der Haltung • Kl. hat/zeigt Vertrauen zu … • Kl. benennt Ursachen, Gründe • Kl. äußert Wunsch, zu sterben	• Kl. hat Vertrauen • Kl. entwickelt Lebensmut • Kl. spricht über Gründe/Sorgen/Lenen/Sterben *(benennen)* • Kl. kann über seinen Sterbewunsch sprechen • Kl. fühlt sich akzeptiert und ernst genommen	• Kl. aufmerksam bzgl. Krisensymptomen und Anzeichen zum Suizid hin beobachten (Psychische, körperliche Anzeichen), dokumentieren • Bezugspflege • Zeit nehmen und ehrliche Gespräche über Ängste, Sorgen, Gedanken etc. führen • Mit Kl. gemeinsam überlegen, was ihm noch Freude macht oder ihm ein Gefühl von Sinn gibt • Möglichkeiten geben, sich zu entspannen, z. B. durch Massagen, Musik, Basale Stimulation, Baden, Bewegung, in der Natur sein etc. • Wenn gewünscht, Kontakt zu Seelsorger herstellen • Situation mit dem Hausarzt besprechen • Situation mit Angehörigen besprechen, vielleicht sind sie in den Pflegeprozess integrierbar • Biografische Belange berücksichtigen, • Innerhalb der Alltagsgestaltung ein Angebot machen, damit sich Kl. als sinnvoll handelnder Menschen erlebt • Zimmer und nähere Umgebung des Kl. mit intensiven Lichtquellen ausstatten, sodass es um ihn herum ausreichend hell ist • Basale Stimulation durch Fachkraft (bewusstes Entspannen, bewusstes Anregen) *(Art und Umfang der Maßnahme, Zeitpunkt und Häufigkeit benennen)*

5. Starke Schmerzen, andauernd und sehr stark Ursache: z. B. Krebserkrankung • Kl. äußert verbal/nonverbal starke Schmerzen. Meist bei ... *(benennen)* • Kl. unterscheidet Schmerzqualitäten • Ursachen für Schmerzen sind bekannt • Haus-, Facharzt ist bereit, entsprechende Schmerzmedikation zu verordnen	• Kl. nimmt unterschiedliche Schmerzqualitäten wahr • Schmerzen sind gelindert • Kl. ist schmerzfrei	• Gespräch mit Arzt über Medikamentengabe wie z. B. Morphium. Bei zögerlichem Handeln des Arztes, evtl. weiteren Arzt konsultieren – Lebensqualität des Kl. hat Priorität • Sinnvolle Steigerung der Schmerzmedikation beachten; z. B. mit nichtopioidhaltigen Analgetika beginnen, dann mittelstarke Opioide, als letztes starke Opioide verwenden • Nebenwirkungen wie starke Obstipation und eingeschränkte Mobilität beachten (Laxantiengabe) • Kl. angemessene Zuwendung, Nähe und Sicherheit geben • Kl. in seinem Schmerz und Leiden ernst nehmen, Verhalten wie z. B. häufiges Klingeln akzeptieren • Kl. und evtl. Angehörige über regelmäßige Pflegevisiten in den Pflegeprozess einbeziehen • Basale Stimulation, Aromatherapie nach Bedarf und Vorliebe des Kl. *(Art und Umfang, Zeitpunkt und Häufigkeit der Maßnahme dokumentieren)* • Einsatz von Bachblüten • Kl. ermutigen, Wünsche und Bedürfnisse zu äußern • Kl. in der Pflege auf unterschiedliche Schmerzqualitäten hinweisen • Weitere Maßnahmen siehe unter den anderen Punkten in dieser FEDL
6. Schmerz, chronisch Ursache: z. B. Rheumaerkrankung • Kl. leidet unter Schmerzen, speziell in den Händen und beim Umsetzen • Kl. lehnt eine medikamentöse Therapie ab, da er kein Vertrauen in den Hausarzt hat • Kl. gibt an, sich schon öfter selbst geheilt zu haben	• Kl. erfährt Schmerzlinderung • Kl. differenziert Schmerzqualitäten • Schmerzen sind unter 3/10 NRS • Kl. kennt oder entwickelt Maßnahmen zur Schmerzlinderung • Kl. ist informiert über alternative Schmerztherapien • Kl. akzeptiert die Grenzen der Versorgung, ist darüber informiert	• Schmerzerfassung durch Schmerzskala • Mit Kl. über die Möglichkeiten von Schmerzlinderung sprechen. Auch vorschlagen, eine andere Hausärztin hinzuzuholen, dem er evtl. mehr vertraut • Mit Kl. darüber sprechen, wie er früher mit Schmerzen umgegangen ist, was es evtl. für Selbstheilungskräfte in ihm gibt • Hausarzt freundlich darüber informieren, dass Kl. ihm misstraut, sodass er die Situation richtig einschätzen kann • Kleine schmerzreduzierende Maßnahmen anbieten, wie z. B. die Verwendung eines Kirschkernkissens, oder das Einreiben der Hände mit Nivea Milch (Zuwendung, Berührung)

Pflegerische Ist-Situation	Ziel- oder Lösungssituation	Maßnahmen
7. Weiterleben in einer alten Rolle • Kl. lebt nach Verlust eines Angehörigen noch in der alten Rolle (z. B. Ehefrau, Mutter) weiter. Abschied fällt sehr schwer	• Kl. akzeptiert den Verlust des Angehörigen • Kl. spricht über Verlust-gefühle • Kl. fühlt sich sicher, akzeptiert und ernst genommen	• In gegebener Situation eine validierende, ruhige und vertrauliche Gesprächsführung • Bei demenzieller Symptomatik Kl. unterstützen, wie er seine Rolle ausleben möchte • Kl. Möglichkeit zum Trauern geben; z. B. durch Trost, Gespräche, Fotos, Friedhofsbesuche • Angehörige hinzuziehen • Kl. Möglichkeiten geben, sich innerhalb der Tagesgestaltung sinnvoll zu beschäftigen • Vertrauen und Zuwendung vermitteln • Ihm innerhalb von Gruppen, z. B. am Mittagstisch, ähnliche Rollen wie die früher ausgeübte oder erlebte geben • Mit anderen Betroffenen zusammenbringen; z. B. Validations- oder Selbsthilfegruppe
8. Schweres traumatisches Angst-erlebnis in der Vergangenheit • Kl. hat als 8-Jährige eine schreckliche Situation erlebt, die ihr jetzt immer noch Angst bereitet: Bei einem Unfall geriet ihr ganzer Körper in Brand, ihre Mutter hat sie in ihrer Panik in einem Wassertrog untergetaucht. Seither hat Kl. Angst vor großen Wassermengen. Über dieses Erlebnis berichtete sie, als ihr kurz nach dem Einzug das erste Vollbad angeboten wurde. In dem Moment hyperventilierte sie vor Schreck und Anspannung	• Kl. fühlt sich sicher • Kl. spricht mit vertrauten PK über diese Angst	• PK reagieren respektvoll und warmherzig auf evtl. auftretende Ängste • Sämtliche Situationen mit großen Wassermengen werden vermieden • Sofern Kl. signalisiert, über das zurückliegende Ereignis sprechen zu wollen, wird eine kompetente Gesprächsführung angestrebt / durchgeführt

Problem/Ursache	Ziel	Maßnahmen
9. Vergewaltigungssyndrom (Verdacht) Ursache: Missbrauch als (junge) Frau, Vergewaltigung, unverarbeitete Erlebnisse • Kl. ist PK/Urologen/Hausarzt etc. gegenüber misstrauisch *(benennen)* • Kl. äußert, dass sie sich bereits mehrfach geheilt hat, z. B. bei Brüchen • Kl. spricht davon, dass sie minderwertig behandelt wird • Kl. lehnt Pflege durch männliche Pfleger ab/lässt Pflege ausschließlich durch weibliche Pflegekräfte zu	• Kl. spricht über Ärger und Gefühle • Kl. entwickelt ein positives Selbstbild • Kl. nutzt das Unterstützungssystem • Kl. fühlt sich beachtet und wertgeschätzt	• Während der Versorgung Zeit einplanen, Kl. zuhören, damit sie ihre Gefühle eher ausdrücken kann • Versorgung und Pflege durch weibliche PK • Beobachten und Wahrnehmen psychosomatischer Symptome (gastroenterale Beschwerden, Missbehagen im Urogenitalbereich, Störung der Schlafgewohnheiten) • Der gewünschte Tagesablauf und Ablauf der Versorgung der Kl. ist maßgeblich zu berücksichtigen • Eine wertschätzende Haltung zeigen, nach ihrem Befinden fragen • Bezugspflege
10. Nacherleben von Kriegssituationen Ursache: demenzielle Symptomatik • Kl. benutzt Rufanlage nicht, da er glaubt, dass dies ein Sprengsatz ist. Das Aufleuchten der roten Lampe an der Zimmerwand wird von ihm als Zünden des Sprengsatzes interpretiert	• Kl. fühlt sich sicher und angstfrei • Kl. drückt Ängste aus und fühlt sich dabei ernst genommen • Kl. hat die Chance, alte, evtl. unbearbeitete Erlebnisse zu bearbeiten	• Kl. in solchen Situation ernst nach der damaligen Situation befragen: »Was ist passiert?« – »Wie haben Sie sich damals gefühlt?« – »Was haben Sie dann gemacht? Was kam danach?« Bei ihm bleiben, Sicherheit durch Nähe geben • Alternative zur Klingel suchen, z. B. echte Glocke, Ruffinger o. ä. • Therapeuten hinzuziehen, der dieses Erlebnis mit Kl. bearbeitet • Nachts kleines Licht brennen lassen, Tür einen Spalt offen lassen • Mit anderen Klienten zusammen bringen, die ähnliches erlebt haben • Wenn Kl. orientierte Phasen hat, Funktion der Klingel erklären
11. Angst vor dem Alleinsein Ursache: demenzielle Symptomatik • Kl. äußert große Angst vor dem Alleinsein • Kl. sucht aktiv den Kontakt zum Pflegepersonal und anderen Klienten • Kl. fragt mehrfach tgl. nach seiner Frau, diese kommt tgl. • Töchter besuchen ihn mehrmals wöchentlich	• Kl. fühlt sich sozial integriert • Kl. kennt Möglichkeiten, mit seiner Angst umzugehen	• S. FEDL »Existenzielle Erfahrungen des Lebens« • Nähe aktiv gestalten • Nachts Tür offen lassen, kleines Licht anlassen • Mit Gefühl und Empathie auf Angstäußerungen reagieren, nicht beschwichtigen, sondern validierend antworten; z. B.: »Ja, es ist schon schwer allein zu sein.« – »Sie sind traurig, weil Sie allein sind? Kommen Sie, wir bleiben ein Weilchen zusammen.«

Pflegerische Ist-Situation	Ziel- oder Lösungssituation	Maßnahmen
12. Angst, zeitweilig Ursache: demenzielle Symptomatik • Kl. reagiert auf Situationen, die er nicht versteht, mit Angst, ist verunsichert und zurückhaltend. Dabei äußert er auf Nachfragen keine Gründe oder Leidensdruck • Insgesamt schöpft er seit vielen Jahren Kraft aus der Religion und ihrem Glauben	• Kl. erfährt angemessene Unterstützung • Kl. lebt seinen Glauben nach Wunsch aus	• Religiöse Themen und, wenn von den anderen auch akzeptiert, religiöse Rituale (Gebete etc.) in die Beschäftigung- und Alltagsgestaltung einbeziehen • Religiöse Gewohnheiten unterstützen • Angst und Fassadenverhalten, s. FEDL »Zufriedenheit und Emotionalität«
13. Starkes selbstbewusstes Verhalten • Kl. formuliert klar und deutlich Wünsche, weiß genau, »was er will oder was nicht«. • Kl. nimmt Beratung und Kritik (z. B. Übergewicht) ungern an, verschließt sich dann • Das Zimmer ist die eigene »Welt« • Kl. ist insgesamt sehr freundlich, unterhält sich gern, möchte aber Distanz zu PK	• Kl. äußert Zufriedenheit • Kl. sagt weiterhin, was er »möchte und was nicht« • Kl. erfährt eine Beachtung seiner Wünsche	• Kl. in allen Dingen, Verhaltensweisen etc. respektieren • Bei gesundheitlicher Gefährdung Beratung anbieten • Gewünschte Distanz wahren
14. Starke Schmerzen Diagnosebedingt • Kl. bekommt nach ärztl. Anordnung ein Durogesic-Pflaster. Auf Nachfragen äußert er ab und zu Schmerzen, es gibt in seinem Verhalten, speziell zur Bewegung keine Hinweise auf Schmerzen	• Schmerzen bleiben erträglich, nicht stärker als 3 / 10 NRS • Er erfährt, dass er bei stärkeren Schmerzen Hilfe bekommt	• Gabe der ärztlichen Medikation nach ärztl. Anordnung • Auf Schmerzäußerungen hin befragen und beobachten, Besonderheiten dokumentieren (Schmerzskala, Schmerztagebuch, Pflegebericht)
15. Neue Lebensform • Kl. ist vor kurzem eingezogen, hat wenig Kontakte, war vorher im Haus xY (anderes Haus des Trägers) • Kl. lebt sehr zurückgezogen • Wenige Informationen zur Biografie und Lebenssituation	• Kl. knüpft Kontakte hier im Hause • Kl. fühlt sich mit der Zeit hier zu Hause • Kl. bekommt Vertrauen zu PK	• Kl. wird in der nächsten Zeit überwiegend von denselben PK versorgt, diese signalisieren Interesse an seiner Person • Es werden Gespräche über Themen angeregt, die er möglicherweise interessant findet, dabei auch von sich selber erzählen • PK motivieren Kl., am Angebot des Hauses teilzunehmen

16. Reduzierter Lebensradius • KI. lebt seit vielen Monaten (Jahre!) im Bett • Nach der basalen Stimulation wirkt KI. sehr angeregt, scheint es zu genießen • KI. bekommt keine Besuche von Angehörigen • Stimmung ist auch bei genauer Beobachtung von Mimik und Gestik nicht zu erkennen bzw. zu interpretieren • KI. erhält ca. 1 x wchtl. seelsorgerische Besuche vom Pastor • KI. lebt seit 15 Jahren hier und ist den PK gut bekannt	• KI. erfährt Wertschätzung und Beachtung • KI. weiß, dass er hier seinen Platz hat	• PK kommen kontinuierlich zum KI., gestalten einen liebevollen Umgang (verbale Ansprache und angemessenen Körperkontakt) • Pastor kommt weiterhin • Siehe andere Maßnahmen in den FEDL • KI. erhält regelmäßige Besuche, 1 x mtl.
17. Unzufriedenstellende Lebenssituation • KI. kämpfte lange mit Bettlägerigkeit und zunehmender Schwäche, da er sich in seinem Leben oft stark gefühlt hat • KI. sprach davon, »den Löffel abgeben zu wollen« hat nach einigem »Hin und Her« die jetzige Situation akzeptieren müssen, wirkt damit nicht glücklich. • KI. ist ein starker, zäher Charakter, teilt sich ehrlich mit • KI. nimmt insgesamt Pflege und Unterstützung an	• KI. akzeptiert Lebenssituation (schrittweise) • KI. teilt sich weiterhin ehrlich mit • KI. nimmt weiterhin Pflege und Unterstützung an	• Gespräche, wie in den anderen FEDL beschrieben. Der Traurigkeit nicht ausweichen, Thema ernst nehmen • Immer wieder Zuhörbereitschaft signalisieren • Pflege mit KI. abstimmen, den Verlauf mitbestimmen lassen
18. Drastische Veränderung der Lebenssituation • KI. hat laut der Tochter gesagt, »dass sie leben möchte« • KI. spricht mit den Töchtern über die Dinge, die sie bewegt, nicht aber mit dem Pflegepersonal • KI. schöpft aus dem katholischen Glauben viel Kraft • Enger, großer Familienkreis	• KI. schöpft weiterhin Kraft aus dem Glauben • KI. lebt weiterhin im engen Familienkreis	• Krankensalbung und andere katholische Rituale anbieten • PK halten per Telefon Kontakt zu den Töchtern (meist Heimleitung, am Wochenende auch PK direkt) • PK stehen für Gespräche zur Verfügung

Pflegerische Ist-Situation	Ziel- oder Lösungssituation	Maßnahmen
19. Unzufriedenheit und Sorgen • Kl. ist u. a. durch ihre Krankheit und ihre Symptome sehr besorgt • Kl. lehnt sehr häufig Angebote von PK ab. Er beschreibt dann als Antwort die Größe seiner Krankheiten und seines Leidens • Wenn PK Angebote »zur Verbesserung des Krankheitserlebens« machen, z. B. Wärmekissen etc., nimmt Kl. dies gern an, genießt die Fürsorge • Kl. äußert Unzufriedenheit über unregelmäßige Besuche vom Sohn • Kl. teilt seine Traurigkeit PK mit • Bisher sind noch keine Anhaltspunkte für eine positivere Lebenshaltung zu erkennen, trotz vieler Gespräche • Mitleid scheint gut zu tun	• Kl. teilt sich weiterhin mit	• Team des Wohnbereichs überlegt, wie Kl. zu anderen Bewohnern wieder Kontakt bekommen, sich dafür öffnen kann • PK stehen als Ansprechpartner zur Verfügung, trösten, sprechen über individuellen Leidendruck. Zeigen dem Kl., dass er ernst genommen wird, dass man sich um ihn sorgt

20. Hohes Misstrauen

Ursache: unklar

- KI. ist sehr selbstbestimmt, lässt sich von anderen nichts sagen, beschwert sich ø tgl. über andere Bewohner und PK
- KI. lässt niemanden ins Zimmer, hält es unter Verschluss. Weist Plätze zu
- KI. passt sich an Vorgaben der Betreuerin an, sonst nimmt er kaum Hinweise zur Selbstpflege an
- Unwillen äußert KI. über sehr lautes Schreien, Rufen, kommt anderen Menschen dann sehr nahe
- Vermutlich reagiert KI. mit Trotz oder Schmollen auf Unverständnis anderer bzgl. seines Verhaltens
- KI. führt bei allen Unterstützungen zur Pflege die Regie
- KI. teilt PK ein: einige mag sie, andere nicht
- An manchen Tagen sucht KI. Nähe, möchte in den Arm genommen werden
- KI. »hamstert« Nahrungsmittel und spart für schlechte Zeiten
- KI. wendet sich gern an bestimmte PK, signalisiert gegenüber Vertrauen

---

- KI. erfährt Zuwendung, auch wenn er PK vorher mit ihrem Verhalten verletzt hat.
- KI. erfährt eine sehr ähnliche Behandlung von allen PK (das heißt, Absprachen werden eingehalten)
- KI. hat weiterhin das Gefühl, die »Regie« über die Selbstpflege zu haben
- KI. ist motiviert, Hinweise und Vorschläge von PK anzunehmen

---

- Pflege mit einer Fachpflegebezugsperson (steht für Gespräche und Verantwortlichkeiten zur Verfügung)
- Alle PK orientieren sich an der jetzt festgelegten Pflegeplanung, speziell im Bereich der Körperpflege
- PK loben KI., geben Anerkennung, sagen Dank für seine »Mithilfe«, geben darüber Wertschätzung zum Ausdruck
- Wenn KI. laut wird, bleiben PK ruhig, lassen dieses über sich ergehen
- Bei starker Lautstärke wird KI. gebeten, wieder ins Zimmer zu gehen, damit andere sich nicht gestört fühlen
- Hinweise auf bestimmte Selbstpflegetätigkeiten in ruhigem Ton mit nachvollziehbaren Argumenten geben. Die KI.-Haltung: »Ich weiß das besser«, akzeptieren

Pflegerische Ist-Situation	Ziel- oder Lösungssituation	Maßnahmen
Ambulante Pflege **21. Herausforderndes (aggressives) Verhalten** Ursachen: Angst, Schmerzen • Kl. reagiert meist bei Körperpflege und Wetterveränderungen, speziell Sturm, mit gezielten Schlägen gegen sich • Kl. schlägt gegen PK eher ungezielt. Er ruft dabei: »Hilfe, Ah, Nein …«, zeigt / fletscht die Zähne vorher • Bei anschließenden Hinweisen von seiner Frau nimmt Kl. sein Verhalten wahr, entschuldigt sich • Kl. zeigt Vertrauen gegenüber der PK • Verhalten verstärkt sich seit Psychiatrie-aufenthalt • Kl. bedankt sich durch Handkuss bei Bezugspflegekraft	• Vertrauen bleibt erhalten • Kl. erfährt Wertschätzung und Achtung seiner Person	• Primary Nursing • Bei allen Kontakten zeigen, dass Kl. geschätzt wird • Vertrautes Verhältnis zur Ehefrau aufbauen • Pflegeabläufe werden immer wieder an Tagesform angepasst. PK erhält vorher verbale Info über Ablauf • Gute Beobachtung von Gestik und Mimik, bei Veränderung Maßnahme unterbrechen und Ablauf mit Kl. abstimmen und vorher beruhigen • Zum Abschluss der Pflege erhält Kl. einen Bonbon (erprobtes Ritual!)
Ambulante Pflege **22. Eingeschränkte Lebensqualität durch Nichtbeachtung von Klientenwünschen** • Sämtliche Kl.-Wünsche werden anders umgesetzt, z. B. wird die Stuhlgangfrequenz von der Schwieger-tochter geregelt • Betreuungssituation ist unklar • Beratungsangebote und Inhalte werden von der Schwiegertochter selten positiv umgesetzt • Pflegeleistungen wurden in der Vergan-genheit reduziert • PK verbringen weniger Zeit mit Kl. • Schwiegertochter möchte die Pflege durch HP statt PK	• Kl. äußert auf Nachfragen Zufriedenheit über die Lebenssituation • Kl. fühlt mit den Wünschen respektiert • Schwiegertochter setzt Beratungsinhalte positiv um	• PDL führt Beratungsgespräche mit Kl., Schwiegertochter und Sohn über die Notwendigkeit der Wunschrespektierung sowie zum Thema »Gewalt«. Wenn Kl. sich bei Gespräch ängstigt, findet das Gespräch ohne sie statt. Termin! • Wenn die Wünsche weiterhin nicht respektiert werden, wird gesetzliche Betreuung eingeleitet und bei Pflegekasse Meldung gemacht • PDL wendet sich an Beratungstelefon und schildert Situation. Termin!

Ambulante Pflege
23. Suizidalität

• Kl. äußert Sterbewunsch gegenüber vertrauten PK mehrfach wöchentlich • Kl. setzt sich durch Medien mit dem Sterben anderer auseinander • Kl. lehnt Suizid aus religiösen Gründen ab • Kl. lehnt medizinische Hilfe ab • Kl. ist wohlgenährt • Kl. ist orientiert	• Kl. fühlt sich mit Gedanken/Wünschen ernst genommen/akzeptiert • Kl. wendet sich weiterhin vertrauensvoll an PK • Kl. nimmt weiterhin aktiv am Tagesgeschehen teil • Rechtliche Situation ist geklärt	• Pflegeeinsätze durch PK, die Kl. gerne mag, so weit möglich • PDL kommt zu Beratungsgespräch zwecks Patientenverfügung mit Angehörigen (Termin!), ebenso Vorschlag über Hausarztwechsel • PK haben bei Gesprächen, die sie kontinuierlich anbieten, eine bejahende Grundhaltung • Kontaktaufnahme zum Pastor durch PDL (Termin!)

Ambulante Pflege
24. Gefahr der Verwahrlosung

• Ehefrau starb vor zehn Jahren, seitdem erhöhter Alkoholkonsum und reduzierte Selbstpflege • Mangelernährung • Kl. ist unzufrieden, wenn der Alkoholpegel zu niedrig ist • Kl. nutzt Entlastungsmöglichkeit, telefoniert mit Pflegedienst • Kl. schätzt nicht alle PK gleichermaßen • Kontakt zur Familie reduziert • 1x wchtl. kommt eine Putzfrau • Kl. ist ca. 1 x wchtl. offen gegenüber PK, wenn die ihn in Ruhe lassen	• Selbstreduzierung gefährdet • Kl. hat die Chance, auf positive Situationen in seinem Leben zurückzublicken • Kl. äußert auf Nachfragen Zufriedenheit über die Pflegesituation	• In der Pflege alte Kompetenzen anregen, bei Haushaltstätigkeiten ins Gespräch zu kommen • Vertraute PK überlegt mit Kl. gemeinsam Möglichkeiten, seine Situation, incl. Alkohol zu kompensieren • Täglichen Einsatz dokumentieren (zu Beginn des Einsatzes), Kl.-Wünsche unbedingt beachten, sich mit ihm abstimmen

Ambulante Pflege
25. Starke Trauer
Ursache: Sohn verstorben

• Kl. erzählt von sich aus über ihr Unglück, speziell das Sterben des Sohnes • Kl. berichtet über negative und traurige Ereignisse, z. B. aus dem Fernseher • Kl. spricht davon, den Sommer noch evtl. leben zu wollen und danach sterben zu können. • Kl. teilt sich PK gegenüber ehrlich mit	• Kl. erfährt Freude am Leben • Kl. spricht über positive Ereignisse/Aspekte im Leben • Kl. wendet sich weiterhin vertrauensvoll an PK mit dem Thema	• Empathie, Aktives Zuhören, da Einsatz kurz ist • Ehrlich und seriös auf das Thema eingehen • Situationsabhängig handeln • Positive Aspekte des Lebens (Garten oder Gemeindearbeit hinweisen) nennen, wenn gewünscht • Bezugspflegekraft findet heraus, ob Wunsch nach Kontakt zu z. B. Pastor, Gemeindekreis, DRK-Ortsverein hat

Pflegerische Ist-Situation	Ziel- oder Lösungssituation	Maßnahmen
26. Alkoholsucht • Kl. stehen lt. Ärztin 3 Flaschen Bier täglich zu. Sie hat ihm gesagt, dass er wieder in die Wahrendorffschen Anstalten kommt, wenn er mehr als 3 Flaschen tgl. trinkt. Dies akzeptiert Kl. meistens, hält sich bis zu 6 Monaten daran • ø alle 2 Wochen versucht Kl. mehr trinken zu dürfen, schimpft dann, spielt PK untereinander aus, was die Biermengen angeht • Wechselnd reagiert er auf die Biere (im Zusammenhang mit Nahrungsaufnahme), hängt dann zum Beispiel durch, kann nicht mehr allein essen, stehen, gehen, zur Toilette etc. Zustand ø 1 bis 2 x die Woche	• Es bleibt bei 3 Bieren pro Tag • Kl. akzeptiert diese 3 Biere weiterhin • Schlechter Allgemein-zustand nach Trinken ist weitgehend reduziert, z. B. trinkt Kl. erst, wenn er etwas gegessen hat	• PK tauschen sich untereinander korrekt über die Biermengen aus. Dies wird gegenüber dem Kl. transparent gemacht • Kl. nachdrücklich anraten, vorher etwas zu essen und das Bier über den Tag verteilt zu trinken • Loben, wenn Kl. seinen Bierkonsum hinauszögert • Verhalten dokumentieren

27. Unglücklich mit derzeitiger Lebenssituation

- Seit ca. 5–6 Monaten lebt der Mann nicht mehr, seitdem zieht sich Kl. mehr und mehr zurück
- Angespannte Situation mit Tochter. Dieser fällt es schwer, die Mutter gehen zu lassen. Tochter unterstellt PK, dass diese nicht immer genug für die Mutter tun
- Kl. hat herzlichen Kontakt zum Enkel. Enkel und Mutter sprechen derzeit nicht miteinander.
- Kl. signalisiert, dass sie wenig Interesse am Leben hat (verdreht z. B. die Augen: »Tun Sie, was Sie müssen!«)
- Kl. hat vor Jahren festgelegt, dass keine lebensverlängernden Maßnahmen durchgeführt werden
- Kl. hat sich in den letzten Wochen / Monaten aus dem Leben im Wohnbereich massiv zurückgezogen
- Kl. verübte in der Vergangenheit einen Suizidversuch

- Tochter erfährt, dass PK ihr zugetan sind und das »Beste« für die Mutter wollen.
- Kl. weiß, dass sie sich jederzeit an PK wenden kann und mit ihnen sprechen kann
- Kl. erfährt Respekt, Berücksichtigung und Achtung ihrer Wünsche
- Kl. erfährt Zuneigung und Zuwendung, wenn sie möchte

- Wenn Kl. Wünsche äußert, müssen diese auch berücksichtigt werden. Nicht den eigenen Willen aufzwängen oder drängeln. Lieber stattdessen öfter nach Kl. gucken, falls sich Bedürfnisse ändern. Wunschäußerung des Kl. nicht persönlich nehmen
- Die Tochter bei ihren Besuchen über die aktuelle Pflege informieren, ihr die Beweggründe für bestimmte Maßnahmen erklären, für Fragen und Anliegen da sein. Tochter anregen, zum Anfang des Besuches bei den PK das Gespräch zu suchen
- Zuneigung ausdrücken durch Mimik, z. B. Lächeln, angemessenen Körperkontakt, Streicheln, häufige Besuche, Interesse, innere Haltung.
- Freundlich bleiben, wenn Kl. Pflege ablehnt, Humor zeigen, z. B.: »Ich komm dann noch mal wieder.«

Pflegerische Ist-Situation	Ziel- oder Lösungssituation	Maßnahmen
28. Hohe Multimorbidität bei massiv eingeschränkter Lebensqualität Ursache: diverse Diagnosen • Kl. lebt seit ca. 4 Wochen hier, kommt aus dem Krankenhaus • Hat lt. Dr. NN keine lange Lebenserwartung mehr • Kl. wirkt traurig, niedergeschlagen, zieht sich z. B. sehr zurück. Liegt viel auf dem Bett, hat starke Schmerzen • Kl. liegt im Zweibettzimmer, die beiden verstehen sich gut, gehen solidarisch mit Krankheitserleben um • Kl. sagt, dass sie sich wohl fühlt • Kl. hat Angst vor weiterem Krankheitserleben, z. B. durch »zu vieles Trinken« einen weiteren Pleuraerguss zu fördern • Kl. hat ihrem Enkelsohn eine Vorsorgevollmacht (Gesundheitsfürsorge) gegeben • Kl. hat guten Kontakt zur aktuellen Schülerin	• Wunscherfüllung ist gesichert • Rechtliche Sicherheit für alle Seiten • Kl. drückt Ängste und Sorgen aus	• Verantwortliche PK bemüht sich, bei Dr. NN (wie mündlich schon öfter angefordert) um schriftliche Dokumentation und Beschreibung der Ist-Situation, Benennung möglichen therapeutischen Spielraums • Anschließendes Gespräch mit Kl. und Enkelsohn über Pflege, vor allem Ernährung und Trinken • PK zeigen Zuwendung, Aufmerksamkeit. In den Dienstschichten Versorgung durch max. 2 PK, sonst Bezugspflege. Kl. wird derzeit bevorzugt von der Schülerin versorgt • PK sind bereit zu entlastenden Gesprächen

29. Unklare Lebenssituation

Ursache: Schwere Krebserkrankung und andere Diagnosen, Schmerzen, Spannungen in der Familie

- Lt. Aussage des Hausarztes kümmerte sich die Familie bis vor kurzem nicht bemerkenswert um den Kl., jetzt umso intensiver
- Angehörige sind mehrfach am Tag beim Kl.
- Kl. klingelt sehr viel, bis zu 17 x in 3 Stunden, wegen Kleinigkeiten wie Fenster, Gardine auf oder kleine Positionsveränderungen. Sie äußert nach durchgeführter Positionierung äußert sie »dass es ihr nicht gefällt«, möchte dann anders bewegt werden.
- Mehrmaliges Nachfragen erforderlich, da Kl. evtl. auch nicht mehr alles wahrnimmt, was um ihn herum geschieht
- Vermutung: Kl. möchte nicht allein sein
- Es besteht der Verdacht, dass Kl. sich auch nach intensiver Zuwendung (wie z. B. nach Rückenmassage – 15 Minuten) kränker bzw. pflegebedürftiger gibt (stellt sich z. B. ohnmächtig), als er ist; speziell, wenn er erfährt, dass sich PK auch anderen Bewohner zuwendet
- Kl. hat mehrere Schlaf- und Dösphasen tagsüber
- Insgesamt benennt Kl. bei fast allen Pflegemaßnahmen, dass er unzufrieden darüber ist, dass es ihm nicht gut geht

---

- Kl. erfährt, dass die Schmerzen ernst genommen werden
- Kl. ist schmerzfrei
- Kl. erlebt sich integriert und hat Kontakt
- Kl. erlebt, dass für ihn gesorgt wird, dass PK engmaschig um ihn herum sind
- Die Angehörigen wissen, dass sie jederzeit hier sein können

---

- PK bitten Kl., über die Schmerzen zu sprechen, bzw. Schmerzqualität erfassen
- Dr. NN sollte sich evtl. noch eine weitere Kompetenz (Schmerzambulanz) dazu holen, Verantwortung: stellvertretende PDL
- Stellvertretende PDL wird über Notwendigkeit einer Sitzwache informiert und kümmert sich darum
- PK sprechen über die Verletzungen und wie sie damit umgehen sollen. Z. B. Akzeptanz der Situation, sich austauschen, davon erzählen
- Im Team besprechen, wie die Belastung verteilt werden kann. Z. B. dass es drei verantwortliche PK gibt, die eine verlässliche Bezugspflege geben. Die anderen übernehmen die übrige Pflege

Pflegerische Ist-Situation	Ziel- oder Lösungssituation	Maßnahmen
30. Akzeptanz des Sterbens • Anzeichen für ein baldiges Sterben sind: … • Kl. äußert verbal/nonverbal, dass er ein Sterben jetzt/bald akzeptiert • Kl. spricht über Gedanken/Gefühle etc. • Kl. nimmt Zuwendung/Nähe/Körperkontakt an • Es gibt ein stützendes Netz von Angehörigen • Kl. ist bei Bewusstsein • Kl. äußert Wünsche	• Kl. hat ausreichend Möglichkeit, seine Gedanken und Ängste zu äußern • Kl. nimmt andere Menschen wahr, fühlt sich integriert • Kl. fühlt sich ernst genommen, angenommen, aufgehoben	• Vertrauensvolle Bezugspflege • Zeit für den Kl. haben, aktiv zuhören, begleiten, nicht allein lassen • Tägliche Körperpflege gewissenhaft und behutsam durchführen (nach Klientenwunsch). Dabei besonders auf Kontakt, Berührung achten. Evtl. Duftzusätze oder ätherische Öle, die der Kl. bevorzugt, die ihn stimulieren • Angemessene Zuwendung in allen Pflegehandlungen über Sprache, Berührung und Blicke mitteilen • Auf Wunsch bei dem Kl. bleiben. Sitzwache o. ä. anregen • Evtl. mit Angehörigen sprechen, ihnen jederzeit Besuchsmöglichkeiten anbieten. Ihnen ehrlich und tröstend zur Seite stehen • Bei Schmerzen o. ä. mit dem Hausarzt sprechen • Mit den Angehörigen evtl. Rituale oder Vorgehensweise im Zusammenhang mit dem Sterben anbieten • Für Frischluft und ein angenehmes Raumklima achten, angenehme Beleuchtung herstellen • Bei Wunsch Kontakt zu Seelsorger herstellen • Dem Kl. eine bequeme, schmerzfreie Lagerung ermöglichen • Dem Kl. Dinge, die für ihn wichtig sind, bereitlegen: bestimmte Bilder, Blumen, Kerze, Erinnerungsgegenstände • Wunschkost anbieten *(Art und Umfang der Maßnahme, Zeitpunkt und Häufigkeit benennen)*
31. Nichtakzeptanz des Sterbens • Anzeichen für ein baldiges Sterben sind: … • Kl. äußert verbal/nonverbal, dass er ein Sterben jetzt/bald nicht akzeptiert, nicht annimmt • Kl. ignoriert das Thema, verdrängt Gespräche, Hinweise • Kl. spricht/spricht nicht über Gedanken/Gefühle etc. • Kl. nimmt Zuwendung/Nähe/Körperkontakt an/nicht an • Es gibt ein stützendes Netz von Angehörigen • Kl. ist bei Bewusstsein/ist nicht bei Bewusstsein • Kl. äußert Wünsche	• Kl. fühlt sich mit seinen Ängsten und unterschiedlichen Stimmungen ernst genommen • Kl. entwickelt Möglichkeiten, bevorstehendes Sterben zu akzeptieren • Kl. hat ausreichend Möglichkeit, seine Gedanken und Ängste zu äußern • Kl. nimmt andere Menschen wahr, fühlt sich integriert • Kl. fühlt sich ernst genommen, angenommen, aufgehoben	• Maßnahmen, s. Punkt 5 • Darüber hinaus kann die vertraute Pflege- oder Bezugsperson einfühlsame Gespräche mit dem Kl. führen, wobei sie das Thema – bevorstehendes Lebensende – aufgreift • Sofern Angehörige vorhanden sind, werden diese motiviert, sich im Pflegeprozess zu engagieren (mit Einverständnis Kl.) • Akzeptieren des Zustandes und der Stimmung des Kl., ihm immer signalisieren, dass man für ihn da ist

6 Freie Formulierungen innerhalb der FEDL

Im Vorfeld fanden Sie beispielhafte Pflegeplanungen, die Sie vielleicht bei einigen Ihrer Klienten wiederfinden. Im Folgenden finden Sie jetzt eine Auswahl an freien Formulierungen, die Ihnen im Alltag als »Formulierungsschatz« dienen kann. Ausgeklammert davon sind die Maßnahmen, denn sie sind so individuell, dass sie hier nicht aufgeführt werden können.

Bitte bedenken Sie, dass es sich lose Formulierungen handelt. Sie sind zu verändern, wenn der Kontext nicht trifft, sie sollen lediglich als Anregung dienen.

6.1 »Kommunikation«

Eine Auswahl an Formulierungen für die Ist-Situation:
- Hörvermögen eingeschränkt durch …
- Klient gibt an gut zu hören, hört aber nicht ausreichend, fragt sehr häufig nach
- Hörgerät wird abgelehnt, nicht genutzt
- Hörgerät wird immer wieder versteckt
- Klient ist schwerhörig, Hörgerät bringt keine Verbesserung
- Klient nutzt Hörgerät unsachgemäß
- Hörgerät ist unwirksam
- Klient liest von den Lippen ab
- Klient hört aktiv zu
- Sprechvermögen eingeschränkt durch …
- Klient ist stumm, sprach noch nie
- Undeutliche, verwaschene, unklare, leise (oder …) Aussprache
- Deutsche Sprache wird nur bedingt/gar nicht verstanden
- Verbale und nonverbale Kommunikation wird abgelehnt
- Verbale Äußerung stark eingeschränkt
- Klient spricht im Sing-Sang, spricht immer wieder dieselben Melodien
- Klient wiederholt eben gesagte Sätze, wirkt dabei unzufrieden/zufrieden
- Wortfindungsstörungen
- Klient konfabuliert
- Klient fordert, bittet, wünscht Hilfe bei der Kommunikation, …
- Klient spricht Gedanken, Wünsche, Bedürfnisse aus/laut aus
- Klient spricht von sich aus
- Klient teilt sich mit
- Sehvermögen eingeschränkt durch …
- Gesichtsfeldausfall
- Klient ist blind (seit …)

- Klient lehnt eine Brille ab
- Klient trägt Brille anderer Person
- Klient trägt Brille mit nicht angepasster Sehstärke
- Klient bekommt Augentropfen, kann diese nicht selber verabreichen
- Klient hat gerötete, gereizte … Augen
- Klient hat Schmerzen beim Sehen
- Klient verwendet Hilfsmittel aufgrund … (nicht)
- Klient liest
- Klient schreibt
- Klient gibt schriftliche Hinweise
- Klient nutzt Bildtafel, Schreibzeug etc.
- Klient verfolgt das Geschehen mit den Augen
- Klient stellt Augenkontakt her
- Klient verfolgt Bewegungen anderer mit den Augen
- Uneingeschränkte Sehfähigkeit
- Klient sieht aktiv
- Klient kennt und nutzt Blindenschrift …
- Verbale Verständigung möglich
- Nonverbale Verständigung möglich
- Klient zeigt … an
- Klient lebt mit Einschränkung, scheint diese akzeptiert zu haben, da er keinen Leidensdruck oder Hilfebedarf signalisiert
- Klient ist motiviert, den Zustand zu verbessern
- Klient ist geduldig
- Tastsinn ist gut ausgebildet
- Klient nimmt Hilfestellung an
- Klient stellt Fragen
- Klient geht mit der Situation adäquat um
- Klient schätzt Situation richtig ein
- Klient leidet unter …
- Klient stimmt therapeutischen Maßnahmen zu
- Klient geht mit Hilfsmitteln sachgemäß um
- Klient stimmt Arzttermin zu
- Klient hat Humor
- Klient akzeptiert Veränderungen
- Klient zeigt auf Dinge
- Klient gestikuliert stark
- Klient drückt Stimmungen, Informationen etc. über Mimik/Gestik aus
- Klient kennt Bewältigungsstrategien und wendet diese an
- Klient reagiert auf Ansprache mit …
- Uneingeschränkte Wahrnehmung (Hören, Sehen, Riechen, Schmecken, Tasten)
- Klient signalisiert Kommunikationsbereitschaft/-motivation
- Klient benennt folgenden Hilfebedarf:
- Klient unterhält sich gern
- Klient stellt Fragen, teilt sich mit

- Klient nimmt an Gesprächen/am Geschehen aktiv teil
- Klient reagiert auf Vornamen, »Duzen«, Mädchennamen etc. mit Erkennen, oder …

Eine Auswahl an Zielformulierungen:

- Klient äußert, dass er sich verstanden fühlt
- Klient akzeptiert Hilfe
- Klient akzeptiert Hilfsmittel (Hilfsmittel nennen)
- Klient spricht sicher/frei/klar
- Klient sieht/hört mit Hilfsmittel gut/sicher …
- Klient geht mit Hilfsmittel sicher um
- Klient teilt sich mit, spricht … häufiger/mehrmals täglich
- Klient versteht Gesagtes/einzelne Mitteilungen/schriftliche Informationen
- Klient erhält alle wichtigen Informationen
- Klient ist informiert über …
- Klient äußert … Informationen/Gefühle/Wünsche …
- Klient ist motiviert, an Therapie teilzunehmen
- Kommunikationsbedürfnis ist geweckt
- Klient fühlt sich akzeptiert und angenommen
- Klient schätzt Einschränkung richtig ein
- Klient holt bei Bedarf Hilfe
- Klient stimmt Facharztbesuch zu
- Klient hält Augenkontakt
- Klient bekommt Reize aus der Umgebung/nimmt Reize aus der Umgebung wahr
- Klient nimmt Äußerungen anderer Menschen an und bezieht diese in das Gespräch mit ein
- Klient orientiert sich an Anderen
- Klient erfährt Selbstbestätigung durch …
- Klient traut sich Sprachversuche zu
- Klient nimmt aktiv an … Therapiestunden teil
- Klient erfährt, dass er verstanden wird
- Klient erhält Informationen über …
- Klient hat eine angepasste Sehhilfe/Hörhilfe/Schreibhilfe etc.
- Klient nutzt visuelle/auditive/kinesthätische Orientierungshilfen
- Klient findet sich zurecht
- Klient nutzt Impuls zum Sprechen von …

6.2   »Orientierung«

Eine Auswahl an Formulierungen für die Ist-Situation:

- Desorientierung, örtlich *(Verhalten beschreiben)*
- Desorientierung, zeitlich *(Verhalten beschreiben)*
- Desorientierung, Situativ *(Verhalten beschreiben)*
- Desorientierung, zur Person *(Verhalten beschreiben)*

- Tag-Nacht-Umkehr *(Verhalten beschreiben)*
- Klient scheint überfordert von *((Verhalten beschreiben)*
- Klient verwechselt Personen, scheint damit unzufrieden / überfordert
- Wunsch nach Hause (Weglauftendenz) *(Verhalten beschreiben)*
- Orientierungsschwierigkeiten *(Verhalten beschreiben)*
- Wahrnehmungsstörungen *(Verhalten beschreiben)*
- Denkstörungen
- Konzentration, eingeschränkt
- Gedächtnisstörung *(beschreiben)*
- Merkfähigkeitsschwäche *(beschreiben)*
- Wahrnehmung ist wie folgt eingeschränkt *(beschreiben)*
- Urteilskraft ist … *(beschreiben)*
- Abstraktes Denken ist … *(beschreiben)*
- Persönlichkeitsstörung *(beschreiben)*
- Depressive Verstimmung *(beschreiben)*
- Psychische und / oder motorische Unruhe
- Vergesslichkeit
- Erinnerungsvermögen, eingeschränkt
- Klient handelt / spricht aus dem Langzeitgedächtnis heraus
- Gedankenabrisse
- Klient verwirrt in vertrauter / neuer / wechselnder Umgebung
- Handlungen werden unterbrochen
- Klient verwendet Utensilien nicht sinngemäß / unsachgemäß
- Klient zeigt Überforderung an über …
- Klient drückt Bedürfnisse so aus, dass sie erkannt werden
- Klient spricht Pflegekräfte an
- Klient spricht andere Menschen an
- Klient nutzt Anleitung
- Klient holt Hilfe
- Klient fragt nach
- Klient ist teilweise … orientiert
- Klient ist tagesformabhängig … orientiert
- Klient erkennt Personen
- Klient erkennt Zimmer / andere Räumlichkeiten / erkennt spezielle Informationen
- Klient spricht / handelt aus der Vergangenheit heraus
- Klient knüpft aktiv an frühere Situation an
- Klient wünscht / signalisiert / fordert Hilfe / Unterstützung
- Klient geht auf andere zu
- Klient reagiert positiv auf Validation
- Klient reagiert mit Gefühl auf …
- Klient möchte sich orientieren
- Klient nutzt auditiven / visuellen / kinesthätischen Sinn
- Klient weiß sich zu helfen
- Klient ist über … Themen aus dem Langzeitgedächtnis ansprechbar
- Klient spricht über Erinnerungen

- Klient ist über Erinnerungen verbal / taktil, etc. anregbar
- Klient reagiert auf Validation
- Antrieb ... ist erkennbar
- Klient ist anregbar über das Langgedächtnis
- Selbstpflegefähigkeiten aus dem Langzeitgedächtnis sind erkennbar
- Klient fühlt sich sicher/angenommen/geborgen ... (drückt dies aus über ...)

Eine Auswahl an Zielformulierungen:

- Klient äußert Verständnis, zeigt Verständnis indem sie/er ...
- Klient reagiert mit Entspannung auf Körperkontakt
- Klient strukturiert Tagesablauf
- Klient reagiert weiter auf ... (z. B. Nennen des Namens)
- Klient teilt Bedürfnisse/Antriebe mit (beschreiben)
- Klient drückt Bedürfnisse/Antriebe nonverbal aus
- Klient fühlt sich sicher, signalisiert Sicherheit, äußert, dass er sich sicher fühlt
- Klient drückt Sicherheit aus, indem er ...
- Klient nutzt Orientierungshilfen (beschreiben)
- Klient nutzt Anleitung
- Klient zeigt an, wo er Unterstützung braucht, sucht, möchte
- Möglichkeiten der Validation sind gefunden
- Gefühlsansprechbarkeit bleibt erhalten
- Klient signalisiert Vertrauen zu Pflegekräften/anderen
- Klient weiß sich zu helfen
- Klient verwendet Utensilien sach-/sinngemäß
- Klient bringt Wünsche zum Ausdruck
- Klient fühlt sich ernst bgenommen
- Klient bahnt Handlungen bei Erkennen an
- Klient nimmt Hilfe an
- Klient erkennt Gefahren
- Klient erkennt Utensilien aus dem Altzeitgedächtnis

6.3   »Bewegung«

Eine Auswahl an Formulierungen für die Ist-Situation:

- Insgesamt wird die gesamte Bewegung des Klienten auszugsweise beschrieben: linkes Handgelenk: Beugung von 90° zum Unterarm, Finger zu einer Faust geschlossen, Kl. öffnet Faust nicht aus eigenem Antrieb ... (In ähnlicher Form wird die Bewegungsform des ganzen Körpers oder spezieller Körperteile beschrieben)
- Bewegungseinschränkung von ...
- Schmerzhafte Bewegungen von ...
- Kraftlosigkeit / Schwäche von
- Langsame Bewegungen von
- Bewegungsdrang, hoch

- Bewegungsarmut
- Antriebsarmut
- Apraxie
- Gangart: langsam, kraftlos, schlurfend, trippelnd, unsicher, kleinschrittig, schwankend
- Bewegungen sind: hart, hektisch, fahrig, unkoordiniert, langsam, zitternd, steif,
- Sturzgefahr
- Gefahr von Kontrakturen
- Dekubitusgefahr
- Gefahr von …
- Beinvarizen
- Einsteifungen der Gelenke
- Einschießende Bewegungen
- Nachlassende Muskelkraft
- Uneingeschränkte Bewegung
- Bewegungsfähigkeit wie beschrieben
- Klient bewegt Extremitäten wie folgt
- Klient bewegt Rumpf wie folgt
- Klient greift sicher zu
- Klient greift gezielt / kräftig
- Klient bewegt Kopf / Schultern / Oberkörper / Becken / Unterkörper etc. wie folgt
- Klient führt im Liegen folgende Bewegungen / Mikrobewegungen durch
- Klient führt im Sitzen folgende Bewegungen / Mikrobewegungen durch
- Klient setzt Bewegungsimpuls positiv um
- Klient nutzt Hilfsmittel …
- Klient bewegt sich im Bett selbst / unter Anleitung / mit Unterstützung
- Eigenbewegungen (Mikrobewegungen) von Kopf, Hals / Nacken, Rücken, Rumpf, Brustkorb, Bauch, Schulter, Hände / Arme, Unterleib / Gesäß, Beine / Knie, Füße, Sonstiges:
- Klient steht allein / mit Anleitung / mit Unterstützung / mit einer Pk, mit 2 Pk, mit Hilfsmittel auf
- Klient steht allein mit Anleitung / mit Unterstützung / mit einer Pk, mit 2 Pk, mit Hilfsmittel … Sekunden
- Klient geht allein mit Anleitung / mit Unterstützung / mit einer Pk, mit 2 Pk, mit Hilfsmittel … Meter / Schritte
- Klient sitzt … Stunden im Rollstuhl
- Klient fährt mit Rollstuhl selbst / mit Anleitung, mit Unterstützung
- Klient nutzt Hilfsmittel … sicher
- Klient sitzt frei
- Klient steht frei
- Klient geht frei
- Sicheres Gangbild
- Schmerzfreie Bewegungen
- Klient nimmt Unterstützung an
- Klient versteht / setzt um / Anweisungen zu Bewegungen

Eine Auswahl an Zielformulierungen

- Klient schätzt eigene Bewegung ein
- Klient setzt Bewegungsimpuls positiv um
- Klient nutzt Hilfsmittel …
- Klient bewegt … *(beschreiben)* wie folgt
- Klient führt folgende Mikrobewegungen durch
- Klient nimmt Druckschmerz wahr, verändert daraufhin Lage
- Klient nimmt Druckschmerz wahr, bittet um Druckentlastung
- Klient bewegt sich im Bett / Stuhl / Rollstuhl selbst / unter Anleitung / mit Unterstützung
- Eigenbewegungen (Mikrobewegungen) von: Kopf, Hals / Nacken, Rücken, Rumpf, Brustkorb, Bauch, Schulter, Hände / Arme, Unterleib / Gesäß, Beine / Knie, Füße, Sonstiges:
- Klient steht allein / mit Anleitung / mit Unterstützung / mit einer Pk, mit 2 Pk, mit Hilfsmittel auf
- Klient steht allein mit Anleitung / mit Unterstützung / mit einer Pk, mit 2 Pk, mit Hilfsmittel … Sekunden
- Klient geht allein mit Anleitung / mit Unterstützung / mit einer Pk, mit 2 Pk, mit Hilfsmittel … Meter / Schritte
- Klient sitzt … Stunden im Rollstuhl
- Klient fährt mit Rollstuhl selbst / mit Anleitung, mit Unterstützung
- Klient nutzt Hilfsmittel … sicher
- Klient bittet um Hilfe / Unterstützung / Begleitung beim …
- Klient klingelt, wenn er Hilfe / Unterstützung / Begleitung möchte
- Klient sitzt frei
- Klient steht frei
- Klient geht frei
- Klient sieht … ein
- Klient ist motiviert zu … (Bewegungsübungen, etc.)
- Klient bewegt sich sicher / kraftvoll / mit weichen Bewegungen
- Sicheres Gangbild
- Schmerzfreie Bewegungen
- Klient nimmt Unterstützung an
- Klient führt selbst / unter Anleitung / mit Unterstützung die entstauenden / schmerzlindernden / druckentlastenden Positionen / Lagerungen / Bewegungen durch

6.4 »Vitale Funktionen«

Eine Auswahl an Formulierungen für die Ist-Situation:

- Atmung eingeschränkt
- Auswurf von:
- Zyanose
- Atemnot bei (leichter) Anstrengung / in Ruhe

- Bradypnoe, neigt zu
- Tachypnoe, neigt zu
- Apnoe
- Klient atmet schnell aus und ein
- Schwere Atmung
- Oberflächliche Atmung
- Klient neigt zu Hyperventilation
- Klient äußert verbal/nonverba folgendes Bedürfnis …
- Klient schätzt eigene Situation richtig ein/vermutlich nicht richtig ein
- Klient hat kalte Füße/kalte Hände
- Klient schwitzt stark, schwitzt wenig/kaum
- Klient hustet Sekret ab
- Klient hustet Sekret kaum ab, verschleimt
- Intaktes Wärme- undKälteempfinden
- Klient erschöpft schnell, z. B. bei/nach …
- Klient nutzt Hilfsmittel … selbstständig/unter Anleitung
- Klient hustet nachts, hustet …
- Akuter Husten
- Chronischer Husten
- Nasenbluten, häufiges/gelegentliches Nasenbluten
- Asthma
- Atemgeruch nach/bei …
- Atemgeräusche …
- Klient friert schnell
- Erstickungsängste
- Erstickungsänsgte speziell bei …
- Aspirationsgefahr
- Aspirationsgefahr speziell bei…
- Klient schwitzt stark/Kleidungs-/Wäschewechsel … x tgl.
- Klient äußert (auf Nachfragen) kein/ein Wärme-/Kälteempfinden
- Eingeschränkte Wärmeregulation
- BZ-Werte: …
- Kreislaufsituation ist insgesamt …
- Hoher Puls
- Schwacher Puls
- Hoher Blutdruck
- Niedriger Blutdruck
- RR-Normwerte: …
- Klient ist unsicher im Gebrauch von …
  (Hilfsmitteln, Behandlungsempfehlungen …)
- Freie Atmung
- Klient übt aktive Selbstpflege aus
- Klient schätzt die Situation/einschränkung ein
- Klient kennt die Einschränkung von früher
- Klient äußert auf Nachfragen Hinweise zum Befinden, zur Symptomatik

- Uneingeschränktes Wärme-/Kälteempfinden
- Klient kennt Maßnahmen zur Vorbeugung von …
- Klient erkennt Frühwarnzeichen von:
- Klient kennt spezielle Atemtechniken/Anwendungen/Wirkungen von …
- Klient kennt den Zusammenhang zwischen Ernährung und BZ-Werten
- Klient ist motiviert, durch therapeutische Interventionen seinen Zustand zu verbessern
- Klient nimmt Beratung, Hilfe, Unterstützung an

Ein Auswahl an Zielformulierungen

- Atmung ist frei
- Vitalzeichen im Normbereich *(benennen)*
- Klient fühlt sich sicher
- Klient erhält notwendige Informationen zu seiner Situation
- Klient schätzt eigene Situation richtig ein
- Klient aktiviert Selbstpflege
- Klient nimmt therapeutische Interventionen/Hilfe/Unterstützung etc. an
- Klient kennt Atemtechniken zur Verbesserung/erleichterung
- Klient hat eine normale Körpertemperatur
- Klient hat sekretfreie Atemwege
- Klient atmet frei und tief
- Gute Durchblutung der …
- Klient kennt Anzeichen einer Verschlechterung und benennt diese
- Klient nimmt Temperaturunterschiede wahr
- Klient äußert auf Nachfragen, dass er sich gesund/wohl/warm etc. fühlt
- Komplikationen/Veränderungen werden rechtzeitig erkannt

6.5 »Pflegen und Kleiden«

Eine Auswahl an Formulierungen für die Ist-Situation:

- Körperpflege eingeschränkt
- Haarpflege eingeschränkt
- Intimpflege eingeschränkt
- Körperpflege wird immer wieder unterbrochen
- Körpergeruch, stark
- Ablehnung von Körperpflege
- Unterbrechung der Körperpflege
- Motivation zur Körperpflege, fehlend
- Waschzwang
- An-/Auskleiden, eingeschränkt
- Ablehnung des Kleiderwechsels
- Ablehnung von …
- Abwehr von …

- Körperpflege dauert sehr lange, weil …
- Trockene Haut
- Klient zerreißt Kleidung
- Klient zieht sich mehrmals tgl. an/aus
- Klient genießt es, die … zu waschen, zu baden, das warme Wasser etc.
- Klient nimmt Anleitung/Unterstützung/Hilfestellung/Hilfsmittel an
- Klient führt nach Handlungsimpuls/Bewegungsanbahnung Handlung durch
- Klient führt Teilwaschung (…) durch
- Klient äußert Wünsche
- Wasch-/Selbstpflegegewohnheiten sind bekannt
- Klient wäscht mit angereichtem Waschlappen …
- Klient wäscht/kleidet sich unter Anleitung …
- Klient wählt aus bereitgehaltener Kleidung aus
- Klient bringt Bedürfnisse zum Ausdruck
- Klient ist motiviert zu …
- Klient lässt Körperpflege/An-/Auskleiden durch andere zu
- Körperpflegeprodukte von früher sind bekannt
- Klient cremt sich selber ein/verwendet Pflegelotion selber
- Klient pflegt sich selbstständig/bedingt selbstständig etc.
- Klient schätzt Hilfebedarf richtig ein
- Normal gefettete und geschmeidige Haut
- Klient ist motiviert sich in Teilbereichen anzukleiden/auszukleiden
- Klient knöpft …
- Klient schließt …
- Klient nutzt Hilfsmittel zum Kleiden
- Klient legt Wert auf sein äußeres Erscheinungsbild
- Klient trägt gern Hosen, Kleider, Röcke, Anzüge, bequeme Kleidung etc.
- Klient legt Wert auf dekorative Kosmetik
- Klient wählt aus bereitgehaltener Kleidung aus
- Klient äußert sich zu seinen Bekleidungswünschen
- Klient kleidet sich selbst/unter Anleitung/mit Unterstützung aus/an

Eine Auswahl an Zielformulierungen:

- Klient fühlt sich in seinen Wünschen respektiert
- Klient führt unter Anleitung … durch
- Klient führt Teilwaschung (…) unter Anleitung durch
- Klient führt Handlung nach Anbahnung weiter aus
- Klient führt Selbstpflege aus
- Klient wäscht sich Gesicht/Hände/Oberkörper vorne/Intimbereich/Beine/Arme/Bauch selber/unter Anleitung/mit Unterstützung/wenn Hand mitgeführt wird, etc.
- Klient erkennt den Ablauf der Körperpflege/des Ankleidens wieder
- Klient nutzt Hilfsmittel
- Klient trocknet sich selbst ab/unter Anleitung/mit Unterstützung

- Klient fühlt sich frisch/gepflegt/wohl/gefördert …
- Wohlbefinden/Klient äußert auf Nachfragen, dass er sich mit der Körperpflege wohl fühlt.
- Klient nimmt Unterstützung/Übernahme/Anleitung an
- Körperpflege wird genossen
- Klient nimmt Körperbild wahr
- Klient ist mit seinem Äußeren zufrieden
- Klient trägt Wunschkleidung
- Klient weiß sich zu helfen
- Klient holt Hilfe
- Klient erkennt Utensilien wieder
- Klient führt Handlungen unter Anleitung durch …
- Klient erkennt Vorteile von selbst durchgeführter Körperpflege
- Klient äußert sich zu seinen Bekleidungswünschen
- Klient kleidet sich selbst/unter Anleitung/mit Unterstützung aus/an (Ober-, Unterbekleidung etc.)
- Klient ist mit seinem Erscheinungsbild zufrieden/ist nach Wunsch gekleidet/bequem gekleidet
- Klient akzeptiert notwendigen Kleidungswechsel

6.6　　»Essen und Trinken«

Eine Auswahl an Formulierungen für die Ist-Situation:
- Trinkmenge, gering Ø … ml tgl.
- Trinkmenge Ø … ml tgl.
- Trinkangebote werden abgelehnt
- Gefahr von Flüssigkeitsdefizit/Mangelernährung/Fehlernährung
- Unlust zu essen/zu trinken
- Essen/Nahrungsaufnahme/Trinken, eingeschränkt, gestört
- Essen/Nahrungsaufnahme/Trinken, abgelehnt
- Sättigungsgefühl/durstgefühl, nicht erkennbar, eingeschränkt/nicht vorhanden
- Klient nimmt vom Nachbarteller
- Klient isst ungeeignete Stoffe (o. ä.)
- Klient trinkt ungeeignete Flüssigkeiten
- Klient trinkt folgende Flüssigkeiten …
- Fehlernährung
- Klient isst sehr langsam
- Trinken wird ausgespukt
- Selbstpflege Essen, eingeschränkt
- Selbstpflege, Trinken, eingeschränkt
- Kaustörung
- Schluckstörung
- BMI liegt bei …

- Schluckstörungen
- Sodbrennen
- Erhöhter Elektrolytebedarf
- Appetitlosigkeit
- Unzufriedenheit über Essen
- Klient sammelt Nahrungsreste in den Wangentaschen
- Unkenntnis über Diät
- Klient sieht Einhaltung der Diät nicht ein
- Klient umgeht Diät
- Überernährung/Unterernährung
- Fehlernährung bei (z. B. bei Dekubitus, etc.)
- Unverträglichkeit von Sondenkost etc.
- Bevorzugte Nahrungsmittel/Getränke sind bekannt
- Klient erkennt Nahrung/essutensilien
- Klient isst gern in Gegenwart anderer
- Klient trinkt gern in Gegenwart anderer
- Trinkmenge liegt bei Ø ... ml tgl.
- Klient trinkt/isst in Gegenwart von Pflegekräften
- Klient setzt Hilfsmittel geeignet ein
- Klient äußert Appetit/Hungergefühl/durst
- Klient bahnt Handlung nach Impuls an
- Klient orientiert sich bei den Mahlzeiten an anderen Klienten
- Klient nutzt Anleitung
- Klient äußert Wünsche
- Klient nimmt Nahrung/Flüssigkeit selbstständig ein/unter Anleitung/mit Unterstützung/wenn Hand geführt wird, etc.
- Klient achtet selbst auf ausreichende (...) Flüssigkeitszufuhr
- Klient kennt Grundlagen der Diät/ernährungsempfehlung
- BMI liegt bei ...
- Klient nimmt ... Eiweißportionen tgl. zu sich
- Klient benennt Lieblingsgerichte/Lieblingsgetränke
- Klient kennt Diätsituation aus der Vergangenheit
- Ess-/Trinkgewohnheiten sind bekannt
- Klient isst mundgerecht vorbereitetet Nahrung selbst/unter Anleitung/mit Unterstützung
- Klient trinkt aus bereitgestellten Trinkgefäß
- Klient führt Löffel/Gabel etc. zum Mund
- Klient verträgt Nahrung/Sondenkost
- Klient orientiert sich beim Essen an anderen Menschen

Eine Auswahl an Zielformulierungen:

- Gewicht liegt bei ... kg
- BMI liegt bei ...
- Trinkmenge liegt bei ... ml

- Klient isst selbstständig/unter Anleitung/mit Unterstützung
- Klient trinkt selbstständig/unter Anleitung/mit Unterstützung
- Klient bahnt Handlung nach Impuls an
- Klient isst/trinkt selbstständig/unter Anleitung/mit Unterstützung
- Klient verwendet Hilfsmittel/Utensilien sachgemäß
- Klient erkennt Mahlzeit/Nahrungsmittel
- Klient schluckt/trinkt sicher
- Klient äußert Ernährungswünsche/Appetit
- Orale Nahrungsaufnahme ist möglich
- Klient isst in Gegenwart anderer
- Klient ist motiviert, zu essen/zutrinken
- Klient isst … kcal pro Tag
- Klient hält empfohlene Diät ein
- Klient ist aktiv in der Nahrungsvorbereitung von Zwischenmahlzeiten
- Aspiration wird rechtzeitig erkannt
- Elektrolytehaushalt im Gleichgewicht
- Klient isst selbst/unter Anleitung/mit Unterstützung mundgerecht vorbereitete Nahrung
- Störungsfreie Nahrungsaufnahme
- Klient äußert auf Nachfragen Sättigungsgefühl

6.7 »Ausscheidung«

Eine Auswahl an Formulierungen für die Ist-Situation:

- Großes Schamgefühl bzgl. Inkontinenz
- Folgendes Kontinenzprofil
- Folgende Inkontinenzform
- Folgende Risikofaktoren für eine Harnkontinenz
- Kotschmieren
- Inkontinenz wird verheimlicht
- Ausscheiden in ungeeignete Gefäße
- Inkontinenzeinlage wird zerrissen/wird abgelehnt
- Kotverschmieren des Bettes/der Toilette/der näheren Umgebung
- Intimpflege nach Ausscheiden wird abgelehnt
- Wasserlassen, sehr langwierig
- Stuhlausscheiden, sehr langwierig
- Inkontinenz Stuhl/Harn (Stressinkontinenz, motorische Dranginkontinenz, sensorische Dranginkontinenz, Überlaufinkontinenz)
- Neurogene Blasenfunktionsstörung
- Urin, verändert
- Urinausscheidung verändert
- Weg zur Toilette wird nicht gefunden
- Dauerkatheter, unselbstständiger Umgang
- Blähungen/erbrechen

- Harnwegsinfekt
- Ablehnen eines Dauerkatheters
- Obstipation
- Durchfall
- Klient bekommt einen Anus Praeter/Angst vor …/Ablehnung …
- Abführmittelmissbrauch
- Schmerzhafte Hämorrhoiden
- Frühere Hygieneansprüche/Ausscheidungsgewohnheiten sind bekannt
- Akzeptiert Inkontinenzeinlage
- Klient akzeptiert Begleitung/Anleitung/Unterstützung bei Toilettengang
- Klient signalisiert/spürt Harndrang/Stuhldrang (z. B. Unruhe, Nesteln)
- Klient findet Toilette
- Klient scheidet in Toilettenstuhl/Toilette/Urinflasche/Steckbecken aus
- Klient übernimmt Intimpflege teilweise
- Klient nimmt Hilfestellungen an
- Klient nutzt Anleitung
- Klient holt bei Bedarf Hilfe
- Klient scheidet auf der Toilette aus
- Kontinenz bei regelmäßigen Toilettengängen
- Klient vertraut Pflegekräften
- Kontinenz
- Dauerkatheterpflege selbstständig
- Toilettengang selbstständig/unter Anleitung/mit Unterstützung
- Klient spricht über Inkontinenz/Situation/Hilfebedarf

Eine Auswahl an Zielformulierungen:

- Klient nimmt Begleitung/Anleitung/Unterstützung bei Toilettengang an
- Klient nimmt Begleitung/Anleitung/Unterstützung bei Intimpflege an
- Toilettengang selbstständig/unter Anleitung/mit Unterstützung
- Klient ist (weitgehend) kontinent
- Klient erkennt die Toilette
- Klient nimmt Harndrang wahr
- Klient nimmt bevorstehenden Stuhlgang wahr
- Klient führt jeden Tag/jeden 2. Tag ab
- Klient weiß, wie er sich Hilfe holen kann
- Intakte/reizfreie Haut im Intimbereich
- Klient führt Intimpflege selber/unter Anleitung durch
- Klient führt Toilette/Ausscheiden in Steckbecken/Urinflasche/Toilettenstuhl selber/unter Anleitung/mit Unterstützung durch
- Klient nutzt Inkontinenzmaterial sachgerecht
- Klient fühlt sich respektiert und angenommen
- Klient äußert Wünsche und/oder Scham
- Klient ist bei Toilettentraining/Blasentraining kontinent

6.8 »Ruhen, Schlafen, Wachsein«

Eine Auswahl an Formulierungen für die Ist-Situation:

- Nächtliche Unruhe
- Schlafen in »fremden Betten«
- Tag-Nacht-Umkehr
- Gesteigertes/vermindertes Schlafbedürfnis
- Klient wird nachts leicht wach
- Nächtliche Wachphasen/Klient ist nachts viele Stunden wach
- Nächtliche Desorientierung
- Durchschlafstörung
- Einschlafstörung
- Leichter Schlaf
- Schlafstörungen aufgrund von …
- Frühere Schlafgewohnheiten sind bekannt
- Klient schläft nach Störung wieder ein
- Klient spricht über seine Situation/teilt sich mit
- Klient hat Vertrauen zu Pflegekräften/anderen Klienten
- Klient findet sich in seinem Zimmer zurecht
- Klient findet sein Bett/Zimmer/Toilette
- Klient holt bei Bedarf Hilfe
- Klient reagiert positiv auf Validation
- Klient lässt basale Stimulation zu
- Klient beschäftigt sich in Wachphasen
- Klient führt selber Schlafrituale durch
- Klient nimmt gern am Nachtcafé teil
- Klient schläft gut und ausreichend
- Klient verhält sich leise
- Klient lässt sich durch … beruhigen
- Klient schläft mit schlafunterstützenden Medikamenten
- Klient beschäftigt sich in Wachphasen
- Klient entspannt sich bei …

Eine Auswahl an Zielformulierungen:

- Klient nimmt am Nachtcafe teil
- Klient ist tagsüber wach von … bis …
- Klient ist morgens ausgeschlafen
- Klient hat einen sicheren Schlaf
- Klient schläft durch/nach Störungen wieder ein
- Klient erkennt sein Zimmer/Bett/Toilette/Bezugsperson, etc.
- Klient vertraut Pflegekräften
- Veränderter Schlaf-Wachrhythmus wird frühzeitig erkannt
- Störfaktoren sind bekannt/reduziert/vermieden/behoben
- Klient äußert Wohlbefinden/Ursachen für Schlafstörungen

- Klient akzeptiert Schlafstörungen
- Pflegekräfte akzeptieren Schlafen des Klienten in den Gemeinschaftsflächen
- Störfaktoren sind reduziert/ausgeschaltet
- Klient schläft gut/6/7/8 Stunden
- Klient, weiß wie er Hilfe/Unterstützung holen kann
- Klient schläft nach nächtlicher Versorgung weiter/wieder ein
- Klient entdeckt Möglichkeiten, sich während der Wachphasen zu beschäftigen
- Klient entspannt sich bei …

6.9 »Aktivieren – Anregen«

Eine Auswahl an Formulierungen für die Ist-Situation:

- Motivation folgendermaßen:
- Passivität hoch
- Verminderter Antrieb
- Eigeninitiative, eingeschränkt/vermindert
- Wahrnehmung, eingeschränkt (im Bereich …)
- Hohe Erwartungshaltung an Pflegekräfte
- Antrieb/Motivation nicht erkennbar
- Selbststimulation mit ungeeigneten Gegenständen
- Reizarme Umgebung
- Antriebslosigkeit
- Antrieb XY kann wie folgt genutzt werden
- Klient reagiert auf verbale/nonverbale Ansprache
- Klient reagiert auf taktile/auditive/olfaktorische/gustatorische Reize
- Klient reagiert auf Stimmungen im Raum
- Klient nimmt bevorzugt folgende Reize … wahr
- Klient macht einen wachen Eindruck bei …
- Grundmotivation vorhanden

Eine Auswahl an Zielformulierungen:

- Klient ist motiviert … zu tun
- Klient stimmt basaler Stimulation zu
- Klient nimmt an der Therapie … teil
- Klient ist visuell/auditiv/taktil/kinästhetisch/olfaktorisch/gustatorisch stimuliert
- Klient spürt eigenen Körper
- Antriebe sind bekannt
- Klient ist motiviert/angeregt zu …
- Frühere Motivation zu … ist wieder geweckt
- Wahrnehmung ist gefördert

6.10 »Beschäftigung«

Eine Auswahl an Formulierungen für die Ist-Situation:

- Gestaltung des Tageablauf eingeschränkt
- Mangel/defizit an Beschäftigung/Aufgabe
- Klient führt scheinbar »sinnlose Handlungen« durch
- Klient signalisiert verbal/nonverbal Langeweile
- Klient lebt frühere Hobbys/Interessen/Aufgaben nicht mehr aus
- Klient lehnt Beschäftigungsangebot des Hauses ab
- Haushaltsführung, eingeschränkt
- Klient reagiert auf verbale/nonverbale Ansprache
- Ehemalige Interessen/Aufgaben/Beschäftigungen etc. sind bekannt
- Klient äußert Wünsche
- Klient geht mit Hilfsmitteln um
- Klient ist motiviert an neuem
- Frühere Tätigkeiten/Aufgaben sind aktivierbar
- Klient spielt Spiele mir Regeln
- Klient nimmt aktiv an … teil
- Klient beschäftigt sich gerne mit …
- Klient beschäftigt sich alleine/gerne in Gruppen …
- Klient beschäftigt sich phasenweise mit …
- Klient setzt individuelle Fähigkeiten ein
- Klient wünscht Gruppenaktivitäten/einzelaktivitäten

Eine Auswahl an Zielformulierungen:

- Klient ist motiviert … zu tun
- Frühere Aufgaben/Interessen/Hobbys sind bekannt
- Klient ist motiviert, an … teilzunehmen
- Klient spricht über seine Beweggründe
- Klient entwickelt neue Interessen/Hobbys
- Klient erlebt Beschäftigung positiv
- Klient beschäftigt sich aus eigenem Antrieb heraus
- Klient strukturiert den Tag selbst/unter Anleitung/mit Unterstützung
- Klient erlebt Tagesablauf/sich als sinnvoll
- Klient interessiert sich für …
- Klient hat Kontakte zu
- Klient hat Erfolgserlebnisse … mit …
- Klient wird an die »gute, alte Zeit« erinnert
- Klient nimmt an … (Beschäftigungsangebot, Festen etc. teil …)
- Geeignetes Beschäftigungsangebot ist gefunden
- Klient hat eine sinnvolle Aufgabe
- Eigeninitiative ist gefördert

6.11 »Zufriedenheit und Emotionalität«

Eine Auswahl an Formulierungen für die Ist-Situation:

- Unzufriedenheit, hoch
- Unglücklichsein, hoch
- Herausforderndes Verhalten
- Abwehrverhalten
- Klient äußert Gefühle nicht
- Sexualität, nicht ausgelebt
- Rückzug
- Klient leidet unter nicht ausgelebter Sexualität
- Schamgefühl, überstark ausgeprägt
- Traurige Stimmung
- Schnelle Stimmungswechsel
- Affektlabilität
- Fassadenverhalten
- Überaus starkes Bedürfnis nach Zuwendung/Sex/Nähe/Zärtlichkeit/Aufmerksamkeit ...
- Unsicherheit bei persönlichen Angelegenheiten
- Klient äußert auf Nachfrage Zufriedenheit
- Klient ühlt sich wohl mit
- Klient äußert Gefühle
- Vertrauen zu Pflegekräften
- Klient zeigt Zuneigung
- Klient spricht über ... (Wünsche, Bedürfnisse, Gefühle, Sexualität; Verlust, ...)
- Klient achtet auf den Ausdruck seiner Gefühle/die Wahrung der Intimsphäre
- Klient hat Humor, zeigt diesen aktiv
- Klient ist zärtlich anderen gegenüber
- Klient ist selbstbewusst
- Klient klärt Dinge gerne im Gespräch
- Klient ist offen/freundlich/zugewandt ...
- Klient befriedigt sich selbst
- Klient lebt Sexualität/Liebe/Zärtlichkeit/Nähe mit ... aus

Eine Auswahl an Zielformulierungen:

- Klient äußert auf Nachfragen ...
- Klient drückt Gefühle aus/wird Gefühlsdruck los
- Klient empfindet Vertrauen zu Pflegekräften
- Klient fühlt sich ernst genommen
- Klient fühlt sich gemocht/geliebt
- Klient entdeckt/entwickelt Möglichkeiten zur Veränderung/Verbesserung
- Klient reagiert mit echtem Gefühl auf
- Klient äußert Zufriedenheit (über ...)
- Klient erlebt seine Sexualität positiv

6.12   »Sicherheit«

Eine Auswahl an Formulierungen für die Ist-Situation:

- Sturzgefahr
- Selbstgefährdung / Fremdgefährdung durch …
- Klient gerät in folgende Erregungs- / Unsicherheitszustände …
- Klient benennt Hilfe-, bzw. Unterstützungsbedarf …
- Klient ist unsicher/sicher bei
- Eingeschränkte Tagesstrukturierung durch …
- Klient neigt zur Unterschätzung/Überschätzung
- Klient sStellt sich auf … Gegebenheite ein/nicht ein
- Unsicherheiten bei der Regelung von Gesundheitsfragen/Fragen zum Aufenthalt/zu Finanzen/zu …
- Klient erkennt Gefahren nicht/selten/bei Tag – Nacht/nicht
- Klient findet sich im Zimmer/im Wohnbereich/im Hause/im Ort nicht zurecht
- Klient äußert verbal/nonverbal Unsicherheit
- Klient äußert verbal/nonverbal ein nicht erfülltes Sicherheitsbedürfnis
- Klient sammelt/hortet/versteckt … (Geld, Papiere, Lebensmittel, alte Kleidung etc.)
- Selbstgefährdung durch …
- Fremdgefährdung durch …
- Klient ist ängstlich, unsicher bei …
- Klient schätzt eigenes Sicherheitsrisiko nicht/eingeschränkt ein
- Klient holt im Bedarfsfall keine Hilfe herbei
- Medikamenteneinnahme eingeschränkt
- Medikamentenmissbrauch
- Klient sammelt Medikamente
- Klient äußert Vergiftungsängste
- Klient erkennt folgende Risiken und Gefahren …
- Klient achtet besonders auf …
- Klient nutzt Unterstützung durch/von
- Klient äußert auf Nachfrage ein sicheres Gefühl
- Betreuungsfragen sind klar geregelt
- Klient holt Hilfe herbei/weiß, wie er Hilfe holen kann
- Klient vertraut eigenen Fähigkeiten/Hilfsmittel/Personen …
- Klient regelt … selbst

Eine Auswahl an Zielformulierungen:

- Klient fühlt sich sicher/äußert diese auf Nachfragen
- Klient nimmt Umfeld wahr
- Klient nutzt Hilfsmittel/Unterstützung/Anleitung zu …
- Betreuungsfragen sind geklärt
- Klient schätzt Gefahrenquellen sicher ein
- Gefahrenquellen sind beseitigt/erkennbar/vermindert/bekannt
- Klient weiß, wie er Hilfe holen kann

- Klient erkennt wichtige Punkte im Tagesablauf / Wohnbereich etc. wieder
- Risiko ist eingeschätzt
- Persönliche Angelegenheiten sind geregelt
- Klient akzeptiert Sicherheitsmaßnahmen
- Klient akzeptiert ... (Betreuung, Fixierung, Wohnraumanpassung, Hilfsmittel etc.)
- Selbst- / Fremdgefährdung sind vermieden
- Auslösende Faktoren sind bekannt

6.13 »Soziale Bereiche und Beziehungen«

Eine Auswahl an Formulierungen für die Ist-Situation:

- Verlust von sozialem Umfeld
- Klient äußert auf Nachfragen, dass er sich alleine fühlt
- Klient fehlt eine Bezugsperson
- Defizit / Mangel an sozialen Beziehungen
- Klient fühlt sich ausgeschlossen
- Kontaktpflege, eingeschränkt
- Klient verweigert / lehnt ab / Kontakte zu anderen
- Klient zieht sich zurück
- Klient vermisst seine Angehörigen (obwohl diese täglich kommen)
- Klient erlebt eine Ausgrenzung durch andere
- Klient äußert auf Nachfrage Kontakt- / Beziehungswunsch
- Klient lebt selbstbestimmt, achtet auf Selbstbestimmung wie folgt ...
- Klient will informiert sein / informiert sich wie folgt
- Klient stellt von sich aus Kontakt her
- Klient zeigt Bindungswunsch / zeigt Beziehungswunsch wie folgt ...
- Klient zeigt Interesse an ...
- Klient nimmt Hilfestellung / Unterstützung an ...
- Klient spricht gern über ...
- Klient wird traurig beim Gespräch über ...
- Klient lebt aus Rolle XY (Mutter, Vater. Partner, Arbeitskollege etc.) heraus
- Klient weist Pflegekräften / anderen Klienten andere / folgende Rollen zu:
- Klient stellt Kontakt zu ... aktiv / passiv / verbal / nonverbal her
- Klient fasst Vertrauen zu bestimmten Personen, ...
- Klient hat ein stabiles soziales Netz
- Klient hat Kontakt zu ... (Freunden, Angehörigen, Bezugspersonen, anderen Klienten, Pflegekräften, etc.)
- Klient hat Interesse an Kontakten
- Klient ist an Umfeld interessiert
- Klient signalisiert Interesse an / zu / verbal / nonverbal
- Klient legt Wert auf die Gegenwart anderer Menschen
- Klient pflegt persönlich / schriftlich / telefonisch Kontakte

- Klient fühlt sich integriert, dies ist zu bemerken an …
- Klient hat/signalisiert Vertrauen zu …
- Klient trifft eigene Entscheidungen
- Klient fühlt sich in seinen Wünsche respektiert
- Angehörige sind zu Besuchen bereit/verstehen die Situation/sind motiviert, mitzuwirken
- Klient nimmt Kontakt zu … selbst/unter Anleitung/mit Unterstützung auf
- Klient bringt sich in das Leben auf dem Wohnbereich/in die Gruppe/in die Gemeinschaft ein
- Klient hat ein stabiles soziales Netz
- Klient hat Kontakt zu … (Freunden, Angehörigen, Bezugspersonen, anderen Klienten, Pflegekräften, etc.)
- Klient hat Interesse an Kontakten
- Klient ist an Umfeld interessiert
- Klient signalisiert Interesse an/zu/verbal/nonverbal
- Klient pflegt persönlich/schriftlich/telefonisch Kontakte

6.14 »Existenzielle Erfahrungen des Lebens«

Eine Auswahl an Formulierungen für die Ist-Situation:

- Angst, groß
- Klient äußert Suizidwunsch verbal/nonverbal
- Klient teilt sich über … mit
- Klient geht mit Angst/Schmerz/Sorgen etc. wie folgt um: …
- Schmerzen: … *(beschreiben)*
- Religion kann nicht ausgelebt werden
- Angstauslösendes Erlebnis aus der Vergangenheit taucht wieder auf
- Klient bezieht Verstorbene in das aktuelle Leben ein
- Klient äußert Existenzbedrohungsgefühle
- Nicht abgeschlossene Angelegenheiten im Lebenslauf
- Sinnlosigkeit
- Klient leidet unter dem Verlust von …
- Klient äußert Lebensmut
- Klient empfindet Erleichterung durch Gespräche
- Klient teilt sich anderen mit
- Klient findet Halt und Kraft in/im (Gespräch, Ritual, Gebet …)
- Klient zeigt Vertrauen
- Klient nimmt Unterstützung an
- Klient zeigt Interesse an …
- Klient drückt … aus
- Rituale sind bekannt

- Fördernde Erfahrungen …
- Klient schöpft Kraft aus … Religion / Gesprächen / Kontakten …
- Klient setzt sich aktiv mit der Situation auseinander
- Klient vertraut …
- Klient kennt eigene Ressourcen und Fähigkeiten
- Klient entwickelt Möglichkeiten, Veränderungen herbeizuführen
- Klient fühlt sich sicher / aufgehoben / ernst genommen …

Eine Auswahl an Zielformulierungen:

- Klient äußert auf Nachfragen …
- Klient nimmt neuen Lebensabschnitt / neue Situation / Veränderung an
- Klient akzeptiert …
- Selbstwertgefühl ist erkennbar / gesteigert / wird geäußert
- Trauerprozess beginnt aktiv
- Klient sieht Lebenssinn / Aufgabe / Chancen / Veränderungsmöglichkeiten
- Schmerzfreiheit / Schmerzen sind erträglich
- Klient erinnert sich an alte Kompetenzen
- Klient verarbeitet Erlebnis
- Klient spricht über Lebensereignisse / bedeutsame Situationen / erlebnisse
- Klient lebt Religion / Rituale …

7   Schlusswort

Die Entwicklung des Pflegemodells der »Fähigkeiten und existenziellen Erfahrungen« ist noch längst nicht abgeschlossen. Durch die tägliche Umsetzung wird es lebendiger und erreicht schrittweise sein Ziel: Den alten Menschen in seinen Fähigkeiten zu betrachten, ihn positiv wahrzunehmen und nicht die Defizite und Pflegeprobleme an die erste Stelle zu setzen. Die Wahrnehmung der Fähigkeiten bei alten Menschen muss unter Einbeziehung ihrer Lebenswelt geschehen. Nur so ist es möglich, die unterschiedlichen Situationen wie z. B. Menschen mit Demenz zu verstehen (sofern das überhaupt möglich ist).

Das Modell wird weiterentwickelt durch Praxiserfahrungen, durch Schulungen und letztlich auch durch Ihre Arbeit, Ihre Gedanken und Ihre Rückmeldung. Denn es ist und bleibt ein Pflegemodell für Praktiker, also für Sie.

Wenn wir Pflegenden möchten, dass alte Menschen über ihre Fähigkeiten und Individualität wahrgenommen werden, wenn wir sie nach den derzeitigen Anforderungen adäquat, ganzheitlich, aufmerksam und sensibel pflegen wollen und dafür eine Pflegeplanung erstellen, aus der heraus das Leistungsgeschehen und die Besonderheiten der jeweiligen Pflegesituation deutlich werden, dann ist das mit dem derzeitigen Personalschlüssel nicht zu schaffen. Denn Pflege von alten Menschen kostet viel Zeit und Kraft: »*Demjenigen nahe zu sein, der einsam ist; den trösten, der traurig ist; streiten mit dem, der böse ist – solche Momente führen zum Kontakt, zur Wechselwirkung von Gefühlen. Wer erlebnisorientiert ist, kann sich selbst nicht zu Hause lassen, muss nachdenken über den Unterschied zwischen Beziehung im Privatleben und Pflegebeziehung. Pflegearbeit ist Gefühlsarbeit. … Die Menschen in ihrem Umfeld sollen also fähig sein, einfühlend und feinsinnig abzustimmen. Sie suchen immer wieder die richtige Wellenlänge*« (vgl. *van der Kooij* 2007).

Damit das möglich ist, müssen Pflegekräfte längerfristig in einer Einrichtung bleiben. Die jetzige Situation in der Altenpflegelandschaft lässt, wenn überhaupt, eine » Satt-und-Sauber-Pflege« zu. Pflegekräfte wechseln häufig ihre Stellen, sind von Überforderung und Burn-out bedroht. Dieser Zustand ist unhaltbar.

Wenn wir in Pflegebeziehungen Vertrautheit, menschliche Wärme, Gelassenheit, fachliche Sicherheit und Spielraum für intuitives, kreatives und wertschätzendes Handeln gestalten wollen und müssen, so kann dies nur durch einen höheren Personal- bzw. Stellenschlüssel erreicht werden.

Literatur

Abt-Zegelin, A.: Festgenagelt sein. Der Prozess des Bettlägerigwerdens. Huber Verlag, Bern 2005.

Agnes Karll Institut für Pflegeforschung: Die Bedeutung des Pflegeplanes für die Qualitätssicherung in der Pflege. Eschborn 1996.

Allmer, S. et al.: Praxis der Pflegediagnosen. Springer Verlag, Wien, New York 2000.

Arets, J.; Obex, F.; Vaessen, J.; Wagner, F.: Professionelle Pflege. Eicanos im Verlag Hans Huber, Bern 1999.

Barth, M.; Qualitätsentwicklung und -sicherung in der Altenpflege; Urban & Fischer Verlag, München, Jena 1999.

Bartholomeyczik, S.; Hunstein, G.; Koch, V.; Zegelin-Abt, A.: Zeitrichtlinien zur Begutachtung des Pflegebedarfs. Mabuse Verlag, Frankfurt, 2001

Bartholomeyczik, S.: Müller, E.: Pflegeforschung verstehen. Urban & Schwarzenberg, München, Wien, Baltimore, 1997

Bazlen, U.: Altenpflege Konkret Gesundheits- und Krankheitslehre. Urban & Fischer, München-Jena 1999.

Benner, P.: Stufen zur Pflegekompetenz, Verlag Hans Huber, Bern 1994.

Beul, U.: Der einfache Weg zur Pflegestufe. Brigitte Kunz Verlag, Hannover 2008.

Bienstein, C.; Schröder, G.; Braun, M.; Neander, K.-D.; Dekubitus. Thieme Verlag, Stuttgart 1997.

Bienstein, C.; Zegelin, A.: Handbuch Pflege. Verlag Selbstbestimmtes Leben. Düsseldorf 1999.

Böhm, E.: Pflegediagnose nach Böhm. RECOM Verlag, Basel 1989.

Böhmer, M.: Erfahrungen sexualisierter Gewalt in der Lebensgeschichte alter Frauen. Mabuse Verlag, Frankfurt 2000.

Bosch, C. F. M.: Vertrautheit. Ullstein Medical, Wiesbaden 1998.

Brunen, H.; Herold, E.: Ambulante Pflege; Schlütersche Verlagsgesellschaft, Hannover 1995.

Buchholt, T.; Schürenberg, A.: Lebensbegleitung alter Menschen. Verlag Hans Huber, Bern 2003.

Budnik, B.: Pflegeplanung leicht gemacht. Urban & Fischer. München1999.

Bundesministerium für Familie, Senioren, Frauen und Jugend: Pflegedokumentation stationär. Berlin 2007.

Burr, D.: Qualitätsmanagement in der Altenpflege erfolgreich umsetzen. WEKA Fachverlag, Kissing 1999.

Collier; McCash; Bartram: Arbeitsbuch Pflegediagnosen. Ullstein Medical, Wiesbaden 1998.

Dangel, B.; Korporal, J.: Begriff und Konzept der aktivierenden Pflege. In: Pflege aktuell, 11/2000.

Drerup, E.: Modelle der Krankenpflege. Lambertus Verlag, Freiburg 1990.

Ehmann, M.; Völkel, I.: Spezielle Pflegeplanung in der Altenpflege. Urban & Fischer; München-Jena 2000.

Feil, N.: Validation. Verlag Altern & Kultur, Wien 1990.

Fiechter, V.; Meier, M.: Pflegeplanung. Eine Anleitung. Recom Verlag, Basel 1992.

Fröhlich, D.: Pflegepraxis des Bobath-Konzeptes. Hüthig Verlag, Heidelberg 1999.

Füsgen, I.: Der inkontinente Patient. Verlag Hans Huber, Bern 1992.

Georg, J.; Frowein, M.: Pflege Lexikon. Ullstein Medical, Wiesbaden 1999.

Gesundheits- und Krankheitslehre. Altenpflege konkret. Urban & Fischer, München-Jena, 1999.

Gnamm, E.; Köther, I.: Altenpflege in Ausbildung und Praxis. Stuttgart 2000.

Grond, E.: Altenpflege als Beziehungs- oder Bezugspersonenpflege. Brigitte Kunz Verlag, Hagen 2000.

Gültekin, J. E.; Liebchen, A.: Pflegevisite und Pflegeprozess. Kohlhammer Verlag, Stuttgart 2003.

Gutensohn, S. et al.: Arbeitshilfen für den Umgang mit psychisch veränderten Menschen. Brigitte Kunz Verlag, Hagen 1997.

Hafner, M.; Meier, A.: Geriatrische Krankheitslehre. Teil I: Psychiatrische und neurologische Syndrome. Huber Verlag, Bern 2005.

Häseler, I.: Pflegerische Begutachtung nach dem sozialen Pflegeversicherungsgesetz. Schlütersche Verlagsgesellschaft, Hannover 2000.

Heine, R.; Bay, F.: Pflege als Gestaltungsaufgabe. Hippokrates Verlag, Stuttgart 1995.

Hellmann. S.: Formulierungshilfen für die Pflegeplanung nach den ABEDL. Brigitte Kunz Verlag, Hannover 2006.

Henke, F.: Pflegeplanung nach dem Pflegeprozess. Kohlhammer Verlag. Stuttgart 2003

Herberger, G. (Hrsg.): Juchli – Ein Zeitdokument der Pflege. gsh-Verlag, Dietzenbach 1998.

Hunik, G.: Pflegetheorien; Eicanos Verlag. Bocholt 1997.

Igl, G.; Schiemann, D.; Gerste, B.: Qualität in der Pflege. Schattauer Verlag, Stuttgart 2002.

Juchli, L.: Heilen durch Wiederentdeckung der Ganzheit. Kreuz Verlag. Stuttgart1993.

Katz; Green: Qualitätsmanagement. Ullstein Mosby. Wiesbaden 1996

Kämmer, K. (Hrsg.): Pflegemanagement in Altenpflegeeinrichtungen. Schlütersche Verlagsgesellschaft, Hannover 2007.

Käppeli, S.: Pflege und Pflegetheorien. In: Krankenpflege 1/88, S. 6.

Kappelmüller, I.: Der Pflegeprozess. Facultas-Universitätsverlag, Wien 1993.

KDA: Qualitätshandbuch »Wohnen im Heim. Köln 1998.

Kellnhauser, E.: Der diagnoseorientierte Pflegeprozess. Band 1 bis 3. Bibliomed, Melsungen 1998.

Kellnhauser, E.; Schewior-Popp; Sitzmann, F.; Geißner, U.; Gümmer, M.; Ullrich, L.: Thiemes Pflege. Thieme Verlag, Stuttgart 2000.

Kitwood, T.: Demenz. Verlag Hans Huber, Bern 2000.

Kistner, W.: Der Pflegeprozess in der Psychiatrie. Gustav Fischer Verlag, Stuttgart 1997.

Klein, S.: Praxis der Pflegeversicherung. Urban & Fischer, München 2000.

Klie, T.; Riedel, A.; Rapp, B.: Dokumentierte Pflege. Eine Studie zur Pflegedokumentation im Heim. Manuskripte zur sozialen Gerontologie und Altenpflege, Schriftenreihe der Evangelischen Heimstiftung e.V. Stuttgart 1994.

Kollak, I.; Suzie Kim, H.: Pflegetheoretische Grundbegriffe. Verlag Hans Huber, Bern 1999.

Kollak, I.; Georg, M.: Pflegediagnosen: Was leisten sie – was sie leisten sollen. Mabuse Verlag, Frankfurt 1999.

Kooij, C. van der: Ein Lächeln im Vorübergehen. Erlebensorientierte Altenpflege mit Hilfe der Mäeutik. Huber Verlag, Bern 2007.

Kors, B.; Seuke, W.: Gerontopsychiatrische Pflege. Ullstein Mosby Verlag, Wiesbaden 1997.

König, J.: Welche Pflegestufe ist richtig? In: Pflegen ambulant 2/02, Bibliomed Verlag, Melsungen.

König, J.: Der MDK – Mit dem Gutachter eine Sprache sprechen. Schlütersche Verlagsgesellschaft, Hannover 2007.

Korecic, J.: Pflegestandards Altenpflege. Springer Verlag, Berlin 1999.

Kors, B.; Seunke, W.: Gerontopsychiatrische Pflege. Urban & Fischer Verlag, München 2001.

Köther, I.; Gnamm, E.: Altenpflege in Ausbildung und Praxis. Thieme Verlag, Stuttgart 2000.

Krohwinkel, M.: Der Pflegeprozess am Beispiel von Apoplexiekranken. Eine Studie zur Erfassung und Entwicklung ganzheitlich rehabilitierender Prozesspflege. Verlag Hans Huber, Bern 1993.

Krohwinkel, M.: Der Pflegeprozess am Beispiel von Apoplexiekranken. Das System «Fördernde Prozesspflege» und seine Anwendung. Verlag Hans Huber, Bern 2007.

Kuratorium deutsche Altershilfe: Qualitätshandbuch – Wohnen im Heim. Köln 1999.

Lehr, U.: Psychologie des Alterns. Verlag Quelle & Meyer, 2007

Löser, A.: Pflegekonzepte nach Monika Krohwinkel. Schlütersche Verlagsgesellschaft, Hannover 2003.

Messer, B.: Keine unüberwindbare Hürde. In: Heim und Pflege, 8/2001.

Messer, B.: Tägliche Pflegeplanung in der ambulanten Pflege. Schlütersche Verlagsgesellschaft, Hannover 2003.

MDS e.V.: MDK-Anleitung zur Prüfung der Qualität nach § den §§ 112, 114 SGB XI in der stationären Pflege. MDS e.V., Essen 2005.

MDS e.V: Grundsatzstellungnahme Pflegeprozess und Dokumentation. Essen 2005-

Müller-Daubig, U.: Der Krankenpflegeprozess. Recom Verlag, Basel 1986.

Müller-Hergl, C. De-menz und Re-menz: Positive Personenarbeit und Dementia Care Mapping. In: Geriatrie Praxis 6/98

Müller, H.: Arbeitsorganisation in der Altenpflege. Schlütersche Verlagsgesellschaft, Hannover 2008.

Nestlé: clinical nutrition. Sonderheft Dekubitus, München.

Niedersächsisches Ministerium für Soziales, Frauen, Familie und Gesundheit: Empfehlungen des Landespflegeausschusses gemäß § 92 Abs. 1 Satz 2 SGB XI vom 28.10.2004

O'Connor, J.; Seymour, J.: Neurolinguistisches Programmieren. Gelungene Kommunikation und persönliche Entfaltung. VAK Verlag für Angewandte Kinesiologie GmbH, Freiburg 1995.

Osborn, C.; Schweitzer, P.; Trilling, A.: Erinnern. Lambertus-Verlag, Freiburg 1997.

Picabia, F.: Unser Kopf ist rund, damit das Denken die Richtung wechseln kann. Edition Nautilus, Hamburg 2001.

Projektgruppe: Qualität in der Pflege (Hg.): Pflege Qualität Jetzt. Bibliomed Verlag, Melsungen 1995.

van der Star, A.: Schöpferisch pflegen. Verlag Urachhaus, 1999.

Roper, S.: in Forum Sozialstation. Sonderausgabe Nr. 1/1993

Schlüter, W.: Qualitätssicherung in der Altenpflege. sozial medica, Rastede 1998.

Schneider, B.; Koch, F.: Pflegeleitfaden Nachtdienst. Gustav Fischer Verlag, Lübeck 1996.

Schöniger, U.; Zegelin-Abt, A.: Hat der Pflegeprozess ausgedient? In: Die Schwester/der Pfleger, 37 (1998), S. 305–310.

Schwerdt, R.: Gute Pflege. Kohlhammer Verlag. Stuttgart 2002.

Schröck, R.; Drerup, E.: Pflegetheorien in Praxis, Forschung und Lehre. Lambertus Verlag. Freiburg 1997.

Schröder, G.; Assenheimer, B.: Der moderne Wundverband alleine reicht nicht aus. In: Pflegen Ambulant 3/02, Bibliomed Verlag, Melsungen.

Sowinski, C.; Büsch, D.; Falk, J.; Grond, E.; Kerres, A.; Pfäfflin-Wagner, U.; Stieper, K.; Weller, A.: Forum 24. Kuratorium Deutsche Altershilfe, Köln 2000.

Sowinski, C.; Gennrich, R.; Schmidt, B.; Schmitz, T.; Schwantes, H.; Warlies, C. (Hrsg.): Organisation und Stellenbeschreibung in der Altenpflege. Kuratorium Deutsche Altershilfe Köln 2000.

SPI (Sozialpädagogisches Institut): Zeitkorridore Pflege nach Minuten. SPI, Berlin 1999.

Steppe, H.: Pflegemodelle in der Praxis – 2. Folge: Virginia Henderson. In: Die Schwester/der Pfleger; 29.Jg.: 7/90, S. 585.

Swoboda, B.: Pflegeplanung. Vincentz Verlag, Hannover 2002.

Tackenberg, P.; Abt-Zegelin, A.: Demenz und Pflege. Mabuse Verlag, Frankfurt 2001.

Varga von Kibed, M.; Sparrer, I.: Ganz im Gegenteil. Tetralemmaarbeit und andere Grundformen systemischer Strukturaufstellungen. Carl Auer System Verlag, Heidelberg 2002.

Watzlawick, P.; Beavin, J. H.; Jackson, D. D.: Menschliche Kommunikation. Huber Verlag, Bern 2007.

Wieteck, P.; Velleuer, H.: Pflegeprobleme formulieren, Pflegemaßnahmen planen. BVS Verlag & Software, Fritzlar 1998.

Woog, P.: Chronisch Kranke pflegen. Ullstein Medical, Wiesbaden 1998.

Register

Barbara Messer

Die Expertenstandards im Pflegealltag

Wie sich die Empfehlungen in der Altenpflege praktisch nutzen lassen

2008. 196 Seiten, 17,3 x 24,5 cm, Hardcover
ISBN 978-3-89993-184-6
€ 24,90

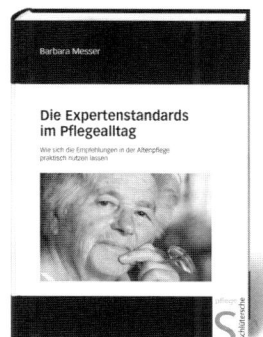

Praktisch und anschaulich beschreibt Barbara Messer die Anwendung der nationalen Expertenstandards. Sie stellt die Konsequenzen für die Pflegeeinrichtung sowie für den dokumentierten Pflegeprozess vor und ergänzt diese durch Fallbeispiele.
Das Buch ist einfach und verständlich geschrieben, so dass die Pflegekräfte es direkt in der täglichen Praxis nutzen können – als Leitfaden und als Nachschlagewerk.

»Praxisnahe Anleitung zu ihrer Anwendung stellt dieses Buch den Expertenstandards zur Seite und klärt detailreich und anschaulich deren Konsequenzen für Pflegeeinrichtungen und den dokumentierten Pflegeprozess. Credo: Mit den Standards weg von der hörigen Schwester und hin zur Expertin, die kompetent, interdisziplinär und gleichberechtigt arbeitet.«

Forum Sozialstation

Barbara Messer

Pflegeplanung für Menschen mit Demenz

Was Sie schreiben können und wie Sie es schreiben sollten

2007. 256 Seiten, 17,3 x 24,5 cm, Hardcover
ISBN 978-3-87706-732-1
€ 29,90

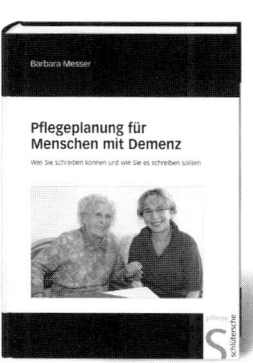

»Die teilweise sehr abschreckende Theorie verliert ihre Wirkung durch sehr anschauliche und nachvollziehbare Texte und Inhalte. In umfangreichen Beispielen kann man schwerpunktmäßig eigene Erfahrungen wieder erkennen und seine Handlungsweise darauf abstimmen. Das 250 Seiten umfassende Werk ist eine lohnende Investition.«

Altenpflegerin & Altenpflege

»Das Buch ist eine Hilfe für alle, die eine patienten-/bewohnerorientierte Pflegeplanung erstellen möchten, auch oder gerade in schwierigen und komplexen Pflegesituationen.«

Krankenpflege

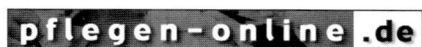

Stand April 2008. Änderungen vorbehalten.

— schlütersche —

Barbara Messer

100 Tipps für die Pflegeplanung in der stationären Altenpflege

2006. 84 Seiten, 14,8 x 21,0 cm, kartoniert
ISBN 978-3-89993-435-9
€ 9,90

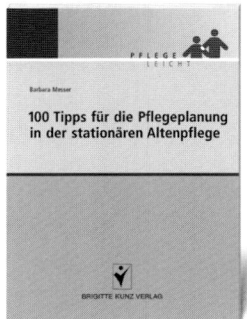

»Die Autorin gibt zahlreiche Beispiele zur Orientierung und macht wirklich demjenigen Mut, der sich in der Thematik noch nicht so fit fühlt, es mit Hilfe dieses Büchlein anzugehen.«
Wundmanagement

»Pflegeplanungen sind gesetzlich gefordert. Doch oft werden sie zwischen Tür und Angel geschrieben, als ›vergeudete Zeit‹ empfunden oder als verzweifelte Aufgabe, der sich Pflegekräfte nicht gewachsen fühlen. Das soll sich mit diesem Buch ändern. Hier finden sich 100 professionelle Tipps, Muster-Planungen und Formulierungen, mit deren Hilfe die konkrete Pflegeplanung in der Praxis leichter, aussagekräftiger und für alle nachvollziehbar wird.«
Altenheim

Barbara Messer

100 Tipps für die Validation

2007. 76 Seiten, 14,8 x 21,0 cm, kartoniert
ISBN 978-3-89993-425-0
€ 9,90

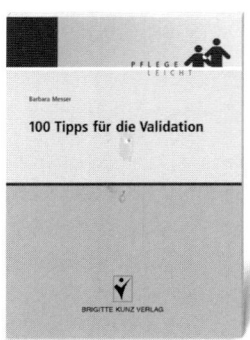

»Die Autorin spricht auf kurze, knappe und klare Art alle die Probleme an, die bei der Pflege von alten, desorientierten, auch dementen Menschen auftauchen könnten. Das schmale Büchlein eignet sich vor allem dafür, schnell die Methodik der Validation nachzuschlagen und Anregungen zur Bewältigung problematischer Situationen zu holen. [...] Ein Ratgeber, der Sie in Ihrem beruflichen Alltag inspirieren soll.«
Krankenpflege

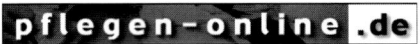

Stand April 2008. Änderungen vorbehalten.

BRIGITTE KUNZ VERLAG